第2版

肌电图
诊断与临床应用

党静霞　编著

U0391635

人民卫生出版社

图书在版编目（CIP）数据

肌电图诊断与临床应用 / 党静霞编著 . —2 版 . —北京：人民卫生出版社，2013.12

ISBN 978-7-117-18149-5

I.①肌… Ⅱ.①党… Ⅲ.①周围神经系统疾病 – 肌电图 – 诊疗 ②周围神经系统疾病 – 肌电图 – 临床应用 Ⅳ.①R745

中国版本图书馆 CIP 数据核字（2013）第 259425 号

人卫智网	**www.ipmph.com**	医学教育、学术、考试、健康，购书智慧智能综合服务平台
人卫官网	**www.pmph.com**	人卫官方资讯发布平台

肌电图诊断与临床应用

（第 2 版）

编　　著：党静霞

出版发行：人民卫生出版社（中继线 010–59780011）

地　　址：北京市朝阳区潘家园南里 19 号

邮　　编：100021

E - mail：pmph @ pmph.com

购书热线：010-59787592　010-59787584　010-65264830

印　　刷：保定市中画美凯印刷有限公司

经　　销：新华书店

开　　本：710×1000　1/16　　印张：25　　字数：462 千字

版　　次：2005 年 12 月第 1 版　　2013 年 12 月第 2 版
　　　　　2024 年 3 月第 2 版第 14 次印刷（总第 15 次印刷）

标准书号：ISBN 978-7-117-18149-5

定　　价：58.00 元

打击盗版举报电话：**010-59787491**　**E-mail：WQ @ pmph.com**

质量问题联系电话：**010-59787234**　**E-mail：zhiliang @ pmph.com**

再 版 前 言

　　《肌电图诊断与临床应用》一书即将再版了。自从 2005 年第 1 版出版到现在已经 8 年过去了。很高兴这本书得到了广大读者和从事神经电生理工作医生的认可和喜爱。特别是这本书成为了他们在临床工作以及肌电图技术培训和学习中的主要指导用书，更让我感到这多年的辛苦是值得的。这些年来，我经常收到读者的来信或来电，有些人甚至上门向我表达对本书喜爱的心情，经常向我咨询他们在临床工作、实际学习中所遇到的问题，全国有很多的医生因此来我们医院专门学习肌电图或进修，有的将他们在工作中遇到的疑难患者介绍到我这里做进一步诊断和治疗，我也因此结交了很多好朋友。

　　更多的人是向我打听如何买到我的书，非常抱歉那时我没能给他们什么帮助！我知道我的书很早就脱销了，出版的时候没有想到这么专业的书有这么大的需求，以至于他们不得不花几倍的价钱去复印。没想到竟有那么多的盗版商在盗版我的书。这次在人民卫生出版社的力邀下，本书即将再版，希望能够帮到需要此书的朋友们。

　　本次再版，除了对第 1 版所发现的错误加以修改外，还将少数章节做了小幅的修改，以反映我这些年遇到的而未包含在书中，但对读者有帮助的临床肌电图问题与我的思考，同时增加了一些临床疑难病例和少见病的病例分析，解答了这些年来读者提出的有关问题，添加了有关神经电生理方面新的进展和指南。另外，应广大读者的要求，我特别增加了诱发电位一章，希望帮助大家了解诱发电位的基础及临床应用知识，了解异常结果的判读和临床意义。

　　最后要感谢喜爱我书的读者，这本书的出版更是为了回馈他们的热情和他们对知识的渴望与尊重。

　　希望本书的再版能帮助更多需要它的人！

西安交通大学医学院第一附属医院神经内科

党静霞

2013年11月　于西安

第1版前言

近年来肌电图学进展的非常迅速，其结果的准确性和可靠程度也在不断提高，使得这项检查更广泛地应用于临床实践，使更多临床医生对一些周围神经和肌肉疾病有了进一步了解，也为更多的神经内科、外科、骨科、内科医生提供了可靠的检查手段和治疗依据。目前这项检查已被公认为诊断和鉴别诊断神经肌肉疾病必备的客观检查手段，是任何其他检查都不能替代的。

肌电图检查是一项操作非常严格，技术性和实践性非常强的检查，其结果的准确与否直接与正规、严谨的操作和准确的技术有关。通常需要肌电图专科医生首先对每个来做检查的患者都进行详细的神经系统查体，然后制订出所要检查的神经和肌肉，在检查过程中，还要根据患者的实际情况来调整所要检查的神经和肌肉，这就要求检查者除了具有严谨的工作态度和规范的操作外，还要有丰富的肌电图检查经验和临床经验，这样才不至于漏查和误诊。目前，肌电图检查技术已经被视为临床神经内科专科医生必备的一项基本技能。

但遗憾的是国内外有关这方面的参考书多专注于基本知识和理论研究的阐述，与具体操作技术及和临床有关的内容很少，没有详细的临床病例分析，特别是缺乏实际操作的经验介绍，缺少完整、准确的神经传导检查图，肌肉进针位置图，导致学习、理解和掌握肌电图这门专业较为困难。

作为一个神经内科医生，我了解临床医生的需求和想法，熟悉他们的问题与困难，从多年的临床工作体会中，我感到广大临床医生需要的是一本实用，易于理解，易于掌握，可以将这些知识和技术付诸实践，应用于临床，确实能够解决具体问题，真正为临床诊断提供依据的参考书。

本人从 20 世纪 90 年代初开始从事肌电图检查与研究工作，一直苦于没有找到一本合适的参考工具书来指导自己的工作。1998 年去新加坡，加入新加坡国立脑神经科学研究院专门从事肌电图研究与检查工作，能够有更多的时间专注于临床肌电图检查和国外文献研究，有更多的机会亲自实践，在工作中总结和记录了大量经验和体会。有机会接触了很多以前从未接触到的新知识和技术，印证和丰富了自己的临床经验。当时就希望有一天能把这些经验和体会汇集成册，与大家分享，希望能对神经科、骨科、内科、康复医生和肌电图检查者以及在校的大学生和研究生了解和掌握肌电图这门先进技术有所帮助,服务于大众。

在本书的编写过程中,除了总结了本人多年的工作经验及本实验室的经验外,还参考了近年来国外大量的神经病学和肌电图书籍以及大量的国外文献。

本书的特点是实用、准确、简明、可操作性强,主要介绍的是最基本、常用并且和临床紧密相关的知识及目前国内外的进展。除了包括肌电图检查基础理论知识外,重点以大量的篇幅和图谱详细介绍了神经肌肉的解剖,描述了神经传导和肌电图检查的具体操作步骤、技术要点、诊断误区以及和临床的相关性,涉及几乎全身常用的神经和肌肉。详细分析了各种单发性、多发性周围神经病,神经丛、神经根病,神经肌肉接头疾病和肌肉本身病变的临床表现,肌电图改变和诊断标准,所涉及的病种包括神经内、外科,骨科,内科等,尤其涉及很多骨科常见的周围神经外伤的临床和肌电图定位知识。在每一章后面都有具体的临床病例分析,包括临床表现、肌电图改变和临床与肌电图分析,以帮助读者理解和记忆。

本书共包括上、下两篇,十三个章节。上篇主要是肌电图检查基础知识概述,包括周围神经生理,神经肌肉电生理特性,神经肌肉检查的基本要求,特别是包括各种不同感觉、运动神经传导速度测定的具体方法,全身各常见肌肉的进针部位、检查要点及各种特殊检查。下篇主要是各论,具体讲述了各种单发性周围神经病,神经丛、神经根病变,多发性周围神经病,神经肌肉接头和肌肉疾病,供临床医生参考。

经过近四年的努力,终于将本书呈现给广大的临床医生和肌电图工作者。在稿成之际,我要感谢这些年来很多曾经帮助过我的老师、同事和同行。感谢新加坡国立脑神经科学研究院神经电诊断室和神经内科的全体同事:Dr Soo Hua Huat、Dr Kamal Verma、Dr Umapathi Thirugnanam 和 Dr Josiah Chai 等。

我还要特别感谢我的先生刘约三,他在我编写此书的过程中,给予了我极大的鼓励和帮助。

党静霞

2005年1月

目 录

上 篇

第一章 周围神经解剖和生理 …………………………………… 2

  第一节 周围神经生理 ……………………………………… 2

    一、周围神经纤维分类 …………………………………… 2

    二、周围神经微观解剖 …………………………………… 3

    三、周围神经损伤分类 …………………………………… 4

  第二节 周围神经解剖 ……………………………………… 6

  第三节 周围神经系统疾病分类 …………………………… 7

第二章 肌电图检查基础知识 …………………………………… 11

  第一节 神经肌肉电生理特性 ……………………………… 11

    一、静息跨膜电位 ………………………………………… 11

    二、动作电位 ……………………………………………… 11

    三、容积传导 ……………………………………………… 12

  第二节 肌电图检查基本要求 ……………………………… 13

    一、肌电图检查者的要求 ………………………………… 14

    二、肌电图检查过程一般要求 …………………………… 16

    三、肌电图报告书写方式 ………………………………… 16

  第三节 神经传导速度测定基本方法 ……………………… 17

    一、运动神经传导 ………………………………………… 17

    二、感觉神经传导 ………………………………………… 22

    三、几种重要的异常神经传导类型 ……………………… 26

    四、影响神经传导检查的因素 …………………………… 28

    五、神经传导速度正常值范围 …………………………… 34

第三章 常见神经传导检查 ……………………………………… 37

  第一节 运动神经传导检查 ………………………………… 37

    一、正中神经 ……………………………………………… 37

    二、尺神经 ………………………………………………… 38

三、桡神经 …………………………………………………………… 41

四、副神经 …………………………………………………………… 42

五、腋神经 …………………………………………………………… 44

六、肩胛上神经 ……………………………………………………… 45

七、肌皮神经 ………………………………………………………… 46

八、腓总神经 ………………………………………………………… 47

九、胫神经 …………………………………………………………… 49

十、股神经 …………………………………………………………… 51

十一、面神经 ………………………………………………………… 51

十二、膈神经 ………………………………………………………… 52

第二节　感觉神经传导检查 ………………………………………… 53

一、正中神经 ………………………………………………………… 53

二、尺神经 …………………………………………………………… 55

三、桡神经 …………………………………………………………… 57

四、前臂外侧皮神经 ………………………………………………… 57

五、前臂内侧皮神经 ………………………………………………… 58

六、腓肠神经 ………………………………………………………… 59

七、腓浅神经感觉支 ………………………………………………… 60

八、隐神经 …………………………………………………………… 60

九、足掌内侧神经 …………………………………………………… 61

十、足掌外侧神经 …………………………………………………… 63

十一、股外侧皮神经 ………………………………………………… 63

第三节　特殊检查 …………………………………………………… 64

一、F 波 ……………………………………………………………… 65

二、H 反射 …………………………………………………………… 68

三、瞬目反射 ………………………………………………………… 71

四、重复电刺激 ……………………………………………………… 72

第四章　针电极肌电图 ……………………………………………… 80

第一节　常用肌肉解剖和进针部位 ………………………………… 80

一、上肢神经支配肌肉 ……………………………………………… 80

二、下肢神经支配肌肉 ……………………………………………… 91

三、脑神经支配肌肉 ………………………………………………… 99

第二节　肌电图检查基本原理 ……………………………………… 100

一、插入电位 ………………………………………………………… 101

二、自发电位 ………………………………………………………… 101

　　三、运动单位电位 ·· 109
　　四、常见病变异常肌电图类型 ···························· 116
第五章　外伤性周围神经损伤 ······························ 121
　　一、神经损伤的机制和病理改变 ························ 121
　　二、神经损伤后电生理演变 ···························· 122
　　三、电生理检查对神经损伤定位诊断 ···················· 123
　　四、神经修复过程中电生理变化 ························ 123
第六章　诱发电位基础知识 ································ 126
　第一节　概述 ·· 126
　　一、概念 ·· 126
　　二、分类 ·· 127
　　三、诱发电位发生源 ·································· 128
　第二节　诱发电位检测要求 ································ 128
　　一、实验室及检查要求 ································ 128
　　二、检测时注意事项 ·································· 129
　第三节　检测设备 ·· 129
　第四节　检测方法 ·· 130
　　一、刺激电极 ·· 130
　　二、记录电极 ·· 131
　　三、地线 ·· 131
　　四、电极及导联组合 ·································· 131
　第五节　视觉诱发电位 ···································· 132
　第六节　脑干听觉诱发电位 ································ 137
　第七节　体感诱发电位 ···································· 142

下　篇

第七章　单发性周围神经病 ································ 152
　第一节　正中神经病 ······································ 152
　　一、正中神经解剖 ···································· 152
　　二、腕管综合征 ······································ 154
　　三、近端正中神经病 ·································· 167
　第二节　尺神经病 ·· 175
　　一、尺神经解剖 ······································ 176
　　二、尺神经肘部病变 ·································· 177

　　三、尺神经腕部病变……………………………………………183

　第三节　桡神经病……………………………………………………190

　第四节　腓总神经病…………………………………………………200

　第五节　坐骨神经病…………………………………………………209

　第六节　股神经病……………………………………………………216

　第七节　股外侧皮神经炎……………………………………………220

　第八节　跗管综合征…………………………………………………222

第八章　神经丛和神经根病变…………………………………………228

　第一节　神经丛病变…………………………………………………228

　　一、臂丛神经病……………………………………………………228

　　二、腰骶神经丛病…………………………………………………236

　第二节　神经根病变…………………………………………………247

　　一、神经根解剖特点………………………………………………247

　　二、临床表现………………………………………………………251

　　三、神经电生理检查………………………………………………252

　　四、颈神经根病……………………………………………………258

　　五、腰骶神经根病…………………………………………………259

第九章　上肢和肩部近端神经病………………………………………269

　第一节　肩胛上神经病………………………………………………269

　第二节　腋神经病……………………………………………………270

　第三节　胸长神经病…………………………………………………271

　第四节　肌皮神经病…………………………………………………272

　第五节　副神经病……………………………………………………272

第十章　多发性周围神经病……………………………………………274

　第一节　概述…………………………………………………………274

　第二节　获得性非特异性炎症性脱髓鞘性周围神经病……………281

　　一、吉兰-巴雷综合征……………………………………………281

　　二、慢性获得性脱髓鞘性多发性神经病…………………………286

　　三、多灶性运动神经病……………………………………………290

　第三节　营养、代谢、药物中毒性和其他多发性周围神经病……291

　　一、糖尿病周围神经病……………………………………………291

　　二、酒精中毒性多发性周围神经病………………………………294

　　三、尿毒症性多发性周围神经病…………………………………295

　　四、癌性周围神经病………………………………………………295

　　五、HIV 感染后多发性周围神经病 ……………………………296

　　六、药物中毒性多发性周围神经病·······················297

　　七、多发性单神经病·································297

　第四节　遗传性周围神经病·······················299

　　一、遗传性感觉运动性周围神经病·················300

　　二、家族性淀粉样多发性神经病·················301

　　三、遗传性压力易感性周围神经病·················302

第十一章　运动神经元病·································325

　　一、临床分型及诊断·································325

　　二、神经电生理检查·································330

第十二章　神经肌肉接头病变·························346

　第一节　概述·································346

　第二节　重症肌无力·································347

　第三节　肌无力综合征·································351

　第四节　肉毒毒素中毒·································353

第十三章　肌病·································361

　第一节　概述·································361

　第二节　常见炎性肌病·································368

　　一、多发性肌炎和皮肌炎·························368

　　二、包涵体肌炎·································369

　　三、类固醇性肌病·································370

　第三节　肌营养不良·································372

　　一、Duchenne 型肌营养不良 ·················373

　　二、Becker 型肌营养不良·················373

　　三、面肩肱型肌营养不良·················373

　　四、肢带型肌营养不良·················373

　第四节　肌强直性肌病·································374

　　强直性肌营养不良·································374

第十四章　肌膜兴奋性异常疾病·························382

　第一节　概述·································382

　第二节　常见肌强直肌病和周期性瘫痪·················384

　　一、强直性肌营养不良·························384

　　二、先天性肌强直·································385

　　三、先天性副肌强直·································386

　　四、高钾性周期性瘫痪·························386

　　五、低钾性周期性瘫痪·························386

上　篇

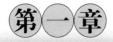

周围神经解剖和生理

神经传导检查（nerve conduction studies，NCS）和针电极肌电图检查（needle electromyography，EMG）在诊断及评估神经和肌肉病变时，起着非常关键的作用，是任何其他检查不可取代的，也是临床神经系统检查的一个延伸。它主要是依据神经解剖原理和神经电生理特性对周围神经功能状态进行评估和分析，从而为临床进一步诊断提供可靠的依据。掌握神经解剖和电生理知识对于正确评估神经电生理检查至关重要，在了解神经传导和肌电图知识之前，首先要掌握周围神经和肌肉的解剖和生理。

第一节　周围神经生理

一、周围神经纤维分类

神经纤维的分类可根据其纤维直径的大小来分，也可根据其生理性能来分。由于采用的分类方法不一样，神经纤维的名称也不一样。神经纤维的粗细和神经的传导功能明显有关，神经纤维轴索的直径大小不等，从 1μm 到 22μm，根据其直径大小不同，可用英文字母 A、B、C 来命名，直径最大的纤维为 A 类纤维，其直径从 1μm 到 20μm，主要是有髓鞘的躯体传入和传出纤维。B 类纤维为自主神经（植物神经）节前有髓传出纤维。C 类纤维主要是无髓纤维，包括自主神经节后传出纤维、后根和周围神经中小的传入纤维，其直径最小，在生理上其兴奋阈很高，但传导很慢。此外，根据传入纤维对肌肉的支配情况，又可把神经纤维分为 Ⅰ~Ⅳ 类纤维，其中，Ⅰ、Ⅱ、Ⅲ 类相当于 A 类纤维，Ⅳ 类相当于 C 类纤维。而根据神经纤维用超强刺激诱发出的动作电位不同的峰，每个峰都代表着传导速度不同的一组纤维，又可将神经纤维用 α、β、γ、δ 来命名，α 代表 A 类纤维中传导最快的纤维，δ 代表 A 类纤维中传导最慢的纤维。

二、周围神经微观解剖

1. 周围神经膜 在神经干上,神经纤维被三层不同的结缔组织膜保护着,它们分别是神经外膜,神经束膜和神经内膜。神经外膜是由胶原组织、弹性组织和脂肪组织组成,它把神经束紧紧地集结在一起,这层膜延伸至神经根处与脊髓硬膜汇合,在神经外膜内,轴索成束包裹在一起,其束周围的膜叫神经束膜,而神经束内各个轴索周围支持的膜叫神经内膜。神经营养血管位于神经外膜内,分支成微动脉,再透过神经束膜在神经束内形成毛细血管,即血脑屏障。在神经根处没有内膜,即缺乏血脑屏障,这可能是某些神经病变如免疫性病变选择性侵犯神经根处的原因。

2. 有髓和无髓纤维 在有髓纤维中,施万细胞膜环绕着轴索一层一层地旋转,形成髓鞘。由于环绕的层数不同,造成髓鞘的厚度也不同。两个施万细胞之间是郎飞结,此处无髓鞘。而无髓纤维则是几条轴索共同拥有一个施万细胞,而这一施万细胞产生多片膜来分别包绕轴索。动作电位的传导在有髓纤维是由郎飞结之间跳跃式的传播,如果两节之间间隔长,传导速度就快,通常从一个节传到另一个节需要 20 微秒,如果节间距离为 1mm,其传导速度将为 50m/s。如果髓鞘很厚,其电容就会减小,而使传导加快,即传导速度与有髓纤维的直径的平方根成正比。而在脱髓鞘或部分神经再生的髓鞘中,由于髓鞘变薄,其节间的电容增大,这样冲动在到达下一个郎飞结之前就丧失了更多的局部电流以至于不能兴奋下一个郎飞结,造成神经传导阻滞,或即使还能有兴奋传导,但冲动传导却很慢,因此,就形成了脱髓鞘病变时特征性的神经传导异常。然而,神经传导异常并不意味着必须有脱髓鞘改变,也可能是局部受压所致,当受压时,神经纤维直径变小,节间膜的电容也变小,反而易化传导,但同时也可造成轴浆阻力增加而减慢局部电流向下一个郎飞结传导,最终导致神经传导减慢。而无髓鞘纤维动作电位传导是通过在膜上缓慢扩散而实现的。粗的有髓纤维主要传导本体觉、触觉等深感觉和运动纤维的冲动,而细的有髓纤维和无髓纤维传导痛温觉和自主神经功能,其传导速度较慢。

3. 轴索转运功能 轴索主要是将营养物质和信息传递到神经末梢。轴索内物质转运速度不一,每日为几个至几百毫米,大多是离心传递,有少数是向心传递。这种转运功能在周围神经代谢中起很重要的作用,如果切断周围神经轴索之间的联系,首先受累及的是远端即神经和肌肉接头,随后出现轴索退行性变和肌肉萎缩,使神经和肌肉不再具有传递功能。

4. 周围神经内纤维束排列 不同神经和同一神经不同部位处神经纤维束排列都不同。多年来有关这些纤维束排列一直存在着很大的争议,近年来经过大量的动物试验和神经生理方面的研究,认为从皮肤某特定区域而来的感觉神经纤维和支配躯体某一特定肌肉的运动神经纤维在其整个神经行程过程中都是紧密结合在一起并有一定的排列顺序,不是杂乱无章排列的。通常来自同一条神经内支配某块肌肉的纤维趋向于群集在一起,这种神经纤维群集现象从近端神经就开始出现,而到远端更加明显,这就造成即使近端某条大的神经干损害时,也可以出现支配某些肌肉的同一条神经损害的比较明显,这点在临床上非常重要。由于只有部分神经纤维受损即仅选择性损害了某些纤维束,就只会产生某些区域感觉和运动障碍。比较常见的就是坐骨神经损伤,由于坐骨神经干内包含有腓总神经和胫神经纤维,当其损伤时,并不是同等程度损伤腓总神经和胫神经,而往往是以腓总神经损害比较明显,使得在临床上有些坐骨神经损伤的患者的临床表现很像腓总神经损伤,此时,最好的鉴别方法就是做肌电图。而尺神经在肘部损害时,也可能造成对支配小指展肌和第一骨间肌的纤维损害程度不等,甚至产生明显差异的现象,这也是神经纤维束群集所导致。这些现象在临床神经电生理检查中经常遇到。此外,周围神经干内神经纤维排列在显微外科神经修复手术也很重要,可以明显改善预后。

三、周围神经损伤分类

周围神经损伤分为急性和慢性损伤。

1. 急性神经损伤 Lundborg 把急性神经损伤分为三种即神经失用、轴索断裂、神经断伤(图 1-1)。

(1) 神经失用(neurapraxia):是由于突发局部神经受压而导致局部脱髓鞘产生神经功能短暂性丧失,但并没有轴索断裂,神经功能障碍通常持续几小时到几周不等。在临床上神经功能缺损通常不完全,如果去除病因,神经可以在几天或几周后恢复。此种情况多见于局部神经短时间受压后出现的该神经支配区麻木,它是由于短暂缺血造成郎飞结周围髓鞘损害所导致。如双腿交叉情况下出现的双腿发麻,是由于腓总神经受压引起,这种短暂压迫不会造成腓总神经明显的组织学上改变,所以,当压迫解除后经过一段时间就可以恢复正常。如果麻痹持续到几个月或更长时间才恢复,则常常合并有局部轴索变性,在临床上比较常见的就是急性嵌压性尺神经或腓总神经损伤。

(2) 轴索断裂(axonotmesis):是指轴索失去连续性,而周围结缔组织膜的连续性仍保留。轴索连续性一旦中断,其远端就会出现瓦氏变性,断裂部位传导就会立即中断,但其远端在 4~5 天内仍有传导功能。所以,在受伤后头几天神经失用和轴索断裂有时不容易区别,需要在受伤后连续观察。轴索断裂者会出现动作电位波幅持续下降,并且三周后通过肌电图检查发现在受损神经支配肌肉上出现失神经支配电位,随着时间延长,渐渐出现神经再生,存活的神经纤维将以芽生方式形成侧支支配已经失去神经支配的肌肉。轴索断裂的恢

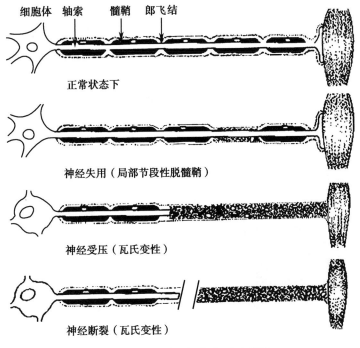

细胞体　轴索　髓鞘　郎飞结

正常状态下

神经失用（局部节段性脱髓鞘）

神经受压（瓦氏变性）

神经断裂（瓦氏变性）

图 1-1　周围神经损伤类型示意图

复,必须要经过很慢的神经再生过程,其再生速度大约为 1mm/d,因此,这种神经修复需要几个月或几年。

（3）神经断伤(neurotmesis):是指受伤神经包括其周围结缔组织膜在内已经完全切断,因此,必须要外科手术进行吻合。即使这样,再生神经纤维也不能在数量上完全恢复,而且最终神经传导速度还是很慢,肌肉动作电位波幅仍然很低。这种损伤恢复最慢,甚至不能恢复。

尽管急性神经损伤可以大致分为以上三类,但在实际应用上有时很难将一个神经损伤具体分类,尤其是对一些闭合性损伤伴有骨折而损伤到周围神经时,其损伤类型很难判断,1~2 周后神经电生理检查对其损害类型判断很有帮助,而有些急性损伤是混合性的,即使是神经电生理检查也很难鉴别其损害类型。

2. 慢性神经损伤　指慢性神经受压或嵌压性神经病,主要的病理变化是局部神经脱髓鞘和轴索变性。实验证明患有周围神经病的患者,其身上单个周围神经更容易受到慢性压力的影响,就像糖尿病患者很容易患腕管综合征一样。此外,还有一种假设是双重受压(double crush)现象。是指由于近端神经受压后干扰了轴浆流动,使得神经远端部分更容易受压。例如,颈椎退行性病变导致颈神经根受压,同时也使得远端神经对压力易感,更容易患腕管综合征。不过,另一项有关颈椎病的神经电生理研究,并不支持双重受压现象的假设。而和双重压迫现象相反的假设是由于远端神经受压,而影响了轴浆转运,导致近端压力改变,产生颈神经根受压。

第二节　周围神经解剖

周围神经系统包括了从脊髓内感觉、运动神经元发出的神经根、神经丛、周围神经、神经肌肉接头和肌肉(图 1-2),此外,还包括从第Ⅲ～Ⅻ对脑神经核发出的脑神经。

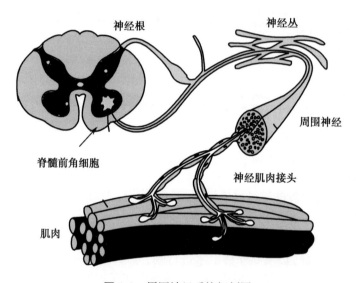

图 1-2　周围神经系统解剖图

脊髓分 31 个节段,其中,颈段有 8 个,胸段有 12 个,腰段 5 个,骶段 5 个和一个尾节(图 1-3)。在每个脊髓节段内,从脊髓前角细胞发出的轴索形成了周围神经中的运动部分,即前根。后根上有一结节,内含有感觉纤维细胞体,叫后根感觉神经节。后根感觉神经节周围支形成了周围神经中的感觉部分,即后根。前根和后根在椎间孔处出椎管,形成脊神经。在椎管内,椎间孔之前,脊髓左右两侧各有 31 条脊神经,其中颈段 8 条,胸段 12 条,腰段 5 条,骶段 5 条以及一条尾骨神经。脊神经出椎间孔后分成前支和后支。后支短,分别支配相应的椎旁肌,所以,在相应的后支支配的椎旁肌上肌电图检查,可以鉴别是根性损害还是较远端的丛性或周围神经损害,但要注意相邻后支之间对椎旁肌支配有重叠,故其定位并非和相应的神经根完全一致。而脊神经前支发出后又经过不同形式的重新组合,在上肢和下肢分别形成了颈丛、臂丛、腰丛和骶丛。而在每个丛内，从不同的神经根发出的感觉、运动神经纤维相互混合最终形成单个周围神经干。每个周围神经干又发出分支支配相应的肌肉运动和皮肤区感觉（表1-1、表1-2）。由于神经走行这种特点，使得从同一神经根发出的运动纤维可以通过不同的周围神经而支配不同的肌肉，例如 C_5 神经根发出的运动纤维可以通过肌皮神经来支配肱二头肌、腋神经来支配三角肌、桡神经来支配肱桡肌。感觉神经也同样如此，如拇指区的皮肤感觉即接受来自 C_6 神经根的纤维支配，同时又接受桡神经（拇指背侧）和正中神经（拇指掌侧）的支配。

在脊神经病变定位诊断时，下面两个概念很重要，即肌节和皮节。一个脊髓节段或一个脊神经根所发出纤维支配的所有肌肉叫一个肌节（myotome）。而一个脊髓节段或一个脊神经根所发出的纤维支配所有的皮肤区域感觉叫一个皮节（dermatome）。相邻肌节和皮节区多有一定的重叠，这就导致了一个单一脊髓节段或脊神经损害时不会出现明显感觉缺失，而肌肉无力也较轻。例如严重的 C_6 神经根损害时仅导致肱二头肌无力，而不会造成它的完全麻痹，这是因为 C_5 神经根发出的纤维也有一部分支配肱二头肌。如果肌电图检查医生在肌电图检查时，了解到肌节和皮节这种解剖分布情况，将会使

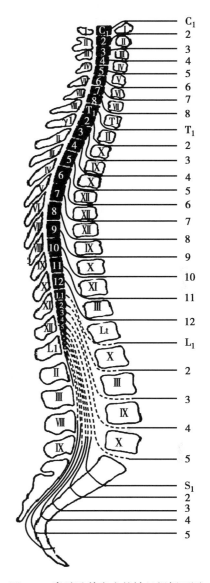

图 1-3　脊髓及其发出的神经根侧面图

检查结果更为准确和有价值。每条单个周围神经、神经丛和神经干解剖将会在以后相应的章节中详细叙述到。

第三节　周围神经系统疾病分类

周围神经系统疾病分类见表1-3。

表 1-1　上肢肌电图检查常用肌肉名称、功能及神经支配表

神经支配		肌肉	
神经名称	脊髓节段 / 臂丛发出部位	肌肉名称 / 脊髓节段	肌肉功能
肩胛背神经	主要从 C_5 部分从 C_4 神经根直接发出	肩胛提肌（C_4，C_5）	使肩胛上提
		菱形肌（C_5）	使肩胛上提并向脊柱靠近
肩胛上神经	臂丛上干	冈上肌（C_5，C_6）	使肩外展
		冈下肌（C_5，C_6）	使肩外旋
肌皮神经	臂丛侧索	肱二头肌（C_5，C_6）	使前臂屈曲
腋神经	臂丛后索	三角肌（C_5，C_6）	使肩外展
		小圆肌（C_5，C_6）	使肩外旋
胸长神经	直接从 C_5，C_6，C_7 神经根发出	前锯肌（C_5，C_6，C_7）	使肩胛骨向前,同时提高肋骨,帮助吸气
正中神经	臂丛侧索——形成正中神经外侧头	旋前圆肌（C_6，C_7）	使前臂旋前
		桡侧腕屈肌（C_6，C_7）	屈腕并向桡侧偏斜
正中神经	臂丛内索——形成正中神经内侧头（前骨间神经）	拇短展肌（C_8，T_1）	拇指外展
		拇长屈肌（C_8，T_1）	拇指第一节指骨屈曲
		指 2,3 指深屈肌（C_7，C_8）	示指、中指末节指骨屈曲
		旋前方肌（C_8，T_1）	使前臂旋前
		拇指对掌肌（C_8，T_1）	第一掌骨对掌
尺神经	臂丛内索	尺侧腕屈肌（C_7，C_8，T_1）	屈腕并向尺侧偏斜
		指 4,5 指深屈肌（C_8，T_1）	小指和无名指末节指骨屈曲
		小指展肌（C_8，T_1）	小指外展
		第一骨间肌（C_8，T_1）	示指外展
桡神经	臂丛后索	肱三头肌（C_6，C_7，C_8）	前臂伸直
		肱桡肌（C_5，C_6）	腕在中立位时前臂屈曲
		桡侧腕伸肌（C_6，C_7）	腕伸直并向桡侧偏斜
		指总伸肌（C_7，C_8）	伸中指
		尺侧腕伸肌（C_7，C_8）	腕伸直并向尺侧偏斜
		示指伸肌（C_8，T_1）	伸示指

表 1-2　下肢肌电图检查常用肌肉名称、功能及神经支配表

神经支配			肌肉	
神经名称		脊髓节段	肌肉名称/脊髓节段	肌肉功能
腰丛	股神经	L_2~L_4	髂肌(L_2,L_3)	屈髋
			股直肌(L_3,L_4)	伸膝
			股直肌内、外侧头(L_3,L_4)	伸膝
	闭孔神经	L_2,L_3,L_4	长收肌(L_3,L_4)	大腿内收
骶丛	臀上神经	L_4,L_5,S_1,以L_5为主	臀中肌(L_5,S_1)	大腿外展
			阔筋膜张肌(L_4,L_5,S_1)	屈髋,紧张阔筋膜
	臀下神经	L_5,S_1,以S_1为主	臀大肌(L_5,S_1)	使大腿和膝伸直挤压臀部
	坐骨神经	肌支(膝以上)	股二头肌(L_5,S_1)	屈膝
			半腱肌(L_4,L_5,S_1)	屈膝
			半膜肌(L_4,L_5,S_1)	屈膝
		腓总神经(L_4~S_1) 腓浅神经	腓骨长肌(L_5)	足外旋
		腓总神经(L_4~S_1) 腓深神经	胫前肌(L_4,L_5)	足背屈
			踇长伸肌(L_4,L_5)	伸踇趾
		胫神经(L_5~S_2)	腓肠肌内侧头(S_1,S_2)	足跖屈
			比目鱼肌(S_1,S_2)	足跖屈
			趾长屈肌(L_5~S_1)	屈足趾
			胫后肌(L_5~S_1)	足内旋
			踇展肌(S_1,S_2)	外展踇趾
			小趾展肌(S_1,S_2)	外展小趾

表 1-3　周围神经系统疾病分类

神经根病(radiculopathy)	感染性(infectious)
椎间盘脱出(disk herniation)	神经丛病(plexopathy)
椎体退行性病(spondylosis)	外伤性(traumatic)
炎症性(inflammatory)	炎性(inflammatory)
癌性(neoplastic)	糖尿病性(diabetic)
血管梗死(infarction)	放疗所导致(radiation-induced)

续表

癌性（neoplastic）	肌无力综合征（Lambert-Eaton myasthenia syndrome）
神经病（neuropathy）	
单发性神经病（mononeuropathy）	肉毒中毒（botulism）
嵌压性神经病（entrapment）	中毒性（toxic）
多发性神经病（polyneuropathy）	先天性（congenital）
脱髓鞘性（demyelinating）	肌病（myopathy）
轴索性（axonal）	肌营养不良（muscular dystrophy）
单发性多神经炎（mononeuritis multiplex）	炎性肌病（inflammatory）
神经肌肉接头病变（neuromuscular junction disorders）	代谢性肌病（metabolic）
	内分泌性肌病（endocrine）
重症肌无力（myasthenia gravis）	先天性肌病（congenital myopathies）

参 考 文 献

1. Lundborg G. Nerve injury and repair. New York：Churchill Livingstone，1988.

2. Wilbourn AJ，Gilliatt RW. Double-crush syndrome：a critical analysis. Neurology，1997，49：21-29.

3. Richardson JK，Forman GM，Riley B. An electrophysiological exploration of the double crush hypothesis. Muscle Nerve，1998，22：71-77.

4. Lundborg G，Dahlin LB. Anatomy，function，and pathophysiology of peripheral nerves and nerve compression. Hand clin，1996，12：185-193.

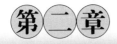

肌电图检查基础知识

第一节　神经肌肉电生理特性

从神经电生理的角度来看人体内各种信息传递都是通过动作电位传导来实现的。动作电位可以起源于细胞,也可起源于轴索。对于运动神经来说,动作电位产生是由于刺激了运动神经纤维,冲动又通过神经肌肉接头而到达肌肉,从而产生肌肉动作电位。对于感觉神经来说,电位是通过刺激感觉神经产生并且沿着神经干传导。

一、静息跨膜电位

细胞膜将细胞外液和细胞内液隔离开,在细胞外液和细胞内液内均含有大致相同的电解质。但相对于细胞外液来说,细胞内液内含有更多的负电荷,造成膜内外存在一定的电位差,而且细胞内相对细胞外更负,这种电位差即为静息跨膜电位(resting membrane potential)。人类骨骼肌的静息跨膜电位是 −90mV,但在不同的组织有所不同,大约在 −20mV 到 −100mV 之间。就细胞内外离子分布情况而言,细胞内液中钾离子浓度远远高于氯离子和钠离子浓度。在正常情况下,离子流入和流出量基本相等,维持一种电平衡,而这种平衡的维持,需要有钠钾泵存在。

二、动作电位

神经系统的各种信息是通过动作电位传导的,动作电位起源于细胞体或轴索末端并且沿着神经纤维传播。虽然神经和肌肉在解剖结构上有所不同,但两者细胞膜的生理学基础基本相同。在静息期,钾离子可以自由通过细胞膜,而钠离子则不能,当细胞膜受到电或其他刺激时,就进行一次去极化,此时,钠离子通道打开,钠离子通透性明显提高,钠离子的进入使细胞去极化(depolarization),这种去极化又反过来促进钠离子流入,此时,不论刺激的性质是什么,只要钠离子去极化达到临界水平即阈值时,就会产生一个动作电位(action potential)。在已经去极化的膜上,钾离子通透性将随之增加,而钠离子通透性则逐渐降低到静息电位水平,使动作电位突然下降到静息水平。此时,钾离子导电性暂时性增加,使膜超极化,随后再缓慢回到静息电位水平,完成一个复极化周期,这就形成了动作电位产生的生理基础。也就是说在神经干上要产生动作电位须有两步:一是由外在刺激引起的不断升级的阈下兴奋;二是由钠离子导电性增加引起的超阈兴奋。而静息跨膜电位中的一个局部阈下兴奋,在神经干的扩散过程中会因为距离的增加而很快消退,而阈水平刺激达到去极化后就会引起一个按全或无现象进行的动作电位。例如,当用一种弱电流刺激神经干时,阴极下负电核聚集于膜外,使得膜内相对为正性(即阴极去极化),在阳极下,负电核离开膜表面,使膜内相对为负性(即阳极超极化),当去极化达到 10~30mV 时,就达到了动作电位发放的临界点,于是一个不受刺激种类和强度影响的动作电位就产生了。在轴索处产生动作电位后,它沿着神经轴索向两端扩散,在有髓神经纤维上,动作电位只在郎飞结之间跳跃式传播,而在无髓神经纤维上,则是持续缓慢向外扩散。

三、容积传导

不论神经传导或针电极肌电图,其记录电极所记录到的电位都是细胞内电位经过细胞外体液和周围组织传导而来的,这种传导方式叫容积传导(volume conduction)。容积传导又根据其电位发生源和记录电极之间的距离远近分为近场电位(near-field potential)和远场电位(far-field potential),神经传导和肌电图都记录的是近场电位。而近场电位通常只有当电位发生源和记录电极很近时才能记录到,并且越近,记录到电位波幅就越高。例如:运动神经传导检查中用表面电极在肌肉表面记录到的混合肌肉动作电位、感觉神经传导中用表面电极在距离神经很近处记录到的感觉神经电位和肌电图针电极在肌肉轻收缩时记录到的运动单位电位都属于近场电位。在神经电生理检查中,凡是向上的波均被称为负相波,向下的波均被称为正相波。当容积传导的这种近场电位接近,通过并且离开记录电极下时,就会产生一个典型的三相波(图 2-1),而多数感觉神经或混合神经电位都具有这种典型三相波,即先正相波,后负相波,最后又是正相波。早期的正相波代表着电位从刺激点到记录电极下的传导时间,不过,当记录电极非常接近电位发生源时,这种早期的正相波就会消失,这主要是由于两者之间距离太近,缺乏一个电位逐渐变化过程。当容积传导的这种近场电位位于记录电极下面时,就会出现一个典型的双相波,负相在先,正相在后,这也是常规运动神经传导中记录到的典型波形。

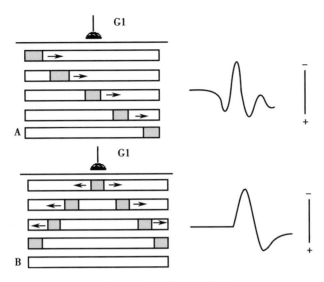

图 2-1 容积传导波形图

A. 近场电位接近、通过并且离开记录电极下时产生的三相波,见于感觉神经电位;B. 由于电位发生源离记录电极很近,起始正相波消失,形成一个先负后正双相波,见于运动神经传导中记录到的混合肌肉动作电位

第二节 肌电图检查基本要求

神经肌肉检查是检查周围神经系统功能状态的主要手段,包括神经传导和针电极肌电图,是对周围神经系统病变诊断的两项最基本的神经电生理检查。由于全身有很多的肌肉和神经,而来做检查的患者的临床表现也各异,因此,对于每一个来做检查的患者,没有一个固定的模式,而需要个体化。为了使检查结果更加准确和可靠,在检查前应该先进行病史收集和常规神经系统专科检查,取得初步诊断和鉴别诊断,以制订出对此患者有针对性的检查计划。神经电生理检查的范围主要是周围神经系统,包括周围神经系统的每一个环节,即原发性运动神经元如脊髓前角细胞,原发性感觉神经元如后根神经节、脊神经根、神经丛、周围神经、神经肌肉接头和肌肉本身。其检查的目的主要是确定神经和肌肉损害的部位、性质和范围,为神经和肌肉病变提供更多的有关损害的电生理损害类型、损害程度、病程和预后等方面的信息,从而使临床医生对周围神经系统疾病的诊断和治疗更有目的性。

神经肌肉检查主要有以下几种基本方法:①用表面电极或针电极记录在神经干受到刺激时神经或肌肉产生的电活动,也即神经传导速度检查;②通过针电极记录肌肉在放松时产生的自发电位,以及肌肉在主动收缩时运动单位电位变化,即针电极肌电图检查;③一些特殊检查,包括 H 反射、F 波、瞬目反射、重复电刺激、单纤维肌电图等。神经传导速度检查有三种基本类型:即运动神经传导检查、感觉神经传导检查和混合神经传导检查。它们各自被用来评价从刺激点到记录点之间运动、感觉和混合神经轴索和髓鞘的功能状态,包括脊髓前角细胞、后根神经节及远端周围神经。感觉神经和混合神经传导检查是将刺激点和记录点都放在同一条神经的不同部位上,它记录的是感觉神经电位。而运动神经传导则是通过记录混合肌肉动作电位来间接评价运动神经的功能状态,这主要是由于运动神经和肌肉之间存在有神经肌肉接头。针电极肌电图检查不能评价周围神经系统中的感觉部分,但它和运动神经传导速度检查一起可以评价运动单位的功能状态,它对因轴索变性引起的改变比较敏感,而对脱髓鞘改变并不很敏感。而那些特殊检查主要是用来评价脑神经、周围神经近端部分和神经肌肉接头等部位病变。

　　不论是运动神经传导检查还是针电极肌电图及其他特殊检查,其最终的记录部位都在肌肉上,因此,对肌肉选择都非常重要。而要找到一块良好的肌肉必须具备下列条件:①其解剖位置在体表比较好确定:如脚上的踇展肌。而有些肌肉如拇短展肌和小指展肌被夹在几块肌肉之间,其位置比较难确定,如果掌握不准确,就会扎到其他肌肉上,而当其被激活时,也会受到其他肌肉的影响,所以,在检查时,要特别考虑到此因素。斜方肌虽然位置比较容易确定,但由于它比较大,表面电极仅能记录其被激活的某一部分,其结果重复性差。②位置比较表浅:一些位置很深的肌肉用表面电极记录时比较困难,需要用针电极来记录,所以,通常选位置比较表浅的肌肉作为记录肌肉。③受单一神经支配,而且在其神经行程上很容易被电刺激而激活。

一、肌电图检查者的要求

　　一般来说到肌电图室做检查的患者大多数是由于下列原因:颈部和上肢痛,腰背和腿痛,手足麻木、疼痛,肢体麻木、无力,肌肉萎缩,或可疑单发性周围神经病如腕管综合征、肘管综合征和腓总神经损害;可疑周围神经病变如糖尿病等内科系统引起的周围神经损害;骨折或其他外伤后可疑神经损伤等。医生让患者来做肌电图有下列几种目的:一种是临床诊断不能确定,需要肌电图来协助诊断,这种患者最多;另一种是医生要掌握神经损害类型和损害的程度,以协助诊断及查找病因,并了解其预后;第三种是观察治疗后神经和肌肉恢复情况;第四种是确定神经具体损害部位,以为手术或进一步影像学检查提供依据。而要达到上述目的,首先需要肌电图检查者非常准确、严格和规范的操作,以取得第一手资料。而要准确的取得这些资料,需要检查者一定要对神经和肌肉解剖生理全面了解,有丰富的神经电生理检查经验,并且要掌握神经和肌肉损害后出现的临床表现和推测可能出现的神经电生理异常,最后结合患者的临床表现,作出正确的诊断。

通常在进行检查以前,肌电图医生必须充分了解患者病史,然后进行有针对性的神经系统查体,尤其是对周围神经和肌肉进行检查,以对患者诊断有一个大概估计。在检查时,要注重根据患者主诉来重点检查,而不能对所有的患者都遵循某一特定模式,也就是说对某些患者检查一定要个体化,要计划出对患者应做哪些神经和肌肉检查,以期达到最后的目地。例如,对于表现为肢体无力的患者来说,一定要仔细检查无力肌肉的分布范围,有没有伴随肌肉萎缩,反射异常和感觉异常,要先大概确定病变是局限在某个神经根上,还是某条周围神经上,还是和神经分布没有关系,然后再来决定肌电图所要检查的神经和肌肉。神经肌肉检查是一项实践性很强,技术要求很严格,并且和临床结合非常紧密的检查,其结果的准确性将直接影响到最后的诊断,而要保证结果准确的首要前提就是要严格、规范化的操作。其实,神经传导检查的技术操作并不很难,关键是需要检查者能认真的完成每一个检查步骤,及时判断和认真分析检查中出现的技术问题;其次,也要求检查者掌握相当程度的神经解剖知识,神经和肌肉检查和激活方法,以及熟悉神经损害后临床表现和拥有大量的诊断周围神经病经验,并能判断和处理检查中所遇到的各种问题。所有这些都必须要在大量的实践中才能获得。在神经传导检查时,技术因素将直接会影响到结论的准确性,要掌握如何排除技术因素带来的异常时,非常关键一点就是要做大量的检查,从大量的实践中掌握检查技巧、方法,掌握正常和异常波形辨认,以及出现的异常波形是否和临床相符合,检查者要学会辨认由技术因素而导致的异常情况。例如,如果运动神经传导检查发现混合肌肉动作电位波幅很低,则要判断是否是记录位置在肌肉放得不好,刺激量给的不够,还是刺激位置不当等因素造成,还要注意患者是否有比较严重的肌肉萎缩。如果排除了技术因素后,混合肌肉动作电位波幅还是很低,并且有导致波幅降低的因素存在,如所记录肌肉有明显萎缩时,其结果才被认为可靠,并且还要做肌电图来验证。如果在同一区域内临床检查完全正常,而电生理检查却明显异常时,则需要重新确定到底是临床检查有误,还是神经电生理检查有误,当出现这种可疑情况时,首先要考虑是否有技术方面的问题,因为,技术问题通常可以导致神经传导速度异常或波形消失,也要看异常传导区域内是否也有临床检查异常。如:当一个患者进行常规腓肠神经传导检查时,其波形消失,但患者却没有小腿后外侧感觉方面异常,此时,要注意可能是技术方面因素造成,如可能是记录电极位置不好或刺激电极位置不准确或刺激强度不够和机器本身因素引起,当所有的因素都排除后,还要对患者重新进行临床检查,以达到相互印证,提高检查准确性。

二、肌电图检查过程一般要求

神经电生理检查实验室里要求噪声低,光线暗,安静舒适,不要让患者产生恐惧感。房间要远离电源,肌电图机器电源插头最好用单一的,不要和其他机器插在一起。检查之前要给患者解释该检查的过程,目的,有无疼痛,需要患者做哪些配合。检查时,要求患者充分放松,最好躺下,充分暴露所检查的肢体,检查有些神经或肌肉时,要求患者采取特殊的体位。另外,检查时的室温和肢体温度是检查结果准确的一个首要前提,室温太低,会造成患者皮肤温度太低,测出结果不可靠,通常室温最好保持在 28~30℃,而患者的肢体温度最好保持在 32℃以上,如果温度太低,可用暖灯或热水浸泡肢体以升高皮肤温度。如果患者皮肤表面很脏,则首先要清洗皮肤以降低阻抗。在神经传导检查时,距离也是一个非常重要的因素,各个实验室应该有自己固定的距离,也可参照本书提供的作者实验室常用的距离。对于有条件的实验室,最好能够按照自己实验室的条件,即固定的机器,同样的室温,固定的测量距离,建立自己实验室正常参考值。运动神经传导检查,可用针或表面电极记录,而感觉神经传导检查,可用环状电极记录。针电极肌电图检查可用同芯针电极或单极针电极记录。通常,一根针经过严格消毒后可连续使用,但对于 HIV 或乙肝表面抗原阳性者应用一次性针。检查时,没有特定模式,通常根据患者主诉和医生诊断可检查某个单肢或双上肢或一侧肢体,必要时和对侧对比,或根据患者特殊情况来个体化检查。一般来说,每个患者都应该常规做神经传导检查和针电极肌电图检查。但如果患者有凝血机制障碍或近期使用过抗凝药物,一般不做针电极肌电图检查。

三、肌电图报告书写方式

神经电生理检查报告直接将检查者和申请检查的医生联系在一起,肌电图检查结束后肌电图医生就要对患者的神经电生理检查结果做一全面而简明的报告。通常肌电图报告分为两部分:一部分是表格式,另一部分是叙述性。在表格式部分里,主要是将神经传导检查结果以数字形式按照不同的神经陈列出来,包括所检查神经的运动和感觉传导潜伏时,波幅和传导速度,F 波潜伏时。另外也要将所检查肌肉反映在报告上,包括自发电位、肌肉动作电位时程、波幅、募集情况。接下来就是肌电图医生对检查结果的印象即叙述性结论。随着神经电生理检查广泛应用,以及越来越多医生对这项检查的进一步认识,申请这项检查的医生已经不再仅仅局限于神经内科医生,而很多神经外科、骨科、内科、儿科医生也越来越依靠这项检查来协助诊断,然而,他们对检查结果的理解程度并非像神经内科医生那样了解得很清楚,这就需要检查者将报告写的简明易懂,并且要符合医生的要求,尽量要写出对临床有帮助性的结论,以达到医生让患者做此项检查的目的,为诊断提供更有力的佐证。例如:对广泛性周围神经病或肌病应该尽可能描述其病变的程度即轻度还是重度,病变性质即以脱髓鞘为主还是以轴索变性为主,病程即急性还是慢性,病变范围即感觉神经还是运动神经,近端肌肉还是远端肌肉,是否对称。对于局限性或外伤性周围神经损害要尽量写出具体的神经损害部位,电生理类型,病程,有无再生电位。如果需要再复查,则也要在报告中写明大约多久后需要复查。对有些临床医生希望排除的诊断应该尽量进一步查找原因,如有些患者手麻木来做肌电图,医生的目的是要排除腕管综合征,神经传导检查结果显示没有腕管综合征,此时,除了在病史方面询问患者是否有颈肩部不适和疼痛外,还可以再检查几块肌肉以确定患者是否有颈部神经根病变,这样的肌电图结果将会给临床医生带来意想不到的帮助,也确实达到了做肌电图的目的。对于临床上怀疑患者是某个单神经损害,但检查结果却正常时,应写成:未发现某神经损害的神经电生理证据。如果发现了周围神经有损害,要对神经损害的程度,病程,性质做比较详细的描述,而那种仅报告是神经源性损害还是肌源性损害的结果,对临床帮助并不大。由于电生理检查很敏感,有时很轻或亚临床异常就可以表现在神经传导或肌电图上,也就是说其正常变化范围比较大,而且又受很多生理因素如年龄,温度,身高等的影响,所以,当在临床查体正常的患者身上出现神经电生理异常时,要看是否有这些生理因素的影响,并要结合临床检查和病史来作出判断。对临床上轻微异常尤其是足部肌肉异常不必过分强调,以误导临床医生。总之,肌电图检查应该尽可能有目的性,结果也应该尽可能为临床医生提供更多的帮助。假如由于患者不能很好合作或患者不能耐受这项检查,而导致肌电图结果不满意时,也需要在报告中说明。

第三节　神经传导速度测定基本方法

一、运动神经传导

运动神经传导研究的是运动单位的功能和整合性。通过对运动传导的研究可以评价运动神经轴索、神经和肌肉接头以及肌肉的功能状态,并为进一步针电极肌电图检查提供准确的信息。其原理是通过对神经干上远、近两点超强刺激后,在该神经所支配的远端肌肉上可以记录到诱发出的混合肌肉动作电位(compound muscle action potential,CMAP),又通过对此动作电位波幅、潜伏时和时程分析,来判断运动神经的传导功能。和感觉神经不一样,运动神经到终末支时就已经形成了很细小的分支,而这些细小运动终末分支最终是通过神经肌肉接头来支配单个肌纤维。通常大多数神经肌肉接头是集中在肌腹上,这个区域又叫运动点或终板区,有些肌肉可能会有几个运动点。一般用皮肤表面电极就可以清楚记录到混合肌肉动作电位,但如果肌肉萎缩很明显,就需要用针电极来记录。

(一) 刺激电极

1. 刺激电极位置　刺激电极可以用表面刺激器(图 2-2),也可以用针电极。通常由负、正两极组成,两极相距 2~3cm。刺激神经干时,应将两极都放在神经干上,并使负极更接近所要刺激神经的记录电极,以免正极阻滞神经冲动传导。用针电极刺激时,可以将一根针电极刺

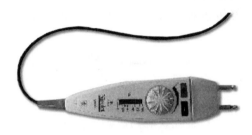

图 2-2　刺激器

入皮下,接近要刺激神经的记录电极做阴极,另一根针则刺入附近的皮下做阳极。测量刺激点到记录点距离时,应测量阴极到刺激点间距离。

2. 刺激强度和时程　刺激输出一般为方波脉冲,时程不等,大约为 0.05~1.0 毫秒。刺激强度和时程可根据神经的状况来变化,对于正常健康神经,刺激时程一般用 0.1 毫秒,电压为 100~400mV,或电流为 25~100mA。但在测定有病变神经时,由于其兴奋性下降,则需要增加刺激强度和时程。神经位置比较深时,也需要增加刺激强度和时程。对运动神经传导检查所用的刺激强度和时程要比感觉神经大。刺激强度大小和所得到的动作电位波幅大小有关,随着刺激强度增加,所兴奋轴索数量也越来越多,诱发出的电位波幅也不断增加,但当刺激强度增加到一定程度,所诱发出的电位波幅不再增加时,再将刺激强度增加 20%,此时的刺激即为超强刺激(supramaximal stimulation),此时,神经干内所有的轴索都被兴奋。不论是运动神经检查还是感觉神经检查,均需要用超强刺激以取得最大的波幅,从而确保全部神经干内轴索都被兴奋。这种最大刺激强度在每个个体之间有很大的差异,而且在同一个人的不同神经上也有差异。

3. 刺激伪迹　存在刺激伪迹,说明神经已经受到了刺激,但在神经传导研究中,经常会遇到刺激伪迹过大,导致动作电位波形起始点不准确。一般来说良好的刺激器可以减少过大的刺激伪迹。刺激电极和记录电极距离过近或记录电极和参考电极之间距离过大,都会造成刺激伪迹过大。皮肤表面有汗或不干净可导致阻抗过大,产生比较大的刺激伪迹,所以,在放电极以前,应该用酒精或电极膏擦干净刺激部位皮肤,以减少刺激伪迹。另外,在检查时,最好将地线放在刺激电极和记录电极之间,或用和皮肤接触面积比较大的地线,

这样可以减小刺激伪迹,也可以通过旋转刺激器阳极在神经干上的位置,以减少过大的刺激伪迹。

(二)记录电极

1. 类型 多数记录电极都用的是表面电极(图 2-3),而这种表面电极可以是银或不锈钢,直径最好在 5~10mm。表面电极具有方便和无痛的优点,但当所记录肌肉位置很深或肌肉萎缩明显时,就应该用针电极记录。对于运动神经传导来说,记录电极多用表面电极。

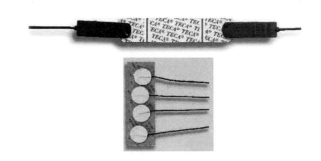

图 2-3 表面电极

2. 位置 记录电极通常有两个,一个是记录活动电极,一个是记录参考电极,以下为了描述方便,通常将记录活动电极叫记录电极,记录参考电极叫参考电极。

(1) 记录电极:通常放在所要记录的肌肉或神经上。当在神经干上刺激运动轴索时,在这个神经所支配肌肉上就可以诱发出一个混合肌肉动作电位,也叫 M 波。正常的混合肌肉动作电位,其起始波为负相(向上的波),要记录到这种起始为负相的波,就需要记录电极位置一定要准确,也就是一定要放在运动点或终板区即肌肉肌腹上,如果位置不合适,则混合肌肉动作电位前可有一小正相波。为了使记录位置能够准确,可让患者做激活此肌肉的动作,此时,肌腹最明显处,即是记录电极位置,需要注意的是,当肌肉有明显萎缩时,患者无力做激活该肌肉的动作时,则需要根据混合肌肉动作电位波形来判断其位置是否准确,这就需要检查者要熟知刺激不同神经时,所得到的正常混合肌肉动作电位的波形。

(2) 参考电极:通常放在肌肉肌腱上,和记录电极间距离大约 3~4cm。

(三)地线

通常放在刺激电极和记录电极之间,以减少刺激伪迹。

(四)检查方法

运动神经传导在技术操作上比感觉神经传导要容易,它的波幅大约为几个毫伏,较少受到其他因素干扰,一般不用平均技术,通常所用的灵敏度是每格2~5mV,扫描速度上肢为每格2毫秒,下肢为每格5毫秒。将记录电极放在所要测定神经所支配肌肉肌腹上,参考电极放在该肌肉远端肌腱上,用阴阳极相隔2cm刺激器,将阴极置于神经远端,阳极在近端,刺激时程为0.1毫秒,从低强度开始刺激,然后逐渐加大刺激强度以诱发出负相起始的肌肉动作电位,当达到超强刺激时,所得到的混合肌肉动作电位即为我们所需要的。用上述方法分别在神经干远、近端不同点给予刺激,分别记录远、近端诱发出的肌肉动作电位波幅、潜伏时、时程,再测量各刺激点之间的距离,求出运动神经传导速度。

(五) 混合肌肉动作电位指标

1. **潜伏时(latency)**　是指从刺激伪迹开始到肌肉动作电位负相波(向上的波)偏离基线起点之间的时间(图2-4)。潜伏时通常用毫秒(ms)来表示,它反映了神经轴索中快传导纤维到达肌肉的时间。潜伏时代表了三个独立的时间过程:其一为冲动在神经干上传导的时间;其二为神经和肌肉接头之间的传递时间;其三为冲动在肌纤维上传导的时间。通常把远端刺激点到引起混合肌肉动作电位之间的时间称为末端潜伏时(distal latency,DL),它在临床上对脱髓鞘病的判断非常重要。

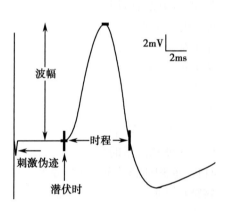

图2-4　混合肌肉动作电位图

2. **波幅(amplitude)**　是指从基线到负相波波峰间的距离,有时也可用峰-峰值即从负向峰到其后正向波波峰之间的距离,通常前者测出的波幅比较准确(图2-4),波幅一般用毫伏(mV)来表示。波幅反映了参与混合神经肌肉动作电位的肌纤维数量。正常情况下,对于运动神经传导来说,当远、近端分别刺激时,得到肌肉动作电位的形状几乎是一样的,但仔细测量后会发现近端比远端肌肉动作电位时程稍微有点延长,面积和波幅稍有点减小。当肌肉萎缩明显时或轴索丢失时会出现波幅减低,但有些低波幅也和脱髓鞘引起的传导阻滞以及神经肌肉接头病变和肌源性损害有关。当远、近端刺激时,肌肉动作电位波幅下降超过了50%时,即说明此两点之间有神经传导阻滞。

3. **面积(area)**　目前很多肌电图机器都可以自动测出肌肉动作电位的面积,它是指从基线开始到负相波区域内的面积,它同样反映了参与肌肉动作电位的肌纤维数量。尤其在近端和远端不同部位刺激时面积明显减少,可以反映出近、远端神经之间有传导阻滞或局部脱髓鞘。

4. 时程（duration）　通常是指从肌肉动作电位偏离基线开始到再次回到基线这段时间（图 2-4）。它反映了每个单个肌纤维能否在同一时间内几乎同时放电。脱髓鞘病变时，由于神经干内每个神经纤维传导速度不一样，导致每个肌纤维不能在同一时间内被兴奋，就会出现时程延长。

5. 传导速度（conduction velocity）　神经传导速度反映的是神经干中快和粗的神经纤维的生理状态，它等于距离 / 时间。感觉神经传导速度可以由刺激点到记录点之间的距离和潜伏时计算出来，这是因为它没有神经和肌肉接头参与，而运动神经传导则不行，因为它包括了：①末端神经轴索到神经和肌肉接头处的传导时间。②神经肌肉接头之间传导时间。③肌肉本身去极化的时间。因此，在计算真正的运动神经传导速度时，不应该包括神经和肌肉之间传导时间和肌肉本身去极化时间，可以采用近端和远端两点刺激法，这样就排除了神经和肌肉之间的影响因素，而唯一不同的就是潜伏时，当用近端潜伏时减去远端潜伏时，再测出两个刺激点之间距离，就可以算出神经传导速度，但应该注意两点之间距离最好不要小于 10cm。公式为：近、远端刺激点间距离 / 近、远端潜伏时差，用 m/s 来表示。传导速度和潜伏时反映的是轴索中快传导纤维，而参与混合肌肉动作电位的面积和波幅里的慢传导纤维并没有反映在传导速度和潜伏时里。通常远近端刺激时，所得到的肌肉动作电位形状、波幅、时程、面积应该大致一样，或近端比远端稍微小一点，但绝不会超过 50%。脱髓鞘病变时，会出现传导速度明显减慢，而轴索损害很严重时，也可以出现传导速度减慢。

（六）临床应用

运动神经传导是通过研究混合肌肉动作电位来评价周围神经的功能状态，神经传导速度反映的是神经干中快和直径粗的神经纤维的功能状态，对临床诊断起着举足轻重的作用。首先它可以确定是哪些神经受损，以及受损神经的病理生理类型是以脱髓鞘为主还是以轴索损害为主，为诊断和治疗提供依据。通常脱髓鞘病变的典型运动传导改变为末端潜伏明显延长，神经传导阻滞和神经传导速度减慢，尤其是当运动神经传导速度非常明显减慢时，提示可能有遗传性周围神经病存在。而轴索病变时则表现为肌肉动作电位波幅明显降低，末端潜伏时正常或稍微延长，当损害很严重时，才会出现神经传导速度减慢。另外，对有些神经病变在其临床表现尚未明显出现之前即可以发现其亚临床改变，如遗传性周围神经病，糖尿病早期神经病变等。对那些由于缺血、嵌压引起的周围神经局部损害，可以通过运动神经传导检查寻找局部节段性脱髓鞘来明确损害部位。此外，它还可以鉴别运动系统病变是由于周围神经病变、神经肌肉接头病变还是肌肉本身病变所引起，为临床治疗提供依据。

（七）运动神经传导检查注意点

运动神经传导检查的结果准确与否和检查者是否严格的规范化操作非常有关。每条神经的末端潜伏时的测量都是基于某一固定的距离,每一实验室都应该在自己实验室特定的条件下(包括距离,肢体温度,测量方法,仪器类型)做出自己实验室的正常值。除此以外,还应该注意以下技术方面的问题:

1. 记录电极位置一定要准确地放在肌腹上,否则会出现动作电位波幅过低,所以,在检查时,经常要调整记录电极的位置,以取得最大的负相波(图2-5A)。当肌肉萎缩明显时,可用针电极记录。

2. 观察肌肉动作电位波形时,其起始波一定是负相波即波形是以向上起始的,说明记录电极位置放的准确就在肌腹上,否则,就会在动作电位的主波前出现一小正相波(图2-5B)。

3. 一定要用超强刺激,以取得最大波幅的肌肉动作电位。但也要注意刺激强度过强,就会影响到邻近神经,而通过容积传导效应记录到别的肌肉的动作电位,使得肌肉动作电位之前有一小正相波(图2-5C)。

4. 当发现有神经传导阻滞时,一定要排除技术因素如近端刺激量不够,远端刺激过强或距离测量不准确等因素。

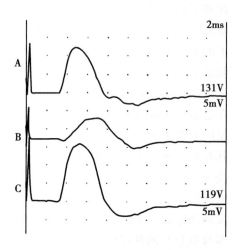

图2-5　记录电极位置对动作电位波形影响因素图

A. 为记录电极正好放在运动终板即肌腹上,所得到的波形其起始为负相波;B. 为记录电极没有放在运动终板上,所得到的负相波形前有一小的正相波;C. 记录电极位置虽然在运动终板上,但刺激强度太大,并影响到了邻居的神经,导致所得到的负相波形前也有一小正相波

二、感觉神经传导

运动神经传导反映了冲动经过神经、神经肌肉接头和肌纤维本身的传导过程,和运动神经传导相比,感觉神经传导只反映了冲动在神经干上的传导过程,它研究的是后根神经节和其后周围神经的功能状态。

（一）检查方法

对于感觉神经来说,电位是通过刺激一端感觉神经,冲动沿着神经干传导,在感觉神经的另一端记录这种冲动,此种形式产生的电位叫做感觉神经电位(sensory nerve action potential,SNAP)。通常用环状电极(图2-6)来测定。同运动神经传导速度不同,由于没有神经肌肉接头的影响,所以,感觉神经传导速度可以直接由刺激点到记录点之间距离和潜伏时来计算。由于感觉神经电位波幅通常很小,多为 5~50μV,所以,在测定感觉神经传导速度时,技术方面

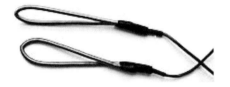

图 2-6　环状电极

要求很严格,通常灵敏度应为每格 10~20μV,记录电极和参考电极应放在神经干的走行上,两点间距离 2~3cm,记录电极靠近刺激器,地线放在记录电极和刺激电极之间。测定方法有两种即顺向记录法(orthodromic recording)和反向记录法(antidromic recording)。顺向记录法指的是刺激手指或足趾末梢神经,在近端顺向收集其感觉神经电位,其典型波形是起始波为正相的三相波。而反向记录法指的是刺激神经干,反向性在手指或足趾上收集其感觉神经电位,其起始正相波消失。由于感觉神经兴奋阈值低而且传导快,比运动神经传导快 5%~10%,所以,在刺激感觉神经时刺激量通常比较小,而且由于感觉神经电位波幅通常很小,尤其当起始点不清楚时,需要采用平均技术。一般来说,反向法记录的波形大而清晰,比较常用,尤其对那些病理状态下感觉神经电位本身就很小的神经更为适用,作者实验室采用的是反向法。但反向记录法也有其缺点,由于整个神经干都被刺激,其中也包括了运动纤维,加上容积传导的作用,通常在感觉神经电位后伴随有肌肉动作电位,正常情况下,鉴别两者并不困难,因为,肌肉动作电位总是在感觉神经电位后面出现,但如果感觉神经电位潜伏时延长,就很容易将两者混淆,此时,也可以用时程来判断,一般来说,感觉神经电位时程比肌肉动作电位时程要短,为了避免出现肌肉动作电位,通常刺激量不要太大,以防止出现肌肉抽动。另外,当检查手指感觉神经电位时,可用纱布夹在所检查手指旁以使其和其旁边手指分开,减少手指运动带来的伪迹。

(二)感觉神经电位指标

1. **潜伏时**　分起始潜伏时和峰潜伏时(图 2-7)。起始潜伏时(onset latency)是指从刺激伪迹处开始到电位偏离基线之间的时间,它代表了神经传导从刺激点到记录电极之间的传导时间。其波形可以是负相波起始,也可以是正相波起始,这取决于所采用的是反向法还是顺向法。峰潜伏时(peak latency)是指从刺激伪迹开始到负相波峰顶的时间。峰潜

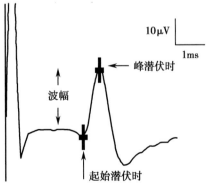

图 2-7　感觉神经电位图

伏时测量比较准确，而起始潜伏时测量时，当起始点不清楚时，就会造成误差，而这些情况在测量峰潜伏时可以避免，不过要注意峰潜伏时不能用来计算传导速度，一般实验室多采用起始潜伏时。

2. 波幅和时程　波幅是指从基线到负相波波峰之间距离，有时也用峰峰之间距离，根据我们的经验，采用前者测量比较准确，但需要起始点一定要清楚，而后者测量时，往往由于刺激量过强，导致运动传导动作电位加入到正相波波峰里，造成其波幅很高，产生假象。波幅反映的是去极化感觉纤维的数量。与运动神经传导所记录到的波幅不一样，感觉神经传导在神经干上不同部位所记录到的感觉神经电位波幅差异很大，近端刺激时所得到的感觉神经电位波幅和面积明显减小，时程明显延长，这主要是由于在一条神经里含有了很多传导速度不同的纤维，对于每一次阈刺激，每个感觉神经纤维都能产生一个神经电位，这些单个神经电位的总和就产生了这条神经的电位。而在正常时，每个单个神经纤维并不是同步产生电位，随着刺激点和记录点之间距离逐渐增加，再加上所记录到电位位相相互抵消（phase cancellation）作用，导致在越来越长距离的传导过程中其电位波形越来越离散，即使是正常人在近端刺激时，其感觉神经电位波幅也很小，这就是为什么在神经传导检查时，不用感觉神经电位来判断是否有传导阻滞或轴索损害的原因。所以，在实际检查中，通常只用远端刺激来记录感觉神经电位。波幅大小也和刺激强度有关，随着刺激强度增加，波幅也增加，但到一定程度时，波幅即不再增加，另外，优势侧手感觉神经电位波幅度比非优势侧大。由于上述各种因素，使得感觉神经电位波幅变化范围很大，在检查时，要考虑到这些因素，并且和对侧对比。如在后根神经节后病变，如果损害比较轻时，感觉神经电位波幅减小的比较小，但仍在正常范围内，此时一定要和对侧比较，如果下降超过对侧50%，则认为异常。感觉神经电位时程和运动电位时程一样，通常指从起点开始到第一次回到基线之间的时间，它比运动传导动作电位时程要短。

3. 传导速度　运动神经传导速度测定需要两个不同点刺激，而感觉神经传导速度测定只需要一个刺激点，用刺激点到记录点之间距离/起始潜伏时即可得出传导速度。感觉神经传导速度反映了快传导、有髓鞘感觉神经纤维传导速度，它的传导速度比运动神经纤维传导速度要快，并且其变化范围也比运动神经传导要大。

（三）临床应用

对周围神经系统功能状态评价，除了运动神经外，感觉神经也非常重要，而感觉神经传导测定是检查感觉神经的最基本手段，具有以下优点：

1. 可以发现那些仅影响感觉神经而不影响运动神经的疾病，如股外侧皮神经炎，桡浅神经病和纯感觉性多发性神经病。

2. 对于早期比较轻微的远端轴索损害或轻度混合神经损害,感觉神经电位异常可能是神经电生理检查的唯一发现,也就是说运动神经传导尚在正常范围内时,感觉神经电位却已经出现了异常,包括波幅降低或传导速度减慢,如早期由于局部脱髓鞘损害而导致的腕管综合征等。

3. 对鉴别后根神经节前损害疾病(神经根病)和节后损害疾病(神经丛及其后周围神经损害)非常重要。周围感觉纤维来源于后根神经节,节内含有双极细胞,它位于脊髓外,椎间孔附近,它的中枢支形成了感觉神经根,而周围支形成了周围感觉神经。感觉神经电位的形成依赖于后根神经节内细胞体和周围感觉支的完好无损,任何神经根损害,即使很严重,由于它位于后根神经节近端,所以,它仅影响中枢支,而后根神经节内细胞体和周围感觉支则完好无损,感觉神经电位仍然正常。所以,后根神经节近端任何部位包括神经根、脊髓以及脊髓以上部位损害均不影响感觉神经电位,而如果后根神经节以下及其远端周围神经任何部位损害均会产生异常感觉神经电位。也就是说节后病变时,感觉神经电位通常为异常,而节前病变时,感觉神经电位正常。

4. 由于感觉神经纤维没有参与运动单位,所以可以用来鉴别由于周围神经病、神经肌肉接头病变以及肌肉本身病变而导致的广泛性损害,而后两者感觉神经电位正常。

尽管感觉神经传导在确定某些病变中起着很重要的作用,但它在应用上仍具有一定的局限性:首先,感觉神经传导异常在临床上比运动神经传导异常更难解释,因为它很敏感,容易受到各种生理和物理因素的影响,所以,要结合具体情况具体分析。其次,同运动神经传导相比,各肌电图室之间感觉神经检查标准不全一致,其差异主要在于:顺向法还是反向法记录、刺激和记录电极之间距离是固定还是可变、潜伏时测量是以起始点计算还是以峰点计算、波幅测量是从基线到峰点还是从峰到峰。由于上述原因,建议各个肌电图室应该建立自己实验室的正常参考值。

(四)感觉神经检查注意点

1. 首先在技术上它比运动神经传导检查要求更高,检查更困难。因为,运动神经干在受到刺激后其最终的作用点是在肌肉上,即记录的是混合肌肉产生的动作电位,每个单独肌纤维产生的肌肉动作电位总和形成混合肌肉动作电位,其波幅大,用 mV 来计算。相反,感觉神经受到刺激后,最终的作用点在感觉神经上,即记录感觉神经电位,此电位很小,要用 μV 来计算,所以,感觉神经传导比运动神经传导需要更高条件放大器,在检查时,刺激伪迹和背景噪声比运动神经传导要大得多,通常需要用平均技术。当一侧波幅在正常范围的低限时,应该和对侧比较。

2. 感觉神经检查很敏感,局部皮肤不干净或患者不能完全放松,都可导致基线不稳,很难拿到波形,所以,在检查之前,要清洁局部皮肤,让患者完全放松。另外,可使用和皮肤接触表面积比较大的地线,以减少刺激伪迹和背景噪声。

3. 感觉神经兴奋阈值低,所以在检查时,刺激量不要太大。

4. 由于各种生理上变化如肢体水肿,局部皮肤增厚,肥胖和年龄等因素,使得感觉神经电位有时很难拿到,所以,在诊断时,要将这些因素考虑在内。

5. 任何年龄段时当单侧感觉神经电位消失,则认为是异常,但对于60岁以上者,双侧腓浅神经和腓肠神经感觉电位消失,均不能认为是异常,而要结合患者临床上具体情况。

三、几种重要的异常神经传导类型

在做针电极肌电图之前,神经传导检查大致上可对神经病变类型、范围有一个初步的了解。神经源性损害主要分为以轴索损害为主和以髓鞘损害为主两种。轴索损害比较多见,多由于毒素、代谢及遗传因素导致轴索代谢机制障碍而引起。髓鞘脱失相对较少,多见于压迫性或嵌压性神经病,有些可以是遗传性,如腓骨肌萎缩症,还有一些是免疫反应对髓鞘攻击所引起,如吉兰-巴雷综合征。而神经根或其以上病变时神经传导速度正常。

(一)轴索损害(axonal loss)

和正常运动神经传导(图2-8A)相比,轴索损害最重要的异常就是波幅明显降低,主要是运动神经传导肌肉动作电位波幅降低,而传导速度和末端潜伏时则正常(图2-8B),但在很严重轴索损害时,其传导速度可以轻度减慢,但不低于正常值下限75%,末端潜伏时可以轻度延长,但不超过正常值上限130%。其实,在每个神经干中包含很多其轴索直径和传导速度不同的有髓鞘纤维,例如,对于正中神经来说,其直径最大而且传导速度最快的有髓纤维传导速度可达到65m/s,而最慢传导纤维传导速度可能只有35m/s,而大多数纤维传导速度是介于两者之间,而我们常规神经传导检查所测的传导速度和潜伏时主要指的是快传导纤维,而肌肉动作电位波幅和面积则与神经干中所有轴索数量有关,这就导致了当轴索丢失时,肌肉动作电位波幅和面积明显下降,而传导速度和末端潜伏时则改变不明显,只有当大多数轴索丢失,仅留一点正常范围内传导速度较慢的纤维时,则除了出现波幅明显减低外,还会出现传导速度减慢和末端潜伏时延长,但其程度决不会明显减慢和延长。

(二)髓鞘脱失(demyelination)

髓鞘是神经传导的基本物质,髓鞘脱失,就会出现神经传导减慢,波形离散或传导阻滞(图2-8C、D、图2-9)。神经传导检查主要表现为明显的传导速度减慢,末端潜伏时延长和传导阻滞,但一般不伴有混合肌肉动作电位和感觉

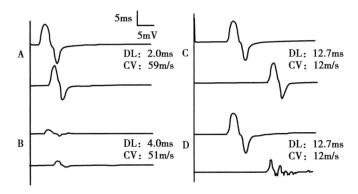

图 2-8　神经传导异常类型图

A. 正常神经传导类型,即末端潜伏时和神经传导速度均正常;
B. 轴索变性:远、近端刺激肌肉动作电位波幅明显减低,传导速度
正常或轻度减慢,末端潜伏时正常或轻度延长;C. 髓鞘脱失:末端
潜伏时明显延长,传导速度明显减慢,但远、近端刺激肌肉动作电
位波幅没有明显改变;D. 髓鞘脱失伴传导阻滞和波形离散:除了
末端潜伏时明显延长和传导速度明显减慢外,另一个明显改变是
近端刺激时,肌肉动作电位波幅明显下降大于 50%,并且波形离散

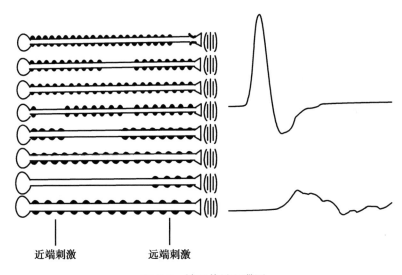

图 2-9　神经传导阻滞图

在获得性脱髓鞘改变中,由于髓鞘脱失多是节段性和斑片状,所以,当在近
端刺激时,肌肉动作电位波幅明显降低,波形离散,表现为神经传导阻滞

神经电位波幅改变,而这种异常即使在很严重的轴索损害时也不会出现。任
何运动、感觉或混合神经传导速度在上肢小于 35m/s,下肢小于 30m/s,均被认
为是由于髓鞘脱失而引起,但有一种情况例外,就是在轴索损伤后出现神经再

生时传导速度可以很慢。

（三）传导阻滞

在运动神经传导检查时，当近端和远端分别刺激时，肌肉动作电位波幅和面积于近端刺激时比远端刺激下降大于 50%，并且近端刺激出现波形离散，此种现象被称为神经传导阻滞（conduction block），此外，传导阻滞部位不一样时，动作电位波幅改变情况也不一样（图 2-10），将在后面章节中详细叙述到。

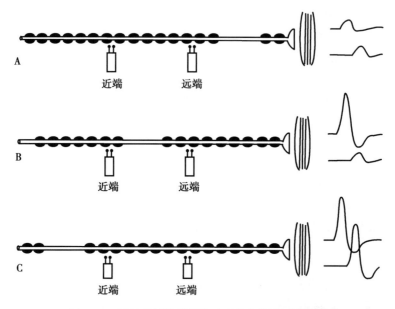

图 2-10　神经传导阻滞部位对动作电位波幅影响图
A. 传导阻滞部位在远端刺激点和肌肉之间时，动作电位波幅不论在近端或远端刺激均减低；B. 传导阻滞部位在远、近刺激点之间时，则远端刺激动作电位波幅正常，而近端刺激时其波幅明显降低；C. 传导阻滞部位在近端刺激点更近端时，由于损害部位远端传导功能尚保存，所以，不论近端或远端刺激，其动作电位波幅均正常，但反映近端功能的 F 波将会异常

四、影响神经传导检查的因素

神经传导检查是肌电图检查的一个重要组成部分，其结果准确性将直接影响最后的诊断，而神经传导速度检查又受到很多因素的影响，包括生理性的和非生理性。生理性包括温度、年龄、身高等。非生理性包括电极阻抗、电噪声和一些技术方面因素。

（一）生理因素

1. 温度（temperature）　温度是一个非常重要的因素，是神经传导检查准确与否的重要前提,传导速度,末端潜伏时,波形都会受到温度的影响而变化。由于温度降低时,大的有髓鞘纤维的传导速度比小的有髓鞘纤维传导速度减慢的明显,而常规神经传导速度主要测的是大的有髓鞘纤维,所以,当温度降低时,就会出现传导速度减慢,大约是每降低 1℃,传导速度减慢 1.5~2.5m/s,所以,在神经传导速度检查时,为确保检查结果可靠,一定要保持皮肤温度在32℃或以上。

2. 年龄(age)　婴幼儿期由于髓鞘发育还不完善,导致婴幼儿传导速度很慢,仅为成人的 50%,3~5 岁时由于髓鞘发育成熟,传导速度也迅速增加,到成人时,传导速度将随年龄增大而略微减慢。年龄增大,波幅也会受到影响,尤其对 60 岁以上的人,腓浅神经感觉神经电位波幅将减小,有的人甚至很难拿到。所以,对于老年人,下肢出现很低或没有诱发出感觉神经电位时,要结合临床谨慎做出诊断。

3. 身高(height)　身高越高的人传导速度相对越慢,肢体越长,传导速度相对也慢,所以,下肢传导速度通常比上肢慢。

4. 远、近端比较　同身高变化一样,肢体远端和近端传导速度不一样,近端传导速度比远端要快。

5. 异位支配(anomalous innervations)

(1) 正中 - 尺神经变异:是上肢最常见的生理变异,可单侧或双侧,这种变异只出现在运动纤维,而感觉纤维没有变异。主要为部分正中神经纤维交叉去支配了尺神经所支配的肌肉,最常见是支配小指展肌,而这种交叉多出现在前臂中部(图 2-11),又叫 Martin-Gruber 异位支配。当检测尺神经运动传导时,在小指展肌记录,腕和肘下刺激时,会出现在肘下部刺激时动作电位波幅度明显低于在腕部刺激,这是因为在腕部刺激时,同时激活了尺神经的纤维和从正中神经交叉过来支配尺神经肌肉的纤维,而肘下部刺激只激活了尺神经本身的纤维。在神经检查遇到这种情况时,应该排除是否有尺神经在腕部超强刺激,或肘下部刺激强度不够以及尺神经是否在腕和肘下之间有传导阻滞。为了证实是否存在正中和尺神经变异,可以在腕部和肘部刺激正中神经,而在小

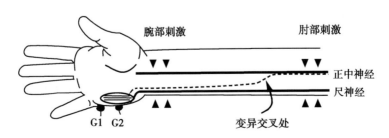

图 2-11　正中 - 尺神经异位支配图

鱼际肌处记录,如果在腕部刺激正中神经时,在小鱼际肌处记录不到肌肉的动作电位,而在肘部刺激时,在小鱼际肌处可以记录到一个小的肌肉动作电位,而这个小的肌肉动作电位波幅大约等于尺神经在腕和肘下刺激所诱发出的肌肉动作电位波幅差(图 2-12)。在尺神经传导速度检查时,如果遇到肘部刺激波幅明显小于腕部刺激时,患者又没有任何症状,而且排除了技术因素后,应该考虑有正中 - 尺神经变异。

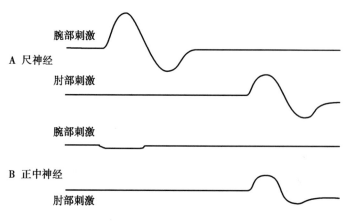

图 2-12 正中 - 尺神经异位支配神经传导示意图

A. 分别在腕和肘下刺激尺神经,在小指展肌上记录,在肘下部刺激时动作电位波幅明显低于在腕部刺激;B. 分别在腕和肘部刺激正中神经,在小指展肌上记录,在腕部刺激时,在小鱼际肌处记录不到肌肉动作电位,而在肘部刺激时,在小鱼际肌处可以记录到一个小的肌肉动作电位,而这个小的肌肉动作电位波幅大约等于尺神经在腕和肘下刺激所诱发出的肌肉动作电位波幅差

　　(2) 腓总神经变异:是下肢最常见的生理变异,即出现一个副腓总神经(accessory peroneal nerve, APN)。通常趾短伸肌是由腓深神经支配,当发生变异时,则趾短伸肌内侧部分是由腓深神经支配,而外侧部分却是由从腓浅神经发出的副腓总神经支配(图 2-13)。在常规腓总神经运动传导检查时,在趾短伸肌记录,如果有变异存在,则会出现在腓骨小头下刺激时其动作电位波幅比在踝部刺激时要高,但此时要排除踝部刺激量不够或在腓骨小头下超强刺激所致。而在外踝下刺激,在趾短伸肌记录时,会诱发出一个小的肌肉动作电位,而这个电位的波幅大约是在踝和腓骨小头下刺激所诱发出的肌肉动作电位的波幅差(图 2-14)。

　　在常规腓总神经传导检查时,在趾短展肌记录,腓骨小头下刺激波幅比在踝部刺激时要高,而在外踝下刺激,在趾短展肌记录时,诱发出一个小的肌肉

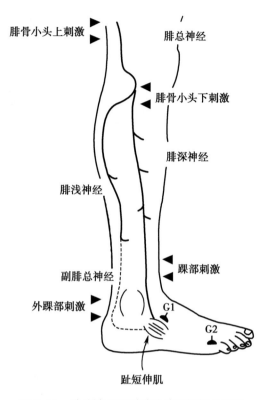

图 2-13 腓总神经和副腓总神经解剖变异图

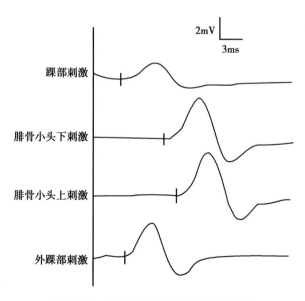

图 2-14 腓总神经变异神经传导示意图

动作电位,而这个电位波幅大约是在踝和腓骨小头下刺激所诱发出的肌肉动作电位波幅差。

(二) 非生理因素

1. 电极阻抗和电干扰(electrode impedance and noise)　最常见就是交流电干扰,通常多由于实验室旁边有一些其他的电设备,如电扇、加热器、计算机等。

2. 刺激伪迹(stimulus artifact)　正常的刺激伪迹在神经传导检查中是必不可少的,它可以确定刺激开始时间和测量潜伏时,但如果刺激伪迹过大,就会影响到所记录的波形(图 2-15),这种情况多见于感觉神经传导测定,尤其是刺激电极和记录电极很近时,此时,就会造成潜伏时和波幅测量不准确。下面几种方法可以减少刺激伪迹:首先应该把地线放在刺激电极和记录电极之间;另外,仔细擦干净皮肤,必要时涂抹电极膏以减少记录电极和皮肤之间阻抗;增加刺激电极和记录电极之间距离以及旋转刺激电极阳极而保持阴极位置不变。

3. 阴极位置(cathode position)　当神经干受到刺激时,首先在刺激电极阴

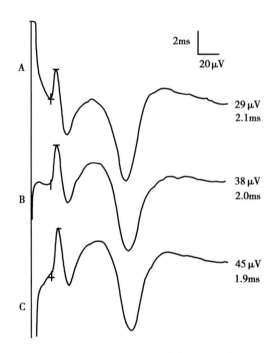

图 2-15　刺激伪迹对起始潜伏时的影响图
A. 负向刺激伪迹过大,导致感觉神经电位波幅降低,潜伏时延长;B. 刺激伪迹适中;C. 正向刺激伪迹过大,导致感觉神经电位波幅增大,潜伏时起始点不易测量

极下发生去极化,所以,在神经传导检查时,一定要将刺激电极阴极靠近记录电极,如果阴极和阳极位置颠倒了,则会出现传导阻滞,造成感觉或运动神经电位变小或消失,末端潜伏时也会延长。在测量距离时,一定要测量刺激阴极和记录电极之间的距离。

4. 刺激强度(stimulus intensity)　神经干在低强度刺激时,只有部分纤维被兴奋,而当刺激强度增大,达到超强刺激时才能使神经干内所有的纤维兴奋,随着被兴奋的神经纤维数量增多,电位波幅也随着增大,所以,在检查时应该逐渐增加刺激强度,直到电位波幅不再增大时,再将刺激强度增加 20% 为止,以确保达到超强刺激,同时要求在神经干上每一刺激点刺激强度都要达到超强刺激,否则,会造成传导速度测量不准确。如果没有达到超强刺激,即刺激强度不够,就会出现电位波幅减低,易误认为轴索损害。如果远端达到了超强刺激,而近端却没有,就会造成传导阻滞假象,相反,则会误认为有神经支配变异情况出现。

5. 相邻神经的刺激干扰(co-stimulation of adjacent nerves)　超强刺激很重要,但超强刺激也会影响到邻近神经,尤其在病理状态下,神经需要很大的刺激才能被兴奋,而很强刺激会兴奋邻近神经,导致动作电位波幅变大,这种情况多见于正中神经和尺神经在手腕部刺激以及腓总神经和胫神经在膝部刺激时,如果出现这种情况,就会使本来不正常的低波幅电位变得正常。另外,如果这种情况只发生在远端,则会误认为是传导阻滞,为了避免这种情况出现,就必须在刺激量逐渐增大时,仔细观察动作电位波形改变,假如在高强度时,在原有波形的基础上突然出现波形变化,则要考虑是否有邻近神经也被兴奋了。此外,观察神经被刺激后肌肉运动的方向也能帮助判断是哪条神经被刺激了,如正中神经在腕部被刺激时,会出现典型拇指外展样运动,如果刺激强度增大时,突然出现小鱼际肌和骨间肌抽动,则说明尺神经也受到了刺激,所以,对于检查者来说,熟悉每条神经被刺激后肌肉运动的方向非常重要。

6. 记录电极位置(electrode placement)　运动神经传导记录电极应该放在运动终板上,具体部位是在肌腹中央,而参考电极应放在肌腱上,如果记录电极没有放在运动终板上,由于容积传导作用,就会在负相波前出现一个正相波,此时,必须调整记录电极位置,使得负相波前面的正相波消失,这时记录出的动作电位才可靠。对于感觉神经传导测定来说,记录电极一定要放在所查神经正上面,稍微偏一点都会造成感觉神经电位波幅减低或引不出来,如腓肠神经和腓总神经感觉电位测定,所以,通常要移动记录活动电极位置,以取得最高波幅电位,而且要同对侧比较。

7. 距离测量　准确测量距离是确保神经传导检查过程中各项值准确的

前提,包括末端距离和各刺激点之间的距离,各实验室的正常值建立也是基于某些特定距离而言的。例如运动神经传导的末端距离,只有当此距离固定时,才能比较其末端潜伏时是否正常。对于多数神经干测量皮肤表面距离就基本代表了神经的长度,但有些神经例外,所以,就要求在检查时,对某些神经,肢体要摆放成特定的位置,如尺神经在肘上、下刺激时,通常应该让患者把肘部屈曲成90°,然后再量肘上到肘下距离,这样测量才是尺神经在经过肘部的实际长度。

8. 潜伏时测量　扫描速度和灵敏度可以直接影响运动和感觉神经电位潜伏时,灵敏度增加就会使得电位起始潜伏时缩短,而扫描速度减小,潜伏时就会增加,所以,对于每个神经的不同点,在测量潜伏时时,应采用同样的扫描速度和灵敏度。

五、神经传导速度正常值范围

正是由于神经传导受上述诸多因素的影响,所以,建议各实验室应该根据本实验室的仪器,检查时的条件和实验室的检测方法来建立自己的正常值,下面是新加坡国立脑神经科学研究院神经电诊断室用美国 Nicolet Viking Ⅳ 肌电图机对近 300 名华人做的一组正常值,供参考。需要注意的是有些正常值是相对的,如有些损害很轻的病变,其损害侧的电位波幅可以在正常值范围内,但当和对侧健康侧比较时,其波幅下降超过 50% 时,则认为是异常。

(一) 运动神经传导正常值(成人) (表 2-1~ 表 2-3)

表 2-1　上肢神经传导正常值

神经	记录部位	波幅 (mV)	传导速度 (m/s)	末端潜伏时 (ms)	末端距离 (cm)
正中神经	拇短展肌	≥5.0	≥50.0	≤4.0	6.5
尺神经	小指展肌	≥5.0	≥50.0	≤3.1	6.5
尺神经	第一骨间肌	≥6.0	≥49.0	≤4.5	
桡神经	示指伸肌	≥2.5	≥49.0	≤2.3	

表 2-2　下肢神经传导正常值

神经	记录部位	波幅 (mV)	传导速度 (m/s)	末端潜伏时 (ms)	末端距离 (cm)
腓总神经	趾短伸肌	≥2.0	≥37.0	≤4.9	7.0
腓总神经	胫前肌	≥5.0	≥37.0		
胫神经	踇展肌	≥4.8	≥37.0	≤5.8	9.0

表 2-3 面神经运动传导

神经	记录部位	波幅（mV）	潜伏时（ms）
面神经	鼻旁肌	≥1.0	≤4.2

*注意比较两侧波幅和潜伏时，两侧距离最好相等

（二）感觉神经传导正常值（成人）（表 2-4~ 表 2-8）

表 2-4 反向法感觉神经传导

神经	记录部位	波幅（μV）	传导速度（m/s）	峰潜伏时（ms）	末端距离（cm）
正中神经	指 2	≥20.0	≥44.0	≤3.5	14.0
尺神经	指 5	≥17.0	≥44.0	≤2.8	11.0
桡神经	手背桡侧	≥15.0	≥45.0	≤2.5	10.0
手背尺侧皮神经	手背第 4,5 指间隙	≥8.0	≥50.0	≤2.2	8.0

表 2-5 混合神经手掌传导

神经	波幅（μV）	传导速度（m/s）	峰潜伏时（ms）	距离（cm）
正中神经	≥50.0	≥50.0	≤2.2	9.0
尺神经	≥12.0	≥50.0	≤2.2	9.0

表 2-6 正中、尺神经感觉潜伏时差比较

正中 - 尺神经	掌到腕（9.0cm）	≤0.4ms
正中 - 尺神经	指 4（14.0cm）	≤0.4ms

表 2-7 反向法感觉传导

神经	记录部位	波幅（μV）	传导速度（m/s）	峰潜伏时（ms）	末端距离（cm）
腓肠神经	外踝下	≥6.0	≥41	≤4.4	14
腓浅神经	外踝上	≥6.0	≥41	≤4.4	12
隐神经	内踝上	≥4.0	≥41	≤4.4	14

表 2-8 瞬目反射

	潜伏时（ms）	两侧潜伏时差（ms）
R1（同侧）	≤12.0	≤1.2
R2（同侧）	≤37.0	≤5.0
R2（对侧）	≤37.0	≤7.0

参 考 文 献

1. Daube JR. Clinical Neurophysiology. Philadelphia: F.A. Davis, 1996.

2. Denys E.H. The influence of temperature in clinical neurophysiology. Muscle Nerve, 1991, 14: 795-811.

3. Dorfman LJ, LR. Robinson. AAEM Minimonograph #47: Normative Data in Electrodiagnostic Medicine. Muscle Nerve, 1997, 20: 4-14.

4. Gutmann L. Important anomalous innervations of the extremities. Muscle Nerve, 1993, 16: 339-347.

5. Kimura J. Electrodiagnosis in Diseases of Nerve and muscle. Principles and Practice. Philadelphia: F.A.Davis, 1989.

6. Stetson DS, JW. Albers. Effect of age, sex and anthropometric factors on nerve conduction measures. Muscle Nerve, 1992, 15: 1096-1104.

7. Wilbourn AJ. Sensory nerve conduction studies. J Clin Neurophysiology, 1994, 11: 584-601.

8. Rivner MH. RS, Swift. Toward more rational nerve conduction interpretations: The effect of height. Muscle Nerve, 1990, 13: 232-259.

9. Hammer K. Nerve Conduction Studies. Muscle Nerve, 1982, 4: 347-348.

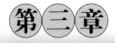

第三章

常见神经传导检查

第一节　运动神经传导检查

一、正中神经

（一）记录位置

1. 记录电极　放在拇短展肌肌腹中央,即第 1 掌指关节和腕掌关节连线中下 1/3 偏桡侧(图 3-1)。

2. 参考电极　放在拇指远端(图 3-1)。

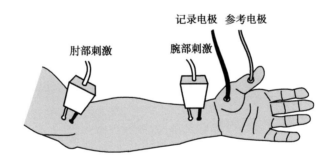

图 3-1　正中神经运动传导检查法示意图

（二）刺激电极

1. 腕部刺激　应使阴极在距离记录电极近端 6.5cm 处,位于桡侧腕屈肌和掌长肌肌腱之间即腕部正中偏桡侧,阴极靠近记录电极(图 3-1)。

2. 肘部刺激　应在肘窝处肱动脉正上方,同样使阴极靠近远端(图 3-1)。

（三）地线

位于手背。

（四）距离

腕部距离应该为腕部刺激点阴极到记录电极之间距离,两个刺激点之间距离应为两个刺激点阴极之间距离。

（五）注意点

1. 正常波形　正常人正中神经（median nerve）运动传导分别在肘和腕刺激，在拇短展肌记录波形图（图3-2）。

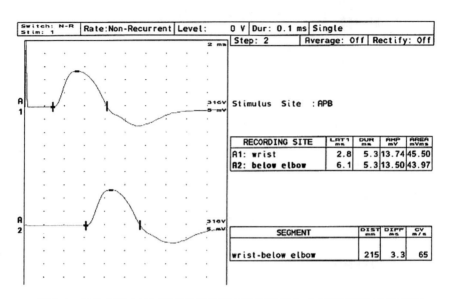

图3-2　正常人正中神经运动传导分别在腕和肘刺激，在拇短展肌记录波形图

2. 正常时肌肉动作电位应为负相波起始，如果其前有一小正相波，说明记录电极没有放在肌腹上，应该调整，也可让患者拇指外展以触及其肌腹最隆起处为记录电极处。

3. 腕部和肘部过度刺激都可兴奋尺神经，导致尺神经动作电位波形混入正中神经动作电位里，造成肌肉动作电位波形改变，影响测定结果。

4. 如果拇短展肌萎缩，可出现肌肉动作电位波幅减小，潜伏时延长，最多见于腕管综合征及个别肌萎缩侧索硬化的患者。手温度过低时，可以导致末端潜伏时延长。

二、尺神经

（一）记录位置

1. 记录电极　可以有两个部位，一个是在小指展肌上（图3-3），即在腕横纹和第5掌指关节连线中点小鱼际最隆起处，可让患者用力外展小指，以触摸其肌腹处即为记录电极位置。另一个是在第1骨间肌（图3-4），多用于小指展肌萎缩，记录不到肌肉动作电位时。

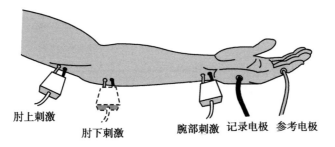

图 3-3　尺神经运动传导在小指展肌记录示意图

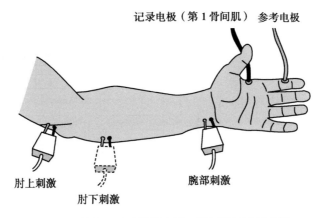

图 3-4　尺神经运动传导在第 1 骨间肌记录示意图

2. 参考电极　小指展肌记录时,参考电极在小指远端(图 3-3),第 1 骨间肌记录时,参考电极在示指远端(图 3-4)。

(二)刺激电极

1. 腕部　刺激阴极应在距离记录电极近端 6.5cm 处的尺侧(图 3-3)。

2. 肘部　肘下刺激点为沿着尺神经干走行并在肱骨内上髁远端 5cm 处;肘上刺激点为沿着尺神经干走行并在肱骨内上髁近端 5cm 处。

3. 上臂刺激点　为沿着尺神经走行在肘上刺激点近端 10cm 处。

(三)地线

位于手背。

(四)距离

腕部距离应该为腕部刺激点阴极到记录电极之间距离,其余各个刺激点之间距离应为每个刺激点阴极之间距离,要注意在测量肘上和肘下刺激点距离时应将肘部屈曲成 90°。

(五)注意点

1. 正常波形

(1) 正常时尺神经(ulnar nerve)运动传导分别在腕、肘下、肘上刺激,在小指展肌记录波形图(图 3-5)。

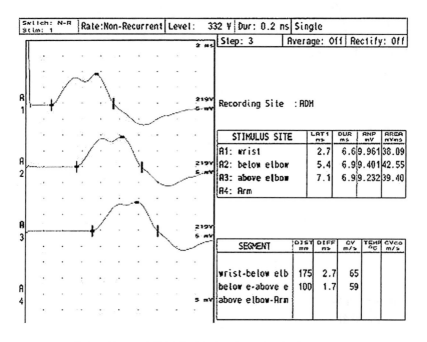

图 3-5 正常人尺神经运动传导分别在腕、肘下、肘上刺激,在小指展肌上记录波形图

(2) 正常时尺神经运动传导分别在腕、肘下、肘上刺激,在第 1 骨间肌记录波形图(图 3-6)。

2. 如果肌肉动作电位波幅较小,应该调整记录电极位置。

3. 肘上、下刺激时,应使患者肘部放成外展位,并且屈曲成 90°。

4. 当腕和肘下部刺激时,动作电位波幅在肘下刺激明显减小时,可能是由于肘下刺激强度不够或是正中 - 尺神经变异所导致。

5. 如果在肘上和肘下刺激,排除技术因素后,出现肘上刺激波幅明显减低,传导速度减慢,而考虑可能有传导阻滞存在时,应用节段性刺激法,以确定尺神经具体损害部位。具体方法是让阴极沿着神经干上靠近远端从肘下每间隔 1cm 为一个刺激点,逐渐向肘上移行,注意观察任何两点之间是否有波幅明显减低。

6. 尺神经传导通常在小指展肌记录,只有当其萎缩明显时,才在第 1 骨间肌记录,而在第 1 骨间肌记录时,腕、肘上和肘下刺激点位置不变。

7. 手温度过低时,可以导致末端潜伏时延长。

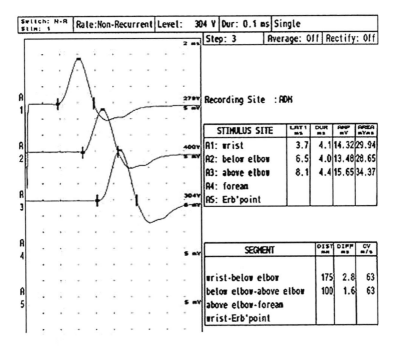

图 3-6　正常人尺神经运动传导分别在腕、肘下、肘上刺激,在第 1 骨间肌记录波形图

三、桡神经

(一) 记录位置

1. 记录电极　可有两个部位,一是放在前臂背侧远端 1/3 处中点偏向尺侧的示指伸肌上(图 3-7),可让患者伸直示指来感知此肌肉;也可以放在前臂背侧距外上髁远端 10cm 处中央即指总伸肌上(图 3-8),让患者伸直中指来感知此肌肉。

2. 参考电极　在尺骨茎突上(图 3-7)。

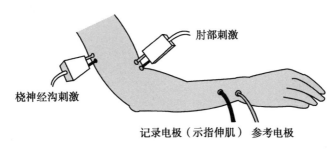

图 3-7　桡神经运动传导在示指伸肌记录示意图

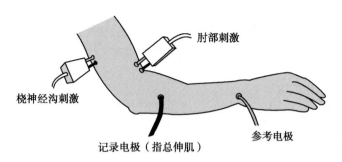

肘部刺激

桡神经沟刺激

记录电极（指总伸肌）

参考电极

图 3-8　桡神经运动传导在指总伸肌记录示意图

（二）刺激电极

1. 肘部　在肱二头肌肌腱和肱桡肌之间，此处神经位置较深，刺激时，应使前臂稍微屈曲（图 3-7）。

2. 桡神经沟处　在上臂侧面肱三头肌边缘和三角肌下界交界处，此处，神经位置比较深，需要把刺激器压紧，尤其是对比较胖的人（图 3-7）。

3. 距离　远端从记录电极到刺激器阴极，桡神经沟处到肘部刺激点之间距离为两阴极点之间距离，测量时，应将软尺拉平，并沿着桡神经走行来测。

（三）地线

位于记录电极和刺激电极之间。

（四）注意点

1. 正常波形

（1）桡神经（radial nerve）运动传导分别在肘下、肘和桡神经沟处刺激，在示指伸肌记录波形图（图 3-9）。

（2）桡神经运动传导分别在肘和桡神经沟处刺激，在指总伸肌记录波形图（图 3-10）。

2. 由于前臂背侧肌肉较多，并且相互毗邻和部分重叠，如果记录电极位置放不好，肌肉动作电位波幅就会很低，此时，要调整电极位置，可让患者伸示指以确定示指伸肌位置，也可让患者伸中指以确定指总伸肌位置。

3. 桡神经刺激后肌肉动作电位前有时可有一小正相波，这是由于其他前臂桡神经支配肌肉通过容积传导而来的。

4. 桡神经沟处刺激时，由于神经位置深，所以强度要大。

四、副神经

（一）记录位置

1. 记录电极　平卧位，放在斜方肌上，即 C_7 棘突到肩关节连线中点（图 3-11）。

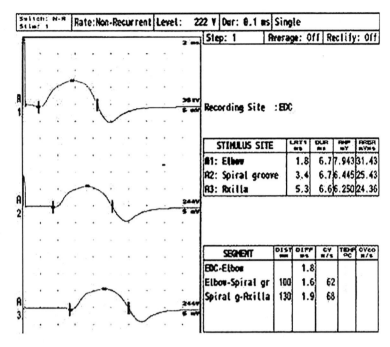

图 3-9 桡神经运动传导分别在肘下、肘和桡神经沟处刺激,在示指伸肌记录波形图

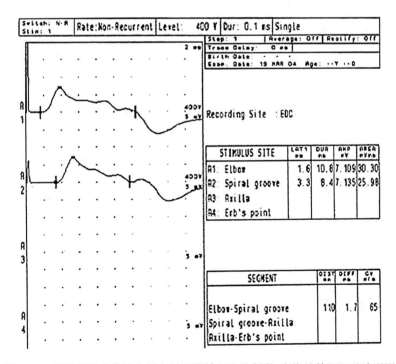

图 3-10 桡神经运动传导分别在肘和桡神经沟处刺激,在指总伸肌记录波形图

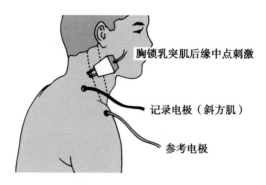

图 3-11　副神经运动传导检查方法示意图

2. 参考电极　位于肩峰（图 3-11）。

（二）刺激电极

在胸锁乳突肌后缘中点（图 3-11）。

（三）地线

位于记录电极和刺激电极之间。

（四）注意点

副神经（accessory nerve）检查主要用于重复电刺激。在检查中问题主要出在刺激电极上，这是由于颈部皮肤松弛，导致当刺激开始时，常由于刺激电极滑动而造成刺激位置偏移，使得动作电位波幅减低，尤其在重复电刺激时，时高时低的动作电位波幅会给诊断带来困难，因此，检查时，应该一手将头颈部固定住，另一手紧握刺激电极，以防其移动。

五、腋神经

（一）记录位置

1. 记录电极　平卧位，放在三角肌上（图 3-12）。

2. 参考电极　放在肩峰上（图 3-12）。

（二）刺激电极

Erb 点，即锁骨上窝处锁骨中点向上 1cm 处（图 3-12）。

（三）地线

位于记录电极和刺激电极之间。

（四）注意点

1. 腋神经（axillary nerve）检查通常是用来做重复电刺激，一般主要观察肌肉动作电位波幅。

2. Erb 点刺激时由于刺激强度大，导致被刺激侧上肢产生移动，影响波形的观察，尤其在重复电刺激时，会影响检查结果，所以，在检查时最好两人来完

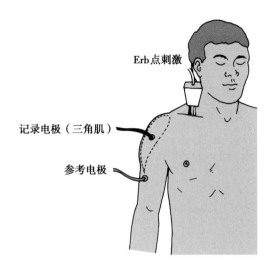

图 3-12　腋神经运动传导检查方法示意图

成,一人紧按刺激电极,另一人固定患者的被检查肢体。

3. 当临床上怀疑有腋神经损害时,需要两侧对比时,刺激点到记录电极之间距离一定要相等,主要对比两侧肌肉动作电位波幅。

六、肩胛上神经

(一) 记录位置

1. 记录电极　放在冈上肌或冈下肌(图 3-13)。

2. 参考电极　放在肩峰上(图 3-13)。

(二) 刺激电极

Erb 点,即锁骨上窝处锁骨中点向上 1cm 处(图 3-13)。

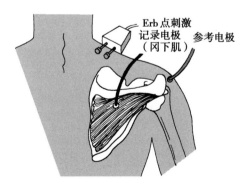

图 3-13　肩胛上神经运动传导检查方法示意图

（三）地线

位于记录电极和刺激电极之间。

（四）注意点

1. 取坐位，前臂放在大腿上。

2. 由于冈上肌表面覆盖着斜方肌，所以，最好用针电极记录，不用表面电极。

3. 当临床上怀疑有肩胛上神经(suprascapular nerve)损害，需要两侧对比时，刺激点到记录电极之间距离一定要相等，主要对比两侧肌肉动作电位的波幅。

七、肌皮神经

（一）记录位置

1. 记录电极　放在肱二头肌肌腹上（图 3-14）。

2. 参考电极　在肘窝肱二头肌肌腱处（图 3-14）。

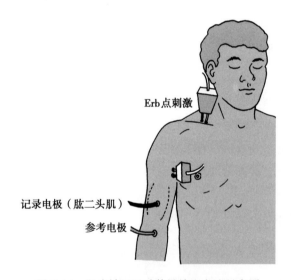

图 3-14　肌皮神经运动传导检查方法示意图

（二）刺激电极

Erb 点，即锁骨上窝处锁骨中点向上 1cm 处（图 3-14）。

（三）地线

位于记录电极和刺激电极之间。

（四）注意点

1. 刺激时，平卧，前臂屈曲，应该固定被检查肢体，以免产生较大的运动。

2. 当临床上怀疑有肌皮神经(musculocutaneous nerve)损害，需要两侧对比时,刺激点到记录电极之间距离一定要相等,主要对比两侧肌肉动作电位波幅。

八、腓总神经

(一) 记录位置

1. 记录电极 趾短伸肌记录时,将记录电极放在足背侧外踝远端前下1cm 处(图 3-15)。胫前肌记录时,记录电极放在胫前肌肌腹上(图 3-16)。

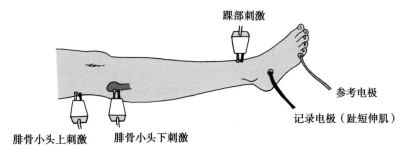

图 3-15 腓总神经运动传导在趾短伸肌记录示意图

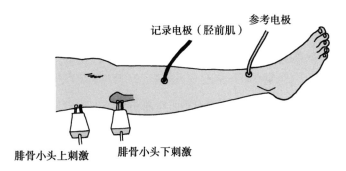

图 3-16 腓总神经运动传导在胫前肌记录示意图

2. 参考电极 趾短伸肌记录时,参考电极放在足背第 5 掌趾关节处(图3-15);胫前肌记录时,参考电极放在踝部背面(图3-16)。

(二) 刺激电极

1. 远端 刺激阴极通常放在踝背正中并向外侧旁开 1cm 且距离记录电极 7cm 处(图 3-15)。

2. 腓骨小头下 刺激阴极放在腘窝旁腓骨小头下(图 3-15)。

3. 腓骨小头上 距离腓骨小头下刺激点 10cm 左右,在腘窝外侧(图 3-15)。

(三) 地线

位于记录电极和刺激电极之间。

(四) 注意点

1. 正常波形

(1) 腓总神经(peroneal nerve)运动传导分别在外踝前下、腓骨小头下、腓骨小头上刺激,在趾短伸肌上记录波形图(图 3-17)。

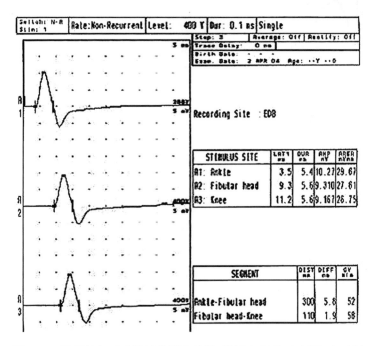

图 3-17　腓总神经运动传导分别在外踝,腓骨小头下、上刺激,在趾短伸肌上记录波形图

(2) 腓总神经运动传导分别在腓骨小头下、上刺激,在胫前肌上记录波形图(图 3-18)。

2. 少数正常人有时会出现在趾短伸肌记录时,其肌肉动作电位波幅很低,这可能和足部受伤导致趾短伸肌萎缩有关,此时,应和对侧比较。

3. 腓骨小头下和腓骨小头上刺激距离不应超过 10cm。

4. 足温度过低,可以导致末端潜伏时延长。

5. 腓骨小头上刺激时,刺激强度不能太大,位置不能太靠内,否则,会刺激到胫神经,此时,可通过观察刺激后脚的运动方向来判断刺激的是哪条神经。当刺激到腓总神经时,脚应该背屈,而当脚跖屈时,则是刺激到胫神经,这点在检查中非常重要。

6. 如果在腓骨小头下和腓骨小头上刺激时,排除技术因素后,出现腓骨小头上刺激时波幅明显减低,此时应用节段性刺激法,以确定腓总神经具体

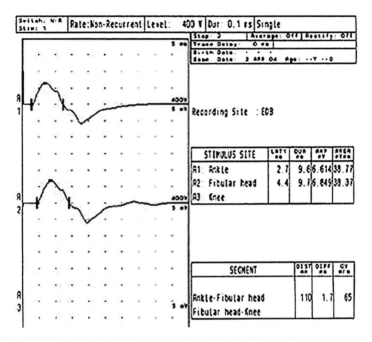

图 3-18　腓总神经运动传导分别在腓骨小头下、上刺激，在胫前肌上记录波形图

的损害部位。具体方法是让阴极沿着神经干上靠近远端从腓骨小头下每间隔 1cm 为一个刺激点，逐渐向腓骨小头上移行，当任何两点之间肌肉动作电位波幅明显降低时，则说明此处有传导受阻。

7. 腓总神经传导测定通常用趾短伸肌记录，只有当趾短伸肌明显萎缩或波幅很低时，才用胫前肌记录，而胫前肌记录时刺激电极位置不变。

8. 如果在腓骨小头下和腓骨小头上处刺激时肌肉动作电位波幅均高于踝处刺激时，则可能有副腓总神经存在。

九、胫神经

(一) 记录位置

1. 记录电极　位于蹈展肌上，即在足舟骨隆起处向近端和下方各 1cm (图 3-19)。

2. 参考电极　位于第 1 掌趾关节上 (图 3-19)。

(二) 刺激电极

1. 踝部　内踝后下方距离记录电极 9cm 处，阴极靠近远端 (图 3-19)。

2. 腘窝部　腘窝中央，腘动脉波动处 (图 3-19)。

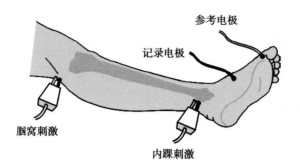

参考电极

记录电极

腘窝刺激

内踝刺激

图 3-19 胫神经运动传导检查方法示意图

(三) 地线

位于记录电极和刺激电极之间。

(四) 注意点

1. 正常波形 胫神经(tibial nerve)运动传导分别在内踝和腘窝刺激,姆展肌记录波形图(图 3-20)。

2. 如果混合肌肉动作电位前出现正相波,则说明记录电极位置不好,需要调整。

3. 由于腘窝处神经比较深,所以,腘窝处刺激所得到的肌肉动作电位波幅可以比踝部刺激时波幅降低大于 50%,而此时不能认为有传导阻滞存在,这

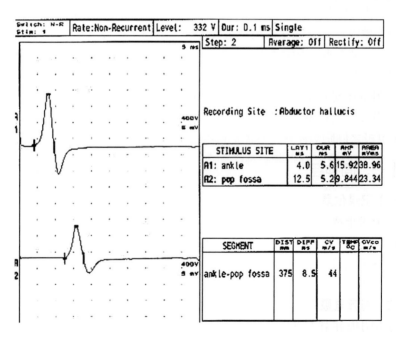

图 3-20 胫神经运动传导分别在内踝和腘窝刺激,姆展肌记录波形图

也是全身唯一一条在正常状态下出现此情况的神经。

4. 腘窝处刺激强度要大。

十、股神经

(一) 记录位置

1. 记录电极　位于股直肌上,即腹股沟韧带到髌骨连线中点(图 3-21)。

2. 参考电极　位于髌骨上(图 3-21)。

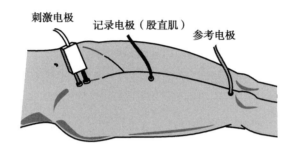

图 3-21　股神经运动传导检查方法示意图

(二) 刺激电极

在股三角区内,正好位于股动脉外侧,阴极靠近记录电极(图 3-21)。由于在此处股神经位置比较深,所以在刺激时,刺激电极要用力压紧。

(三) 地线

位于记录电极和刺激电极之间。

(四) 注意点

1. 刺激强度太大,会引起患者不适。

2. 当临床上怀疑有股神经(femoral nerve)损害,需要两侧对比时,刺激点到记录电极之间距离一定要相等,主要对比两侧肌肉动作电位波幅。

十一、面神经

(一) 记录位置

1. 记录电极　在鼻旁肌上,即鼻孔旁再向上 1cm 处(图 3-22)。

2. 参考电极　在对侧鼻旁肌上(图 3-22)。

(二) 刺激电极

刺激阴极在乳突前下方,正好在耳垂下,而刺激阳极可以稍微旋转,以减少刺激

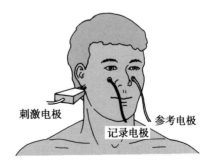

图 3-22　面神经运动传导检查方法示意图

伪迹(图 3-22)。

（三）地线

放在前额上。

（四）注意点

1. 在肌肉动作电位前如有一小正相波，则可能是刺激电极位置不准确，应该调整位置。

2. 检查前，要将面部皮肤清洁干净，否则，会出现过大刺激伪迹。

3. 当临床上怀疑有一侧面神经(facial nerve)损害，需要两侧对比时，刺激点到记录电极之间距离一定要相等，主要对比两侧肌肉动作电位波幅和潜伏时。

十二、膈神经

（一）记录位置

1. 记录电极　在胸骨剑突(图 3-23)。

2. 参考电极　放在同侧腋前线第 8 肋间隙处(图 3-23)。

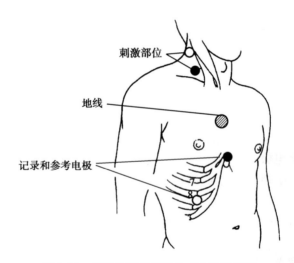

刺激部位

地线

记录和参考电极

7

8

图 3-23　膈神经运动传导检查方法示意图

（二）刺激电极

在平甲状软骨上缘胸锁乳突肌后缘处(图 3-23)。

（三）地线

位于记录电极和刺激电极之间。

（四）注意点

1. 膈神经(phrenic nerve)检查在技术上比较困难，波形很小，有时，由于技术上的原因，很难拿到波形，需要和对侧比较。

2. 此神经可用来判断由于神经和肌肉病变导致的呼吸功能障碍。

第二节 感觉神经传导检查

一、正中神经

【正中神经感觉传导示指记录法】

反向记录法,掌心向上。

(一)记录位置

1. 记录电极 将环状电极放在示指上作为记录电极(图3-24)。

2. 参考电极 在记录电极远端,和记录电极相距2~3cm(图3-24)。

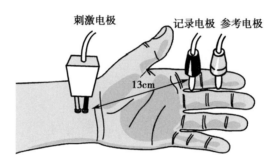

图3-24 正中神经感觉传导示指记录方法示意图

(二)刺激电极

在腕部正中神经上距离记录电极13cm处为刺激点,使阴极靠近远端(图3-24)。

(三)地线

在手背上。

(四)注意点

测量距离时,手指要伸直。

【正中神经感觉传导中指记录法】

反向记录法,掌心向上。

(一)记录位置

1. 记录电极 将环状电极作为记录电极放在中指上(图3-25)。

2. 参考电极 在记录电极远端,两者相距2~3cm(图3-25)。

(二)刺激电极

在腕部正中神经上距离记录电极13cm处为刺激点,使阴极靠近远端

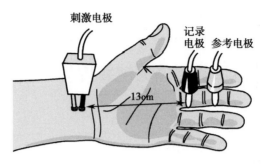

刺激电极　记录电极　参考电极

13cm

图 3-25　正中神经感觉传导中指记录方法示意图

（图 3-25）。

（三）地线

在手背上。

（四）注意点

测量距离时，手指要伸直。

【正中神经手掌感觉传导记录法】

顺向记录法，掌心向上。

（一）记录位置

1. 记录电极　在手腕部正中神经走行处（图 3-26）。

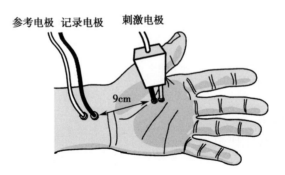

参考电极　记录电极　刺激电极

9cm

图 3-26　正中神经手掌感觉传导记录方法示意图

2. 参考电极　在记录电极近端，两者相距 2~3cm（图 3-26）。

（二）刺激电极

在手掌第 2、3 指间隙，和记录电极之间距离为 9cm，刺激阴极靠近近端（图 3-26）。

（三）地线

在手背上。

（四）注意点

1. 有时刺激伪迹过大,起始点看不清楚,可将刺激电极阳极稍微旋转一下,而阴极一直位于神经干上。

2. 此检查法主要用于与尺神经手掌检查法相比较,以检查轻度腕管综合征。

二、尺神经

【尺神经感觉传导小指记录法】

反向记录法:掌心向上。

（一）记录位置

1. 记录电极 将环状电极放在小指上作为记录电极(图 3-27)。

2. 参考电极 在记录电极远端,两者相距 2~3cm(图 3-27)。

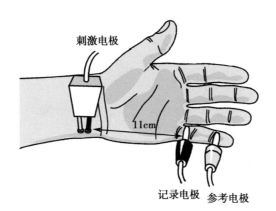

图 3-27 尺神经小指感觉传导记录方法示意图

（二）刺激电极

在腕部尺神经上距离记录电极 11cm 处为刺激点,使阴极靠近远端(图 3-27)。

（三）地线

在手背上。

（四）注意点

测量距离时,手指要伸直。

【尺神经手掌感觉传导记录法】

顺向记录法,掌心向上。

（一）记录位置

1. 记录电极 在手腕部尺神经走行处(图 3-28)。

2. 参考电极　在记录电极近端，两者相距 2~3cm（图 3-28）。

（二）刺激电极

在手掌第 3、4 指间隙，和记录电极之间距离为 9cm，阴极靠近近端。对于手小的人，可以将刺激电极阳极轻微旋转，以减少刺激伪迹。

（三）地线

在手背上。

（四）注意点

1. 有时刺激伪迹过大，起始点看不清楚，可将刺激电极阳极稍微旋转一下，而阴极一直位于神经干上。

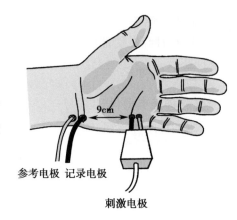

图 3-28　尺神经手掌感觉传导记录方法示意图

2. 主要用于轻度腕管综合征时与正中神经手掌感觉传导潜伏时做比较。

【手背尺侧皮神经（dorsal ulnar nerve）感觉传导记录法】

反向记录法，掌心向下。

（一）记录位置（图 3-29）

1. 记录电极　位于手背第 4、5 指间隙形成的 V 字形底部（图 3-29）。

2. 参考电极　在小指记录电极远端，两者相距 2~3cm（图 3-29）。

（二）刺激电极

在手背位于记录电极近端尺侧 10cm 处，阴极靠近记录电极（图 3-29）。

（三）地线

在手背上。

（四）注意点

1. 手背尺侧皮神经位置表浅，刺激时，强度不要太大。

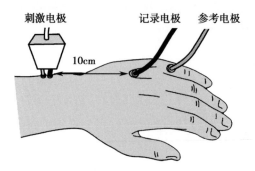

图 3-29　手背尺侧皮神经感觉传导记录法示意图

2. 尺神经在腕部损害时,此神经不受影响。

3. 尺神经在肘部损害时,此神经会出现异常。

三、桡神经

【桡神经感觉(桡浅神经)传导记录法】

反向记录法:掌心向下。

(一) 记录位置

1. 记录电极　在手背拇指和示指形成的 V 字形底部(图 3-30)。

2. 参考电极　在记录电极远端拇指掌骨上,两者相距 2~3cm(图 3-30)。

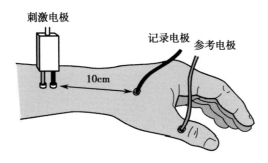

图 3-30　桡神经感觉传导记录方法示意图

(二) 刺激电极

在手背位于记录电极近端桡侧 10cm 处,阴极靠近记录电极(图 3-30)。

(三) 地线

在手背上。

(四) 注意点

1. 桡浅神经位置表浅,很容易检查,刺激强度不要太大。

2. 在桡神经病变、臂丛后索、上干和中干损害时,此神经可出现异常。

3. 在后骨间神经损害时,此神经正常。

四、前臂外侧皮神经

【前臂外侧皮神经(lateral antebrachial cutaneous nerve)感觉传导记录法】

反向法记录,掌心向上。

(一) 记录位置

1. 记录电极　在前臂掌侧面,位于刺激电极远端沿着肱二头肌肌腱和腕部桡动脉连线 12cm 处(图 3-31)。

2. 参考电极　在记录电极远端 2~3cm 处(图 3-31)。

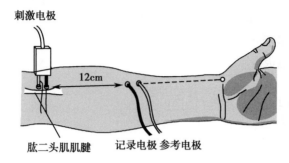

图 3-31　前臂外侧皮神经感觉传导记录方法示意图

（二）刺激电极

在肘横纹处,肱二头肌腱外侧,阴极靠近远端(图 3-31)。

（三）地线

位于记录电极和刺激电极之间。

（四）注意点

1. 检查时,需要让患者前臂放松,否则会出现基线不稳,很难检查。

2. 此神经是一纯感觉神经,发自 C_6 神经根,直接来自于臂丛侧索所形成的肌皮神经的一部分,支配前臂外侧面的皮肤感觉。在肌皮神经损害,臂丛侧索或上干损害时可出现异常。

3. 正常人此神经电位波形较小,需要和对侧对比,但两侧刺激电极和记录电极之间距离要一样。

4. 由于此神经位置表浅,所以刺激时强度不要太大。

五、前臂内侧皮神经

【前臂内侧皮神经（medial antebrachial cutaneous nerve）感觉传导记录法】

反向法记录,掌心向上。

（一）记录位置

1. 记录电极　在前臂掌面,位于尺骨茎突和肱二头肌肌腱连线上肘横纹远端8cm 处(图 3-32)。

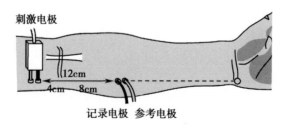

图 3-32　前臂内侧皮神经感觉传导记录方法示意图

2. 参考电极　在记录电极远端 2~3cm 处（图 3-32）。

（二）刺激电极

位于记录电极近端 12cm 处肱动脉内侧，阴极靠近远端（图 3-32）。

（三）地线

位于记录电极和刺激电极之间。

（四）注意点

1. 此神经是一纯感觉神经，发自 C_8~T_1 神经根，直接起源于臂丛内索，分布于前臂内侧面，它对于诊断 C_8~T_1 病变，臂丛下干和内索病变有意义。

2. 正常人此电位波形较小，需要和对侧对比，但两侧刺激电极和记录电极距离要一样。

3. 由于此神经位置很浅，所以刺激时强度不要太大。

六、腓肠神经

【腓肠神经（sural nerve）感觉传导记录法】

反向法记录，患者侧卧，小腿屈曲。

（一）记录位置

1. 记录电极　位于外踝下方稍后，此处有时可以触摸到腓肠神经（图 3-33）。

2. 参考电极　在足背距离记录电极 2~3cm 处（图 3-33）。

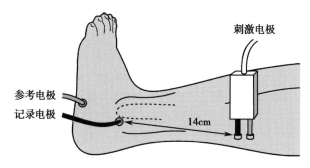

图 3-33　腓肠神经感觉传导记录方法示意图

（二）刺激电极

在小腿后面，距离记录电极 14cm 处中点靠外侧，阴极靠近记录电极（图3-33）。

（三）地线

位于记录电极和刺激电极之间。

（四）注意点

1. 此神经位置表浅，刺激强度不要太大。

2. 为了得到较大的波形，有时需要调整记录电极位置。对老年人，此神经波形可以很小或没有,通常需要和对侧对比,但要注意两侧刺激点到记录电极之间距离要相等。

3. 在胫神经,坐骨神经和腰骶神经丛病变时,此神经可出现异常。

七、腓浅神经感觉支

【腓浅神经(superficial peroneal nerve)感觉传导记录法】

反向法记录,患者平卧,小腿伸直。

(一)记录位置

1. 记录电极　在外踝背侧,位于外踝和足背正中连线中点向上1cm处(图3-34)。

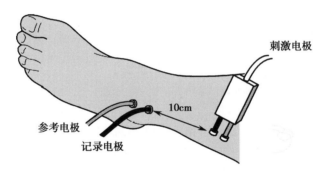

图 3-34 腓浅神经感觉传导记录方法示意图

2. 参考电极　位于记录电极远端2~3cm处(图3-34)。

(二)刺激电极

在小腿前外侧,记录电极近端10cm处,阴极靠近记录电极(图3-34)。

(三)地线

位于记录电极和刺激电极之间。

(四)注意点

1. 此神经位置表浅,刺激强度不要太大。

2. 一定要和对侧比较,并且两侧刺激点和记录电极之间距离要相等。

3. 为了得到较大的波形,有时需要调整记录电极位置,老年人此神经波形可能较小。

4. 在腓总神经、坐骨神经和腰骶神经丛病变时,此神经可出现异常。

八、隐神经

【隐神经(saphenous nerve)感觉传导记录法】

反向法记录,患者仰卧。

（一）记录位置

1. 记录电极 位于内踝和胫骨前肌肌腱之间,有时在此处可以触摸到此神经(图 3-35)。

2. 参考电极 位于记录电极远端 2~3cm 处(图 3-35)。

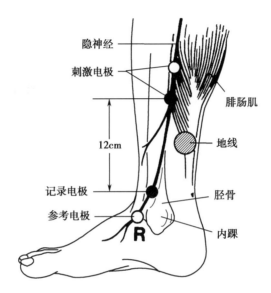

图 3-35 隐神经感觉传导记录方法示意图

（二）刺激电极

在记录电极近端 12cm 处胫骨和腓肠肌内侧头之间(图 3-35)。

（三）地线

位于记录电极和刺激电极之间。

（四）注意点

1. 为了得到较大的波形,有时需要调整记录电极位置。

2. 一定要和对侧比较,并且两侧刺激点和记录电极之间距离要相等。

3. 此神经即使在正常人波形也很小(图 3-36),有时很难得到。

4. 在股神经和腰丛病变时,此神经可以异常。

九、足掌内侧神经

【足掌内侧神经(medial plantar)感觉传导记录法】

顺向法记录,患者仰卧。

（一）记录位置

1. 记录电极 位于内踝下,即胫神经运动检查刺激点(图 3-37)。

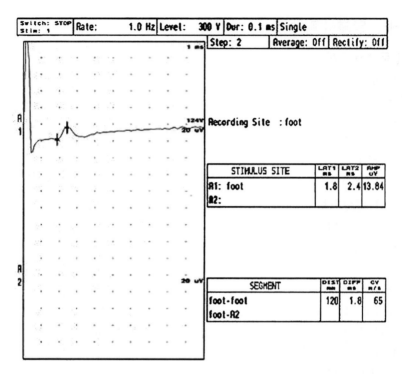

图 3-36　隐神经感觉传导电位图

2. 参考电极　位于记录电极近端 2~3cm 处 (图 3-37)。

（二）刺激电极

在足心内侧，第 1、2 趾间隙距离记录电极 14cm 处，阴极靠近记录电极 (图 3-37)。

（三）地线

位于记录电极和刺激电极之间。

（四）注意点

1. 脚底皮肤很脏时，要清理干净。

2. 此神经检查在技术上困难比较大，一些脚皮很厚或老年人，此波形很小或没有波形。

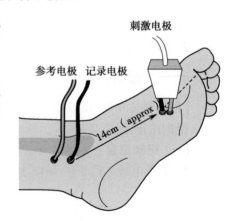

图 3-37　足掌内侧神经感觉传导记录方法示意图

3. 一定要和对侧比较，并且两侧刺激点和记录电极之间距离要相等。

4. 此神经检查对远端胫神经病如跗管综合征很有意义。

十、足掌外侧神经

【足掌外侧神经（lateral plantar）感觉传导记录法】

顺向法记录，患者仰卧。

（一）记录位置

1. 记录电极　位于内踝下即胫神经运动检查刺激点（图 3-38）。

2. 参考电极　位于记录电极近端 2~3cm 处（图 3-38）。

（二）刺激电极

在足心外侧，第 4、5 趾间隙距离记录电极 14cm 处，阴极靠近记录电极（图 3-38）。

（三）地线

位于记录电极和刺激电极之间。

（四）注意点

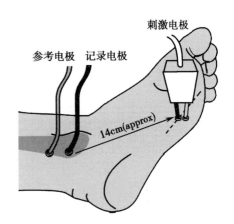

图 3-38　足掌外侧神经感觉传导记录方法示意图

1. 脚底皮肤很脏时，要清理干净。

2. 此神经检查在技术上困难比较大，一些脚皮很厚或老年人此波形很小或没有波形。

3. 一定要和对侧比较，并且两侧刺激点和记录电极之间距离要相等。

4. 此神经检查对远端胫神经病如跖管综合征时很有意义。

十一、股外侧皮神经

【股外侧皮神经（lateral femoral cutaneous nerve）感觉传导记录法】

反向法记录，患者仰卧。

（一）记录位置

1. 记录电极　位于刺激电极远端沿大腿方向向下 16~21cm 处（图 3-39）。

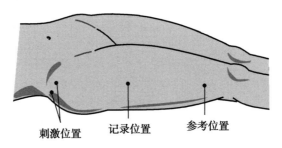

图 3-39　股外侧皮神经感觉传导记录方法示意图

2. 参考电极　位于记录电极远端 3~4cm 处(图 3-39)。

(二) 刺激电极

髂前上棘处腹股沟韧带下方(图 3-39)。

(三) 地线

位于记录电极和刺激电极之间。

(四) 注意点

1. 此神经检查在技术上比较困难,尤其对肥胖的人,其波形很小(见图 3-40),即使是正常人有时也可能拿不到波形。

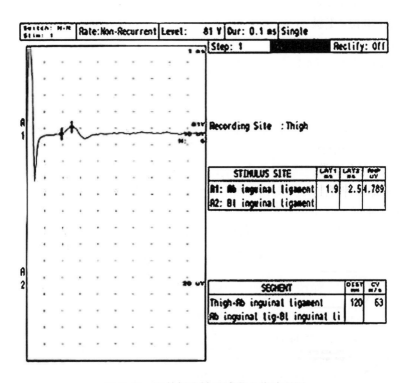

图 3-40　股外侧皮神经感觉电位波形图

2. 在股外侧皮神经炎时,此神经感觉电位可能消失,不过,一定要和对侧比较,而且要排除技术因素。

第三节　特 殊 检 查

常规的神经传导主要是研究相对远端的神经节段,刺激很少在肘和膝以上,也就是说对近端神经研究的很少,即使是 Erb 点刺激,由于技术上限制,也很难得到满意的结果。而特殊检查包括 F 波、H 反射(又叫迟发反应,late response)等主要研究的是近端神经节段,它们对于检查脱髓鞘病变和周围神经病变时近端神经的功能状态具有重要的价值,而且也弥补了远端运动传导测定的不足,目前已成为各种周围神经病中广泛应用并且被认为是较有价值的测定方法。

一、F 波

(一) F 波的产生

F 波(F-wave)是神经干在超强刺激下,肌肉动作电位 M 波后出现的一个小的动作电位。F 波的命名是由英文字母 Foot 而来,因为最早它是在脚部肌肉上被记录出来。不论在上肢或下肢刺激时,如果将刺激点逐渐向近端移动,M 波潜伏时逐渐延长,而 F 波潜伏时逐渐缩短,这证明 F 波电兴奋是先离开肌肉记录电极而朝向脊髓,然后再由脊髓前角细胞返回到远端记录肌肉上来(图 3-41)。F 波实际上是一个小的肌肉动作电位,其环路不论是传入还是传出,都是纯运动纤维,它是由 1%~5% 的逆行兴奋运动神经元发放,此环路没有突触,所以,它不是一个真正的反射,而在那些选择性损害感觉神经或感觉神经根的病变,F 波完全正常。正常时,F 波形状多变,可以在任何一条运动神经上诱发出,但在腓总神经上有时比较困难,F 波在睡眠或用镇静药的患者可能诱发不到。F 波通常在远端刺激比较容易得到,而近端刺激由于容易和肌肉混合动作电位重叠,所以,一般只采用远端刺激来诱发 F 波。

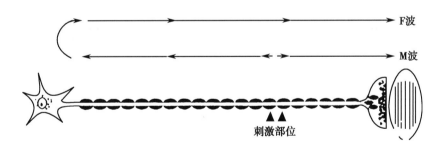

图 3-41 F 波环路

当神经在远端被刺激时,所刺激的神经顺向和反向同时去极化,顺向去极化则产生肌肉动作电位即 M 波,反向去极化时,冲动先反向传到脊髓前角细胞,然后再顺向沿着神经传导,并且经过远端刺激点,最后到达肌肉

(二) F 波潜伏时和波幅

F 波潜伏时和波形变化很大,不像直接从肌肉记录到的动作电位那样稳定。这是由于每次所兴奋的前角细胞数量不一样,而且神经传导快慢也不一

样,大而快的运动纤维传导快,小而慢的运动纤维传导慢,所以,每次刺激所得到的 F 波潜伏时都不一样,最短和最长潜伏时之间相差几个毫秒。在一般检查时,通常选择连续刺激 10 次来观察 F 波,然后测量最短潜伏时,同时观察 F 波出现率,正常时其出现率平均为 79%。F 波潜伏时测量是从刺激伪迹开始到 F 波起始部,通常测量最短潜伏时。尽管 F 波通常是用来估价近端神经的功能状态,但实际上它也可以检查全部神经传导状态。例如:常规运动末端潜伏时延长时也可以造成 F 波潜伏时延长,周围神经病造成广泛的神经传导减慢时也可以出现 F 波潜伏时延长。此外,F 波潜伏时长短和神经的长度也就是说和身高有关,身高越高,肢体越长,则 F 波潜伏时就越长,所以,在检查 F 波时,要将这些因素考虑在内。

(三) 轴索反射

在记录 F 波时,经常可以记录到轴索反射(axonal reflex),它通常出现在 M 波和 F 波之间,多于次强刺激时出现,常出现于再生的神经上。这是由于轴索近端发生侧支芽生来支配已经失去神经支配的肌纤维,当一个次强刺激引起这个分支兴奋,则这种冲动就逆行传导到分叉点,之后再传导回来,最后引起所支配肌纤维兴奋,就形成一个轴索反射(图 3-42),在每次刺激时它的潜伏时和波形基本一致,重叠性很好(图 3-43)。当刺激增强时,就可以使两个分支同时发生兴奋,都有逆行冲动,这样两者就在分叉点相互碰撞和抵消,使得轴索反射消失。在测定 F 波时,需要用超强刺激,此时,一般的轴索电位都被碰撞抵消,所以,不能表现出来。轴索反射几乎全部是在神经源性损害的患者中出

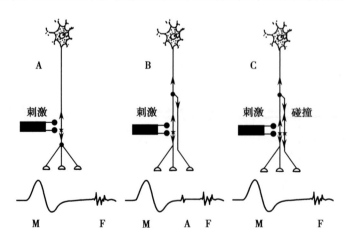

图 3-42　轴索反射发生原理图

A. 正常时 M 波和 F 波;B. 支芽再生时,次强刺激下,出现 M 波,轴索反射和 F 波;C. 支芽再生时,超强刺激下,出现 M 波和 F 波,轴索反射消失

现,尤其是在一些慢性神经病和嵌压性神经病中多见,它的出现仅提示是慢性神经源性损害。

(四) F 波记录方法

F 波测定时,其电极摆放方法同常规运动神经传导检查一样,需要用超强刺激,患者充分放松。通常灵敏度放在每格 200μV,扫描速度应为 5~10ms/cm,在检查时,M 波被压缩在最前段,其后是 F 波。由于 F 波的出现前后相差几个毫秒,一般需要连续刺激 10~20 次,以测量 F 波最短潜伏时、出现率(图 3-44)和传导速度,如果未引出 F 波,则要看是否用了超强刺激,或是患者不能完全放松,可以让患者对侧手握拳,或咬牙等动作来使患者的检查侧手充分放松,以诱发出 F 波。

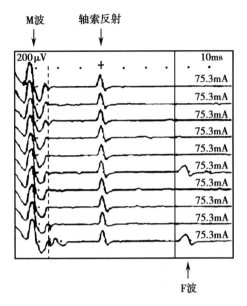

图 3-43 轴索反射图

腓总神经在趾短伸肌记录得到的轴索反射,在 10 次刺激中,都可得到轴索反射,而其中只有两次得到 F 波,其出现落后于轴索反射

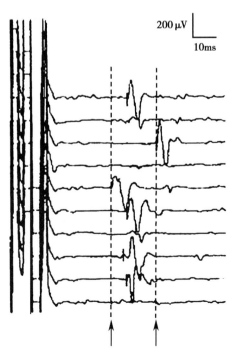

图 3-44 F 波出现率

为胫神经连续 10 次刺激后得到的 F 波,第一个箭头代表为最短的 F 波潜伏时,它代表了最粗大的和传导最快的纤维,第二个箭头代表了传导最慢的 F 波潜伏时,第四条和第十条线未引出 F 波,F 波的出现率是 80%

(五)用F波测定近端神经传导速度

中枢段潜伏时　中枢传导潜伏时是F波和M波潜伏时之差,再除2就是中枢段即近端传导时间,它代表了由刺激点到脊髓以及返回到刺激点的时间。

$$F-wCV=D/(F-M-1)/2=2D/F-M-1$$

D:为刺激点到棘突的距离,F为F波潜伏时,M为M波潜伏时,1毫秒是冲动在脊髓前角细胞传导的时间。

(六)F波的临床应用

对大多数多发性神经病来说,F波潜伏时可以正常或轻度延长,但在以神经根损害为主的病变时,F波潜伏时则明显延长,如吉兰-巴雷综合征时,由于它是获得性脱髓鞘性多发性神经根神经病,脱髓鞘最早发生于神经根处,所以,在早期,当常规神经传导检查完全正常时,就会出现F波潜伏时延长或F波消失。尽管F波反映的是近端神经根的功能状态,但在实践中发现其实用价值是有限的,因为,F波潜伏时延长只出现在支配所记录肌肉的神经根上,另外,如果神经根病变是以感觉根损害为主,则F波不会出现改变。此外,当肌肉动作电位波幅很低时,F波也很难引出,因为F波波幅仅为M波波幅的1%,此时,并不意味着近端神经损害,而是由于轴索严重损害,使得F波太小,不易看出所导致。

二、H反射

H反射(H-reflex)是在1918年由Hoffimann首次发现。和F波不同,它是一个真正的反射,是用电生理方法刺激胫神经后,由Ⅰa类感觉神经传入,经过突触,再由胫神经运动纤维传出,而导致它所支配的腓肠肌收缩。F波几乎可以在所有的运动神经上引出,而H反射在新生儿到一岁的儿童期可以在很多周围神经上引出,但在成人仅能在胫神经上引出。和F波一样,它也反映了周围神经近端的功能状态,但两者传导通路是完全不同的,见H反射和F波解剖传导通路图比较(图3-45)。

(一)H反射记录方法

让患者俯卧位,两腿伸直,在小腿下面放一个垫子,使小腿充分放松,记录电极放在腓肠肌内侧和外侧头之间形成的三角形顶端,可让患者的脚用力向下蹬,此时,此三角形顶端就会明显显出,参考电极放在跟腱上,地线放在记录电极和刺激电极之间。机器设置应为:灵敏度是200~500μV,扫描速度为10ms/cm,重要的是刺激强度时程应为1毫秒。在腘窝处刺激胫神经,阴极朝向近端,从较低刺激强度开始。其实,H反射最佳刺激强度是既最大限度兴奋了Ⅰa类感觉传入纤维,又不同时兴奋运动纤维。然而,这种理想状态在实际操作中很难达到,在刺激过程中,如果出现了M波,就说明有一定运动纤维被

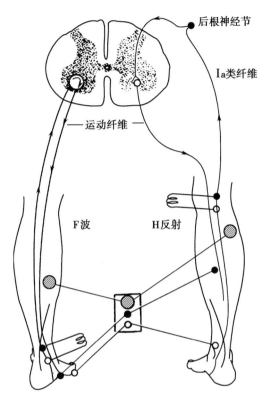

图 3-45　H 反射和 F 波解剖传导通路比较图

对于 H 反射，Ⅰa 类纤维是传入纤维，α 运动纤维
是传出纤维。而对于 F 波来说，其传入和传出纤
维均是 α 运动纤维

兴奋了。在检查时，H 反射出现在 M 波后，开始时 H 反射波幅随着刺激强度
增大而增加，但当 M 波出现，刺激强度再增大时，H 反射波幅反而减小，当强
度继续增大，M 波波幅继续增大时，H 反射逐渐减小并消失，被 F 波取而代之。
H 反射是一个正 - 负 - 正三向波（图 3-46、图 3-47），在检查时，通常连续做几个
H 反射，每次大约间隔 3~5 秒钟，选潜伏时最短的测量，其正常值和身高有关。
通常要两侧对比，而且两侧刺激点到记录点距离要相等，如果两侧潜伏时差超
过 1.5 毫秒即为异常。

（二）H 反射临床应用

H 反射的存在与踝反射（骶₁ 神经根）的存在与否有很大关系，也就是说
如果临床上踝反射存在，则 H 反射也应该存在。然而，如果临床上踝反射消失，
多数患者 H 反射消失，但有些患者 H 反射可以存在，潜伏时延长。在近端胫
神经病、坐骨神经病、腰骶神经丛病和骶₁ 神经根病变时，都可以出现 H 反射

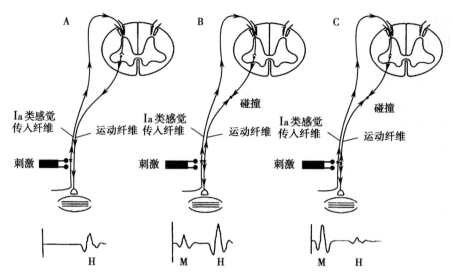

图 3-46 H 反射传导通路图

A. 在低强度刺激时,选择性兴奋Ⅰa类感觉传入纤维,即 H 反射出现,而不出现 M 波;
B. 当刺激强度增加时,不仅Ⅰa类感觉传入纤维被兴奋,同时,运动纤维也被兴奋,此时会出现一个小的 M 波,在近端,这种反向运动冲动和 H 反射相碰撞抵消;C. 当刺激强度继续增大时,M 波逐渐增大,但由于近端碰撞效应增加,导致 H 反射逐渐减小

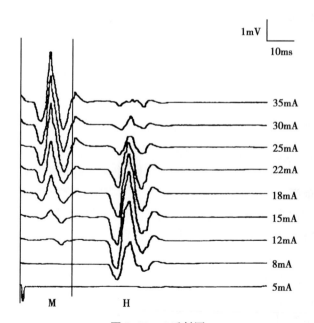

图 3-47 H 反射图

在低强度刺激时,H 反射出现,但 M 波未出现,当刺激强度逐渐增大时,M 波逐渐变大,而 H 反射逐渐消失

潜伏时延长。周围神经损害如糖尿病周围神经病变早期也可以出现 H 反射潜伏时延长。

三、瞬目反射

在临床上瞬目反射(blink reflex)主要是用来估价面神经、三叉神经以及延髓和脑桥的功能。此反射传入神经是三叉神经第一支分支眶上支,传出神经是面神经运动分支,其中枢传递途径尚不完全清楚。当刺激同侧三叉神经眶上支时,其冲动沿着三叉神经传入,到达脑桥内两侧三叉神经感觉主核和脊束核,在脑桥和延髓内经过一系列神经元内部之间传递,冲动最终到达同侧和对侧面神经核,再沿着两侧面神经传出(图 3-48)。

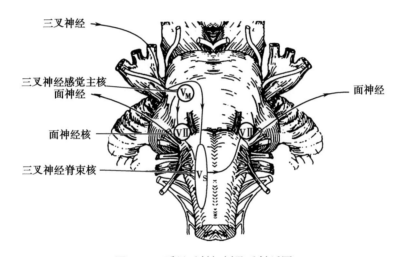

图 3-48　瞬目反射解剖及反射弧图
传入神经是三叉神经第一支,传出神经是面神经运动支。R1 是由三叉神经感觉主核和同侧面神经运动核之间单突触反射来完成,R2 是由三叉神经脊束核和双侧面神经运动核之间多突触反射来完成

(一) 反射弧

瞬目反射包含两个成分,即早发反应 R1 和迟发反应 R2。当刺激同侧三叉神经第一支分支眶上支时,仅在刺激侧眼可以记录到 R1 波,而 R2 波在两眼都可记录到(图 3-49)。R1 波通常比较稳定,而且重复性比较好,在检查时临床上可无任何表现;R2 波通常为多相波,并且波型多变,在检查时临床上可见有瞬目动作。早发反应 R1 波被认为是三叉神经感觉主核和同侧面神经核之间的一个单突触反射。而迟发反应 R2 波则被认为是脑干内三叉神经脊束核和面神经核之间的多个中间神经元多突触反射。因此,瞬目反射对于面神经病变来说,可以了解到全部面神经状态,而且 R1 比 R2 更直接和可靠,因为

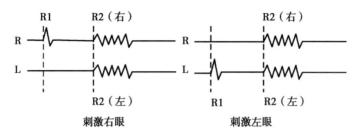

图 3-49　正常瞬目反射图

R2 还受到脑干中间神经元和突触之间延迟等复杂因素的影响。

（二）记录方法

患者仰卧，眼睛睁开或轻微关闭，用两个导联同时记录，记录电极分别放在两侧眼轮匝肌下缘瞳孔正下方，参考电极放在记录电极外侧，两者距离2cm，地线放在前额中央，刺激电极放在一侧眶上切迹处（有一小部分患者刺激电极放在眶下孔处也可诱发出反应），灵敏度为每格 100μV，扫描速度为每格5~10 毫秒，刺激时程用 0.1 毫秒，用超强刺激。但要注意刺激强度太大，会产生较大的刺激伪迹，影响 R1 潜伏时测量，一般重复刺激几次，选择波形稳定，重复性好的波形来测量 R1，R2 最短潜伏时。通常，R1 潜伏时起始点比较清楚，比较容易测量，而 R2 波形复杂多变，通常选择相互叠加后的最短潜伏时来测量。

（三）检查时注意事项

1. 检查时一定要让患者眼睛完全放松，或者轻微睁开，或者轻微闭上。

2. 由于患者面部通常比较油腻，所以，检查前最好用酒精轻擦眼周皮肤，这样记录出的波形基线稳定，刺激伪迹小。

3. 由于在眶上切迹处三叉神经眶上支位置表浅，因此，刺激量不要太大，一般在电压 150V 时，即可得到很好的波形，否则，患者会很痛，并且刺激伪迹过大。

（四）异常类型

由于病损部位不一样，异常情况也就不一样。常见的异常类型见图 3-50和图 3-51。

四、重复电刺激

重复电刺激（repetitive nerve stimulation，RNS）是目前用来评价神经和肌肉接头之间功能状态的一项较有价值的神经电生理检查，近年来，其应用越来越广泛。它采用的是在连续刺激神经干后，观察该神经干所支配肌肉的动作电位波幅增减情况，来判断是否存在神经和肌肉接头之间病变。在了解神经肌肉接头病变之前，有必要先了解神经肌肉接头解剖和病理生理，以达到对检查

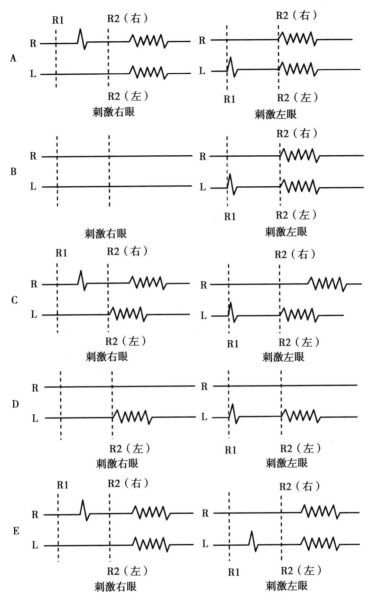

图 3-50　不同病变部位时的异常瞬目反射波形图

A. 不完全右侧三叉神经损害: 刺激右侧时, 右侧 R1, R2 和对侧 R2 潜伏时均延长, 而刺激左侧时, 所有反应潜伏时均正常; B. 完全右侧三叉神经损害: 刺激右侧时, 所有的反应都消失, 刺激左侧时, 所有的反应都正常; C. 不完全右侧面神经损害: 刺激右侧时, 右侧 R1、R2 潜伏时延长, 但左侧 R2 正常。刺激左侧时, 左侧 R1、R2 正常, 但右侧 R2 潜伏时延长。在此种异常类型中, 不管刺激哪侧眼, 病变侧所有反应都异常; D. 完全右侧面神经损害: 刺激右侧时, 右侧所有的反应都消失, 但左侧 R2 正常。刺激左侧时, 左侧 R1、R2 正常, 但右侧 R2 消失。在此种异常类型中, 不管刺激哪侧眼, 病变侧所有反应都消失。E. 以脱髓鞘为主的多发性周围神经病: 所有反应潜伏时都明显延长或者消失, 这反映出脱髓鞘所导致的感觉和运动神经传导速度都减慢

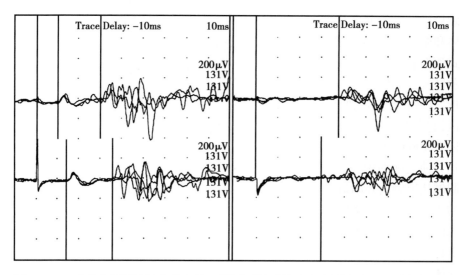

图 3-51　一突发左侧面神经麻痹患者,两周后瞬目反射显示,刺激右眼时,右眼 R1、R2 潜伏时正常,而左眼 R2 潜伏时延长,但刺激左眼时,左眼 R1、R2 潜伏时延长,而右眼 R2 潜伏时正常

结果的正确判断。

(一) 神经肌肉接头解剖生理

冲动在神经和肌肉之间传导是由电活动到化学活动再到电活动的过程。神经和肌肉之间最基本的传导介质是乙酰胆碱,神经和肌肉之间传导具有下列特点:①神经和肌肉之间传导是单向进行的,即乙酰胆碱的释放使兴奋从轴索向肌肉终板传导呈单向进行,而在神经轴索和肌纤维上传导是呈双向传递。②与突触一样,释放了的递质必须持续不断得到补充,否则就会出现神经接头之间的传导阻滞。③终板电位不能传播,只有阈下刺激在时间和空间上达到一定程度时才能引发动作电位。

神经和肌肉接头是由周围神经的运动神经末梢,神经和肌肉接头间隙和肌肉终板组成,它实际上是一种突触结构,是将神经冲动从神经末梢传递到肌纤维的最基本结构。它可分为三部分(图 3-52):即突触前区、突触间隙和突

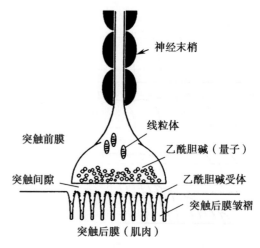

图 3-52　神经肌肉接头解剖图

触后区。突触前区是由表面覆盖施万细胞的无髓鞘纤维构成,其内含有线粒体和微小泡,大量的乙酰胆碱以微小泡形式存在于突触前膜附近,并以量子形式逐渐释放。每个量子大约含有 10 000 个乙酰胆碱分子。量子存在于突触前区三个部位,首先大约有 1000 个量子存在于突触前区终末区即突触前膜附近,这些量子随时准备释放;其次,大约还有 10 000 个量子储存在突触前膜中区,它在第一批量子释放后几秒钟即可以补充那些释放了的量子;最后,大约还有 100 000 量子存在于距离突触前膜较远的轴索和细胞中。当神经冲动到达并使突触前膜去极化后,电压依赖性钙通道被激活,导致钙内流,使得乙酰胆碱从突触前膜附近大量释放。钙浓度越高时,释放乙酰胆碱就越多,释放了的乙酰胆碱在突触间隙扩散,与突触后膜即肌膜上乙酰胆碱受体结合,剩余的乙酰胆碱就会被胆碱酯酶水解。突触后区主要包括有突触后膜,在突触后膜上包含了无数个皱褶,这些皱褶大大增加了乙酰胆碱与突触后膜上乙酰胆碱受体结合的面积,当乙酰胆碱与突触后膜上乙酰胆碱受体结合后,离子通道开放,肌膜去极化,产生肌纤维微终板电位(muscle end-plate potential,MEPP),它的大小和乙酰胆碱与受体结合的多少有关。当乙酰胆碱活动极大同步化后,产生很多 MEPP,并相互叠加,而形成终板电位(end-plate potential,EPP),当终板电位超过肌细胞兴奋阈值时,就会产生一次动作电位,这个动作电位传播就会通过兴奋 - 收缩耦联机制引起肌肉收缩。在正常情况下,EPP 总是能够在兴奋阈值之上,导致肌纤维产生动作电位,这种能够在兴奋阈值之上使肌纤维产生动作电位的 EPP 叫做安全阈值(safety factor)。

　　正常人在低频(2~3Hz)重复电刺激时,突触前膜附近乙酰胆碱逐渐被耗竭,当重复刺激时,乙酰胆碱释放逐渐减少,所产生的终板电位波幅也相对减

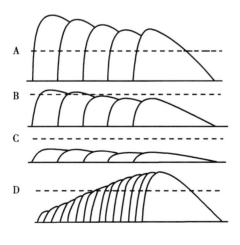

图 3-53　终板电位图

虚线代表产生肌纤维动作电位的终板电位阈值,虚线以上部分代表那些产生肌纤维动作电位的终板电位。A. 正常人在 3Hz 重复电刺激后出现的正常神经肌肉接头处反应,虽然动作电位波幅有所下降,但仍在阈值上;B. 突触后膜病变如重症肌无力患者重复电刺激时,终板电位降低,随着乙酰胆碱进一步消耗,最后三个电位已经低于阈值,不能产生肌纤维动作电位;C. 突触前膜病变如肌无力综合征低频重复电刺激时,所有终板电位都低于阈值,不能产生肌纤维动作电位;D. 突触前膜病变高频重复电刺激后,终板电位波幅明显增加,从而产生肌纤维动作电位

小,但仍在安全阈值之上(图 3-53),以确保肌纤维在每次刺激后都能产生动作电位,几秒钟后储存在突触前膜中区的量子开始释放乙酰胆碱,以补充被消耗掉的乙酰胆碱。

正常人在高频(10~50Hz)刺激时,乙酰胆碱消耗是由突触前膜中区储存的量子释放和钙的积累来补充。正常时,在去极化后神经末梢轴索中钙离子内流即刻发生,并在 100~200 毫秒后就弥散出轴索。因此,如果用高频刺激,刺激间隔时间小于 100~200 毫秒,就会使钙离子在突触前膜附近集聚,导致乙酰胆碱释放增加,使得终板电位波幅增高至安全阈值之上,导致动作电位产生。

在病理情况下,在低频重复电刺激时,由于病理因素(如突触后膜病变——重症肌无力)导致安全阈值降低但仍在兴奋阈值之上,当反复电刺激时,由于乙酰胆碱被消耗,导致安全阈值降低,并低于兴奋阈值,则不能产生肌肉动作电位。在高频刺激时,由于病理因素(如突触前膜病变——肌无力综合征)导致安全阈值低于兴奋阈值,当反复高频刺激时,由于乙酰胆碱量子释放增加,终板电位波幅增加,达到兴奋阈值时,即可产生动作电位。

(二)重复电刺激记录方法

由于神经肌肉接头病变主要是影响近端肌肉,故此检查通常选用的是近端神经支配的肌肉,其异常率相对比较高。但由于近端肌肉在检查时比较难固定,技术操作上有一定的难度,往往由于肢体固定的不好而影响其结果准确性。远端神经支配的肌肉由于容易固定和操作,伪差小,患者比较容易接受,因此,也常被用来做重复电刺激,但其异常率低。我们实验室通常选用一个远端肌肉、两个近端肌肉和一个面部肌肉来做重复电刺激。

1. 准备　检查前和患者讲清楚检查步骤以取得患者合作,让患者仰卧,全身放松,最好两个人来做此检查。

2. 电极位置　电极摆放位置和运动神经传导检查一样,记录活动电极放在肌腹上,参考电极放在肌腱上。

3. 具体操作　让患者充分放松,将被检查肢体固定好,以减少伪差,先选用单个超强刺激,以取得最大波幅肌肉动作电位,然后再选用连续刺激,刺激频率有高、低两种,通常连续刺激 6 或 10 次,但次数多时,患者会很痛。

4. 选择神经

(1)远端肢体:尺神经,记录电极在小指展肌,参考电极在小指远端,腕部刺激。

(2)近端肢体:腋神经,记录电极在三角肌,参考电极在肩峰,Erb 点刺激。副神经,记录电极在斜方肌,参考电极在肩峰,Erb 点刺激。

(3)面部:面神经,记录电极放在刺激侧鼻旁肌,参考电极在刺激对侧鼻旁肌,乳突处刺激。

5. 结果分析　　主要观察第1个波和第5个波的波幅或面积比,看有无递减趋势。通常现在的机器都能自动计算,但观察波形变化也很重要,如果肌肉动作电位波幅下降大于15%,则认为有神经和肌肉接头传递障碍。

(三) 低频重复电刺激

在检查神经和肌肉接头病变时最常用。主要是对那些可疑突触后膜病变的患者,刺激频率为3Hz,连续刺激6次。由于刺激频率较低,患者比较容易耐受。在观察波形时,主要看基线是否稳定,波形是否一致和具有重复性。重症肌无力患者通常第3或第4个波的波幅最低,到第5和第6个波时波幅降低减慢,形成一个 V 字形改变。但如果患者放松时没有明显肌肉动作电位波幅下降,则需要让患者做肌肉大力运动即运动试验,使所检查肌肉运动1~2分钟,然后再分别观察活动后和30秒、1分钟、2分钟、3分钟时肌肉动作电位波幅改变情况,通常在运动后 2~3 分钟会出现肌肉动作电位波幅明显下降。对于放松时已经有肌肉动作电位波幅下降的患者,肌肉活动只需要 10 秒,观察活动后和 1 分钟、2 分钟后肌肉动作电位波幅改变,通常活动后会立即出现已经下降肌肉动作电位波幅的回升即易化,而到 2 分钟后肌肉动作电位波幅又开始下降即消耗。

(四) 高频重复电刺激

主要是对那些可疑突触前膜病变的患者。刺激频率为 20~50Hz,当刺激 20~50 次后,动作电位波幅明显增高,异常者可增高达基线的 200%,但由于刺激频率很高,在实际操作中多数患者不能接受,所以,通常多选用疲劳实验。

(五) 疲劳试验

高频重复电刺激时,由于刺激频率太快,患者会感到很疼,很难配合,也就很难取得准确的结果。而疲劳试验是让患者在短时间如 10 秒内肌肉持续收缩,而这种肌肉在持续收缩时,其运动单位发放频率大约是 30~50Hz,这种频率和高频重复电刺激基本一致,所以,疲劳试验就好像是给患者做高频重复电刺激,但由于它无痛,操作简单,患者容易接受,在临床上很常用。可用于下列两种情况,一种是常规运动神经传导动作电位波幅明显很低时,要做疲劳试验,见于突触前膜病变如肌无力综合征患者,休息时动作电位波幅很低,但在短暂(10 秒)大力运动后,使已经很低的终板电位提高到阈值上,使得肌肉产生的动作电位波幅明显增高,甚至于比大力运动前动作电位增高 200%,这也是肌无力综合征患者为什么在临床上经过活动后肌无力症状反而减轻的原因。另一种是突触后膜病变如重症肌无力时,当常规重复电刺激,已经出现波幅递减情况时,在短暂(10 秒)大力运动后,可出现疲劳试验后动作电位波幅立即增高,而几分钟后动作电位波幅逐渐减低(图 3-54)。

重复电刺激检查是诊断重症肌无力必不可少的一项检查,但由于具体操

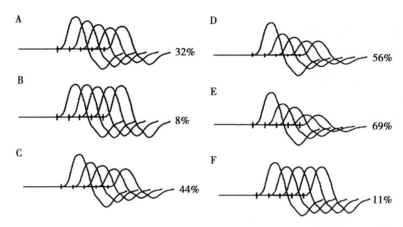

图 3-54　重症肌无力患者于疲劳试验后的易化和消耗示意图

A.休息时肌肉动作电位波幅下降;B.疲劳试验后的易化现象:即肌肉大力收缩 10 秒后肌肉动作电位波幅回升;C~E.大力收缩 1 分钟后肌肉动作电位波幅下降逐渐明显;F.大力收缩 10 秒后,已经下降很明显的肌肉动作电位波幅又逐渐恢复至接近正常

作时技术上的困难,往往出现假阳性,所以,在检查时,要特别注意技术上的问题。对于远端肌肉,由于患者比较容易放松,疼痛也较轻,所以,技术问题通常较少,但其诊断价值相对较低,而技术问题多出现在近端肌肉上。

（六）检查注意点

1. 检查前要给患者讲清楚该检查的目的和注意事项,以取得患者合作,最好在检查之前 3~4 小时停用抗胆碱酯酶药物。

2. 检查时要充分暴露所要检查的肢体,必要时,要脱下衣服,可用胶布来固定好记录电极。另外,在刺激时,检查者要确保刺激电极不能滑动,如果刺激电极固定不好或患者没有完全放松,则检查出的动作电位波形就会不稳定,忽高忽低。

3. 检查时,先采用单个刺激,用超强刺激强度,当得到波幅最大动作电位之后,再开始用连续电刺激。

4. 尽量选择功能正常的神经所支配的肌肉,例如,在手上,如果患者有严重的腕管综合征时,则不要选择正中神经支配的拇短展肌,而选择功能正常的尺神经支配的小指展肌来做。

5. 要选择那些基线稳定,波形一致并且重复性好的波来判断结果,这样的结果将比较可靠。

6. 刺激面神经时,由于记录电极是放在鼻旁肌,记录出的波形很小,而且由于患者眨眼睛而出现动作伪迹,所以,在检查时,尽量让患者眼睛放松,轻微闭上。

7. 在检查时,要注意将患者肢体温度保持在 33℃,因为当温度降低时,动作电位波幅下降就会消失,出现假阴性,这是由于在温度降低时,胆碱酯酶活性也降低,这也就是为什么重症肌无力患者在温暖季节里症状会有所加重的原因。

8. 如果常规重复电刺激没有明显异常时,应该做疲劳试验。

参 考 文 献

1. William J.Litchy,Janice Massey. Motor nerve conduction studies. AAN Conference,2001.

2. Asa J,Wilbourn,Kevin Nelson. Sensory nerve conduction studies. AAN Conference,2001.

3. Kimura J. Electrodiagnosis in diseases of nerve and muscle. Principles and Practice. Philadelphia:F.A.Davis,1989.

4. Brown WF,Bolton CF. Clinical electromyography. Boston:Butherworth-Heinemann,1993:101-116.

5. Kelly JJ. Daube,Lennon. VA. The laboratory diagnosis of mild myasthenia gravis. Ann Neurol,1982,12:238-242.

6. Litchy WJ,Albers JW. Repetitive stimulation. An AAEM Workshop,1984,5:1-18.

7. Wilbourn AJ,Kraft GH. Unusual sensory conduction studies. An AAEM Workshop,1992.

8. Olney RK,Wilbourn AJ. Sensory nerve conduction study workshop. EMG and Nerve Conduction.Study Workshop. Minn. 1993:19-37.

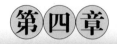

针电极肌电图

针电极肌电图和神经传导速度检查结合起来,是对周围神经和肌肉病变的最主要检查手段。神经传导速度研究的是运动和感觉神经的兴奋性,而肌电图则研究的是运动单位的整合性,即检查整个运动系统主要是下运动神经元,即周围神经、神经肌肉接头和肌肉本身的功能状态。肌电图检查采用的是同芯针电极或单极针电极,插入所检查肌肉,分别记录肌肉于放松时自发电活动和肌肉被激活时运动单位电位变化情况。在肌肉放松时,针电极所记录到的电位叫自发电位(spontaneous activity)。插入或移动针极时所记录到的电位叫插入电位(insertional activity)。当肌肉做自发收缩时所记录到的电位叫运动单位电位(motor unit action potentials,MUAPs)。运动单位电位是肌肉随意收缩时最小功能单位,当神经失去对肌肉支配或肌肉本身发生病变而影响其结构和功能时,都将会反映在运动单位电位的变化上。但肌电图检查毕竟是临床辅助检查,应将肌电图结果和神经传导速度以及病史和其他检查结果结合起来共同分析。在进行针电极肌电图检查时,要求肌电图检查者对每块所检查肌肉的体表定位、激活方式和神经支配都了如指掌,为此,这里先介绍一些常见肌肉解剖定位和进针部位。

第一节　常用肌肉解剖和进针部位

一、上肢神经支配肌肉

(一) 正中神经支配肌肉

1. 拇短展肌(abductor pollicis brevis,APB)

(1) 神经支配:正中神经,臂丛内索、下干和 $C_8 \sim T_1$ 神经根。

(2) 进针部位:掌心向上,于第1掌指关节和腕掌关节连接线中点处偏桡侧处进针,针尖向拇指方向稍微倾斜,进针不宜过深(图4-1)。

(3) 激活方式:拇指外展。

（4）注意点：①如果进针太靠内侧，就会扎入拇短屈肌，而此肌肉既接受正中神经支配，又接受尺神经支配。②如果进针太深，就会扎入拇收肌，而此肌肉由尺神经支配。

（5）临床应用：此肌肉是检查正中神经运动传导速度最常用的记录部位，其异常可出现在由于腕管综合征、旋前圆肌综合征、臂丛内索、下干损害、$C_8 \sim T_1$ 前角和神经根病变所导致的轴索损害，但在前骨间神经病时，此肌肉正常。

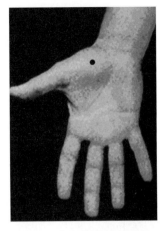

图 4-1　拇短展肌进针部位

2. 旋前方肌（pronator quadratus）

（1）神经支配：前骨间神经，正中神经，臂丛侧索和内索，中干，下干以及 C_7、$C_8 \sim T_1$ 神经根。

（2）进针部位：掌心向下，在桡骨和尺骨茎突中点向上三横指处向桡侧方向进针（图 4-2）。

（3）激活方式：前臂屈曲位时旋前。

（4）注意点：进针不能太深，否则会扎入指浅屈肌。

（5）临床应用：此肌肉在腕管综合征时正常，但它是前骨间神经支配的最远端肌肉，在前骨间神经损害时此肌肉可出现神经源性损害。在影响到近端正中神经损害的病包括旋前圆肌综合征，C_7、C_8、T_1 前角和神经根病变时也可以出现异常。

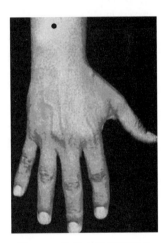

图 4-2　旋前方肌进针部位

3. 拇长屈肌（flexor pollicis longus）

（1）神经支配：前骨间神经，正中神经，臂丛侧索和内索，中干和下干以及 C_7、$C_8 \sim T_1$ 神经根。

（2）进针部位：首先触摸到桡动脉搏动，然后在桡动脉搏动处近端 5~7cm 并向桡侧 1~1.5cm 处进针（图 4-3）。

（3）激活方式：屈曲拇指远端。

（4）注意点：①进针不易太靠内侧，否则，容易扎到桡动脉。②如果进针太浅，就容易扎到指浅屈肌上。

（5）临床应用：腕管综合征时，此肌肉正常。在前骨间神经损害时，此肌肉可出现神经源性损

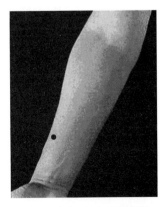

图 4-3　拇长屈肌进针部位

害。在影响到近端正中神经纤维损害的疾病包括旋前圆肌综合征,C_7、C_8~T_1前角和神经根病变时可以出现异常。

4. 指浅屈肌(flexor digitorum superficialis)

(1) 神经支配:正中神经,臂丛侧索,内索,中、下干和C_7、C_8和T_1神经根。

(2) 进针部位:前臂掌侧面肱二头肌肌腱远端7~9cm,中线内侧2~3cm处(图4-4)。

(3) 激活方式:手指第2~5指骨屈曲。

(4) 注意点:如果进针太靠桡侧,可能扎到桡侧腕屈肌上。如果进针太靠尺侧,可能扎到尺侧腕屈肌上。如果进针太深,可能扎到指总伸肌上。

(5) 临床应用:旋前圆肌综合征,臂丛神经病和C_7、C_8和T_1神经根损害时,此肌肉可出现神经源性损害。

5. 第2、3指深屈肌(flexor digitorum profundus)

(1) 神经支配:前骨间神经,正中神经,臂丛侧索和内索,中干,下干以及C_7、C_8神经根。

(2) 进针部位:前臂屈曲,并且垂直于桌面,此时在尺骨鹰嘴远端5~7cm并向尺侧进针,位置较深,约为3~4cm(图4-5)。

(3) 激活方式:屈曲示指、中指。

(4) 注意点:如果进针太靠前臂内侧面,就会进到尺侧腕屈肌,而它是由尺神经支配。

(5) 临床应用:此肌肉异常可见于前骨间神经损害,旋前圆肌综合征,C_7、C_8前角和神经根病变。

6. 桡侧腕屈肌(flexor carpi radialis)

(1) 神经支配:正中神经,臂丛侧索,上干,中干和C_6、C_7神经根。

(2) 进针部位:前臂旋前,掌心向上,在肱骨内上髁和肱二头肌肌腱连线中点向远端三到四横指处(图4-6)。

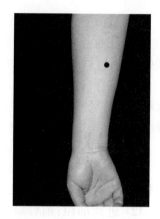

图4-4　指浅屈肌进针部位

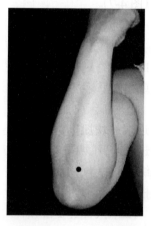

图4-5　第2、3指深屈肌进针部位

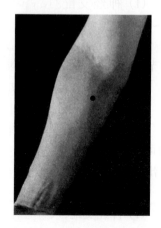

图4-6　桡侧腕屈肌进针部位

（3）激活方式：先屈曲腕部，然后再使前臂向桡侧偏斜。

（4）注意点：①如果进针过于靠近端即肘横纹，则容易扎入旋前圆肌里。②如果进针过深，则会扎到指浅屈肌里。

（5）临床应用：当腕管综合征确定以后，常规需要检查桡侧腕屈肌以排除近端正中神经病。当旋前圆肌综合征，臂丛侧索损害，C_6、C_7 前角细胞损害或神经根损害而影响到正中神经纤维时，此肌肉可以出现异常。

7. 旋前圆肌（pronator teres）

（1）神经支配：正中神经，臂丛侧索，上干，中干和 C_6、C_7 神经根。

（2）进针部位：前臂旋前，掌心向上，在肱骨内上髁和肱二头肌肌腱连线中点向远端两横指处（图4-7）。

（3）激活方式：前臂旋前。

（4）注意点：①如果进针太靠桡侧，有可能扎到由桡神经支配的肱桡肌上。②如果进针太靠尺侧或稍微靠远端，则可能扎到桡侧腕屈肌上。

（5）临床应用：旋前圆肌是正中神经支配的最近端一块肌肉，正中神经在此肌肉的两个头之间进入前臂，如果在此处受压，就可以出现旋前圆肌综合征。当臂丛侧索损害，C_6、C_7 前角病变或神经根本病变时，可出现此肌肉异常。

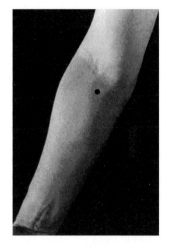

图4-7 旋前圆肌进针部位

（二）尺神经支配肌肉

1. 第1骨间肌（first dorsal interosseous，FDI）

（1）神经支配：尺神经，臂丛内索，下干和 C_8~T_1 神经根。

（2）进针部位：手呈中立位置，靠近第2掌指关节向远端倾斜进针（图4-8）。

（3）激活方式：示指外展。

（4）注意点：进针不要过深。

（5）临床应用：尺神经在腕部和肘部损害时，均可出现此肌肉异常。在 C_8~T_1 神经根病变时，可出现此肌肉异常。

2. 小指展肌（abductor digiti minimi，ADM）

（1）神经支配：尺神经，臂丛内索，下干和 C_8~T_1 神经根。

（2）进针部位：在第五掌指关节和腕横纹之间连线中点（图4-9）。

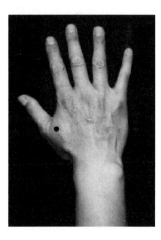

图4-8 第1骨间肌进针部位

（3）激活方式：小指外展。

（4）注意点：倾斜进针，不要进太深。

（5）临床应用：它是检查尺神经运动传导速度最常用肌肉。尺神经在腕部、肘部损害时，均可出现此肌肉异常。在 C_8~T_1 神经根病变时，可出现此肌肉异常。

3. 第 4、5 指深屈肌（flexor digitorum profundus）

（1）神经支配：尺神经，臂丛内索，下干和 C_8~T_1 神经根。

（2）进针部位：前臂屈曲，并且垂直于桌面，在尺骨鹰嘴远端 5~7cm 并向尺侧 1~1.5cm 处进针，位置较浅，大约在 1~2cm 深度（图 4-10）。

（3）激活方式：屈曲第 4、5 指。

（4）注意点：如果进针太靠前臂腹侧面，就会扎入尺侧腕屈肌，而它也受尺神经支配。

（5）临床应用：尺神经在肘部和 C_8~T_1 神经根病变时，可出现此肌肉异常。

4. 尺侧腕屈肌（flexor carpi ulnaris）

（1）神经支配：尺神经，臂丛内索，下干和 C_8~T_1 神经根。

（2）进针部位：掌心向上，在前臂中上 1/3 处尺侧进针（图 4-11）。

（3）激活方式：屈曲腕部，然后使前臂向尺侧偏斜。

（4）注意点：如果针进的太深，就会进入正中神经支配的指浅屈肌。

（5）临床应用：此肌肉两个头由肌腱连接形成弓形结构，叫做 Cubital 通道。它在尺骨鹰嘴远端大约 1~2cm 处，尺神经从此管道内通过，此处受压后就会出现尺神经在肘部损害，即 Cubital 综合征，但在此综合征时，该肌肉通常正常，在 C_8~T_1 神经根损害时，此肌肉异常。

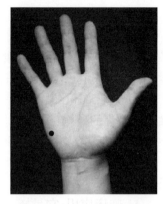

图 4-9　小指展肌进针部位

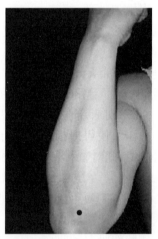

图 4-10　第 4、5 指深屈肌进针部位

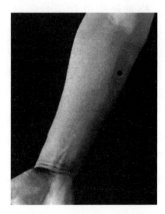

图 4-11　尺侧腕屈肌进针部位

（三）桡神经支配肌肉

1. 示指伸肌（extensor indicis）

（1）神经支配：后骨间神经，桡神经，臂丛后索，中干，下干和C_7、C_8神经根。

（2）进针部位：掌心向下，尺骨茎突近端三横指处尺骨的桡侧（图4-12）。

（3）激活方式：伸展示指。

（4）注意点：如果进针太靠桡侧，可能扎到拇长伸肌。

（5）临床应用：它是桡神经的分支后骨间神经所支配的最远端肌肉，所以，在桡神经任何部位损害如腋部、桡神经沟处和后骨间神经处，此肌肉均可以出现异常。

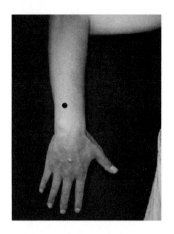

图 4-12　示指伸肌进针部位

2. 指总伸肌（extensor digitorum communis）

（1）神经支配：后骨间神经，桡神经，臂丛后索，中干，下干和C_7、C_8神经根。

（2）进针部位：掌心向下，用手掌抓住前臂中上 1/3，使得拇指和中指分别位于前臂桡侧和尺侧缘，此时，示指尖处即为进针部位（图4-13）。

（3）激活方式：背屈手指或手腕。

（4）注意点：①如果进针太靠桡侧，就会扎入桡侧腕伸肌。②如果进针太靠尺侧，就会扎入尺侧腕伸肌。

（5）临床应用：在桡神经任何部位损害如腋部、桡神经沟处和后骨间神经处，均可以出现此肌肉异常。

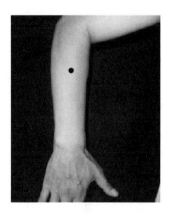

图 4-13　指总伸肌进针部位

3. 尺侧腕伸肌（extensor carpi ulnaris）

（1）神经支配：后骨间神经，桡神经，臂丛后索，中干，下干和C_7、C_8神经根。

（2）进针部位：掌心向下，在前臂中上 1/3 处尺骨桡侧（图4-14）。

（3）激活方式：腕部伸展并且向尺侧方向偏斜。

（4）注意点：如果进针太靠桡侧，可能扎到指总伸肌上。

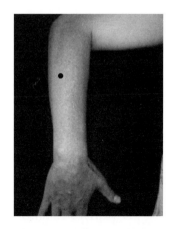

图 4-14　尺侧腕伸肌进针部位

(5)临床应用:在桡神经任何部位损害如腋部、桡神经沟处和后骨间神经处,均可以出现此肌肉异常。

4. 桡侧腕长、短伸肌(extensor carpi radialis)

(1)神经支配:桡神经,臂丛后索,上干,中干和 C_5、C_6、C_7 神经根。

(2)进针部位:掌心向下,在前臂沿着肱骨外上髁和掌骨之间连线并且在肱骨外上髁远端 5~7cm 处(图 4-15)。

(3)激活方式:腕部伸展并且向桡侧方向偏斜。

(4)注意点:如果进针太靠桡侧,可能扎到肱桡肌上。

(5)临床应用:桡神经损害如在腋部、桡神经沟处,可以出现此肌肉异常,但如果后骨间神经损害,此肌肉正常。

5. 肱桡肌(brachioradialis)

(1)神经支配:桡神经,臂丛后索,上干,C_5、C_6 神经根。

(2)进针部位:掌心向上,在肱二头肌肌腱外侧 2~3cm 处进针(图 4-16)。

(3)激活方式:中立位时前臂屈曲。

(4)注意点:如果进针太靠内侧,可能扎到肱二头肌上。

(5)临床应用:桡神经损害如在腋部、桡神经沟处,可以出现此肌肉异常,但如果后骨间神经损害,此肌肉正常。

6. 肱三头肌(triceps)

(1)神经支配:桡神经,臂丛后索,上干,中干,下干和 C_6、C_7、C_8 神经根。

(2)进针部位:前臂屈曲,在上臂中间肱骨后面进针(图 4-17)。

(3)激活方式:在肘关节处伸展前臂。

(4)注意点:如果进针太靠前或靠上肢

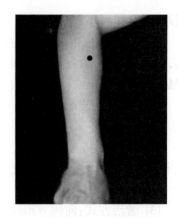

图 4-15　桡侧腕长、短伸肌进针部位

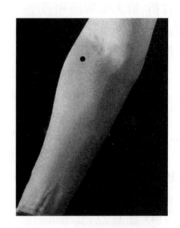

图 4-16　肱桡肌进针部位

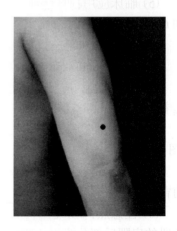

图 4-17　肱三头肌进针部位

近端,则会扎到三角肌。

(5) 临床应用:如果桡神经在上臂或腋部损害,此肌肉异常。在桡神经沟处损害和后骨间神经病时,此肌肉正常。

(四)腋神经支配肌肉

三角肌(deltoid)

(1) 神经支配:腋神经,臂丛后索,上干和 C_5、C_6 神经根。

(2) 进针部位:肩峰直下 4~5cm(图 4-18)。

(3) 激活方式:向侧方抬起上臂。

(4) 临床应用:当腋神经损伤如钝器伤、肱骨头骨折、肩关节脱臼和臂丛神经损时,此肌肉异常。C_5、C_6 神经根病变时,此肌肉异常。它是肌源性损害最常检查的肌肉。

(五)肌皮神经支配肌肉

肱二头肌(biceps brachii)

(1) 神经支配:肌皮神经,臂丛侧索,上干和 C_5、C_6 神经根。

(2) 进针部位:上臂中部肌肉最丰满处(图 4-19)。

(3) 激活方式:旋前位时屈曲前臂。

(4) 注意点:如果进针太深,可能扎到肱肌上。

(5) 临床应用:肌皮神经损伤、臂丛侧索损害和 C_5、C_6 神经根病时,此肌肉可以异常。

(六)肩胛上神经支配肌肉

1. 冈下肌(infraspinatus)

(1) 神经支配:肩胛上神经,臂丛上干和 C_5、C_6 神经根。

(2) 进针部位:肩胛骨内 1/3 向下 2~4cm 处(图 4-20)。

(3) 激活方式:上臂屈曲 90° 并紧贴胸部,使前臂外展。

(4) 注意点:如果进针太浅,可能仅扎到了三角肌的肩胛后部分或斜方肌上,因为冈下肌位于

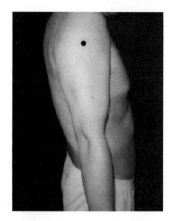

图 4-18 三角肌进针部位

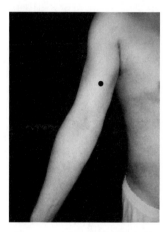

图 4-19 肱二头肌进针部位

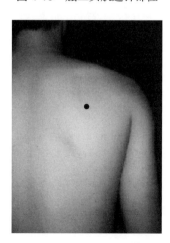

图 4-20 冈下肌进针部位

三角肌肩胛后部分和斜方肌的深部。

(5) 临床应用: 当肩胛上神经、臂丛上干或 C_5、C_6 神经根损伤时, 会出现此肌肉异常。

2. 冈上肌(supraspinstus)

(1) 神经支配: 肩胛上神经、臂丛上干和 C_5, C_6 神经根。

(2) 进针部位: 直接进针于冈上窝, 向肩胛骨的方向扎入, 当碰到骨时, 再轻轻往外拔一点即可(图 4-21)。

(3) 激活方式: 上臂外展。

(4) 注意点: 由于其表面是斜方肌, 所以, 如果进针太浅, 可能会扎到斜方肌, 位置过深可造成气胸。

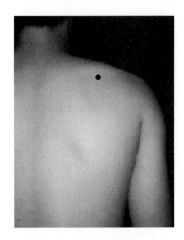

图 4-21 冈上肌进针部位

(5) 临床应用: 当肩胛上神经损伤时, 此肌肉会出现异常, 当臂丛上干或 C_5、C_6 神经根损伤时, 也会出现此肌肉异常。

(七) 肩胛背神经支配肌肉

1. 菱形肌(rhomboideus)

(1) 神经支配: 肩胛背神经和 C_5 神经根。

(2) 起源: 起源于第 2~5 胸椎棘突。

(3) 进针部位: 肩胛缘内侧(图 4-22)。

(4) 激活方式: 使肩胛骨向后和向脊柱靠拢。

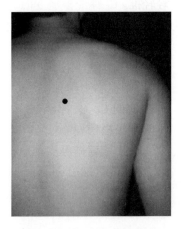

图 4-22 菱形肌进针部位

(5) 注意点: 如果进针太浅, 则有可能扎入斜方肌里, 而它是由副神经支配。

(6) 临床应用: 此肌肉出现神经源性损害时, 多提示 C_5 神经根病变。

2. 肩胛提肌(levator scapulae)

(1) 神经支配: 肩胛背神经, C_3~C_5 脊神经前支。

(2) 起源: 起源于 C_1~C_4 的颈椎横突。

(3) 进针部位: 沿着肩胛骨上内侧间隙(图 4-23)。

(4) 激活方式: 上提肩胛骨, 协助斜方肌参与耸肩。

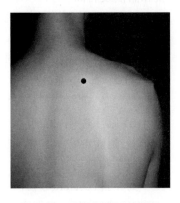

图 4-23 肩胛提肌进针部位

（5）注意点：如果进针太浅，则扎入斜方肌里，而它是由副神经支配。如果进针太深，则可扎入椎旁肌。

（6）临床应用：此肌肉出现神经源性损害时，多提示 C_3~C_5 神经根病变。

（八）胸长神经支配肌肉

前锯肌 （serratus anterior）

（1）神经支配：胸长神经和 C_5、C_6、C_7 神经根。

（2）起源：起源于上 8~9 对肋骨的前外侧表面。

（3）进针部位：在肋骨表面，沿着肋中线，并且平行于肋骨的任何一个肋间隙进针（图 4-24）。

（4）激活方式：上肢向前抬起，并且手向前轻轻推。

（5）注意点：检查此肌肉时，应该特别注意斜刺，否则，容易造成气胸。

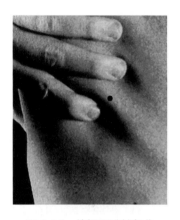

图 4-24　前锯肌进针部位

（6）临床应用：如果单独此肌肉呈神经源性损害，则提示为单独的胸长神经损害，如果还伴有其他的 C_5~C_7 神经根支配的肌肉损害，则需排除神经根病变。

（九）胸背神经支配肌肉

背阔肌（latissimus dorsi）

（1）神经支配：胸背神经，臂丛后索，上、中、下干和 C_6、C_7、C_8 神经根。

（2）起源：起源于下 6 个胸椎棘突、腰背筋膜和髂横纹后面。

（3）进针部位：沿着腋后线，恰好位于肩胛下角外侧（图 4-25）。

（4）激活方式：内旋，内收和伸展上臂。

（5）注意点：如果进针太浅，就会扎入小圆肌。

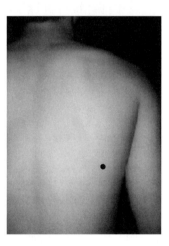

图 4-25　背阔肌进针部位

（6）临床应用：此肌肉的无力和萎缩在临床上很难发现，如果出现神经源性损害，则提示 C_6、C_7、C_8 神经根损害。

（十）胸神经支配肌肉

胸大肌（pectoralis major）

（1）神经支配：锁骨部分是通过胸神经，侧索，上干和 C_5、C_6 神经根支配。

胸骨部分是通过胸神经,侧索,内索、中、下干和 C_7、C_8 和 T_1 神经根支配。

（2）起源：锁骨部分起源于锁骨的胸骨侧，胸骨部分起源于胸骨前面,覆盖 1~7 肋骨。

（3）进针部位：腋前线皱折肌肉最隆起处（图 4-26）。

（4）激活方式：前臂水平位内收。

（5）注意点：如果针扎的太上,则可能扎到三角肌上,而它是由腋神经支配。

（6）临床应用：此神经单独损害非常少见,如果出现神经源性损害,则需排除 C_5~T_1 神经根损害。不过此肌肉的定位价值较小。

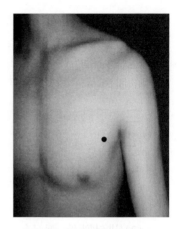

图 4-26　胸大肌进针部位

（十一）副神经支配肌肉

1. 斜方肌（trapezius）

（1）神经支配：副神经,C_3、C_4 脊神经。

（2）进针部位：上部纤维可进针于颈肩三角区；中部纤维可进针于颈椎棘突和肩胛骨之间；下部纤维可进针于下胸椎棘突旁开 3~4cm（图 4-27）。

（3）激活方式：上部纤维：耸肩或抬肩；中部纤维：收回肩胛；下部纤维：抬上肢并旋转肩胛。

（4）注意点：在进针上部纤维时,如果太深,则会扎入提肩胛肌。在进针中部纤维时,如果太深,则会扎入菱形肌。

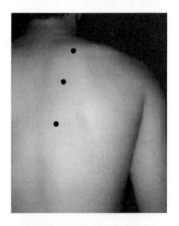

图 4-27　斜方肌进针部位

（5）临床应用：副神经或 C_3、C_4 脊神经损害时,可出现此肌肉异常。

2. 胸锁乳突肌（sternocleidomastoid）

（1）神经支配：副神经和 C_2、C_3 以及部分 C_4 的脊神经纤维。

（2）进针部位：乳突和胸骨之间,斜着进针,最好将针和肌纤维的方向平行（图 4-28）。

（3）激活方式：一侧肌肉收缩,使头向同侧倾斜,脸转向对侧。

（4）注意点：如果进针太内或太前,容易损伤颈动脉。

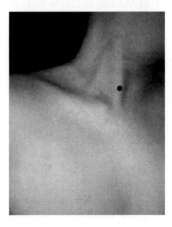

图 4-28　胸锁乳突肌进针部位

（5）临床应用：副神经或 C_2、C_3 及部分 C_4 脊神经纤维损害时，此肌肉可异常。此外，此肌肉也作为诊断肌萎缩侧索硬化的一块非常有用的肌肉。

二、下肢神经支配肌肉

（一）坐骨神经支配肌肉

1. 半膜肌（semimembranosus）

（1）神经支配：坐骨神经的胫神经分支，骶丛和 L_5、S_1、S_2 神经根。

（2）进针部位：侧卧位，在腘窝近端触摸到半腱肌肌腱后，在半腱肌肌腱两旁任何一边都可进针（图 4-29）。

（3）激活方式：屈曲膝关节。

（4）注意点：①如果进针太靠外侧，则可能扎入股二头肌外侧头。②如果进针太靠内侧，则可能扎入大腿内收肌群。

（5）临床应用：坐骨神经的胫神经分支，骶丛和 L_5、S_1、S_2 神经根损害时，此肌肉可异常。

2. 半腱肌（semitendinosus）

（1）神经支配：坐骨神经的胫神经分支，骶丛和 L_5、S_1、S_2 神经根。

（2）进针部位：腹卧位，大腿后中上靠内侧半腱肌肌腱处（图 4-30）。

（3）激活方式：屈曲膝关节。

（4）临床应用：坐骨神经的胫神经分支，骶丛和 L_5、S_1、S_2 神经根损害时，此肌肉可异常。

3. 股二头肌短头（biceps femoris short head）

（1）神经支配：坐骨神经的腓总神经分支，骶丛和 L_5、S_1、S_2 神经根。

（2）进针部位：膝盖外侧面向上四横指处，当触摸到股二头肌长头肌腱后，在此肌腱内侧进针（图 4-31）。

（3）激活方式：屈曲膝关节。由于此肌肉并没有连接到髋关节上，所以，它对伸髋没有

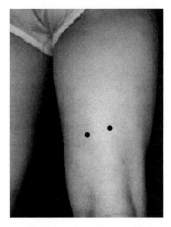

图 4-29 半膜肌进针部位

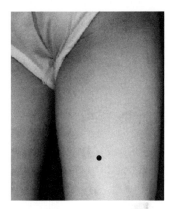

图 4-30 半腱肌进针部位

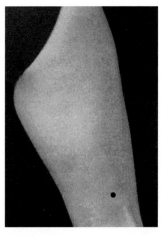

图 4-31 股二头肌短头进针部位

作用。

(4) 注意点:①如果进针太外侧,可能进入股二头肌长头,而股二头肌长头是由坐骨神经的胫神经分支支配。②如果进针太靠内侧,可能进入半膜肌,而半膜肌是由坐骨神经的胫神经分支支配。

(5) 临床应用:当坐骨神经的腓总神经分支、骶丛和 L_5、S_1、S_2 神经根损害时,此肌肉异常。它是在腓骨小头上由坐骨神经的腓总神经分支支配的唯一一块肌肉,这块肌肉或其他任何一块大腿后肌群肌肉出现异常则提示腓总神经损害是在腓骨小头上靠近坐骨神经处或更高。

(二) 胫神经支配肌肉

1. 腓肠肌内侧头(gastrocnemius,medial head)

(1) 神经支配:胫神经,坐骨神经的胫神经分支,骶丛和 S_1、S_2 神经根。

(2) 进针部位:在小腿内侧进针(图 4-32)。

(3) 激活方式:跖屈踝关节。

(4) 注意点:如果进针太深,则可能进入比目鱼肌和趾长屈肌上。

(5) 临床应用:当坐骨神经的胫神经分支,胫神经,骶丛和 S_1、S_2 神经根损害时,此肌肉出现异常。

2. 比目鱼肌(soleus)

(1) 神经支配:胫神经,坐骨神经的胫神经分支,骶丛和 S_1、S_2 神经根。

(2) 进针部位:腓肠肌内侧头肌腹的稍远端,跟腱的内侧(图 4-33)。

(3) 激活方式:跖屈踝关节。

(4) 注意点:如果进针太深,可能会扎到趾长屈肌或胫后肌。

(5) 临床应用:胫神经,坐骨神经的胫神经分支,腰骶丛和 S_1、S_2 神经根损害时,此肌肉会出现异常。

3. 胫后肌(tibialis posterior)

(1) 神经支配:胫神经,坐骨神经的胫神经分支,骶丛和 L_5、S_1 神经根,也可能有 L_4 神经根。

(2) 进针部位:在踝和膝之间沿胫骨连线

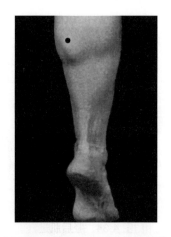

图 4-32 腓肠肌内侧头进针部位

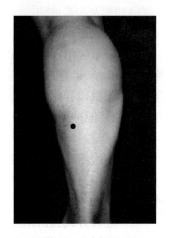

图 4-33 比目鱼肌进针部位

的中点向内,恰好在胫骨的后缘处斜着进针(图4-34)。

(3)激活方式:足内旋。

(4)注意点:进针要深,如果太浅,可能会扎到趾长屈肌上。

(5)临床应用:当坐骨神经的胫神经分支,胫神经,骶丛和L_5、S_1神经根损害时,此肌肉出现异常。胫后肌和趾长屈肌在由于L_5神经根病引起足下垂时通常均异常,但在由于单发性腓总神经病导致足下垂时它们却正常。

4.踇展肌(abductor hallucis)

(1)神经支配:足底内侧神经,胫神经,坐骨神经的胫神经分支,骶丛和S_1、S_2神经根。

(2)进针部位:在足舟骨下方肌肉隆起处(图4-35)。

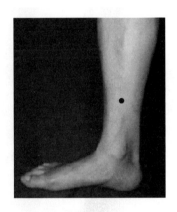 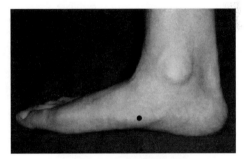

图4-34 胫后肌进针部位　　图4-35 踇展肌进针部位

(3)激活方式:外展大踇趾,很多人很难自主收缩此肌肉。

(4)注意点:斜着进针并且不要太深,另外,此肌肉比较痛,要向患者解释。

(5)临床应用:此肌肉是测定胫神经传导速度常用记录部位。当足底内侧神经、胫神经、坐骨神经、骶丛和S_1、S_2神经根损害时,此肌肉异常。在跗管综合征时,此肌肉异常。由于脚部经常受到扭伤,所以,对此肌肉的异常应该结合临床和其他神经电生理检查。

(三)腓总神经支配肌肉

1.胫前肌(tibialis anterior)

(1)神经支配:腓深神经,腓总神经,坐骨神经的腓神经分支,骶丛和L_4、L_5神经根。

(2)进针方式:胫骨结节下四横指并向外旁开一横指处(图4-36)。

(3)激活方式:背屈踝部。

（4）注意点：此肌肉位置表浅，在胫骨旁很容易触摸到。

（5）临床应用：当腓深神经、腓总神经、坐骨神经的腓神经分支、骶丛和 L_4、L_5 神经根损害时，此肌肉出现异常。对于严重足下垂患者，通常要检查接受 L_5 神经根支配但又不接受腓总神经支配的肌肉包括胫后肌、趾长屈肌、臀中肌和椎旁肌，相反，上述肌肉在由于腓总神经单独损害引起的足下垂患者正常。

2. 趾长伸肌（extensor digitorum longus）

（1）神经支配：腓深神经，腓总神经，坐骨神经的腓神经分支，骶丛和 L_5、S_1 神经根。

（2）进针部位：胫骨结节下四横指并向外旁开二横指处（图4-37）。

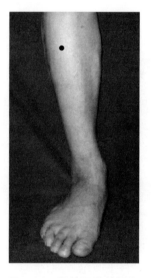 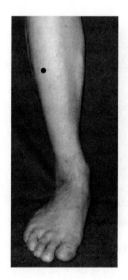

图 4-36　胫前肌进针部位　　图 4-37　趾长伸肌进针部位

（3）激活方式：伸2、3、4、5脚趾。

（4）注意点：①如果进针太靠外，则可能扎到腓骨长肌，而它是由腓浅神经支配。②如果进针太靠前，则可能扎到胫前肌，而它是由腓深神经支配。

（5）临床应用：当腓深神经，腓总神经，坐骨神经的腓神经分支，骶丛和 L_5、S_1 神经根损害时，此肌肉出现异常。

3. 踇长伸肌（extensor hallucis longus）

（1）神经支配：腓深神经，腓总神经，坐骨神经的腓神经分支，骶丛和 L_5，S_1 神经根。

（2）起源：起源于腓骨内侧缘及相邻的骨间隙。

（3）进针部位：两侧踝部连线并沿腓骨外侧缘向近端7~9cm处（图4-38）。

（4）激活方式：伸直大踇趾。

（5）临床应用：当腓深神经，腓总神经，坐骨神经的腓神经分支，骶丛和L₅、S₁神经根损害时，此肌肉出现异常。

4. 趾短伸肌（extensor digitorum brevis）

（1）神经支配：腓深神经，腓总神经，坐骨神经的腓神经分支，骶丛和L₅、S₁神经根。

（2）进针部位：外踝远端三横指（图4-39）。

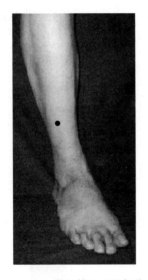 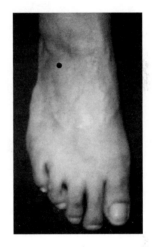

图4-38 踇长伸肌进针部位　　图4-39 趾短伸肌进针部位

（3）激活方式：足趾背屈。

（4）注意点：此肌肉位置表浅，进针要浅。

（5）临床应用：此肌肉是腓总神经支配最远端肌肉，被用来作为测定腓总神经传导速度的记录肌肉。对一些周围神经损害患者此肌肉可以出现萎缩，此外，由于脚部经常受到外伤以及有些人穿不合适的鞋，易造成此肌肉的损伤，所以，对此肌肉异常应该结合临床和其他神经电生理检查。

5. 腓骨长肌（peroneus longus）

（1）神经支配：腓浅神经，腓总神经，坐骨神经的腓神经分支，骶丛和L₅、S₁神经根。

（2）进针部位：腓骨小头下三横指腓骨外侧（图4-40）。

（3）激活方式：脚背屈并足外旋。

（4）注意点：①如果进针太靠后，就会扎到腓肠肌外侧头。②如果进针太靠前，就会扎到趾长伸肌。

（5）临床应用：当腓浅神经、腓总神经，坐骨神经的腓神经分支，骶丛和 L_5、S_1 神经根损害时，此肌肉出现异常。

6. 腓骨短肌（peroneus brevis）

（1）神经支配：腓浅神经，腓总神经，坐骨神经的腓神经分支，骶丛和 L_5、S_1 神经根。

（2）进针部位：外踝近端五指腓骨长肌肌腱之前（图 4-41）。

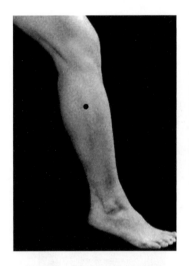 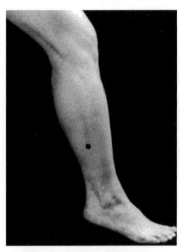

图 4-40　腓骨长肌进针部位　　　　图 4-41　腓骨短肌进针部位

（3）激活方式：脚背屈并外旋。

（4）注意点：如果进针太靠近端，则会扎到腓骨长肌。

（5）临床应用：当腓浅神经，腓总神经，坐骨神经的腓神经分支，骶丛和 L_5、S_1 神经根损害时，此肌肉出现异常。

（四）臀上神经支配肌肉

臀中肌（gluteus medius）

（1）神经支配：臀上神经，骶丛，L_4、L_5，S_1 神经根，以 L_5 神经根为主。

（2）进针部位：患者侧卧，髂嵴外侧向远端两横指（图 4-42）。

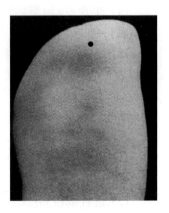

图 4-42　臀中肌进针部位

（3）激活方式：先伸直整个腿然后再使其外展。

（4）注意点：由于此处脂肪较厚，需要用长针。

（5）临床应用：当臀上神经，骶丛，L_4、L_5，S_1尤其是L_5神经根损害时，此肌肉出现异常。

（五）臀下神经支配肌肉

臀大肌（gluteus maximus）

（1）神经支配：臀下神经，骶丛，L_5，S_1、S_2神经根，以S_1神经根为主。

（2）进针部位：在大转子和骶骨连线中点处（图4-43）。

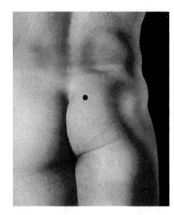

图4-43 臀大肌进针部位

（3）激活方式：大腿和膝关节伸直或臀部肌肉向一起挤压。

（4）注意点：如果进针太靠外侧，则可能碰到坐骨神经，而造成坐骨神经损伤。

（5）临床应用：当臀下神经，骶丛，L_5，S_1、S_2尤其是S_1神经根损害时，此肌肉出现异常。

（六）股神经支配肌肉

1. 髂肌（iliopsoas）

（1）神经支配：股神经，腰丛后支，L_2、L_3神经根。

（2）进针部位：在腹股沟韧带下触摸到股动脉后，再向外旁开两横指（图4-44）。

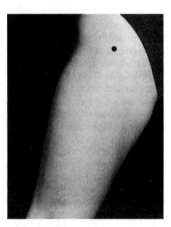

图4-44 髂肌进针部位

（3）激活方式：屈曲大腿。

（4）注意点：如果进针太靠内，可能扎到股动脉或股神经上。

（5）临床应用：当股神经，腰丛，L_2、L_3神经根损害时，此肌肉出现异常。当腹部手术后血肿而导致股神经在腹内段损害时，此肌肉也会出现异常。

2. 股直肌（rectus femoris）

（1）神经支配：股神经，腰丛后支，L_2、L_3、L_4神经根。

（2）进针部位：在大腿前面髂棘和膝盖骨连线中点（图4-45）。

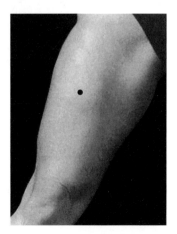

图4-45 股直肌进针部位

(3) 激活方式:伸直膝关节。

(4) 临床应用:当股神经,腰丛后支,L₂、L₃、L₄ 神经根损害时,此肌肉出现异常。

3. 股直肌外侧头(vastus lateralis)

(1) 神经支配:股神经,腰丛后支,L₂、L₃、L₄ 神经根。

(2) 进针部位:大腿外侧面髌骨近端五指(图 4-46)。

(3) 激活方式:伸直膝关节。

(4) 注意点:如果进针太靠后,可能扎到股二头肌短头。

(5) 临床应用:当股神经,腰丛后支,L₂、L₃、L₄ 神经根损害时,此肌肉出现异常。

(七)闭孔神经支配肌肉

长收肌(adductor longus)

(1) 神经支配:闭孔神经,腰丛前支,L₂、L₃、L₄ 神经根。

(2) 进针部位:触摸到起源于耻骨结节的肌腱后,向远端四横指处进针(图 4-47)。

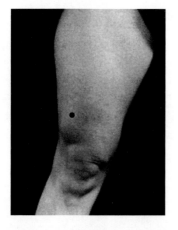 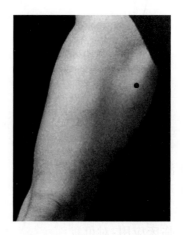

图 4-46　股直肌外侧头进针部位　　图 4-47　长收肌进针部位

(3) 激活方式:内收大腿。

(4) 注意点:①如果进针太靠内,可能会扎到股薄肌。②如果进针太靠外,可能会扎到缝匠肌。

(5) 临床应用:当闭孔神经,腰丛前支,L₂、L₃、L₄ 神经根损害时,此肌肉异常。

三、脑神经支配肌肉

1. 额肌（frontalis）

（1）神经支配：面神经。

（2）进针部位：在眼眶外上 2cm 处与皮肤成 20°～30° 进针（图 4-48）。

（3）激活方式：轻微上抬眉毛。

（4）注意点：此块肌肉很小也很薄，不要垂直进针。

（5）临床应用：对可疑面瘫或面神经有损伤患者检查此肌肉。

2. 眼轮匝肌（orbicularis oculi）

（1）神经支配：面神经。

（2）进针部位：眼角外与皮肤成 20°～30° 进针（图 4-49）。

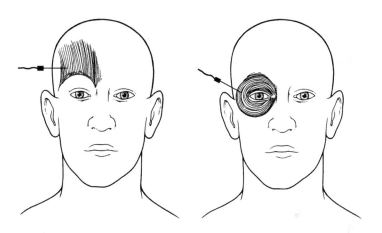

图 4-48　额肌进针部位　　　　图 4-49　眼轮匝肌进针部位

（3）激活方式：轻轻闭眼或眨眼。

（4）注意点：此块肌肉很小也很薄，不要垂直进针。

（5）临床应用：对可疑面瘫或面神经有损伤患者检查此肌肉。

3. 口轮匝肌（orbicularis oris）

（1）神经支配：面神经。

（2）进针部位：嘴角周围与皮肤成 20°～30° 进针（图 4-50）。

（3）激活方式：轻轻撅嘴。

（4）注意点：此块肌肉很小也很薄，不要垂直进针。

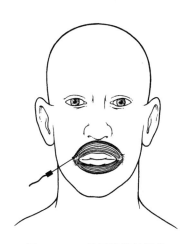

图 4-50　口轮匝肌进针部位

（5）临床应用：对可疑面瘫或面神经有损伤患者检查此肌肉。

4. 舌肌（tongue）

（1）神经支配：第12对脑神经。

（2）进针部位：有两种方法：一种是舌头放在口腔里，在下颌缘下2~3cm向舌的方向进针，针可以向左或右偏，以检查左、右侧舌；另一种方法是用纱布裹住舌，再将其从嘴里轻轻拉出，将针分别从舌侧面扎入（图4-51）。

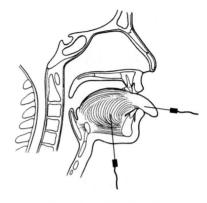

图4-51 舌肌进针部位

（3）激活方式：轻轻伸舌或向两侧偏斜。

（4）注意点：此检查需要患者配合，所以，在检查前和患者讲清楚相关事宜。

（5）临床应用：当第12对脑神经损害时，此肌肉异常。

第二节 肌电图检查基本原理

肌电图是检查运动系统尤其是下运动神经元系统的功能状态，在检查前检查者应该充分了解患者病史，认真做好神经系统尤其是周围神经和肌肉功能检查，这样才能有目的地去检查某些神经和肌肉，既省时，又省力，而且也不加重患者的痛苦。另外，由于要将针插入患者的肌肉里，所以，首先要向患者解释清楚，以取得患者合作，同时要了解患者是否有皮肤出血情况，近期有无用过抗凝剂，有无传染病等病史。

常规检查时示波器扫描速度为每格10毫秒，灵敏度根据所要观察的内容不同而不同，通常观察自发电位时灵敏度为每格$100\mu V$，观察运动单位电位变化时灵敏度为每格$1mV$，带通为低频10~20Hz，高频10kHz。如果要进行运动单位电位平均时限测定，最好在检查时固定用同样的灵敏度。通常选用同芯针电极记录，检查时根据肌肉深浅部位选用长度不同的针。进针时，用左手将所要检查的肌肉局部皮肤绷紧，进针速度要快，将针扎到所检查肌肉的运动点上，即肌肉肌腹部位。一般来说，对于比较表浅的肌肉，位置比较好确定，多采用斜刺进针法。但对于位置比较深的肌肉，其定位相对困难，此时，多采用垂直进针法，并让患者做一些能够激活此肌肉的动作，来确定针是否扎在所要检查肌肉上。当针还没有进入肌肉之前，显示屏上比较安静，看不到电位，也听不到声响。当进入肌肉时，就会听到针插入时电位声响，同时在显示屏上也可以看到一阵短暂电位发放。通常检查时需要检查肌肉不同深度、不同部位多个点，但在每一次重新插入时，最好把针退到皮下，以减少进针给患者带来的痛苦。当要观察运动单位电位形状时，需要让患者做轻微肌肉收缩，一般检查者要给所检查肌肉适当抵抗力量，以了解患者用力情况。当患者收缩力量由小到大时，就会看到逐渐增多的运动单位电位发放。此时，要重点观察那些距离针电极很近的运动单位电位的形状，通常它们上升时间很短，声音听起来很清脆，而那些听起来声音很钝、很遥远，上升时间很长的运动单位电位则距离针电极很远，需要调整针电极。

对每一块需要检查的肌肉，通常分四个步骤来观察：①插入电活动：将记录针插入肌肉时所引起的电位变化。②放松时：观察肌肉在完全放松时是否有异常自发电活动。③轻收缩时：观察运动单位电位形状、时程、波幅和发放频率。④大力收缩时：观察运动单位电位募集类型。

一、插入电位

肌电图检查时首先要观察的是插入电位，当针电极插入肌肉或在肌肉内移动时，由于针的机械性刺激，导致肌纤维去极化，而产生短暂电活动，即为插入电位。正常的插入电位持续时间很短暂，多在针停止移动后持续时间不超过300毫秒，当插入电活动持续时间大于300毫秒时，则为插入电位延长。观察插入电位时，最好是观察显示屏上的特点，而声响特征不很明显，有时正常与异常区别不大，插入电位过多或过少均为异常。其延长的电活动可以以正锐波形式出现，也可以以肌强直电位、复杂重复放电、束颤电位等形式出现。插入电位延长可见于神经源性和肌源性损害，注意有时某些正常人也会在针插入后出现几次正锐波，但不持续。在有些情况下，插入电位可以减少，多见于严重的肌肉萎缩或肌肉纤维化而导致肌纤维数量明显减少时，也可见于周期性瘫痪发作期。

二、自发电位

肌肉在放松时所出现的自发电活动，叫自发电位（spontaneous activity）。在肌电图检查时几乎所有的自发电位都属于异常自发电位，但除外发生在终板区的自发电位。产生自发电位的部位可以发生在单个或很多联系在一起的肌纤维上，也可以发生在神经肌肉接头、运动神经元、轴索以及轴索终末分支处。检查者在观察自发电位时要重点观察它的形状、稳定性、发放频率，并且一定要注意听其特有的声响（表4-1）。

表 4-1 自发电位比较表

	自发电位	发生源	形状	声音	频率（Hz）	规律性
正常	终板噪声	肌纤维	单相负性波	海啸样	20~40	不规律
	终板电位	肌纤维	先负后正双相波	水到油锅里	5~50	不规律
异常	纤颤电位	肌纤维	先正后负双相波	雨落到棚布上	0.5~10	规律
	正锐波	肌纤维	先正后负	爆米花样	0.5~10	规律
	复杂重复放电	肌纤维		机关枪样	20~150	规律
	肌强直电位	肌纤维		摩托车样	20~150	规律

（一）正常自发电位

来自终板区的电位属于正常自发电位，又叫终板电位（end-plate potential，EPP）。在肌电图检查时几乎所有的自发电位都属于异常电位，但除外发生在终板区的自发电位。终板区通常在肌肉肌腹部位，如果在终板区针尖刺激到肌肉内的神经末梢时，将会出现低波幅终板噪声和高波幅终板棘波，两者常常同时出现，也可以单独出现。此时，患者会感到疼痛，而这种疼痛只需要轻轻移动针尖就会消失。

1. 终板噪声（end-plate noise） 是一种反复出现的低波幅单相负性电位，波幅为 10~50μV，发放频率为每秒 20~40Hz（图 4-52），在扩音器上可以听到海啸样声音，它代表从细胞外记录到的微终板电位，是乙酰胆碱在安静时自发释放并且不传播的去极化电位。

2. 终板棘波（end-plate spike） 间歇性出现，波幅为 100~200μV，发放频

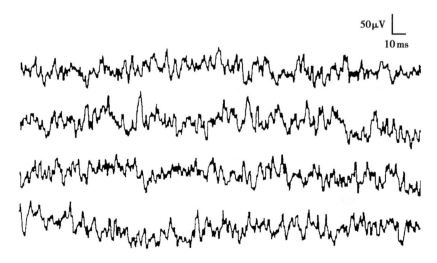

50μV

10ms

图 4-52 终板噪声

率不规则,大约为每秒5~50Hz,典型波形是一先有负相波后有正相波的一个双相波(图4-53),其声音就像油锅里加水的声音,它通常和终板噪声同时出现。

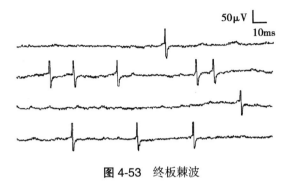

图4-53　终板棘波

(二) 异常自发电位

1. **异常肌纤维自发电位**　通常正常人当针插入终板区以外区域时,肌肉呈现电静息,任何持续超过300毫秒的终板区以外自发电活动都被认为是异常(图4-54)。这些自发电活动可以出现于针插入肌肉时或针移动时,在肌肉非终板区找到两个以上自发电位是肌电图最有诊断价值的发现,它多见于失神经支配的肌肉或肌源性损害。它的产生是由于在失神经支配大约2周后,肌纤维对乙酰胆碱敏感性大大增强,可达到100倍,而这种过度敏感可造成失神经支配肌纤维即使对血中很小量的乙酰胆碱也可产生自发电位。在临床上通过观察这种自发电位的分布,可以判断受损是在脊髓、神经根、神经丛还是在周围神经。常见的肌纤维自发电位包括纤颤电位、正锐波、肌强直电位、复杂重复放电。

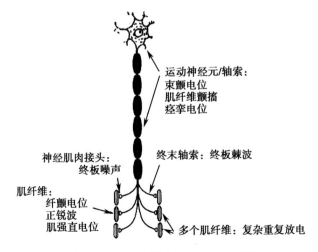

图4-54　异常自发电位发生源示意图

(1) 纤颤电位(fibrillation potentials)：是一种起始为正相波而后为负相波的双相波，时程为 1~5 毫秒，波幅为 10~100μV，发放频率比较规则，多为每秒0.5~10Hz，有时可高达 30Hz(图 4-55)。在失神经支配早期，纤颤电位相对较大，而当 6~12 个月后病情进入慢性期时，纤颤电位就逐渐变小。在肌电图检查时，除了在荧光屏上可以看到起始为正相而后为负相的双相波外，还可以同时听到像雨点落到篷布上的声音。纤颤电位在正常肌肉上偶然也会出现，汤晓夫等研究大约 4.3% 正常人在终板区以外可以发现一处纤颤电位，但如果同一块肌肉上出现两处以上的纤颤电位，就应该考虑病理性。出现纤颤电位通常多代表是神经源性损害，但也可见于一些肌源性损害，特别是炎性肌病和一些肌营养不良，主要是由于肌肉坏死后继发失神经改变所引起。

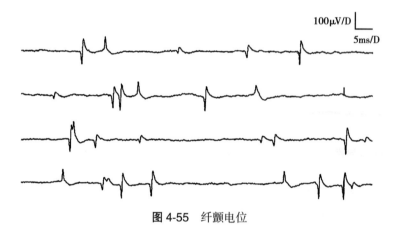

100μV/D

5ms/D

图 4-55　纤颤电位

(2) 正锐波(positive sharp waves)：正锐波是一个起始部为正相，继之伴随出现一个时限较宽，波幅较低的负相波。它可以伴随插入电位出现，也可以自发发放，它的波幅变化范围较大，从 10~100μV，有时可达 3mV，同纤颤电位一样，它的发放频率比较规则，介于每秒 0.5~10Hz，有时达 30Hz(图 4-56)，在肌

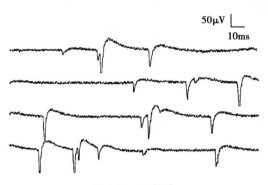

50μV

10ms

图 4-56　正锐波

电图检查时,可发出比较钝的爆米花声。正锐波这种规律发放和特殊声响很重要,因为,有时在患者没有完全放松,而针又离放电运动单位较远时,会出现正锐波样改变,但这种改变不是规则发放,而且不伴有特殊声响,可以和正锐波鉴别。正锐波通常多和纤颤电位一起出现,但也可单独出现,尤其是在肌肉失神经支配早期,但也可在一些肌源性损害,特别是在炎性肌病和一些肌营养不良中出现。

纤颤电位和正锐波分级:分为 0~4 级(图 4-57)。

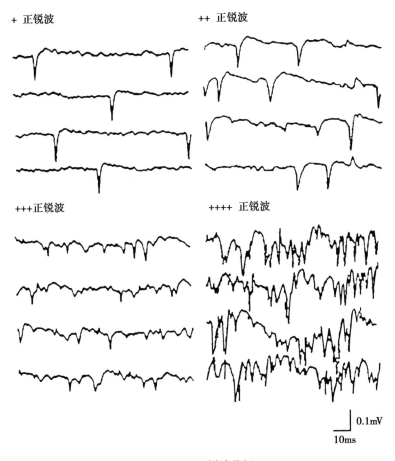

图 4-57　正锐波分级

0:无纤颤电位、正锐波和任何其他自发电位,即为正常。

±:可疑自发电位发放,单个出现,持续时间少于 1 秒,发放频率慢,并且只在一块肌肉某个部位出现。

+:至少在一块肌肉的两个不同点检测到持续时间超过 2~3 秒以上的自发

电位发放。

++：至少在一块肌肉的三个或更多点检测到中等量自发电位发放。

+++：检查肌肉的所有点均可以见到很多自发电位发放。

++++：检查肌肉的所有点均可以见到广泛的、密集的自发电位发放。

（3）复杂重复放电（complex repetitive discharges，CRD）：又叫肌

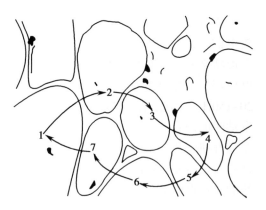

图 4-58　复杂重复放电的病理生理示意图

强直样放电或怪样电位。纤颤电位和正锐波是由单个肌纤维自发放电而产生，而当一组肌纤维同步放电时，就会产生复杂重复放电。通常是由于一个单个肌纤维去极化而相继传导至相邻失神经支配的肌纤维，产生一组肌纤维循环放电，如果这种循环过程反复同时出现，则会出现复杂重复放电（图 4-58）。在肌电图检查时，它表现为突发突止，频率为 20~150Hz，波幅为 50~500μV，规律出现，每次发放的形态基本一致（图 4-59），并且会出现持续的像机关枪样的声音，它可以出现在神经源性损害或肌源性损害，但通常它的出现多提示病变进入慢性过程。

神经冲动从一个肌纤维传到另一个肌纤维，最终形成一个环路，形成复杂重复放电。

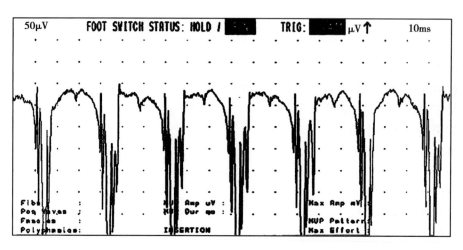

图 4-59　一肌萎缩侧索硬化患者在第 1 骨间肌记录到的复杂重复放电

（4）肌强直电位（myotonic discharges）：它是病理性的持续性肌纤维异常放电的结果，多出现在当针尖插入或移动时。就每个单个肌纤维肌强直放电形状来看，可以是一种正锐波样放电（图 4-60）或是纤颤电位样放电，两种电位都有波幅和频率时大时小的变化，波幅在 $10\mu V \sim 1mV$ 之间，发放频率为 $20 \sim 150Hz$。因此，在检查时，可以听到典型的飞机俯冲样声音，或是像摩托车发动时的声音。出现肌强直电位不一定非要伴有临床上肌强直，可以出现在萎缩性肌强直、先天性肌强直，但也可以出现在低钾麻痹和一些肌病，如多发性肌炎。需要注意的是在有些失神经支配的神经源性病变中也可以出现较短暂的肌强直放电。

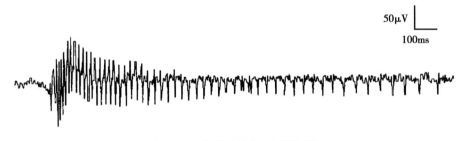

$50\mu V$

$100ms$

图 4-60　肌强直放电（正锐波样）

2. 异常运动单位自发电位

（1）束颤电位（fasciculation）：束颤在临床上表现为自发的肌肉抽动，但很少引起关节移动。束颤电位是指一个运动单位里全部或部分肌纤维的不随意自发放电。通常肌肉表浅处的束颤电位可以被肉眼看到，但肌肉深处的束颤不能被临床检查所发现，而需要经过肌电图检查来显示。束颤电位起源尚不完全清楚，有人认为在轴索，也有人认为在脊髓或周围神经，它和随意运动时出现的运动单位电位不一样，束颤电位通常发放比较慢，并且不规则，它的发放频率为每秒 $0.1 \sim 10Hz$，它的形状很像运动单位所发放的运动单位电位，只是它只在放松时才能看到（图 4-61），它可以 2 个或 3 个连起来发放（图 4-62），如果它是由一个病理的运动单位产生，则其形状会比较大而复杂。束颤电位可出现在很多影响到下运动神经元的疾病，如肌萎缩侧索硬化、多发性神经根病、嵌压性神经病等。然而，正常人也可以出现束颤电位，即所谓的良性束颤电位，但它并不伴随有肌肉无力和肌肉萎缩，也无腱反射异常。良性束颤电位发放的频率比较快，而且多反复在同一部位出现，就像有很多人经常会出现眼睛跳一样，而病理性束颤电位，如在运动神经元病时，可以在全身各个部位广泛出现，尤其以肌肉萎缩和无力处肢体更明显。

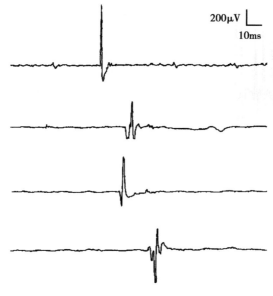

图 4-61　束颤电位

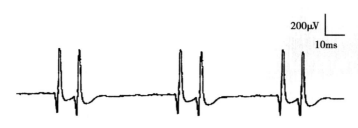

图 4-62　成双出现的束颤电位

（2）肌纤维颤搐（myokymic discharges）：与束颤电位的单个运动单位发放不同，肌纤维颤搐是由一个运动单位有节律、成组、自发、反复放电而形成，也可以叫做成组发放的束颤电位。它的发放频率为 5~60Hz，而且每次发放的一组电位里运动单位电位数量也不相同（图 4-63）。它的产生目前认为可能是脱髓鞘运动纤维的异位兴奋。在临床上，肌纤维颤搐表现为肉眼可见的不随意的皮肤下面肌肉蠕动。局部的肌纤维颤搐多见于慢性神经根病变、嵌压性神经病和放射性臂丛神经损害，尤其是乳癌患者经过放射治疗后出现上肢肌纤维颤搐时则强烈提示是放射性臂丛神经损害而非乳癌转移。面部肌纤维颤搐可见于脑干胶质瘤和多发性硬化引起的脑干损害。此外，在一些脱髓鞘神经病，如吉兰 - 巴雷综合征、慢性炎症性脱髓鞘性多发性神经病也可见到肌纤维颤搐，广泛性的肌纤维颤搐可见于低钙血症、代谢性周围神经病和遗传性肌纤维颤搐。

（3）痉挛（cramps）：痉挛是肌肉的不随意收缩，收缩时伴有疼痛，是很多运

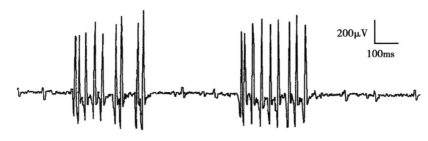

图 4-63　肌纤维颤搐图

表现为运动单位电位反复、成组的放电

动单位重复、无规律的发放，频率可达每秒 40~60Hz（图 4-64）。痉挛发作时肌电图显示很多正常形态的运动单位电位相互干扰出现或很多运动单位电位重复发放，它可以是良性的，如过度锻炼后出现的小腿腓肠肌痉挛，也可出现在一些神经源性损害或与代谢障碍有关的疾病。

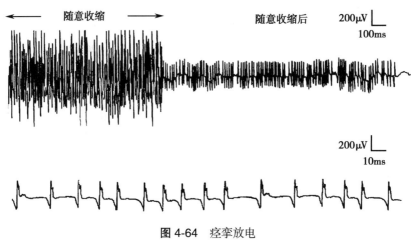

图 4-64　痉挛放电

肌肉随意收缩后出现的不随意反复放电

三、运动单位电位

当观察完肌肉放松时自发电位后，就需要让肌肉做轻收缩来观察肌肉轻收缩时运动单位电位的变化情况。每个运动神经元单次发放冲动可以引起其轴索所支配的全部肌纤维同步收缩，即产生一个运动单位电位。它是肌肉收缩时的基本单位，也是本节重点研究的对象。

（一）运动单位解剖生理

一个运动单位是由一个运动神经元或者说是一个脊髓前角细胞以及其

发出的神经纤维、神经肌肉接头和肌纤维组成。运动神经元单次发放冲动可以引起其轴索所支配的全部肌纤维同步收缩,产生运动单位电位,它是肌肉收缩时的最小功能单位。根据肌肉精细活动情况而不同,每个运动单位所支配的肌纤维数量也不同,大约从 5~10 个(咽喉肌)到 2000 个(腓肠肌)。一个运动单位所支配的区域在成人大约在 5~10mm 范围内,不过,很多运动单位的支配区域相互重叠。当一个运动神经元去极化达到阈值时,就会使动作电位沿着轴索传下去,在正常情况下,这会导致运动单位里所有的肌纤维被激活,并且同时去极化,产生一个运动单位电位。然而,由于神经病变而导致轴索的长度不等或神经到肌肉之间传递的时间不等,以及肌肉本身病变而影响冲动传导时,都会造成同一运动单位内很多肌纤维不能同时去极化,这就是很多神经源性和肌源性损害时运动单位电位改变的病理生理基础。运动神经元的大小也不一样,大的运动神经元具有较粗的轴索,较厚的髓鞘,因此,传导速度就较快,并且支配的肌纤维数量较多,去极化的阈值也较高,即在大力收缩时才能被激活,其运动单位电位的波幅也高,但也容易疲劳。而小的运动神经元,轴索较细,髓鞘较薄,传导速度慢,去极化阈值较低,即很轻微收缩时就可激活,其运动单位电位波幅比较低,因此,当肌肉轻度随意收缩时,根据 Henneman 的大小排列原则,运动单位募集是由阈值较低的小运动神经元开始,产生运动单位电位的波幅大约是 300~700μV,随着收缩力量逐渐增大,阈值较高的大的运动神经元也开始兴奋,其运动单位电位的波幅可达 1~3mV。在轻收缩时,运动单位电位的波幅介于 100μV 和 3mV 之间,但要注意老年人和远端肌肉运动单位电位波幅会比较大,而正常运动单位电位时程通常在 5~15 毫秒,小于 5 毫秒或大于 15 毫秒多为异常。

(二) 运动单位电位

在实际肌电图检查时,除了观察放松时异常自发电位存在与否外,很重要一点就是在轻收缩时来观察运动单位电位变化特征,并根据其特征来判断病变性质、病程等。而对于运动单位电位的研究主要须根据其形状、时程、波幅、位相、稳定性和发放频率来共同分析。

运动单位电位是由针电极周围同一个运动单位内大约 7 个单个肌纤维所产生的电活动的总和形成。

运动单位电位形状、大小和针电极特性有关。一般实验室用的同芯针电极其表面积是 150μm × 600μm,可以记录大约 10mm 范围内肌纤维活动,用这种针记录出的运动单位电位大约有 10~20 个是来自同一运动单位内的肌纤维。通常肌电图所记录的运动单位电位是由针电极所能收集到的同一个轴索内所有被支配的单个肌纤维产生电活动的总和(图 4-65),而针电极所能收集到的运动单位电位范围远比一个运动单位所支配区域要小,所以,针电极稍微一动就会产生一个新的运动单位电位,也就是说运动单位电位的形状、大小和针与肌纤维之间空间位置关系非常密切。正常人运动单位电位形状变化范围很大,这取决于所检查的肌肉和患者年龄。正常人近端肌肉运动单位电位时程就比远端肌肉时程要短,而成人运动单位电位形状比儿童要大,老年人运动单位电位形状则更大,这可能是由于随着年龄增长,肌纤维逐渐变粗或是由于正常年龄的老化,造成运动单位衰老,导致老年人运动单位电位形状比较大,有时很像再生电位。在进行肌电图检查时,应该将每块肌肉内 10~20 个不同的运动单位电位和同年龄组正常人比较,然后再决定其是否异常。然而,这种定量肌电图检查在实际检查中并非很实用,尽管现在很多机器都具有自动测量的功能,但还是比较浪费时间,所以,这种定量检查方法多适用于经验不很丰富的检查者,而对于有经验并且经过良好训练的检查者,通过在显示屏幕上直接观察各种运动单位电位的变化情况,再结合其声音特点,同样也可以达到与定量法相同的功效。目前,这种方法在国外已经较普遍使用,它的缺点是其结果会受到检查者主观性的影响,不过,不论是定量检查还是在显示屏幕上直接观察运动单位电位变化,都需要观察那些距离针电极很近的运动单位电位,即选择那些上升时间短,声音清脆的运动单位电位来观察。

下面是一些分析运动单位变化时的重要参数:

1. 时程　在分析运动单位电位时,时程是一个非常重要的参数,通常以(毫秒)来代表。是指从电位偏离基线到恢复至基线的一个时间过程,它反映了一个运动单位里不同肌纤维同步化兴奋的程度(图 4-66)。运动单位电位起点代表了传导最快肌纤维的电位到达时间。肌纤维电位到达时间的不同,反

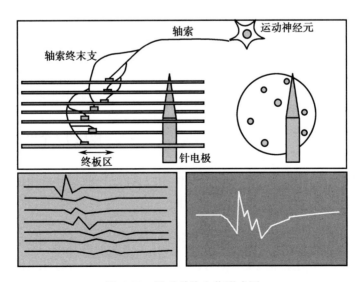

图 4-65　运动单位电位形成图

映了每个肌纤维冲动传导的时间不同,典型运动单位电位时程为5~15毫秒,不同部位肌肉和不同年龄人的运动单位电位时程有差异,比如近端肌肉时程比远端肌肉时程要短,年龄越大,时程越长。观察时程,除了用眼外,声音也很重要,时程长的运动单位电位听起来声音比较钝,而时程短的运动单位电位听起来声音很脆很尖。

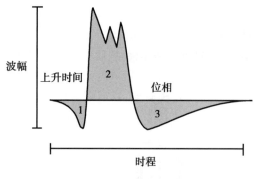

图 4-66 单个运动单位电位图

2. 波幅 运动单位电位波幅指的是峰峰之间的高度。对正常肌肉来说,其波幅变化范围很大,在 $100\mu V\sim 3mV$ 之间。虽然运动单位内所有各单独肌纤维几乎是同时放电,但仅仅位于针尖附近的少数肌纤维决定着运动单位电位波幅大小。而和时程不一样,运动单位内肌纤维数量和波幅的关系不大,但下列因素即针电极离运动单位越近,运动单位里肌纤维直径增加,同一运动单位内肌纤维同步放电均可导致波幅增加。

3. 上升时间(rise time) 是指从起始正相峰与紧接着的大的负峰之间的时间间隔,它反映了记录针尖和发放冲动运动单位之间的距离,通常上升时间应该小于 500 微秒,最好在 100~200 微秒,也就是说运动单位电位越陡越好,说明针和发放冲动的运动单位越近,而这样的运动单位电位可以产生尖锐而清脆的声音。如果运动单位离针尖距离较远,上升时间就会延长,声音就会变钝,此时,应调整针的位置。在检查时,当上升时间理想后,再让患者开始轻微收缩肌肉,来观察运动单位电位变化。

4. 位相(phase) 是检测运动单位内不同肌纤维放电的同步性,测定一个运动单位电位位相时,一般是由电位跨越基线的次数再加上 1 而得到。正常的运动单位电位为 2~4 相,如果位相多于 4 相,则称之为位相增多,说明同一运动单位内肌纤维同步化不好或有肌纤维丢失现象。正常肌肉中多相电位在 5%~10% 之间,但不同的肌肉差异较大,如三角肌可以高达 25%。所以,在观察多相电位时,要针对不同的肌肉而言。

5. 转折(turns) 是指运动单位电位中没有经过基线的电位改变,转折增加和多相波增加具有同样的意义,表明同一运动单位内的肌纤维放电不同。

6. 卫星电位(satellite potentials) 是神经在早期重新支配时出现的一种比较有趣的现象。当肌肉失去神经支配后,邻近未受损的运动单位内神经纤维则以芽生方式支配邻近受损运动单位内肌纤维。而这种芽生纤维很少,髓鞘又很薄,因此,传导很慢,由于传导慢,再加上距离远,这种重新被支配肌肉的运动单位电位的主波后面就跟一个小的卫星电位(图 4-67),它很不稳定,而且发放频率不一,有时可以没有,随着神经芽生不断生长,这种电位离主波越来越近,最终形成主波成分。

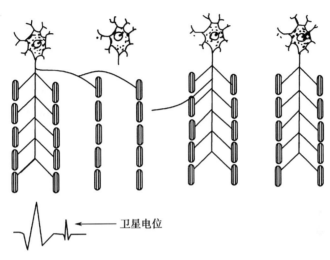

图 4-67 轴索芽生和卫星电位图
当轴索损害时,邻近存活轴索以侧芽方式支配邻近受损运动单位内的肌纤维,形成新生电位

7. 运动单位电位稳定性 运动单位所产生的电位其形状通常比较一致,这种稳定性的存在是由于每次运动单位电位产生时,都经过有效的神经和肌肉接头传递以及运动单位内所有肌纤维的发放。如果神经和肌肉接头之间传递有障碍,则会出现运动单位电位不稳定,表现为运动单位电位波幅和位相不停地变化,这种不稳定运动单位电位不仅可以见于神经和肌肉接头病变,也可以在神经或肌源性损害中见到。在早期神经重新支配时,由于新形成的不成熟神经和肌肉接头尚不能很好地传递神经冲动,导致间断性传导阻滞,也可以出现这种不稳定运动单位电位。

8. 运动单位电位募集和发放类型 对于肌电图检查者来说,判断运动单位电位发放类型以及和发放运动单位电位的运动单位数量关系是比较困难的,需要有一定的经验。首先,当肌肉刚开始收缩时,并不是所有的运动单位都同时被兴奋,而有一定的顺序,即轻度随意收缩可能仅仅激活一个或几个运动单位并以每秒 4~5 次发放冲动,当收缩力量加强时,参与兴奋的运动单位数会逐渐增多。通常会出现两种情况:一是原来未被激活的运动单位兴奋和募集起来,二是原来已经发放的运动单位则加快发放频率,通常大力收缩时,这两种改变都同时起作用,使得运动单位募集按照一定的顺序进行。当患者轻度收缩时,可以看到每秒4~5次的单个运动单位有节律的发放,当收缩力量逐渐加强时,第1个发放的运动单位则增加它的发放频率,而第2个运动单位开始发放,如此这种过程延续下去,伴随着原有运动单位发放频率加快和另外新的运动单位开始发放。在正常人,这种运动单位放电频率和发放的不同运动单位电位数量之比为5∶1,也就是说当第1个运动单位发放的运动单位电位频率达到10Hz时,第2个运动单位开始发放电位;当第1个运动单位发放的电位频率达到15Hz时,第2个运动单位发放电位频率达到10Hz,第3个运动单位开始发放,如此下去。募集比率指的是屏幕上快速发放运动单位电位的数量和被激活的运动单位个数之比,正常为5~10,当大于10时,说明仅有较少数量运动单位快速发放,即出现募集相减小,见于神经源性损害;当小于5时,说明有较多数量运动单位以正常的发放频率发放,见于肌源性损害。当最大收缩时,很多运动单位电位相互重叠起来形成干扰相(interference pattern),此时,已经不能区分每个单个运动单位发放的电位。对大多数肌肉来说,最大发放频率可以达到30~50Hz。在观察患者用力收缩时运动单位电位发放情况时,一个关键的问题是要判断其发放频率和患者用力的程度是否相适应,所以,在轻收缩时,在让患者用力的同时,检查者也一定要给予所检查肌肉一定的抵抗力,同时,眼睛观察荧光屏上电位变化,来感知患者用力情况和运动单位电位发放的程度是否相一致。

干扰相的出现需要具备两个条件:即运动单位激活和募集。激活指的是增加运动神经元放电能力,这是形成干扰相的核心问题。当由于中枢神经系统病变、或是由于疼痛、功能性疾病患者不能合作时,则导致运动单位不能被激活,此时可以出现干扰相减少,但这是由于运动单位不能被激活而导致。募集指的是收缩力量逐渐加大时,能够使得更多运动单位参与发放电位的能力。但收缩力量逐渐加强时,如果没有足够运动单位参与发放电位,而仅有很少一部分具有功能的运动单位参与发放电位,为了达到同样的力量,这一少部分运动单位就必须加快放电,于是,在显示屏上就会出现同样的运动单位电位反复放电,这种现象叫做快速发放(fast firing),当收缩力量更进一步加强时,就只能看到更多的单个运动单位电位发放,而并没有相互重叠,此现象即为募集相减少,又叫单纯相(incomplete interference pattern)(图4-68)。快速发放和单纯相主要见于神经源性损害,也可见于肌源性损害晚期。另外一个比较重要的现象是早期募集现象(early recruitment),在肌病时,运动单位正常,但由于大量肌纤维破坏,导致运动单位内肌纤维数量明显减少,所产生的力量就减少,由于每个运动单位所产生的力量都减小,所以要产生即使是很小一点力量都需要很多运动单位参与,此时,当患者用很小的力量收缩时,即可以看到很多运动单位电位发放,这种用力程度和运动单位电位出现的多少不成比例的现象即

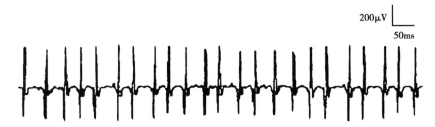

200μV

50ms

图 4-68 大力收缩时,募集相减少,表现为单纯相

为早期募集现象或病理干扰相(图 4-69),这种现象多出现在肌源性损害。在以往传统的肌电图检查中,肌电图检查者主要是在大力收缩时才观察运动单位的募集情况,但实际上,在中等程度用力时,观察募集相可能会更好。

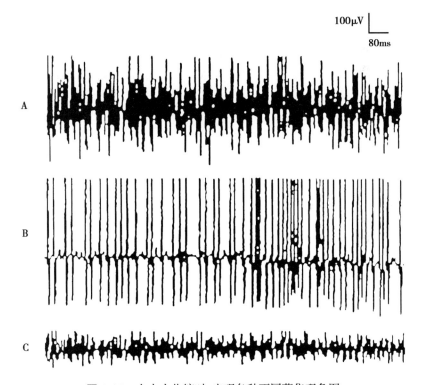

100μV

80ms

A

B

C

图 4-69 在大力收缩时,出现各种不同募集现象图

A. 在正常人,有很多运动单位电位同时发放,以至于不能区分每个单个运动单位电位,为干扰相,即正常募集现象;B. 在神经源性损害时,由于发放电位的运动单位数量减少,而仅有很少一部分具有功能的运动单位参与发放电位,于是,在大力收缩时,可以很清楚地看到每个单个运动单位电位,即募集相减少或单纯相;C. 在肌源性损害时,参与放电的运动单位数量增多,出现的募集现象叫早期募集现象或病理干扰相,即它是由短时程,低波幅运动单位电位组成,它们相互重叠,不能分清每个单个电位

（三）异常运动单位电位类型

在观察运动单位电位时,应该注意其波幅、时程、上升时限、多相电位的比例以及其发放的类型和募集情况。通常可以通过这些指标的变化来分辨是神经源性损害还是肌源性损害。在神经源性损害如前角细胞病变时,由于运动单位减少,导致发放的运动单位电位数量减少,但存活的运动单位经过芽生的方式形成了一个比正常(图 4-70A)大的多的运动单位,此时就会出现一个高波幅、长时程的多相运动单位电位(图 4-70B),当病程进入慢性期时,也会形成一个高波幅、长时程的运动单位电位,即巨大单位。而在肌源性损害时,由于肌纤维的数量减少,则导致运动单位电位的时程缩短,波幅减小(图 4-70C)。但这些仅仅是较典型的神经源性和肌源性损害的运动单位电位的改变,而对一些非典型的或不同病程时期的运动单位电位,其改变却不是固定不变的。

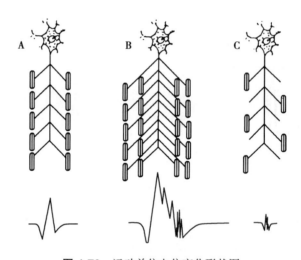

图 4-70　运动单位电位变化形状图

A. 正常运动单位电位有 2~4 相;B. 慢性神经源性损害并伴有轴索再生时出现长时程,高波幅多相运动单位电位;C.肌源性损害时出现短时程,低波幅多相运动单位电位

四、常见病变异常肌电图类型

在肌电图检查时,检查者可以根据自发电位出现的情况、运动单位电位形态、发放频率和募集形式来判断病变性质、严重性、病程和预后。以下是一些不同损害类型和不同病程的肌电图表现形式:

（一）急性神经源性损害（以轴索损害为主）

急性轴索损害多见于外伤、压迫等病变。损害后大约在 4~7 天内损伤远

端神经开始出现轴索变性,2~3周后远端肌肉便出现了失神经支配现象。此时,肌电图检查在放松时可见自发电位,如正锐波和纤颤电位;轻收缩时,运动单位电位形态保持正常,大力收缩时,在无力肌肉上会出现正常形态运动单位电位募集相减少。大约数周至数月后,周围存活的轴索开始以芽生方式重新支配那些已经失去神经支配的肌纤维,此时的运动单位电位就会变得比正常要大,导致其时程加宽、波幅增高、位相增多(图 4-71)。所以,在轴索损害急性期,肌电图检查主要表现为,放松时可以出现自发电位;轻收缩时,运动单位电位形态保持正常;当大力收缩时,在无力肌肉上出现运动单位电位募集相减少。而这种类型的改变在慢性神经源性损害时不会出现,大多数多发性周围神经病患者很少会出现这样的改变,因为它们通常都是病程已经很久的患者。

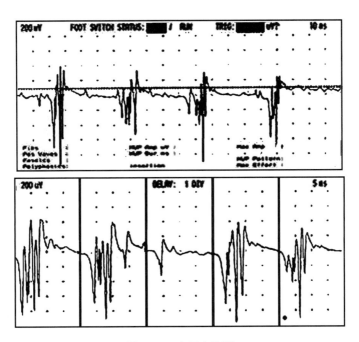

图 4-71 多相电位图

一临床可疑为运动神经元病患者在轻收缩时右腿胫前肌肌电图检查可见很多多相电位

(二) 慢性神经源性损害(以轴索损害为主)

当轴索损伤并且发生变性以后,神经再生方式有两种:一种是如果为神经完全断裂,则神经将通过断端轴索再生来完成。但由于神经再生非常慢(大约每天不到 1mm),所以,神经越长,就恢复越慢,可能需要数月或数年,而上述这种神经轴索再生,需要有一个前提条件,就是前角细胞必须是完好无损,如果前角细胞已经死亡,则神经再生就很困难了。另一种情况是神经部分损害,此时,神经再生是通过邻近存活的运动神经元以芽生方式支配已经丧失神经支配的肌纤维。所以,在慢性神经源性损害情况下,由于出现了神经重新支配现象,导致一个运动单位内肌纤维数量增加,使得在肌电图检查时,出现时程加宽、波幅明显增高(通常大于5mV)的运动单位电位,即巨大电位(图4-72)。而此时,由于肌纤维得到了再生神经纤维的支配,所以,自发电位会明显减少或消失。在大力收缩时,会出现这种巨大异常运动单位电位募集相减少。而这种长时程、高波幅运动单位电位在神经源性损害急性期绝对不会出现,它一旦出现,就标志着病程已经几个月或几年,而进入慢性期。

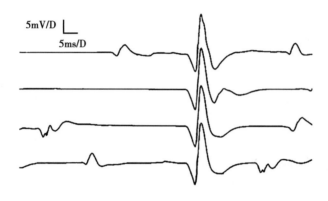

图4-72　巨大电位图

(三)神经源性损害(以脱髓鞘为主)

当病变以纯脱髓鞘损害为主时,由于轴索未被损害,所以,不会出现肌肉失神经支配现象和神经再生现象。因此,在肌电图检查时,既看不到自发电位也看不到运动单位电位形状改变。但当髓鞘脱失导致有神经传导阻滞时,则会出现运动单位电位募集相减少,此时,主要是靠神经传导检查来确定。

(四)急性肌源性损害

由于肌源性损害时,一个运动单位内具有功能的肌纤维数量减少,导致运动单位电位时程缩短、波幅减小。此外,由于存活的肌纤维功能异常,导致一个运动单位内肌纤维不能同时发放电位,即出现多相电位增多,大力收缩时,可出现早期募集现象,有些炎性肌病,由于终板区附近肌纤维坏死,所以,在放松时可见自发电位。

(五)慢性肌源性损害

在慢性肌源性损害时,由于肌纤维变性和坏死,可出现肌肉失神经支配和神经再生现象,在肌电图检查时,可见长时程、高波幅多相运动单位电位,很像慢性神经源性损害。但在慢性肌源性损害时,通常在同一块肌肉内除了可见上述大的运动单位电位外,仍可见短时程、低波幅多相运动单位电位,而很少仅有前者单独存在。此时,还应该注意募集相的改变,慢性肌源性损害通常会出现早期募集现象或正常募集相。此外,在患者放松时,会出现非常小的纤颤电位,提示病情已经进入慢性期。

(六)神经源性损害病程和神经电生理异常的关系

1. 轴索损害 当轴索损害时,继之出现的神经电生理改变和病程密切相关(表 4-2)。在轴索刚刚损害时,例如当神经轴索部分断裂时,患者可以出现该神经支配肌肉无力和麻木,不过,尽管近端神经已经部分断裂,并且在近端刺激时没有任何反应,但在损害处神经远端,神经传导功能仍然保留 4~7 天;之后神经远端出现轴索变性,神经传导检查就会出现肌肉动作电位波幅下降,但末端潜伏时和传导速度正常;随着时间推移,会有更多的轴索发生变性,慢慢的传导速度就会减慢,末端潜伏时就会延长,不过,这些改变决不会达到脱髓鞘病变的程度;数月后,当出现神经再生时,则可以出现运动和感觉神经传导电位波幅逐渐增加。当损害后立即做肌电图检查,仅出现正常运动单位电位募集相减少,没有自发电位,轻收缩时运动单位电位形态正常;大约几周后即开始出现自发电位,而出现自发电位时间长短取决于受损神经与所支配肌肉之间长短。例如,L_5~S_1 神经根发出的神经纤维到达它所支配的肌肉是全身最长的,当 L_5~S_1 神经根受损时,腰椎旁肌出现自发电位的时间大约需要 10~14 天,大腿近端肌肉大约为 2~3 周,小腿肌肉则需要 3~4 周,而足部肌肉则需要 5~6 周才能出现自发电位。如果损害部位在神经远端,并且离所支配的肌肉很近,则自发电位可能一周就出现了。而当损害进入慢性期时,继失神经支配后,就会出现神经再生,通常大约需要数月时间。再生神经再支配肌纤维后就会出现巨大的运动单位电位,如果再生神经能够成功地支配所支配的肌肉,则数月后此肌肉自发电位就会消失,此时,肌电图检查,仅剩下巨大的运动单位电位以及募集相减少。所以,在做神经电生理检查时,应该将病史、病

表 4-2 轴索损害病程和神经电生理改变关系

病程	立即	超急性期 1 周内	急性期 1~6 周	亚急性期 6 周~3 个月	慢性期 3 个月~数月	晚期 数月至数年
神经传导	正常	正常	异常	异常	异常	异常或正常
运动单位电位募集相	减少	减少	减少	减少	减少	减少或正常
自发电位	无	无	无或有	有	有	无
运动单位电位形态	正常	正常	正常	正常或异常	大	大

程和检查结果结合起来综合分析。

2. 脱髓鞘损害　髓鞘主要是用来维持神经传导功能,当髓鞘脱失后,最明显的表现就是神经传导速度明显减慢,末端潜伏时明显延长,更严重者,可以出现神经传导阻滞。即当在损害处近端和远端分别刺激时,肌肉动作电位波幅和面积于近端刺激时下降超过 50% 以上,有时动作电位波幅虽然没有明显改变,而远近端之间神经传导明显减慢,则被认为是局部传导减慢,也提示脱髓鞘损害,它在周围神经病诊断中非常重要。对于脱髓鞘为主病变来说,传导阻滞具有特殊诊断意义。首先,对于一些嵌压性神经病,它可以确定嵌压的部位;另外,它还可以鉴别是遗传性还是获得性脱髓鞘病,例如传导阻滞可以出现在吉兰 - 巴雷综合征、慢性炎症性脱髓鞘性多发性神经病,但不会在腓骨肌萎缩症等遗传性疾病出现。传导阻滞在临床上可以表现为急性出现的麻木、无力,但传导阻滞处远端,神经传导功能则保持正常。对于脱髓鞘为主的损害,由于轴索的功能完好,所以,几周后麻木和无力就会有所恢复,而且肌电图上不会出现失神经支配电位和神经再生电位,唯一的异常就是正常运动单位电位募集相减少。不过,纯粹的脱髓鞘损害很少,多数都伴有继发轴索损害,此时,神经电生理检查可以两者表现都有,只是以脱髓鞘损害为主。

参 考 文 献

1. Brown WF. The physiological and technical basis of electromyograph. Boston:Butterworth-Heinemann Publishers,1984.

2. Kimura J. Electrodiagnosis in diseases of nerve and muscle. 2nd ed. Philadelphia:F. A. Davis Company,1989.

3. Daube JR. Needle Examination in Clinical Electromyograph.An AAEM Worshop,1991,11:11-35.

4. Preston DC,Shapiro BE. EMG waveforms-video companion to electromyograph and neuromuscular disorders. Boston MA:Butterworth-Heinemann,1999.

5. Preston DC,Shapiro BE. Electromyograph and neuromuscular disorders. Boston MA:Butterworth-Heinemann,1998.

6. Robinson L. R. Polymyositis.Muscle Nerve,1991,14:310-35.

7. Dumitru D . Electrodiagnostic Medicine.Philadelphia:Hanley and Belfus Inc. 1994.

8. Wilbourn AJ. The electrodiagnostic examination with myopathies. J Chin Neurophysiology,1993,10:132-148.

9. Bmberg M D,Albes JW. Electromyograph in idiopathic myositis. Mt Sinai J Med,1988,55(6):459-464.

10. 汤晓芙 . 临床肌电图学 . 北京:北京医科大学中国协和医科大学联合出版社,1995:98-99.

第五章

外伤性周围神经损伤

在日常生活中外伤性周围神经损伤比较常见,通常由于开放性损伤、压迫、牵拉、药物注射部位不当等原因引起。一些比较严重的损伤常伴有骨折、损伤部位剧痛和身体其他部位的复合性损伤。在神经电生理技术应用于临床之前,只能根据临床表现来初步估计神经损伤部位和严重程度,并据此来决定治疗方案,而治疗后也只能根据一些患者的主观感觉来粗略的判断神经恢复情况。近年来由于神经电生理技术的发展,可以较准确地对神经损伤类型、严重程度、具体的损害部位和预后提供非常有用的信息,为更多的骨科和神经内、外科医生提供了更多有关损伤后的信息,并对治疗后神经修复情况进行比较准确的估价,因此,它已经被越来越多的应用于外伤性周围神经损伤的诊断及对预后评估上。本章将概括讲解神经损伤机制、电生理检查价值和对损伤后预后的评估,外科手术的作用。

一、神经损伤的机制和病理改变

外伤性周围神经损伤的形式很多,但最常见的和比较严重的是牵拉伤。神经牵拉是指神经的一头相对固定,而另一头受到猛烈牵拉,例如当一个摩托车骑士突然摔倒而导致肩膀着地时,可造成头向肩膀反方向过度牵拉,此时,除了会导致臂丛神经过度牵拉,尤其是臂丛上干牵拉外,也会导致颈神经根撕脱。牵拉伤从表面上看其神经连续性仍然存在,但实际上神经内部会出现出血、瘢痕等导致其预后很差。另外一种比较常见的神经损伤是神经受压,尤其是那些身体表浅的神经,由于外力使其被压迫在骨质或周围比较坚硬物体上,或由于周围软组织肿胀或出血而使其嵌压于变狭窄的腔隙内。比较少见的一种损伤是利器或骨折造成神经切断伤,如玻璃、子弹、刀和骨折断端边缘对神经产生的切割伤,此型预后最差。

神经细胞损伤后不能再生,而神经纤维在一定条件下是可以修复和再生。神经损伤后会发生两种病理变化:即瓦勒变性和节段性脱髓鞘。大多数神经损伤后其远端损伤部分会发生瓦勒变性,导致神经传导障碍,而神经受压后出现的改变多为节段性脱髓鞘。在本书第一部分已经提及神经损伤可被分为神经失用、轴索断裂和神经断伤。神经失用是由于节段性脱髓鞘所致,多由于局部短时间受压所引起,在神经传导检查时会出现传导阻滞。而在轴索断裂时,由于神经干在生理上仍保持连续性,仅是轴索发生变性,在神经传导检查时会出现近端神经失去传导功能,但由于损伤远端神经周围外膜和施万细胞仍具有再生功能,所以,损伤神经尚有自然恢复的可能,对此型神经损伤不主张手术治疗。而当神经完全断裂时,神经连续性完全中断,传导功能完全丧失,神经已经不能自然恢复,此时需要外科手术来进行神经修复。

二、神经损伤后电生理演变

急性神经损伤后出现电生理改变需要一定的时间,刚开始时,神经传导检查在刺激损伤处近端时没有任何反应,而刺激远端时,神经传导功能尚可以保留一段时间。通常远端肌肉动作电位可以持续保留 3~5 天,然后才逐渐减小,直到 6~8 天后完全消失,而感觉神经电位在 5~8 天内都可以正常,有些可持续10~12 天。这种远端感觉和运动神经传导在时间上的差异是由于当轴索仍具有传导功能时,神经和肌肉接头之间传导功能已经丧失,这导致神经损伤后远端感觉神经功能保留的时间比运动神经功能要长几天,此时,神经传导速度尚没有改变,表明大的有髓鞘的神经纤维仍具有传导功能。这种远端残存神经纤维的兴奋性持续时间的长短取决于神经长度,远端残存的神经越长,神经兴奋性保留的时间就越长。在神经失用和轴索断裂刚开始,电生理改变很相像,即近端刺激没有任何反应,而远端刺激时反应正常,而两者的鉴别需要经过一定的时间即至少一周后才能鉴别出。此时,如果是神经失用,则近端刺激时肌肉动作电位波幅逐渐恢复,而轴索断裂时,其肌肉动作电位波幅持续很低或消失,而此时如果这种运动神经干在跨过损伤部位的近端被刺激后,在其所支配肌肉上出现反应,即使是波幅很低的反应,也提示轴索连续性仍然存在。而感觉神经电位的存在提示损害靠近神经根,是节前损害,预后较差。在受损伤神经支配肌肉上出现肌电图改变则需要更长的时间。在神经完全损伤早期,没有任何随意的和自发电活动。神经部分损伤早期,开始会出现运动单位电位募集减少,大约在 1~4 周后就会出现自发电位如纤颤电位。出现自发电位时间早晚和远端残存神经长短有关,如神经根损伤时,椎旁肌大约 5~10 天就可以出现纤颤电位,而同样肌节的远端肌肉大约需要 2~4 周才可以出现纤颤电位。判断轴索损害程度最好的方法是肌电图检查,但也可以用神经传导检查中动作电位波幅来初步判断,但其价值相对较小,而且受检查者技术因素影响,所以其价值相对有限。

三、电生理检查对神经损伤定位诊断

神经电生理检查在确定神经损伤部位和范围上至关重要。而要准确定位,则需要检查者对周围神经走行、分布、所支配的肌肉和感觉分布了如指掌,以判断出神经损害是在神经根处,还是在神经干或周围神经上。例如,对可疑臂丛神经上干损伤,要同 C_5、C_6 神经根损害,以及和含有 C_5、C_6 纤维在内的臂丛分支损害来鉴别。如果损伤累及 C_5、C_6 神经根,则在前锯肌、菱形肌和椎旁肌上会出现失神经电位;如果上三个肌肉正常,但冈上、下肌上出现失神经电位,则损伤部位在臂丛上干近端靠近肩胛上神经处;如果冈上、下肌也正常,则损伤在臂丛上干远端。在临床上判断臂丛神经损害是否伴有神经根损害非常重要,因为如果伴有神经根撕脱伤,则预后很差,并且手术治疗也将无效。神经电生理检查尤其是感觉神经电位检查对于判断是否伴有神经根撕脱非常有价值,如果在后根神经节近端损害,则周围神经轴索没有受到影响,所以,感觉神经电位存在。如伴有 C_7、C_8、T_1 神经根撕脱伤时,在临床上很像臂丛下干损害,但前者感觉神经电位正常,而臂丛下干损伤时,感觉神经电位波幅减低或消失。此外,椎旁肌失神经电位也可以说明神经损害是否靠近神经根近端,不过,通常由于不同节段神经根对这些椎旁肌支配相互重叠,导致其失神经电位很少或基本正常。

四、神经修复过程中电生理变化

神经损伤的修复主要取决于轴索损害的严重程度,存活的运动轴索可以通过神经芽生方式来重新支配那些已经失去神经支配的肌纤维(图 5-1),通常轴索芽生在神经损伤后 24 小时后即开始,而评价轴索损伤严重程度的最好方法就是肌电图检查。在损伤早期,没有自发电位出现;而当神经损伤 1~4 周时,由于远端轴索变性,导致神经失去对肌纤维的支配,此时会出现大量的纤颤电位;随着时间推移,残存的近端轴索开始芽生,使得一个运动单位所支配的肌纤维数量逐渐增多,但早期由于枝芽和神经肌肉接头功能尚不成熟,其传导很慢,被支芽重新支配的肌纤维会产生一种叫新生电位的小电位,离主要的运动单位电位距离较远,在肌电图检查时,可以看到当患者轻收缩时,主要的运动电位旁有一个小的新生电位;当芽生和神经肌肉接头传递功能逐渐接近成熟时,其传导速度加快,新生电位距主要的运动单位电位的距离逐渐缩短,最终加入到运动单位电位里,使其时程加宽,波幅增高。在上述芽生过程中,由于新生枝芽的传导速度不一,还会出现多相运动单位电位。残存轴索通过芽生方式对肌肉重新支配的过程大约需要 3~6 个月。当肌肉被重新支配后,自发电位明显减少,直到消失,而轻收缩时,运动单位电位将从正常逐渐过渡到多

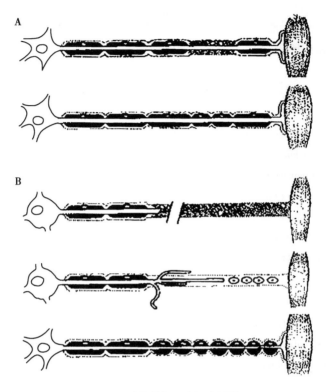

图 5-1　周围神经再生过程图

A. 有髓纤维节段性脱髓鞘后髓鞘再生是通过短节段间的髓
鞘再生形成;B. 轴索断裂后神经再生是通过侧芽形成和残
余轴索的再生来完成的

相电位,最终成为高波幅、长时程的大的运动单位电位。在神经修复过程中神
经传导检查也会发生一系列变化。在神经重新支配早期,由于芽生的纤维其
直径很短并且髓鞘很薄,它们传导很慢,其速度可以慢到小于 10m/s。此时,由
于肌肉动作电位波形很小,并且很离散,所以要记录到肌肉的动作电位比较困
难,不过,虽然其肌肉动作电位波形很小,但说明神经的连续性和再生功能仍
然存在,尚不需要外科手术。

　　当神经功能还没有完全丧失或神经仍然有自然修复的可能时,均先不要
行手术治疗,因为只要还有一点点轴索存活,它就可以通过芽生方式再生,而
只有神经电生理检查才能确定其是否有存活的轴索。当跨越损伤神经处的运
动传导仍可以诱发出反应,而即使它的肌肉动作电位波幅很低,仍说明部分轴
索仍具有传导功能,也就是说在生理上神经连续性仍部分保留,此时,不需要
手术治疗。而当临床和电生理检查在神经损伤后半年内仍无恢复迹象时,说

明神经完全断裂,则需要考虑外科手术探查和神经移植。当神经完全断裂后,由于断端神经已无能力自发修复,则需要急诊外科手术修复,但如果断端有明显挫伤,出血或感染,则手术修复需要延迟。

参 考 文 献

1. Sunderland S. Nerves and nerve injuries. 2nd ed. Edinburgh:Churchill Livingstone,1978.

2. Brown WF. The place of electromyography in the analysis of traumatic peripheral nerve lesions. Clinical Electromyography. Boston:Butterworth,1987:159.

3. Dorfman LJ. Quantitative clinical electrophysiology in the evaluation of nerve injury and regeneration. Muscle Nerve,1990,13:822.

4. Kline DG,Hurst J. Predictors of recovery from peripheral nerve injury. Neurol Neurosurg Update Series,1984,5:1.

5. Millesi H. Brachial plexus injuries. Clin Orthop,1988,36:237.

6. Parry GJ. Electrodiagnostic studies in the evaluation of peripheral nerve and brachial plexus injuries.Neurol Clin,1992,10:921.

7. Stewart JD. Focal Peripheral Neuropathies. New York:Raven Press,1993.

8. Sumner AJ. Aberrant reinnervation. Muscle Nerve,1990,13:801.

第六章

诱发电位基础知识

第一节 概　　述

诱发电位(evoked potential,EP)是指中枢神经系统在感受到体内外各种特异性刺激后所产生的生物电活动,它反映了中枢神经系统各种传导通路功能的完整性。诱发电位根据检测不同的神经传导通路又分为:运动诱发电位和感觉诱发电位。本章重点介绍感觉诱发电位。从理论上来说,人体上所有的感觉传导通路都可以监测,但在实际应用中,最常用的和比较容易检测到的还是感觉诱发电位,包括体感诱发电位(sensory evoked potential,SEP)、视觉诱发电位(visual evoked potentials,VEP)和听觉诱发电位(brainstem auditory evoked potentials,BAEP),它们主要是根据受刺激方式的不同而命名的。感觉诱发电位检查的主要目的在于:一是提供临床下感觉神经传导通路上的亚临床病灶,尤其对那些临床症状和体征提示中枢神经系统可能有脱髓鞘病灶者;二是动态观察感觉神经传导通路上脱髓鞘病灶的变化;三是用于脊柱和颅脑外科中脊髓和颅脑手术的神经监护。

近年来,随着神经影像技术的不断发展,为中枢神经系统病灶的发现提供了非常有价值的诊断手段,使得诱发电位的应用明显减少,尤其对多发性硬化的诊断,但仍有很多临床研究表明视觉诱发电位和体感诱发电位对于多发性硬化的诊断和动态观察其病情变化具有非常重要的作用。但感觉诱发电位在临床应用上也有一些局限性,首先,它仅能确定感觉传导通路上是否有异常,但不能确定病因。其次,由于诱发电位的最终记录部位在外周器官,如眼、耳及外周皮肤,因此,这些外周器官如有病变,也可以导致其结果异常。

一、概念

诱发电位包括了和刺激有锁时关系的一连串波形,每一个波都有特定的神经发生源,因此,其波潜伏时、波幅及位相都是相对固定的。通常单个刺激所产生的波形非常小,波幅极低,常常被掩盖在背景噪声中,而当连续刺激后,通过平均技术,和刺激有锁时关系的诱发电位不断增大,突出于背景,而和刺激无关的噪声经过平均后逐渐被去除,最终形成诱发电位。因此,诱发电位可以说是接受各种刺激后多个反应被平均后的结果,它和自发电位如脑电波不一样。诱发电位是由一系列正相或负相的波组成,其中,向上的波为负相波,用 N 来表示,而向下的波为正相波,用 P 来表示。

二、分类

1. 按感觉刺激的类型　临床上常用的感觉刺激方式包括皮肤痛觉、视觉和听觉三种刺激方式,它们所诱发出的电反应被称为躯体体感诱发电位、视觉诱发电位和听觉诱发电位。

2. 按诱发电位产生的起源　可分为皮质诱发电位(cortical evoked potentials)和皮质下诱发电位(sub-cortical evoked potentials)。

皮质诱发电位是皮质神经元的突触后电位。当刺激产生的神经冲动,沿各自的感觉神经传导通路到达一级感觉皮质后,引起神经细胞及其突触产生的膜电位。体感诱发电位的 N20 和视觉诱发电位的 P100 都属于原发性皮质诱发电位,它们的波形稳定,没有适应性,很少受意识状态的影响。

皮质下诱发电位可能是皮质下神经核团的神经元所产生的突触后电位和皮质下投射到皮质的传导束所产生的动作电位总和。包括 BAEP 中的各波及脊髓电位和臂丛神经电位等,由于皮质下各波的神经发生源比较肯定,加之较少受药物和生理因素影响,因此,也同样具有较高的临床应用价值。

3. 按刺激后诱发电位的潜伏期　诱发电位每个波峰的潜伏期,代表神经冲动从刺激部位到该波峰发生源处所需的传递时间,所以,潜伏期的长短,主要取决于感觉通路的长度、突触数目的多少和神经传导速度。由于刺激后诱发电位出现的潜伏时长短不同,可分为短、中、长潜伏期诱发电位,其中短潜伏期诱发电位包括 BAEP 各波中潜伏时小于 10 毫秒的各波,上肢 SSEP 各波中潜伏时小于 25 毫秒的波及下肢 SSEP 各波中潜伏时小于 45 毫秒的波。这些波由于不受睡眠和药物的影响,多次重复后反应不减弱即无适应性,因此可反复记录,且可得到稳定的结果,在临床上应用的最多。

4. 按刺激的频率　稳态诱发电位和瞬态诱发电位。前者是指刺激频率过高,前一个刺激诱发的反应与第二个刺激诱发的反应相互干扰。而后者是指在低频刺激时,由于刺激的时间间隔足够长,能确保每个诱发电位的波形完全呈现,由于其波形清晰、稳定,因此在临床上常用。故不同的诱发电位刺激频率设定时要特别注意,一般来说,长时程的 VEP 刺激频率不能高于每秒 1~2Hz,而 BAEP 和 SSEP 的刺激频率设定为每秒 10Hz 较为合适。

5. 按记录电极距离诱发电位发生源的远近

（1）近场电位：记录电极距离诱发电位发生源很近时，记录的诱发电位为近场电位。由于其记录部位距离电位发生源较近，因此，记录到的波形清晰，波幅较高，所需要平均的次数也少，如 VEP 中的 P100，只需平均 200~300 次左右即可，但其接受刺激后到达皮质的传导通路较长，因此，其潜伏时和时程都长，所以，记录时，需要用低频率刺激，大约每秒 1~2Hz。

（2）远场电位：由于其发生源在脑的深部，其电场在头颅表面广泛分布，所以，电极在头颅上的位置对波形的影响不大，其波形较小，且波幅低，潜伏时短，时程也短，因此，常用的刺激频率为每秒 5~10Hz。大多数诱发电位属于远场电位，如 BAEP 中的各波就是最典型的例子。

三、诱发电位发生源

事实上，诱发电位的发生源很难准确确定，而把诱发电位的一系列波形当成是其神经传导通路上某些特殊的神经结构所产生的是很理想化的，实际上它的产生和脑内复杂的多灶性的神经发生源的参与也有关。通常如果一个电位的波形很清晰，且波幅很高，则说明此电位的发生源离记录电极的位置很近且电位的分布很局限。而当一个电位的波幅很低时，则提示此电位发生源离记录电极很远，可能在皮质下大脑的深部。也就是说，波形和波幅对判断神经发生源很重要。

大量研究显示诱发电位有三种主要的神经发生源，即皮质、皮质下和周围神经。

（1）皮质诱发电位神经发生源：皮质诱发电位是由体感、视觉、听觉刺激到达大脑皮质后，激活各自一级感觉中枢的皮质神经元而产生的皮质后电位。皮质诱发电位按潜伏期不同分为原发和继发两类，原发者为皮质神经元最早产生的电活动，潜伏时短，波形稳定，如 P100、N20 和 P37 等，临床上应用的很多。继发者为联合皮质的电位变化，其潜伏时长，波形不稳定，临床上很少使用。

（2）皮质下诱发电位神经发生源：包括两部分，一种为皮质下神经核团产生的突触后电位，另一种为皮质下传导束产生的动作电位。

（3）周围神经诱发电位发生源：周围感觉神经去极化产生的电活动，如 N9。

第二节　诱发电位检测要求

一、实验室及检查要求

和常规的神经传导和肌电图相比，诱发电位的检查室条件要求的更加严格,实验室要求远离大型的仪器、设备和嘈杂喧闹的环境,避免外界的电、噪声的干扰。检查室要安静、舒适,和有适当的灯光,适宜的温度和通风设备,以免患者焦虑、紧张和出汗,影响检查效果。检查设备要性能良好,要有良好的接地设施,除了有一个专用地线外,设备的电源必须是独立的插头,以免干扰。设备和患者之间要有良好的地线,以确保患者的安全。

二、检测时注意事项

1. 检查前要求 要告知患者此项检查的目的,程序,需要患者做哪些配合,最好让患者少量进食,并且排空二便。穿舒适宽松的全棉内衣。

2. 实验室环境要求 检查时,检查者和患者均需关闭手机及实验室电话。体感诱发电位和脑干听觉诱发电位检查时,最好仰卧,让患者进入睡眠状态,以减少肌电伪迹的干扰。

3. 电极及导联要求 采用合适的电极导联组合,按照国际标准 EEG 10~20 系统导联安放电极,确保其位置安放准确。如果电极线多时,可将其捆成一束以减少磁场干扰。

4. 阻抗测定 检测前必须进行阻抗测定,在正常允许范围内后方可进行检测,而且在检测过程中定时检测阻抗。

5. 刺激要求 检测时要确保刺激有效,对于 SSEP 要仔细观察手指或足趾是否有轻微抖动;VEP 要确保患者注意力集中在刺激屏幕上;BAEP 要确保刺激声音存在。

6. 记录次数 一般每项诱发电位必须要检查至少两次,直到两次重复性很好为止,但平均次数不易太多,否则,时间太长,患者不易配合,尤其是 VEP 时,患者眼睛容易疲劳。

7. 正常值建议 各实验室最好根据自己实验室情况选择适当正常人,作出自己实验室的正常值标准,并考虑到年龄、性别和身高的差异。

第三节 检 测 设 备

记录仪

(一) 放大器

其主要功能是将诱发出的电信号放大,同时把噪声减少。

1. 输入盒 其主要是接收输入信号,再将其传出到放大器。一般肌电图机器都有 4 对输入端,每对输入端都有输入端 1 和输入端 2,放大器放大的信号实际上是输入 1 和输入 2 之间的信号差,这就确保了诱发电位记录中所研究的波成分被保留下来,而脑外的噪声及干扰就会被滤掉。也就是说,任何一个诱发电位的波成分都是输入 1 和输入 2 之间的信号差的结果,至于波成分的极性则取决于信号差,如为负值,则波成分是向上的,如为正值,则波成分是向下的。在临床实际应用中,通常输入 1 指的是记录电极,它通常离诱发电位发生源很近;而输入 2 指的是参考电极,它通常离诱发电位发生源很远。

2. 滤波系统　其主要功能是把某些频率的波成分排除到限定界限外,这就需要设置带通,即放大器所能放大的那段频率范围称作带通或带宽。在记录诱发电位时,要求带通在一定的频率范围内,放大器应对构成诱发电位所有成分的频率进行同样程度的放大。不同诱发电位带通的范围一般是根据其波成分的时程来确定的。首先从诱发电位波成分中选出最短和最长时程的波,再从时程计算出各自的频率,用高于最短时程波成分的频率一倍的频率作为带通的高截止点,用低于最长时程波成分的频率的一倍的频率作为带通的低截止点。不同诱发电位波形成分的时程不同,其带通也就不一样,具体参见各章节。

3. 噪声　放大器本身可以产生不规律的电压波动,称为噪声。

(二) 平均器

是由数字计算机来完成。其目的是将和刺激有锁时关系的诱发电位波形成分提取出来。通常当机体在接受某种刺激,而在大脑、脑干或脊髓记录诱发出这种电位时,经常会被脑电、心电或肌肉的运动伪迹所掩盖,这就需要采用平均技术,将有用的并且和刺激有锁时关系的诱发电位波形成分提取出来,而将背景噪声如脑电、心电和其他干扰去掉。有关平均的次数,在实际操作中,通常要检测两次,以取得重复性好的波形的平均次数为准,一般来说,皮质近场电位平均次数比较少,而远场电位需要平均次数比较多,如 VEP 只需要平均 200~300 次,而 BAEP 则需要平均 1000~2000 次,而 SSEP 通常需要平均 500~1000 次。

第四节　检　测　方　法

一、刺激电极

1. 刺激类型　对诱发电位来说,刺激类型非常重要,不同的诱发电位,需要不同的刺激方式,如 VEP 多采用棋盘格翻转刺激;而 BAEP 采用短声刺激,而短声刺激又根据短声极性的不同分为疏波短声刺激和密波短声刺激;而体感诱发电位选用的是直接电刺激。

2. 刺激强度　通常,记录诱发电位应该使用最小强度的刺激,能诱发出诱发电位的最小刺激强度称为阈刺激。由于弱刺激诱发出的波幅很小,需要经过平均及叠加技术处理,所以,记录时,选用过弱的刺激会导致记录时间延长。而在阈上刺激时,随着刺激强度的增加,波幅会随之增高,而潜伏时会缩短。不同的诱发电位采取的刺激方式将在后面各章节介绍。

3. 刺激频率 不同的诱发电位刺激频率不一样。一般来说,长时程的 VEP 刺激频率应为每秒 1~2Hz,而 BAEP 和 SSEP 的刺激频率设定为每秒 10Hz 和 5Hz 较为合适。

4. 刺激次数 记录诱发电位时,最终得到的波形是经过若干次平均叠加而得来的。所要叠加的次数,取决于背景噪声的大小,叠加的次数越多,背景噪声就会较少,而波形就会更加清晰,但在临床实际操作中,叠加次数越多,耗费时间越长,患者无法耐受,因此,除了采用叠加平均技术外,还要尽量让患者放松,减少伪迹及其他干扰。

二、记录电极

1. 电极种类 在普通检查室记录诱发电位所采用的记录电极多数为标准的 EEG 电极,即盘状电极。放置前用磨砂膏或酒精将记录部位轻轻摩擦,以除去皮肤表面的油脂和污垢,然后涂上一般的 EEG 电极膏,表面用胶布固定。针电极通常多用于手术监护,比较容易固定。

2. 电极阻抗 诱发电位所有的电极安放好后,均要检测阻抗。通常,只有当盘状电极记录阻抗在 1~5kΩ 之间时,才能记录诱发电位。阻抗过高主要是由于记录部位局部皮肤处理得不好。在记录过程中,经常由于患者出汗等原因,导致阻抗升高,因此,在记录时,最好定时检测阻抗是否在正常范围内。

3. 电极安放位置 原则上采用国际标准 EEG 10~20 系统标准电极安放法。记录电极的具体部位取决于所要记录诱发电位的类型,以能够记录到波幅较高及波形清晰的波的位置为最佳。对于记录近场电位,记录电极应安放在电位发生源附近,记录远场电位时,记录电极放在电位分布区内均可。

三、地线

在输入盒上有地线接口,良好的地线可以明显减少干扰,地线一般放在离记录电极近的部位。

四、电极及导联组合

电极在头皮上放置的位置应该按照所记录的诱发电位在头皮上分布情况而定。原则上是要确保记录到的波形清晰,容易被识别。通常在放大器输入端有两个接口,一个为黑色,另一个为红色。在临床操作中,习惯上把放置在电活动部位的电极连接在黑色接口上,它接收的是阴极电活动,在输出曲线上表现为向上的偏转,即为负相,用"–"表示,连接在红色接口处的电极一般为参考电极。通常这一对电极组成一个导联,不同的诱发电位有不同的导联连接方式。一般分为双极导联和单极导联。在诱发电位记录中多采用单极导联。

单极导联多采用一个无关电极通过跳线连接到几个放大器的红色输入端,而另一端黑色输入端则连接放置在电活动区域或临近活动区域的电极。而这个无关电极又叫参考电极。通常其安放部位应该选择在那些不受或很少受诱发电位空间电场影响的位置,多采用耳垂、乳突或肢体等非头参考部位安放,这种连接法假设参考电极的电位接近于零。由于记录电极和参考电极距离较远,所记录出的波形较大、较稳定,电位差接近于记录电极的电位绝对值,但由于其接地,易受 50Hz 交流电影响,伪迹干扰较大。

第五节　视觉诱发电位

视觉诱发电位(visual evoked potential,VEP)是枕叶皮质接受视觉刺激后从头皮上记录到的一个电反应。当整个视觉传导通路功能正常时,则可以记录到一个正常的视觉电反应,而当视觉传导通路上任何部位发生病变时,视觉诱发电位都可出现异常,因此,其具体定位价值有限。视觉诱发电位检测时最好要做到以下几点:患者能够完全配合;检查前测视力、视野及眼底。如果视力特别差时,由于无法接收到刺激信号,故视觉诱发电位的价值有限。

(一) 视觉诱发电位产生的解剖基础

视神经是特殊的躯体感觉神经,是由视网膜神经节细胞的轴突聚集而成,主要传导视觉功能。视网膜内的神经细胞主要分三层,最外层为视杆细胞和视锥细胞,是视觉感受器;第二层为双极神经细胞;第三层是神经节细胞。视网膜的神经节细胞发出的轴突在视乳头处形成视神经,经视神经孔进入颅中凹,在蝶鞍上方形成视神经,来自视网膜鼻侧的纤维交叉到对侧,来自颞侧的纤维不交叉,继续在同侧走行,并与来自对侧眼球的交叉纤维结合成视束,终止于外侧膝状体,在外侧膝状体换神经元后再发出神经纤维,经内囊后肢后部形成视放射,终止于枕叶视皮质中枢。

(二) 视觉诱发电位基础知识

视觉诱发电位分类:根据其光刺激的形态、刺激频率及刺激方式分为:闪光视觉诱发电位和模式视觉诱发电位。前者主要用于不能配合模式翻转光刺激的患者。而临床主要采用模式视觉诱发电位,模式刺激可以有棋盘格、条栅、点或其他图形,由于其边缘及轮廓清晰,使得刺激更加有效。而其中模式翻转棋盘格是指刺激器屏幕上棋盘格持续存在,但其黑格和白格相互替代转换,每次转换诱发一次反应。这种棋盘格翻转式刺激诱发出的 VEP 异常率高,容易记录,波形清晰临床应用最广泛,因此,以下主要介绍棋盘格翻转式视觉诱发电位。

视觉诱发电位检测方法及注意事项(主要介绍单眼全视野棋盘格 VEP 记录法)如下:

1. 患者准备　检查前一天洗头,不要使用发胶等。戴眼镜者,检查时使用平时所戴的眼镜,不能散瞳。检查前,粗测视野,正常者方可进行 VEP 检查。患者不配合不能做。

2. 检查时要求

(1) 实验室要求:黑暗,安静,确保患者能注意力集中。

(2) 阻抗测试:用盘装电极安放好电极后,必须检查阻抗是否符合要求。

(3) 患者位置:患者最好坐在比较舒适的靠背椅上,刺激眼距离刺激屏幕的距离为 1m,且在同一水平面。

(4) 记录波形:两眼分别检查,检查一眼时,用遮眼罩将未检查眼盖住,并要求被刺激眼注视屏幕中央,一次刺激时间不宜过长,以防眼睛疲劳,连续记录两次,选波形重复性好,能够叠加较好的两次为准。一般刺激次数在 200~500 之间都能得到很好的波形。记录波形时检查者要一直盯住被检查者的眼睛,以确保患者能注意力集中的看着刺激屏幕中央。若波形不清,可适当增加刺激次数。若波幅偏低,应注意被检查者是否注视刺激屏幕。

(5) 对视力的要求:如果患者视力稍差,不能分辨刺激屏幕上的方格,可增加视角,将方格增大,但如果患者视力明显减退,则不推荐做 VEP 检测。

3. 检测参数　刺激参数:临床上最常用的刺激是棋盘格翻转刺激。棋盘格对比度(指黑格与白格之间对比度)通常选用 50%~80%;刺激屏幕中央区域的亮度至少为 $50cd/m^2$,背景亮度为 $20~40cd/m^2$;方格大小用 30° 视角,刺激频率为 1~2Hz。刺激眼和屏幕之间的距离应该固定为 100cm,整个记录过程中要让患者眼睛始终盯住屏幕中央的红点,以确保刺激信号能够被检测眼接收。

电极安放及导联:由于 VEP 结果正常与否主要是靠判断 P100 的潜伏时,因此,在头皮上能够记录到最好的 P100 是选择最佳记录电极的主要前提。通常中线部位在枕叶皮质区记录到的正相 P100 波峰最高,最清晰。导联可分为单极导联和双极导联,其中单极导联是将记录电极放在皮质区,而参考电极放在非皮质区,如耳垂。双极导联是指两个导联都放在神经元活动的皮质区,记录两个皮质电位发生源的电位差。推荐以下两种导联方法:

单极导联　通道 1　Oz-Fpz

通道 2　Oz-A1 或 A2

地线　Cz

双极导联　由于有些人 P100 的优势可能在顶区,因此,此双极导联除常规在 Oz 记录外,还增加了在 Pz 记录。而有时可能由于视觉通路上的病变而导致 P100 波峰的移动,只记录中线导联不完全可靠,因此,双级导联又增加了 L5 和 R5,即 Oz 向左和右旁开 5cm 处的皮质,参考电极均用 Fpz。本实验室常用此双极导联。

双极导联　通道 1　Oz-Fpz

通道 2　Pz-Fpz

通道 3　L5-Fpz

通道 4　R5-Fpz

Fpz 代表前额区中线处,Pz 代表顶区中线处,Cz 代表中央区中线处。Oz 代表枕区中线处。

4. 正常视觉诱发电位(图 6-1、图 6-2)

波形:正常人在枕区可记录到一个 NPN 三相复合波,此复合波中间的正向波(向下的波)波形清晰、稳定、容易识别,此波为 P 波,它通常是在接受刺激后大约 100 毫秒左右出现,故又称 P100,是临床上评

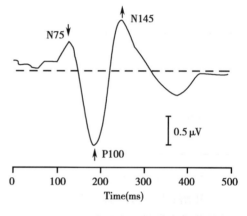

图 6-1　正常视觉诱发电位波形图

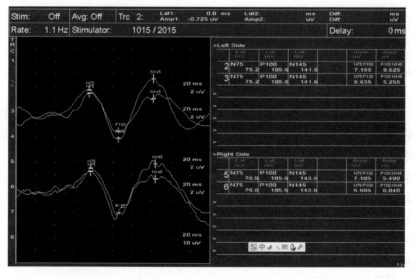

图 6-2　正常人双眼 Oz 记录视觉诱发电位:记录两次重复性很好,且 P100 波形分化良好,潜伏时为 105 毫秒

价 VEP 的主要指标。在此波之前和之后分别有两个负相的波(向上的波),它们通常在接受刺激后大约 75 毫秒和 145 毫秒左右出现,故又称 N75 和 N145波。P100 多数情况下是一个波形向下的 V 字形波,波谷比较容易辨认,但有些情况下,P100 可以是 W 形的双峰波,此时,可延 P100 的升支和降支作一延长线,其焦点即为 P100 的潜伏时。其波幅为 N75 波峰到 P100 波峰之间的距离。

　　由于影响 P100 波形和潜伏时的因素很多,因此,各实验室应该根据本实验室的刺激参数和记录导联及方式做出自己实验室 P100 的正常参考值。表6-1 为一组正常人所获得的全视野棋盘格视觉诱发电位正常参考值。

表 6-1　视觉诱发电位正常参考值(shahrokhi et al.1978)

参数	平均值	范围	平均值 ± 3SD
P100 潜伏时(ms)	102.3	89~114	117.6
左右差别(ms)	1.3	0~6	7.3
P100 波幅(μV)	10.1	3~21	22.6
左右差别(μV)	1.6	0~5.5	5.8

5. 视觉诱发电位影响因素

年龄:年龄可以影响 P100 的潜伏时,50 岁后大约每增加 10 岁 P100 潜伏时延长 2.5 毫秒,这可能和随着年龄的增大,视网膜和视觉传导系统的生理性老化有关。波幅在儿童时很高,而到成年后波幅相对稳定。

性别:P100 潜伏时在成人男性比女性长,这可能和男性头围较大有关。

优势眼:P100 潜伏时在优势眼比非优势眼刺激时要短,而波幅要高。

视敏度:一般来说,视敏度不影响 P100 潜伏时,除非视力非常差,但 P100波幅对视敏度极其敏感。

药物:缩瞳药可使 P100 潜伏时增加。

6. 异常视觉诱发电位及临床解释　P100 潜伏时反映的是眼睛接受到刺激以及刺激经过视觉传导通路传导至枕叶皮质所需要的时间。视觉冲动的传导取决于整个通路上轴索和髓鞘的完整性,当由于病变导致髓鞘脱失时,神经传导减慢,P100 潜伏时就会延长,而此时波幅正常,有学者(McDonald 1977)曾计算过,视神经上有 10mm 的脱髓鞘斑块,就可导致 P100 潜伏时延长 25毫秒。而当病变导致传导视觉冲动的轴索数目减少时,就会出现 VEP 波幅的减低。如缺血性视神经病变导致轴索丢失,出现 P100 潜伏时正常而波幅减低。

　　异常视觉诱发电位的形式包括:VEP 波形消失;P100 潜伏时延长;P100 波幅降低;P100 潜伏时和波幅均异常。

（1）视觉诱发电位波形消失：尤其是双眼 VEP 波形消失，可出现于技术问题、注意力不集中或视力极差。如果排除上述情况波形还未引出，说明视觉传导通路病变。单眼刺激 VEP 波形消失，提示病变侧视交叉前部病变。

（2）P100 潜伏时延长：单眼 P100 潜伏时明显延长，则提示延长侧视神经病变，可能的病变部位在视交叉前，脱髓鞘病变的可能性最大，但不能除外视网膜病变，视神经压迫性病变。双眼 P100 潜伏时明显延长，提示双侧视神经视交叉前病变。双眼 P100 潜伏时轻度延长且程度相近，则病变定位可能为视网膜、视神经、视束及视放射，但视交叉后病变可能性大。

（3）两眼间 P100 潜伏时差延长：即使两眼 P100 峰潜伏时均在正常范围，但如果两眼间 P100 潜伏时差延长，则提示潜伏时长的一侧视觉通路尤其是视神经有传导异常。我们实验室使用的此值上限是 8~10 毫秒。

（4）P100 波幅减低：波幅的高低反映轴索数目的多少，个体间差异很大，也和视敏度有直接关系。因而任何影响视敏度的病变均可导致波幅减低，如眼部病变、视神经病变等。此外，波幅减低也可以出现于注意力不能集中、过度眨眼和眼震等情况，因此，和潜伏时延长相比，波幅减低的意义有限。单眼 VEP 波幅减低，提示视神经或眼部病变。双侧 VEP 波幅减低，提示双侧视交叉前病变、视交叉病变及视交叉后病变或是正常。

7. 视觉诱发电位的临床应用　视觉诱发电位是神经科和眼科的辅助诊断检查手段，它为发现视觉通路病变尤其是视交叉前病变的定位提供了比较客观的依据。但它的异常是非特异性的，仅能提示视觉传导通路上存在病变，但不能确定病因。而 VEP 对视交叉后的病变敏感性较差，通常可以采用半侧视野刺激来判断视交叉后病变，但由于头颅 MRI 的临床应用，故目前半侧视野刺激在一般实验室已经很少应用了。VEP 异常并不代表临床上一定有异常发现，如多发性硬化的患者，可通过 VEP 检查发现亚临床病灶。VEP 通常用于下列神经系统疾病的诊断：

（1）多发性硬化：VEP 对确诊多发性硬化具有很高的辅助诊断价值，其阳性率高达 70%~90%。多发性硬化是最常见的脱髓鞘疾病，视神经是最常受累及的部位之一。由于免疫反应造成视觉通路上局部的髓鞘脱失，受损视觉纤维的传导速度明显减慢，使得 VEP 的 P100 潜伏时延长，而在临床上可以伴有视力减退或视力完全正常，因而，VEP 是诊断脱髓鞘疾病时发现视觉通路上亚临床病灶的主要手段。异常主要表现为 P100 潜伏时明显延长，而波幅正常，通常潜伏时延长超过正常均值 10~30 毫秒，个别患者可延长 100 毫秒。也可表现为两眼间 P100 潜伏时差明显延长。

（2）视神经炎：视神经炎在急性期可以出现单眼视力突然下降，眼球胀痛，眼底检查可见视乳头充血，边界不清等改变，但也可以正常（球后视神经炎），几天后视力逐渐恢复。视神经炎 VEP 突出的改变是 P100 潜伏时明显延长，但如果视力下降明显时，可出现波幅明显减低。

(3) 缺血性视神经病：是指视神经的营养血管发生急性循环障碍所致，本病多发生于老年人，高血压、动脉硬化为其常见原因。表现为无痛性的视力减退，眼底可出现局限性视乳头水肿，可伴有小出血点。缺血性视神经病一般不影响 P100 潜伏时，但可出现其波幅降低。

(4) 前视路压迫性病变：不侵犯视神经的病变引起的视乳头水肿，除非很严重，否则，不会产生 P100 的改变。前视路视神经压迫性病变可以导致 P100 波幅减低，波形扭曲及潜伏时延长，但其延长没有脱髓鞘疾病明显。VEP 对发现视神经压迫性病变比较敏感，甚至在视力下降之前及无任何临床体征时即可出现异常。

(5) 后视路病变及皮质盲：VEP 对后视路病变不敏感，当患者有视力减退，临床怀疑后视路病变时，应该采用影像学检查来诊断。

(6) 神经系统遗传变性病：脊髓小脑变性、腓骨肌萎缩症、遗传性痉挛性截瘫、帕金森病、维生素 B_{12} 缺乏等都可以出现 P100 潜伏时轻度延长。

(7) 视觉功能的客观评定：对于一些诈病或癔症以及婴幼儿或不能配合的患者，VEP 是一种准确而客观的评价视觉功能的检测方法。

第六节　脑干听觉诱发电位

脑干听觉诱发电位(brainstem auditory evoked potentials，BAEP)是一项检测脑干是否受损较为敏感的客观指标。是指人体接受声刺激后从头皮记录到的一系列电活动，能客观敏感地反映听觉传导通路的功能状态，反映耳蜗至脑干相关结构的功能状况，凡是累及听通道的任何病变或损伤都会影响 BAEP。往往脑干轻微受损而临床无症状和体征时，BAEP 已有改变，对于发现脑干亚临床病灶具有很重要的诊断价值。

(一) 听觉传导通路解剖和生理基础

耳分成三部分，外耳由耳廓和外耳道组成，止于鼓膜。中耳含有三个听小骨。内耳又称迷路，含有耳蜗、前庭和三个半规管。听觉传导通路起自内耳螺旋神经节的双极神经元，其周围突感受内耳螺旋器毛细胞的冲动，中枢突进入内听道组成耳蜗神经，终止于脑桥的耳蜗神经核，发出的传入纤维一部分到双侧上橄榄核，尚有一部分纤维直接进入外侧纵束，并止于外侧纵束核。自上橄榄体发出传入纤维沿外侧纵束上行止于四叠体的下丘，自外侧纵束核发出的传入纤维止于内侧膝状体，从下丘和内侧膝状体发出的纤维经内囊后肢形成听辐射，终止于颞横回皮质听觉中枢。

（二）脑干听觉诱发电位的产生

当人耳接受到声刺激后,可以从颅顶记录到来自耳蜗及各级中枢的诱发电位,它们是一串潜伏时在 10 毫秒以内的电反应,又称脑干听觉诱发电位。其波幅只是正常脑电波波幅的 1/100,因此,通常要叠加上千次以上才能得到比较清晰的波形。典型的 BAEP 包括 5 个波,依次用罗马数字Ⅰ~Ⅴ波来表示。Ⅰ波起源于耳蜗神经的外周部分,Ⅱ波起源于耳蜗神经核,Ⅲ波起源于上橄榄核,Ⅳ波起源于外侧纵束核,Ⅴ波起源于下丘。

（三）脑干听觉诱发电位检测方法及注意事项

1. 患者准备　检查前一天洗头,不要使用发胶等。检查前,先给患者解释检查的过程,消除患者的紧张情绪。

2. 检查时要求

（1）实验室要求:黑暗,安静。

（2）阻抗测试:用盘装电极安放好电极后,必须检查阻抗是否符合要求。

（3）患者位置:检查时让患者仰面躺在床上,放松且平静呼吸。耳机安放舒适,减少肌源性伪迹,最好能让患者睡眠。

（4）记录波形:记录波形前,先测听阈。然后两耳分别检测,通常重复检测两次,把两次的结果叠加,看重复性是否好,如果Ⅰ波不清晰,可采取改变刺激极性或增加刺激强度的方法,得到最佳波形。

3. 刺激参数

（1）短声极性:BAEP 是由一系列短声刺激后在头皮上记录的电活动。短声的极性依其耳机震动膜片的方向而定,膜片最初的运动方向远离鼓膜,则为疏波短声,如果是靠向鼓膜,则为密波短声,短声的极性可以影响 BAEP 的绝对波潜伏时。疏波短声刺激时Ⅰ波的波形清晰且波幅较高,而正确识别Ⅰ波非常重要,因此,临床检测时,常用疏波短声刺激。但在有些情况下,即使用疏波短声刺激也可能得不到较好的Ⅰ波,因此,需要将刺激换成密波短声或疏密波交替短声刺激。

（2）刺激频率:短声的频率通常为 11~31Hz,如果频率超过 50Hz,就会产生噪声。

（3）刺激强度:检查前,先分别测患者两耳的听阈值,刺激强度为在听阈值基础上增加 60dB,如果此时波形仍难以辨认,则以 10dB 的档次增加刺激强度,直到达到满意的波形。

（4）健耳噪声:通常采用单耳刺激,但由于骨导和气导的传播作用,通常对侧耳也可以接收到低于 40~50dB 的声音,如果双耳听力基本正常,掩盖这种声音可能不太重要,但如果单耳听力异常时,掩盖住这种声音就显得非常重要,因为,健耳可能对患耳产生声音的影响。因此,为了掩盖住这种从对侧耳传导过来的声音,需要给未刺激耳小于同侧耳刺激强度约 30~40dB 的掩盖强度,又叫健耳噪声。

(5)电极安放及导联:短声刺激时,颅顶部是记录 BAEP 的最佳部位,通常采用以下导联记录

通道 1　Ai(刺激侧耳)-Cz

通道 2　Ac(刺激对侧耳)-Cz

地线　Fz

4. 正常脑干听觉诱发电位(图 6-3、图 6-4)

(1)波形:从头顶上记录,通常可以记录到包括 5~8 个典型的 BAEP 波形,其波形没有一个固定的模式,其中,前 5 个波对临床的意义比较大,而后 3 个波变异很大,对临床意义不大,因此不常用。

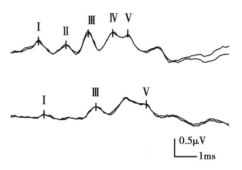

图 6-3　正常脑干听觉诱发电位波形图

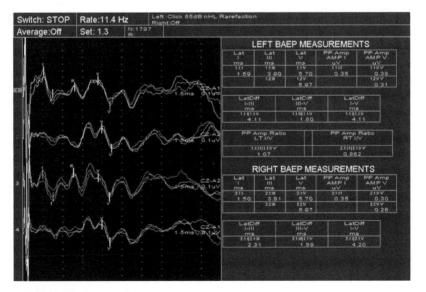

图 6-4　正常人双耳脑干听觉诱发电位:记录两次重复性很好,Ⅰ、Ⅲ、Ⅴ波波形分化良好,各波潜伏时及波间期均在正常范围

Ⅰ波:反映的是听神经颅外段的动作电位,在刺激同侧耳记录到的向上的波,大约在刺激后 1.5 毫秒左右出现,在对侧耳通常仅记录到很小或记录不到 Ⅰ波。在耳垂上记录的 Ⅰ波比在乳突上记录的 Ⅰ波要大而清晰。Ⅰ波的出现与否

非常关键,因此,要尽可能得到很好的Ⅰ波。如果Ⅰ波不好,而患者听力又正常时,应该采取下列措施,提高Ⅰ波的出现率:①改变短声刺激极性以减少刺激伪迹。②增加刺激强度。③降低刺激频率。

Ⅱ波:可能与听神经颅内段的电活动有关。并非所有人都可引出清晰可见的波Ⅱ,有时可能骑在Ⅰ波的降支上,Ⅱ波在BAEP测试中较少使用。

Ⅲ波:与上橄榄核的电活动密切相关。出现于波Ⅰ和Ⅳ波之间。Ⅲ波的辨认可以通过对侧耳的Ⅲ波来识别,对侧耳的Ⅲ波比同侧耳的Ⅲ波稍小,有些正常人Ⅲ波可以出现双峰,此时,可以取其升支和降支沿线的焦点作为Ⅲ波的波峰,来测定潜伏时和波幅。

Ⅳ波和Ⅴ波:Ⅴ波是BAEP中最明显的一个波,出现于短声刺激后5.5毫秒左右,Ⅴ波产生于下丘脑中的中央核团区,Ⅴ波的辨识关键在于是否其后存在一大的负相波,如果没有,则该波不是Ⅴ波,可能是Ⅳ波。Ⅳ波通常在Ⅴ波之前,其发生源起自外侧丘系,和Ⅴ波连在一起,有时和Ⅴ波融合或两波构成多种形态复合波,其潜伏时和Ⅴ波接近。

(2) 各波参数测量:下列参数在BAEP测量中非常重要:绝对潜伏时和波幅;波间期;Ⅴ/Ⅰ比值;两耳波间期差。

绝对潜伏时和波幅:绝对潜伏时测量非常重要,一般测的是峰潜伏时,如果波峰很清晰时,比较容易测量,但当波形分化不好时,就比较难测量,通常选择两次重复性比较好的波形,将其重叠在一起进行测量,由于Ⅰ、Ⅲ、Ⅴ波波形清晰,容易测量,并且具有代表性,因此,临床上主要测量此三个波的绝对潜伏时。由于BAEP波幅变化范围很大,因此,绝对波幅测量仅供参考,比较常用的是Ⅴ/Ⅰ波幅的比值,通常用峰-峰之间的距离代表。

波间期:对临床最有意义的波间期为Ⅰ-Ⅴ,Ⅰ-Ⅲ和Ⅲ-Ⅴ波间期。Ⅰ-Ⅴ波间期代表耳蜗神经到中脑之间的传导通路;正常上限为4.5毫秒,正常两耳之间的差值小于0.5毫秒,其延长可以出现于多发性硬化、缺血性病变、肿瘤、变性病等。Ⅰ-Ⅲ波间期代表耳蜗神经到下位脑干之间的传导通路,正常上限为2.5毫秒,正常两耳之间的差值小于0.5毫秒,其延长可出现于影响到听神经近端的炎症、肿瘤等。Ⅲ-Ⅴ波间期代表下位脑干到中脑之间的传导通路,正常上限为2.4毫秒,正常两耳之间的差值小于0.5毫秒。

Ⅴ/Ⅰ比值:BAEP各波的绝对波幅在个体之间变化很大,因此,对临床诊断意义不大。但Ⅴ/Ⅰ比值在临床上有一定的诊断价值。由于Ⅰ波产生于中枢以外的听神经,而Ⅴ波产生于中脑水平,因此,两波的波幅比值可以反映周围和中枢神经系统损害的情况。Ⅴ/Ⅰ比值的正常范围在50%~300%之间,如果小于50%,说明Ⅴ波过小,提示中枢可能有损害,多见于多发性硬化的早期;如果大于300%,说明Ⅰ波过小,可能由于外周听神经损害所致。表6-2为一组健康人

BAEP 正常值。

表 6-2　BAEP 正常值(chiappa,1979)

波潜伏时(ms)			波间期(ms)			两耳波间期差(ms)	
波	均值	标准差	波间期	均值	标准差	均值	标准差
I	1.7	0.15	I-III	2.1	0.15	0.1	0.09
II	2.8	0.17					
III	3.9	0.19	III-V	1.9	0.18	0.1	0.11
IV	5.1	0.24					
V	5.7	0.25	I-V	4.0	0.23	0.13	0.1

5. 脑干听觉诱发电位影响因素

(1) 年龄和性别:各波绝对潜伏时随着年龄的增加,逐渐延长,而波幅逐渐减低。女性V波潜伏时较男性稍短,而波幅稍高,因此,建议各实验室应该建立自己的正常值。

(2) 受试者状态:在检测时,要求患者安静,放松,而镇静药物对 BAEP 的影响很小,因此,如果患者不能放松或小儿不配合时,可以用镇静药物。

(3) 带通影响:不同的带通滤波将影响 BAEP 的波潜伏时和波形,临床常用的带通为 100~3000Hz。

(4) 刺激强度:强度增大,各波潜伏时缩短而波幅增高。

6. 异常脑干听觉诱发电位及临床解释

脑干听觉诱发电位异常包括下列情况:波形全部消失;波潜伏时和波间期异常;V/I 比值异常;双耳波间期明显延长。

在对各波的研究中,II波和IV波在正常人可以很小,或不清晰,因此,主要研究I、III、V波的波绝对潜伏时和波间期。

(1) 在排除技术因素的情况下,BAEP 各波均消失:可考虑为听神经的严重受损,也可根据其他临床表现判断是否存在脑死亡。

(2) I波或I、II波之后各波消失:可考虑听神经颅内段或脑干严重受损。

(3) BAEP 各波绝对潜伏时均延长,但两侧对称:可能为双侧听力轻度下降所致。如I-V波间期延长,则提示脑干听觉通路受损。

(4) I波未引出,但其后各波都存在,且绝对潜伏时延长,如果III-V波间期正常,则病损可能在脑干听觉传导通路下段或听神经。

(5) I-V波间期延长:提示耳蜗后任何部位的病变,还要根据:如果I-III波间期延长,提示病变可能累及同侧听神经至脑干段;如果III-V波间期延长提示病损可能影响到脑干内的听觉传导通路。

7. 脑干听觉诱发电位临床应用

(1) 多发性硬化的脑干听觉诱发电位改变:随着头颅 MRI 的普遍应用,更多的多发性硬化病灶被发现,尤其是大脑半球的病灶,但对于脑干上的病灶尤其是亚临床病灶 BAEP 起着非常重要的作用。

它有以下 4 个方面的作用:①发现脑干亚临床病灶;②当临床有可疑脑干症状或体征时,BAEP 如果异常,则更支持脑干有病变;③随访病情;④观察治疗效果。

多发性硬化最常出现的脑干听觉诱发电位异常为:早期表现为Ⅴ波的波幅减低即Ⅴ/Ⅰ波幅比值减小或Ⅴ波消失,占 87%(Chiappa 1990);也可以为Ⅲ-Ⅴ波间期延长,即Ⅲ-Ⅴ波间期/Ⅰ-Ⅲ波间期 >1。其次为Ⅲ-Ⅴ波间期和Ⅰ-Ⅴ波间期均延长;Ⅲ波未引出。由于多发性硬化的脱髓鞘斑块均很小,因此,它引起的 BAEP 异常一般都为单侧。伴随有脑干受损症状和体征的患者 BAEP 的异常率高,但相比 VEP 和 SSEP,BAEP 对多发性硬化诊断的阳性率要低,这可能是由于脑干听觉传导通路比视觉和体感传导通路要明显短有关。

(2) 评价听力:特别是对听力检查不合作、癔症和婴儿,可以判断是否有听力障碍及程度。

(3) 昏迷:脑干听觉诱发电位对昏迷预后的评估及可能的损害部位(脑干损害还是大脑半球损害)有一定的鉴别诊断作用。一般说来,脑干的器质性病变导致的昏迷,其 BAEP 多为异常,但要了解患者病前是否有耳科疾病。而半球病变如未引起脑干损害,则 BAEP 正常。不论病因如何及昏迷的程度如何,只要 BAEP 正常,其预后可能比较好,而 BAEP 异常者,死亡率极高。一组 64 例由于脑外伤引起脑死亡的患者的 BAEP 发现,其Ⅲ波和Ⅴ波均消失。另一组脑干出血的患者的 BAEP 研究发现,其病情及预后和 BAEP 的异常直接相关。总之,BAEP 各波消失或仅有Ⅰ波存在,提示预后很差。

(4) 脑死亡的判断:对于脑死亡的判断,除了脑电图外,BAEP 也有很重要的作用。脑电图判断的是大脑皮质的功能,而 BAEP 评估的是脑干的功能,两者结合起来,能够更好的判断脑死亡。符合脑死亡的 BAEP 主要有三种类型:① BAEP 各波均消失;② BAEP 仅见Ⅰ波;③有时可见Ⅰ波、Ⅱ波。一组脑死亡的患者研究发现,77% 的患者 BAEP 所有波形消失,其余的 23% 也仅有Ⅰ波存在。

(5) 手术监护:BAEP 可以用来监护后颅凹手术以确保听神经发生不必要的损伤。

第七节　体感诱发电位

体感诱发电位是常见的感觉诱发电位之一,是指躯体感觉系统的外周神经部分在接受适当刺激后,在其特定的感觉神经传导通路上记录出的电反应。主要反映周围神经、脊髓后索、脑干、丘脑、丘脑放射及皮质感觉区的功能状态。根据在受到刺激后诱发电位出电位的潜伏时长短不同,可分为短、中、长潜伏期诱发电位,其中短潜伏期体感诱发电位(short latency somatosensory evoked potentials,SSEP)受到的影响因素相对较少,波形较稳定,可反复记录,因此,在临床上应用的最多,本节主要介绍短潜伏期体感诱发电位。它主要指的是上肢各波中潜伏时小于 25 毫秒及下肢各波中潜伏时小于 45 毫秒的波。

(一) 体感传导通路的解剖和生理基础

与躯体感觉传导通路有关的解剖通路主要有两条,即后索 - 内侧丘索投射系统和脊髓 - 丘脑投射系统。前者主要传递由关节、肌肉、肌腱等组织传入的深感觉信息。是体感诱发电位的主要传导通路,后者主要传递痛觉、温度觉和触觉,很多资料研究提示,其主要与体感诱发电位中的中、长潜伏期诱发电位有关,而与短潜伏时体感诱发电位无关。目前临床上常用的体感诱发电位主要为:上肢正中神经体感诱发电位,下肢胫神经体感诱发电位。

后索 - 内侧丘索投射系统:一级神经元胞体位于后根神经节,其中枢支由后根进入脊髓,之后组成后索,后索在脊髓内上行,并发生不同程度的重新组合,其中,下肢传入的纤维多数终止于中胸段,位于后索内侧,组成薄束,而传导上胸髓和颈髓所支配躯体感觉的传入纤维,在后索外侧组成楔束,薄束和楔束上升到脊髓和延髓交界处在薄束核和楔束核(二级神经元)内换元,发出轴突形成延髓内弓状纤维,并全部交叉至对侧,形成内侧丘系并继续沿脑干上行,到达丘脑的腹后外侧核(三级神经元),之后发出轴突投射到大脑半球中央后回。

(二) 体感诱发电位检测方法及注意事项

1. 患者准备 检查前,先给患者解释检查的过程,消除患者的紧张情绪,适当进食并排空二便,最好测量患者的身高和肢长。

2. 检查时要求

(1) 实验室要求:黑暗,安静,温度适宜。

(2) 阻抗测试:用盘装电极安放好电极后,必须检查阻抗是否符合要求。

(3) 患者位置:检查时让患者仰面躺在床上,床要舒适,让肌肉完全放松,减少肌肉伪迹,最好让患者能进入自然睡眠状态。

(4) 记录波形:记录波形前,先看基线是否平稳,然后逐渐增大刺激量,直到可以看到足趾或拇指轻微抖动而患者又能耐受且不感觉明显疼痛为止。

3. 检测参数

(1) 刺激参数

1) 刺激电极:采用表面电极或马鞍式刺激电极,绑在手腕或足内踝上,刺激阴阳极均放在所要刺激的神经干上,阴极应该放在近端。

2）刺激部位:诱发上肢正中神经体感诱发电位时,刺激电极放在手腕正中神经处。诱发下肢胫神经体感诱发电位时,刺激电极放在内踝下方胫神经处。

3）刺激电极放置要求:刺激电极安放前,应该将局部轻擦,减小阻抗,必要时可涂抹电极膏,以确保电极和皮肤之间良好接触。如果刺激电极局部阻抗过高,刺激强度过大或患者不能完全放松,都有可能得不到好的波形,或刺激伪迹过大,见图6-5,而不易准确测量潜伏时。

4）刺激强度:采用方波脉冲电刺激,刺激时程 0.1~0.2 毫秒,逐渐增加刺激量,以刚刚出现拇指或足趾明确的跳动为准,此时,也可叫阈刺激,由于刺激的周围神经是混合神经,即含有感觉和运动神经纤维,而此种阈刺激恰恰兴奋了周围神经中直径较粗的感觉神经纤维,而随着刺激量的增大,小的纤维被兴奋,患者就会感

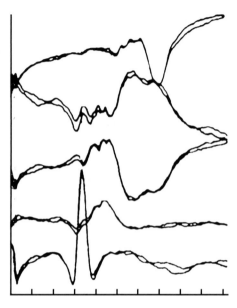

图 6-5　刺激伪迹过大导致基线不稳,起始潜伏时不易测量

到疼痛,不适于临床检查,因此,刺激强度以阈刺激为准。

5）刺激频率:以每秒 3~5Hz 最佳,叠加次数 1000 次左右。

(2）电极导联:导联的选择主要取决于此检查所了解的损害部位。一般需要包括记录周围神经电位的电极记录部位。正常的周围神经电位说明外周的电刺激反应传入的通道是正常的。此外,还要有反映脊髓电位的记录电极、以及记录皮质下电位及皮质电位的电极,以确保在整个体感传导通路的不同部位上均可记录到相应的电位。本实验室通常采用的导联方式简介如下。

1）上肢短潜伏时体感诱发电位

A. 导联方法:

通道 1　CPc-CPi

通道 2　CPi-EPc

通道 3　C7-EPc

通道 4　EPi-EPc

地线　安放在记录电极和刺激电极之间。

其中,C 代表皮质电位。i 代表同侧,c 代表对侧,EP 代表锁骨上电位。N9
用上述导联方法记录出的上肢正中神经 SSEP 见图 6-6、图 6-7。

B. 上肢正常短潜伏时体感诱发电位各波波形及命名:

锁骨上电位(Erb 点电位,又叫 N9):其记录部位在锁骨中点向上 2~3cm 处,

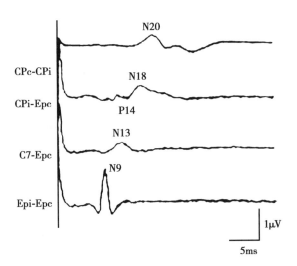

图 6-6　上肢正中神经 SSEP 波形图

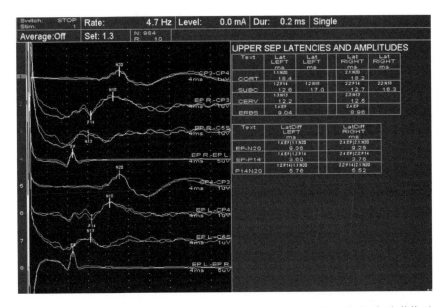

图 6-7　正常人双侧正中神经 SSEP 波形图:各波分化良好,波形清晰,各波潜伏时
及波间期均在正常范围

反映的是臂丛神经电位。由于通常在刺激后大约 9 毫秒后出现,故以 N9 表示。是一个 P-N 双相波,其负相波(N 波)成分高而清晰,健康人均可记录到此波。

颈髓电位(N13):记录部位在 C_7 处,通常在刺激后大约 13 毫秒后出现,故以 N13 代表,反映的是下颈段脊髓后角的突触后电位。是一个主波向上的负相波。并非所有人都可记录到非常清晰的此波,尤其是老年人。

皮质下电位(P14,N18):此两波出现在 CPi-EPc 记录导联上,是皮质下电位。P14 是一个主波向下的正相波,在正常人,其波幅很低,P14 的起源尚有争议,有人认为起源于内侧丘系。N18 是一个主波向上的负相波,和 P14 相连,但波幅较高,N18 可能起源于丘脑的皮质下电位。

皮质电位(N20):是一个负相波,健康人波形清晰,很容易辨认。其发生源被认为在中央后回体感皮质区。通常在 C_3 或 C_4 处记录到。表 6-3 为健康人上肢 SSEP 正常值。

表 6-3 上肢 SSEP 正常参考值(潘映福,1986)

分类		波名				波间期		
		N9	N13	P15	N20	N9-N13	N13-N20	N9-N20
男	潜伏时(ms)	9.9	13.1	15.5	19.4	3.2	6.2	9.4
	标准差	0.8	0.9	1.2	1.2	0.4	0.7	0.8
女	潜伏时(ms)	10.8	12.1	14.2	18.0	3.0	6.0	8.9
	标准差	0.4	0.5	0.6	0.5	0.4	0.5	0.4

2) 下肢短潜伏时体感诱发电位

A. 导联方法:

通道 1　Cz-Fz

通道 2　L_1-Ic

通道 3　PF-K

地线　安放在记录电极和刺激电极之间。

C 代表皮质电位。L_1 代表腰$_1$ 椎体,Ic 代表髂前上棘,PF 代表腘窝电位,K 代表膝盖。

用上述导联方法记录出的下肢正中神经 SSEP 见图 6-8、图 6-9。

B. 下肢正常短潜伏时体感诱发电位各波波形及命名:

腘窝电位(N8):其记录部位在腘窝中点,系胫神经复合电位。由于通常在刺激后大约 8 毫秒后出现,故以 N8 表示。是一个主波向上的负相波(N 波),健康人均可记录到此波。

腰髓电位(N22):在 L_1 和 T_{12} 处均可记录到,通常在刺激后大约 22 毫秒后

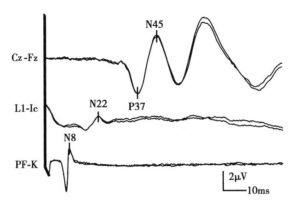

图 6-8　下肢胫神经 SSEP 波形图

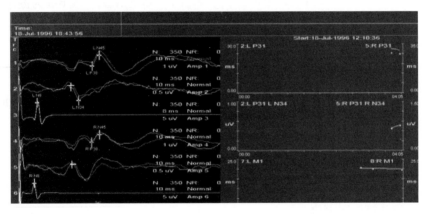

图 6-9　正常人双侧胫神经 SSEP 波形图:各波分化良好,波形清晰,各波潜伏时及波间期均在正常范围

出现,故以 N22 代表,反映的是腰髓节段突触后电位。是一个主波向上的负相波。并非所有人都可记录到非常清晰的此波,尤其是老年人。

皮质电位(P37):是一个主波向下的正相波,其起源在中央后回体感皮质下肢腿的区域。表 6-4 为健康人下肢 SSEP 正常值。

表 6-4　下肢 SSEP 正常参考值(潘映福,1986)

分类		波名			波间期		
		N8	N22	P37	N9-N13	N8-P37	N22-P37
男	潜伏时(ms)	7.1	21.3	39.2	39.2	21.6	18.0
	标准差	0.6	1.5	1.6	1.6	1.6	1.2
女	潜伏时(ms)	6.2	20.2	37.2	37.2	20.5	16.9
	标准差	0.7	1.0	1.7	1.7	1.8	1.5

4. 短潜伏时体感诱发电位记录时注意事项

(1) 记录次数：至少重复记录两次，需要选重复性好的两组波形来测量潜伏时。如果波形不好尤其是皮质电位分化不好时，可适当增加平均次数至2000。

(2) 刺激量：不能太大，否则，患者不能放松。

(3) 刺激伪迹：由于刺激伪迹过大而导致起始基线不稳，不好测量起始潜伏时时，可将刺激电极的极性倒转，不影响 SSEP 的波形。另外，要检查电极的阻抗。

5. 短潜伏时体感诱发电位影响因素　由于 SSEP 整个传导通路很长，从外周神经，通过脊髓，而最终到达大脑皮质，因此，其结果很容易受到其传导走行过程中干扰因素的影响，包括实验室条件、检测方法及各种生理因素的影响，导致各个实验室之间结果很难进行比较，建议各个实验室最好建立自己的正常值范围。影响因素包括：

(1) 年龄：随着年龄的增长，神经传导逐渐增加，但到 55 岁后神经传导又趋于减慢。

(2) 性别：成年女性的中枢传导时间比男性要短。

(3) 身高与肢体长度：由于下肢较上肢明显长，因此下肢 SSEP 各波的绝对潜伏时受到肢体长度的影响比上肢更明显，也就是说各波的绝对潜伏时和身高及肢体长度呈线性相关，但中枢传导时间与身高及肢体长度关系不大。

(4) 温度：温度对 SSEP 有明显的影响，主要是对外周神经传导的影响所导致，导致各波绝对潜伏时延长。

6. 异常短潜伏时体感诱发电位临床解释　SSEP 异常的情况主要有以下几种：各波绝对潜伏时延长；波间期延长；双侧差值增大。其中，波间期的异常对临床的诊断价值最大。

(1) 上肢短潜伏时体感诱发电位异常

1) N9 未引出：但 N13-N20 波间期正常，则认为上肢 SSEP 正常，N9 未引出的原因多系技术问题。

2) N9 潜伏时延长：提示外周神经损害，要进一步作外周神经传导检查。

3) N9-N13 波间期延长：提示颈神经根在臂丛近髓段和颈髓间病损。

4) N13-N20 波间期延长：提示同侧颈髓中、上段的后索、楔束核或对侧内侧丘系、丘脑及丘脑放射病损。

5) N13 波幅减低或消失：可能系下颈髓病变。

6) N20 波幅减低或消失：提示皮质或皮质下受损。

(2) 下肢短潜伏时体感诱发电位异常

1) 腘窝电位潜伏时延长：提示腘窝以下外周神经受损，需进一步做神经传导。

2）N22-P37 波间期延长：提示脊髓、脑干、皮质体感中枢通路受损。为进一步明确病变部位，可参考上肢 SSEP，如果正常，则病损部位可能在胸髓。

3）腰髓电位波幅减低或消失：意义不大，因为，正常人此电位可以引不出。

4）P37 波幅减低或消失：提示皮质或皮质下受损。

7. 短潜伏时体感诱发电位临床应用

（1）多发性硬化：多发性硬化是最常见的脱髓鞘疾病之一，SSEP 对发现体感通路上的亚临床病灶具有重要的临床意义。通常，临床上有感觉障碍者，SSEP 异常率高，可达 75%，而无感觉障碍者，SSEP 异常率低，仅有 42%。其异常可以是一侧性，也可以是双侧性。由于下肢 SSEP 的行走通路明显长于上肢，其受侵犯的几率也就明显增高，因此，下肢 SSEP 的异常率比上肢要高。其异常形式表现如下

1）上肢短潜伏时体感诱发电位：① N9：由于 N9 是周围神经电位，因此，多发性硬化患者几乎不出现 N9 电位的异常；② N13：主要的异常表现为波形缺失或波幅降低，但很少见；③ N20：表现为一侧或双侧 N20 绝对潜伏时延长或波间期延长，有些表现为 N20 波形消失；④各波波间期延长：主要为 N13-N20 波间期延长。

2）下肢短潜伏时体感诱发电位：① P37：主要为潜伏时延长，有些表现为 P37 波形消失；② N22：腰髓电位异常者很少见；③各波波间期延长：主要为 N22-P37 波间期延长。

（2）脊髓病变：脊髓病变如脊髓空洞症、脊髓肿瘤、脊髓外伤只要影响到深感觉传导通路，均可出现 SSEP 异常，而如果病变只影响到浅感觉传导通路，其 SSEP 多正常。

（3）判断昏迷及预后：昏迷者上肢 SSEP 一侧或双侧 N20 消失者，提示预后不良。N13~N20 波间期延长提示预后不良。但昏迷患者如果能记录到 SSEP 各波，提示其预后良好。

（4）脑死亡：既往认为 EEG 出现电静息即可判断脑死亡，近年来研究表明 EEG 结合 BAEP 对判断脑死亡皮质和脑干的功能状态具有重要意义，但如果由于各种原因，BAEP 不能得到 I 波时，使得脑死亡的判断受限，而上肢 SSEP 则弥补了 BAEP 的缺点，由于 SSEP 的 N9 波在所有人均可引出，因此，如果对于昏迷患者 N9 波以后的各波均消失，说明刺激冲动已经进入感觉传导通路的周围部分，但却不能进入中枢部分，这点对脑死亡的判断比 BAEP 更可信。

（5）手术监护：短潜伏时体感诱发电位主要用于脊柱及脊髓手术的监护。

参 考 文 献

1. Habek M. Evaluation of brainstem involvement in multiple sclerosis. Expert Rev Neurother, 2013,13(3):299-311.

2. P Walsh, N Kane, S Butler. The clinical role of evoked potentials. J Neurol Neurosurg Psychiatry,2005,76(Suppl 2):16-22.

3. Filippini G, Comi GC, Cosi V, et al. Sensitivities and predictive values of paraclinical tests for diagnosing multiple sclerosis. J Neurol,1994,241:132-137.

4. McDonald WI, Compston A, Egan G, et al. Recommended diagnostic criteria for multiple sclerosis:guidelines from the international panel on the diagnosis of multiple sclerosis. Ann Neurol,2001,50:121-127.

5. Aminoff MJ, Eisen AA. Somatosensory evoked potentials. Muscle Nerve,1998,21:277-290.

6. Nuwer MR. Fundamentals of evoked potentials and common applications today. Electroenceph Clin Neurophysiol,1998,106:142-148.

7. Binnie CD, Cooper R, Mauguiere F, et al. Clinical neurophysiology, EMG, nerve conduction and evoked potentials.Amsterdam:Elsevier,2004.

8. Chiappa K. Evoked potentials in clinical medicine.3rd ed. NewYork:Raven Press,1997.

9. 潘映福. 临床诱发电位学. 北京:人民卫生出版社,1987.

下　篇

第七章

单发性周围神经病

第一节　正中神经病

在神经科和骨科门诊患者中,有很大一部分是由于手麻痹、感觉异常、手无力等来就诊,而最终检查结果显示,他们当中又有很多患者是由于正中神经在腕部嵌压所造成,它是上肢嵌压性神经病变中最常见的一种,又叫腕管综合征(carpal tunnel syndrome)。正中神经除了在腕部嵌压外,还可以出现在肘部嵌压,但却很少见。此外,在临床上 C_6、C_7 神经根损害以及臂丛神经损害可以很像正中神经损害,单靠临床表现很难鉴别,而神经电生理检查对其诊断和鉴别诊断起着非常重要的作用。

一、正中神经解剖

正中神经为一混合神经,起自于 C_6~T_1 神经根,含有从臂丛外侧索和内侧索发出的纤维,其肌支支配几乎全部前臂屈肌和大鱼际肌,皮支分布于手掌外侧,以及拇指、示指、中指和无名指的桡侧半皮肤。其中,外侧索纤维来自于 C_6、C_7 神经根,其内感觉纤维分布于手掌外侧面、拇指、示指、中指的皮肤,而运动支支配前臂近端肌肉包括桡侧腕屈肌和旋前圆肌;内侧索纤维来自于 C_8~T_1 神经根,其内仅有很少部分感觉纤维支配无名指桡侧半皮肤,而运动纤维支配前臂远端和手部肌肉。正中神经在上臂未发出任何分支,在肘窝处,它和肱动脉毗邻,然后通过旋前圆肌两个头之间进入前臂,在前臂发出的第一个分支支配旋前圆肌,然后支配桡侧腕屈肌、掌长肌和指浅屈肌;之后又分出一个分支是纯运动支,叫前臂骨间神经,支配拇长屈肌、旋前方肌和示指、3 屈指深肌;在接近腕管处,进入腕管之前,正中神经又发出一手掌感觉支,支配大鱼际肌表面的皮肤,然后,正中神经进入腕管(图 7-1)。腕管是由骨和软组织组成的一个狭窄通道,其底和侧面是由腕骨组成,而顶部是由腕横韧带组成,在腕管内,除了正中神经以外,尚有其他 9 个肌腱穿过(图 7-2)。在手掌,正中神经又分成运动支和感觉支,运动支又分出一支支配第 1、2 蚓状肌和另一支环绕支,支

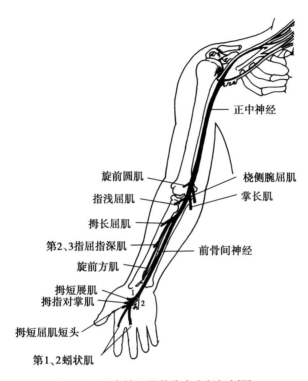

旋前圆肌

指浅屈肌

拇长屈肌

第2、3指屈指深肌

旋前方肌

拇短展肌
拇指对掌肌

拇短屈肌短头

第1、2蚓状肌

正中神经

桡侧腕屈肌

掌长肌

前骨间神经

图 7-1　正中神经及其分支走行解剖图

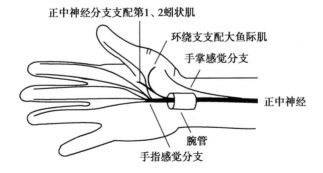

正中神经分支支配第1、2蚓状肌

环绕支支配大鱼际肌

手掌感觉分支

正中神经

腕管

手指感觉分支

图 7-2　正中神经远端运动和感觉支

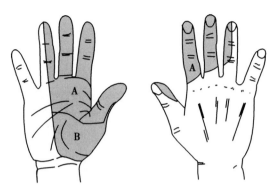

图 7-3　正中神经感觉支配图
A. 指支；B. 手掌支

配大鱼际肌包括拇指对掌肌、拇短展肌、拇短屈肌短头，其感觉支支配拇指内侧、中指、示指和无名指桡侧半(图 7-3)。

正中神经在不同部位损害，其临床表现各不相同，下面将分别加以叙述。

二、腕管综合征

正中神经在腕部嵌压性病变即腕管综合征，是来肌电图室做检查最常见病之一，占所有做肌电图检查患者总数 30%~40%，是骨科、内科和神经科医生在门诊遇到手指麻痹最常见的原因之一，也是所有嵌压性神经病中最多见的一种。主要见于以手工劳动为主的患者，其发病率很高，如果能及早诊断和及时治疗，其预后很好，否则，会给患者带来永久性手部残疾。而其诊断除了依靠病史和查体外，神经电生理检查起着任何其他检查不可取代的作用。

【病因】

正中神经在腕部要通过一个较为狭窄的管道，叫腕管(图 7-4)。此管道是由腕部骨质和腕横韧带组成，其出入口径很小，仅为 2~2.5cm，而在入口处三面均以骨质围绕，其上部又是腕横韧带。当手腕部反复活动时，可造成此处腕横韧带肥厚，导致腕管内空间变小，正中神经受压，最终缺血，继之出现髓鞘脱失。常见于一些从事和手部反复活动有关职业的人，如家庭妇女、打字员、经常用计算机的人、老师等。但也有很多患者为原发性，其原因目前被认为可能是和局部腱鞘炎症有关，个别患者有家族史。此外，一些内科系统疾病，如糖尿病、甲状腺功能亢进、风湿病、关节炎、红斑狼疮、肢端肥大症等也可以出现腕管综合征，可能是由于局部周围组织水肿，血管和软组织炎症、硬化等造成正中神经在腕部受压。妊娠和生产也易患此病，尤其是在妊娠后期，但一般在生产后 2 周自然缓解。近年来有些学者认为双重受压综合征也可以造成腕管综合征，尤其是 C_6、C_7 神经根病变时，最容易合并腕管综合征，但有些学者也

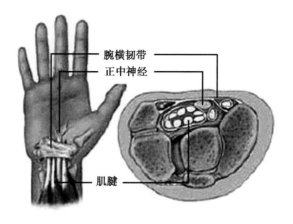

图 7-4 腕管部解剖图

对此学说表示置疑。手腕部骨折如 Colle 骨折也可引起腕管综合征,须立即手术治疗。

【临床表现】

本病女性比男性多见,虽然临床和电生理检查发现多数患者是双侧,但优势侧手通常受影响的更明显或更重,尤其是对那些原发性腕管综合征者。腕管综合征临床表现多种多样(表 7-1),但患者最常见的主诉为手腕和手指麻木、针刺感和疼痛;其次可有手部无力、酸胀,手指僵硬,不能屈曲,手笨拙等。麻木多局限于拇指、示指、中指和无名指的桡侧半,多于患者做一些屈曲手腕部动作时而诱发,如在做家务、看报纸、开车、打电话时发生,于夜间休息时加重,以至于患者常被麻醒,在不停甩手后麻木消失,这可能是由于睡眠时手腕部过度屈曲,导致腕管内压力增加,神经缺血。由于手指麻木,很多患者会经常出现手里拿的东西掉落,而患者不知道。手痛多局限于手指、腕部、有时向前臂放射,而有些患者疼痛定位不明显,可以是整个上肢疼痛,但很少有颈肩部疼痛,此时需要和 C_6、C_7 神经根病变引起疼痛相鉴别,而后者疼痛主要位于颈肩部,并且于颈部活动时加重。有很少一部分患者早期主要表现为手指僵硬,疼痛而不能屈曲,主要局限在拇指、示指和中指。本病由于早期主要影响感觉神经纤维,多数患者都是由于感觉症状如麻木和疼痛来就诊,当病情进一步发展,累及到运动神经纤维时,才出现手指无力、易疲劳、不能持重物,渐渐可以出现手部大鱼际处肌肉萎缩(图 7-5)。

在查体时,可见感觉异常分布区多在正中神经分布范围内,两点辨别觉和痛温觉影响的较早,而由于支配手掌大鱼际处表面皮肤的感觉分支是在腕以上 3cm 处就已经分出,所以腕管综合征时手掌大鱼际处表面皮肤感觉正常,当叩击腕横韧带时,患者可以感到手部有触电样感觉,并向拇指、示指和中指窜

表 7-1　腕管综合征常见症状和体征

高度提示腕管综合征	可能腕管综合征	不支持腕管综合征
凌晨常因手麻而被麻醒,甩手后明显好转	手腕、前臂或上肢疼痛	颈部疼痛
当手持物时如看报、开车、打电话、麻木或疼痛加重	所有手指都麻木	大鱼际肌表面麻木
麻木或感觉异常主要分布在示指、中指和无名指	感觉异常区不固定	小鱼际肌无力、萎缩和小指麻木
大鱼际肌无力或萎缩	手有时僵硬	
Tinel 征	(+)	(−)

痛,此种表现称为 Tinel 征阳性。另一种检查叫 Phalen 征,让患者双手背紧贴,同时,双肘使劲向内用力压,使双腕用力屈曲,通常在 1~2 分钟内,会出现手腕部局部疼痛或手指放电样麻木,即为 Phalen 征阳性。有一项研究表明,Tinel 征阳性可出现在超过 50% 的腕管综合征患者中,不过,在人群中也有很多假阳性,而 Phalen 征对腕管综合征患者来说,其阳性结果更为可靠和准确,而且比

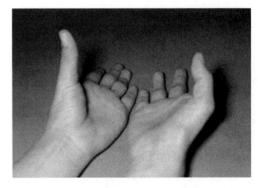

图 7-5　拇短展肌肌肉萎缩

一腕管综合征患者,右手麻木、无力 2 年,图中可见右侧拇短展肌明显萎缩

Tinel 征更敏感。运动检查包括检查大鱼际肌有无萎缩,拇指外展和对掌功能。在检查拇指外展功能时,让患者手保持中立位置,拇指用力指向自己的鼻尖,观察拇指外展力。一般在早期,患者只有感觉障碍时,拇指外展力多正常。

【神经电生理检查】

诊断腕管综合征除了靠临床表现和病史外,神经电生理检查是一项必不可少的检查,尤其对早期患者,若能及早发现并治疗,就不至于发展到拇短展肌无力和萎缩。目前,国内外有关腕管综合征的神经电生理检查研究的非常多,并对其敏感性各家报道不一。对于肌电图检查者来说,除了要非常熟悉腕管部局部解剖外,还要掌握腕管综合征的临床表现和它所应该出现的神经传导和肌电图异常类型,并且应该充分了解其临床症状、体征和肌电图检查之间的相关性。在临床上除了临床表现典型的患者可以有典型神经传导异常外,有些患者会出现其临床表现和神经电生理检查并非完全相符。如有些患者其症状和体征都很轻微,或根本就没有,而神经传导和肌电图检查却显示较明显

异常,而另一些患者其临床表现和体征均很像腕管综合征,但神经传导检查却很轻微或完全正常,这些差异的出现与检查技术及所采用检查方法的敏感性都有关系。所以,神经电生理检查要尽可能全面,并且一定要和病史、临床和其他多方面因素结合起来,才能作出较为准确的诊断。

　　检查的主要目的在于首先要证实在腕管处有局部神经传导减慢或传导阻滞,排除正中神经在肘部病变;其次要除外由于臂丛神经病而影响到正中神经纤维损害及 C_6、C_7 神经根病;最后要确认是否合并有多发性周围神经病。

　　1. 神经传导检查　　见表 7-2。

表 7-2　常规腕管综合征神经传导检查

常规检查

● 正中神经运动:拇短展肌记录,刺激腕和肘部,拇短展肌和腕距离 6.5cm
● 尺神经运动:小指展肌记录,刺激腕、肘下、肘上,小指展肌和腕距离 6.5cm,肘下和肘上距离 10cm
● 正中神经感觉:环状电极示指记录,腕部刺激,距离 13cm
● 尺神经感觉:环状电极小指记录,腕部刺激,距离 11cm
　　上述检查如果出现下列情况,则强烈提示腕管综合征,不需做肌电图,即正中神经传导明显异常:包括肌肉动作电位末端潜伏时和感觉神经电位潜伏时明显延长,并且波幅明显减低,F 波潜伏时明显延长,而尺神经传导包括运动、感觉和 F 波全部正常
　　如果正中神经传导检查正常、可疑或轻度异常,须做正中和尺神经比较或正中神经节段检查法

正中 - 尺神经传导检查比较法

● 正中和尺神经手掌 - 腕混合神经潜伏时比较:分别在腕部正中和尺神经处记录,在手掌第 2、3 间和第 4、5 间给予刺激,距离 9cm,比较潜伏时差,大于 0.4 毫秒为异常
● 正中和尺神经无名指 - 腕感觉神经潜伏时比较:分别在腕部正中和尺神经处刺激,用环状电极在无名指记录,距离 13cm,比较潜伏时差,大于 0.4 毫秒为异常
● 正中神经在第 2 蚓状肌记录和尺神经在骨间肌记录潜伏时比较:分别在腕部正中和尺神经处刺激,在手掌第 2、3 掌骨之间记录,距离 10cm,比较潜伏时差,大于 0.4 毫秒为异常。此法用于非常严重的腕管综合征而伴有严重的拇短展肌萎缩而常规正中神经运动传导从拇短展肌记录时波形消失
● 正中神经节段检查法:运动神经经过腕部检查,在拇短展肌记录,刺激电极位于腕横纹远端4cm和近端2cm之间,每隔1cm作为一个刺激点,分别给予刺激,至少刺激6个点,任何两点间潜伏时差大于 0.4 毫秒为异常

　　早期腕管综合征的病理生理改变是以髓鞘脱失为主,当病变进一步发展,则会继发轴索变性。所以,对中或重度腕管综合征患者来说,电生理检查通常都能做出正确的诊断。在常规神经传导检查中,如果病变是以髓鞘脱失为主,可以出现正中神经运动传导远端末端潜伏时延长和感觉传导在示指记录潜伏

时延长,但肌肉动作电位和感觉神经电位波幅均正常。当继发轴索变性时,除了出现远端肌肉动作电位末端潜伏时延长和感觉神经电位潜伏时延长外,还可出现其波幅减低。由于感觉纤维通常比运动纤维损害要早,所以,正中神经感觉潜伏时比运动末端潜伏时延长出现的也要早。

近年来,大量研究表明仅测量正中神经运动末端潜伏时和感觉传导在示指记录潜伏时并不足够敏感,尤其是对临床上非常早期的患者。有些患者虽然症状很典型,而常规正中神经感觉及运动神经检查却正常,对于这些患者则需要做更敏感的检查。目前,有关这方面检查研究报道已经很多,主要是以自身作为对比,包括在患者同一只手上将正中、尺、桡神经感觉和运动进行比较。常用比较参数包括正中和尺神经手掌 - 腕混合神经潜伏时比较,正中和尺神经无名指 - 腕感觉神经潜伏时比较,正中神经运动传导在第 2 蚓状肌记录和尺神经在骨间肌记录潜伏时比较,正中神经和桡神经感觉传导在拇指记录潜伏时比较。这种自身比较法的优点在于它排除了温度、年龄、肢体长度等个体差异的干扰,而唯一可变的因素就是正中神经在腕部穿过腕管,而尺神经和桡神经则没有穿过腕管,因此,和它们相比,正中神经局部传导减慢就可以定位在腕管。而当在常规检查的基础上普遍应用了这些比较法后,诊断准确率大大提高,但这种比较法的前提必须是尺神经和桡神经的功能是正常的。当正中神经和尺神经在掌 - 腕混合神经传导、无名指 - 腕感觉神经传导、正中神经及桡神经感觉传导在拇指记录潜伏时差大于 0.4 毫秒时,则认为是异常。

下面是几种常用的主要用于诊断腕管综合征的正中、尺神经和桡神经感觉检查比较方法:

(1)正中和尺神经手掌 - 腕混合神经潜伏时比较(图 7-6):此方法优点为它研究的是混合神经,而混合神经纤维里包括即有运动又有感觉纤维,而其中的感觉神经纤维对脱髓鞘改变非常敏感,目前此方法被认为对腕管综合征尤其是对早期感觉异常明显的患者具有较高的敏感性。其具体方法是:正中神经刺激点位于手掌第 2、3 指间隙,尺神经刺激点位于手掌第 3、4 指间隙,记录电极分别在腕部正中神经和尺神经处,刺激点和记录点之间距离均为 9cm,可采用平均技术以得到比较好的波形。通常比较正中和尺神经感觉神经电位峰潜伏时差,当峰潜伏时差大于 0.4 毫秒时则为异常(图 7-7)。曾经有一项调查研究显示,对于有

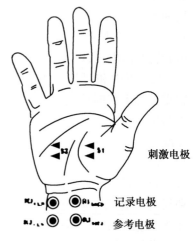

刺激电极

记录电极

参考电极

图 7-6　手掌 - 腕混合神经检查法

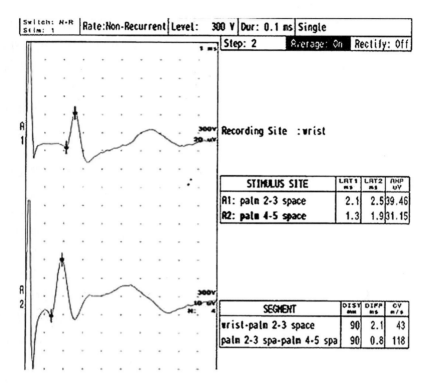

图 7-7 正中和尺神经手掌传导潜伏时比较图

轻度腕管综合征时,其峰潜伏时分别为 2.5 毫秒和 1.9 毫秒,其潜伏差 0.6 毫秒

症状侧手诊断为腕管综合征者,手掌研究异常率达到 60%~80%,并认为它明显优于传统正中神经和尺神经分别在示指和小指记录方法,尤其是对常规示指和小指感觉检查正常者来说更有意义。在检查时对于手掌小的患者,可旋转刺激电极,以减少刺激伪迹。

(2)正中和尺神经无名指 - 腕感觉神经潜伏时比较(图 7-8):由于无名指同时接受正中神经和尺神经支配,所以,当刺激点和记录点距离相等时,可比较它们的潜伏时。通常用反向法,分别在腕部正中神经和尺神经处给予刺激,用环状电极在无名指上记录,距离为 13cm,测量峰潜伏时,并比较其潜伏时差,当

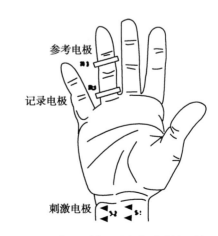

图 7-8 正中 - 尺神经无名指感觉神经检查法

其潜伏时差大于 0.4 毫秒时则认为异常（图 7-9）。由于正中神经感觉纤维中支配无名指的纤维在腕管处位置比较表浅，而支配示指的纤维在腕管处位置靠中央，导致腕管处受压时首先压到的是无名指的纤维，故此方法异常率比其他正中 - 尺神经感觉潜伏时比较法都敏感，尤其是对正中、尺神经到示指、小指和手掌检查法均正常者更敏感。

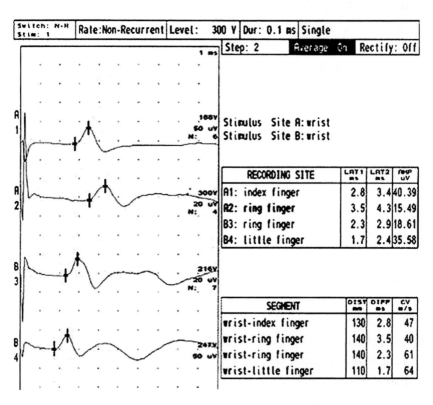

图 7-9　正中和尺神经在无名指检查潜伏时比较

和图 6-7 为同一患者，当正中和尺神经在无名指记录时峰潜伏时分别为 3.5 毫秒和 2.3 毫秒，其潜伏时差为 0.8 毫秒，提示有腕管综合征存在

（3）正中神经在第 2 蚓状肌记录和尺神经在骨间肌记录运动潜伏时比较：此方法主要用于严重腕管综合征伴有明显拇短展肌萎缩以及一些合并有周围神经病的腕管综合征患者。由于此种患者常规正中神经运动传导在拇短展肌记录不到肌肉动作电位，而且远端示指感觉神经电位也记录不到，也就是说用常规的神经传导法不能肯定的确定损害部位就在腕管处，此时，可采用此方法。这是由于在腕管部正中神经内支配拇短展肌的纤维比支配第 2 蚓状肌的纤维位置更表浅，对受压更敏感，因此，对很严重的腕管综合征患者，虽然支配

拇短展肌的纤维受压很严重，但支配第2蚓状肌的运动轴索受压相对较轻，也就是说当正中神经在腕部刺激时，虽然从常规拇短展肌上记录不到动作电位，但从第2蚓状肌上却可以记录到动作电位，不过此动作电位潜伏时会明显延长，波幅明显减低。由于正中神经支配的第2蚓状肌恰好位于尺神经支配的骨间肌之上，所以，当在腕部刺激尺神经，在尺神经支配的骨间肌上记录时，其潜伏时比在腕部刺激正中神经，在第2蚓状肌记录得到的动作电位潜伏时明显短，正是由于这种差异使得正中神经在第2蚓状肌记录和尺神经在骨间肌记录潜伏时差的比较为严重腕管综合征患者提供了腕管部受损害的直接神经传导证据。具体方法是不论刺激正中神经还是尺神经，其记录电极均放在手掌第2、3掌骨之间(图7-10)，在此处正中神经支配的第2蚓状肌恰好位于尺神经支配的骨间肌之上，参考电极放在示指远端，分别在距离记录电极10cm处手腕部刺激正中神经和尺神经，正常时两者潜伏时差小于0.4毫秒(图7-11)；而对于严重腕管综合征患者，在第2蚓状肌处记录时，其肌肉动作电位可以引出，但和尺神经在腕部刺激，在骨间肌记录时比较，其潜伏时明显延长和波幅明显降低(图7-12)，当两者潜伏时差大于0.4毫秒时，提示有腕管综合征存在。

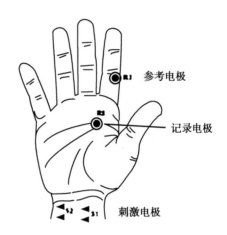

图7-10　正中神经在蚓状肌处记录检查法

（4）正中神经和桡神经拇指感觉神经潜伏时比较(图7-13)：由于拇指即接受正中神经支配又接受桡神经支配，即其内侧面是由正中神经支配，而背侧面是由桡神经支配，就像无名指即接受正中神经支配又接受尺神经支配一样，所以，采用环状电极在拇指记录，用反向法，分别在腕部正中神经处刺激正中神经和前臂桡侧面刺激桡神经，记录电极和刺激电极之间距离均为10cm，比较两者潜伏时。但要注意由于正中神经到拇短展肌有一角度，所以，在测量正中神经刺激点和记录点之间距离时，也要有一轻微弧度。另外，桡神经在前臂桡侧面位置非常表浅，所以在刺激时，强度不能太大，否则，会刺激到正中神经而记录到正中神经感觉电位。此方法多用于患者同时有尺神经病变而不能和正中神经做比较时。

在上述四种方法中，通常认为正中和尺神经手掌-腕混合神经潜伏时检查和正中和尺神经无名指-腕感觉神经潜伏时检查比较敏感。在肌电图室，每天遇到很多在临床上被诊断为腕管综合征的患者，其目的是需要肌电图来

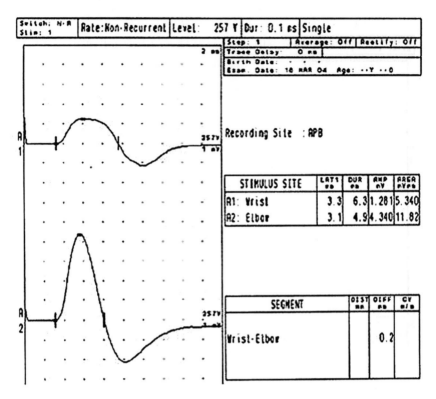

图 7-11 蚓状肌记录波形

正常人正中神经在第 2 蚓状肌记录和尺神经在骨间肌记录,其潜伏时差为 0.2 毫秒

进一步协助诊断并判断损害的程度和类型,在检查时要特别注意技术方面的因素,避免出现假阳性结果,以误导了临床医生。为了确保结果准确可靠,通常当常规运动、感觉传导检查正常或可疑时,最好要做上述正中和尺神经比较检查,如果同时伴有尺神经病变,则采用正中神经和桡神经比较法,阳性指标越多,佐证资料就越多,诊断准确性就越高。但时常可以遇到这样一种情况,即患者临床表现很典型,而常规和上述正中和尺神经比较法检查却正常,此时则需采用正中神经节段检查法(inching 法)(图 7-14)来检查。此方法是诊断腕管综合征的另外一种较敏感的方法,首先被 Kimura 描述为正中神经经过腕管处节段性刺激检查法,既可用于运动传导研究又可用于感觉传导研究。用于运动传导研究时,记录电极放在拇短展肌上,在腕部刺激。用于感觉传导研究时,用反向法,记录电极用环状电极,放在示指上,参考电极放在记录电极远端 2~3cm 处。不论运动还是感觉传导,刺激电极均位于腕横纹远端 4cm 和近端 2cm 之间,每隔 1cm 作为一个刺激点,分别给予刺激,至少刺激六个点,通常任何两点之间潜伏时差不超过 0.3 毫秒,如果两点之间潜伏时

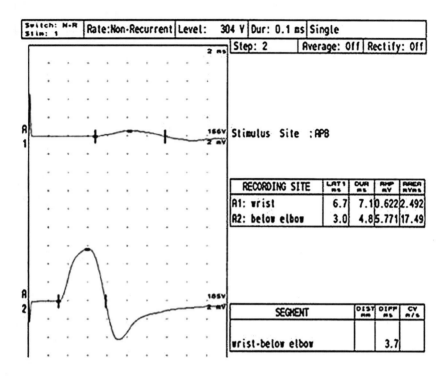

图 7-12 严重腕管综合征蚓状肌记录波形

正中神经在第 2 蚓状肌记录其潜伏时为 6.7 毫秒,波幅为 0.6mV,而尺神经在骨间肌记录时,其潜伏时为 3.0 毫秒,波幅为 5.7mV,两者潜伏时差为 3.7 毫秒

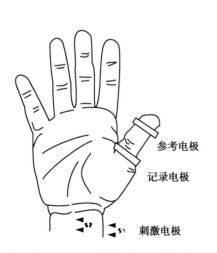

图 7-13 正中、桡神经拇指感觉检查法

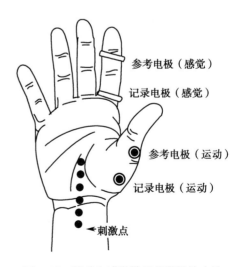

图 7-14 运动和感觉神经节段性检查法

差大于 0.4 毫秒,则提示两点之间有局部脱髓鞘所导致的局部传导减慢,表明正中神经在此处有轻微受压。此法优点为可以较为准确的确定正中神经受压具体部位,但在技术上有时有一定困难,尤其是用运动传导来研究时,可出现过大的刺激伪迹,而导致潜伏时起始点测量不准确,所以,我们通常采用感觉神经传导在示指记录来研究。另外,也可能由于距离测量不准确,而使得结果不可靠。

　　总之,对腕管综合征患者在做神经传导检查之前一定要详细了解患者病史,仔细查体。而神经传导检查对腕管综合征诊断虽然很重要,但其结果还要结合临床表现。因为,神经传导检查的准确性除了取决于所采用的检查方法外,技术因素、检查时手温度都非常重要,这就需要检查者对神经走行、肌肉位置、电极位置、刺激强度以及预测患者可能出现的情况都要了如指掌,同时,还要确保检查中每一项数值准确。也就是说,要将临床和神经电生理检查结果结合起来才能使诊断结果更加可靠和准确。另外,要注意神经电生理检查结果和患者临床表现也并非完全平行。

　　正中神经运动检查要注意以下几点:

　　(1) 正中神经运动传导远端记录电极位置一定要放准确,也就是说一定要放在拇短展肌肌腹上。这一点很重要,因为,如果位置没有放准确,可以出现肌肉动作电位波幅很低,造成假象。在寻找准确的位置时,可以让患者拇指指向鼻尖,触摸到拇短展肌肌腹时,即为正确的记录位置。当末端潜伏时正常,又没有肌肉萎缩,而肌肉动作电位波幅却很低时,应首先考虑到是技术方面因素,要调整记录电极位置。但如果病程已经较长,拇短展肌轻度萎缩时,在记录电极位置准确的情况下,可以出现肌肉动作电位波幅减低。

　　(2) 手腕部刺激强度不能太强,否则,会影响到尺神经,导致肌肉动作电位主波前面有一正相波,导致潜伏时缩短,动作电位波幅增高,造成假阴性,所以,在检查时一定要注意观察肌肉动作电位波形变化。

　　(3) 当拇短展肌明显萎缩时,正中神经远端肌肉动作电位可能引不出来。

　　(4) 手温度要保持在 32℃ 以上,温度过低,可导致末端潜伏时延长,造成假阳性。

　　正中神经感觉检查要注意以下几点:

　　(1) 做正中神经和尺神经比较法时刺激电极和记录电极之间距离一定要相等,这就要求距离测量一定要准确。

　　(2) 要注意刺激强度大小,即刺激量从小逐渐增大,以波幅不再增大时波形为最佳波形,来测量其波幅和潜伏时。

　　(3) 当刺激强度过大,尤其对于反向感觉法检查,会出现过大的运动波形,而影响对感觉波形观察。

（4）测量潜伏时通常多用峰潜伏时，因为有时起始潜伏时起始点不很清楚。

（5）多采用反向感觉检查法来检查，尤其是对那些比较严重的腕管综合征其感觉神经电位波形已经很小的情况时，因为反向感觉检查所得到的波幅比顺向法波幅要高。

2. 肌电图检查　肌电图主要检查是否有轴索损害以及轴索损害的程度。对腕管综合征患者肌电图检查最关键肌肉是拇短展肌，在早期或很轻的患者，由于只有髓鞘脱失，所以，拇短展肌通常正常，而当到后期比较严重时，拇短展肌肌电图上就会显示由于轴索变性而出现的失神经电位如纤颤电位、正锐波，或神经再生电位。在检查时要注意进针部位，由于此肌肉很表浅，进针时应该斜着进。当观察运动单位电位时，可以让患者拇指大力指向患者自己的鼻尖，观察拇短展肌运动单位电位变化。检查此块肌肉比较痛，有时患者不能忍受，所以，通常在我们实验室里，如果神经传导检查已经能够确定正中神经在腕管处受压，并且提示是以髓鞘脱失为主时，则不做肌电图检查。而当神经传导检查正中神经远端拇短展肌记录到的动作电位很小时，或该肌肉萎缩很明显，以至于正中神经腕部刺激时，在最大强度刺激下仍不能引出肌肉动作电位时，即需要做肌电图检查。常规检查（表7-3）除了检查拇短展肌外，还需要检查两块正中神经支配的近端肌肉和两块 C_8~T_1 支配的非正中神经支配肌肉，以排除近端正中神经病和臂丛下干损害。另外，大约有 1/4 腕管综合征患者同时合并有 C_6、C_7 神经根病，所以，至少要检查两块 C_6、C_7 神经根支配的肌肉，以排除颈神经根病。当然，每个患者情况并非一样，所以，肌电图检查要结合每个患者具体情况而进行。

表7-3　常规腕管综合征肌肉检查

- 拇短展肌
- 至少两块 C_6、C_7 神经根支配的肌肉：旋前圆肌、肱三头肌，以排除 C_6、C_7 神经根病如拇短展肌异常，须检查下列肌肉：
- 至少两块正中神经支配的近端肌肉：桡侧腕屈肌、旋前圆肌、拇长屈肌，以排除近端正中神经病
- 至少两块非正中神经支配但又来自 C_8~T_1 的肌肉：第一骨间肌、示指伸肌、以排除臂丛下干损害或 C_8~T_1 神经根病

注意：如果腕管综合征合并有其他病变如多发性神经病、神经丛病、神经根病、则需要做更详细的检查

【诊断】

目前有关腕管综合征诊断和其严重程度分级问题尚无一个普遍公认的标准，对其诊断不能单凭临床表现或神经电生理检查，而要将两者结合起来综合判断，以下是美国神经电生理协会（1997）推荐的有关腕管综合征诊断和严重

程度判断标准：

（1）轻度腕管综合征：正中神经感觉潜伏时或手掌混合神经潜伏时稍延长和感觉神经电位波幅降低。

（2）中度腕管综合征：正中神经末端感觉、运动神经电位潜伏时均延长。

（3）严重腕管综合征：正中神经末端运动潜伏时延长伴动作电位波幅减低或消失，感觉神经电位潜伏时延长伴波幅减低或消失，肌电图检查异常。

【治疗】

腕管综合征如果能在早期尽早检查，确定病因，尽早治疗，其预后非常好。但实际上，很多患者，在早期，并没有引起注意，甚至认为是颈椎病，而直到后期甚至出现手部活动功能受到影响，肌肉萎缩时，才来就医，而此时，已经失去了最好治疗时机。因此，我们建议，对手麻木患者，尤其麻木分布在正中神经支配区内或以手部症状为主者，应该尽快做神经电生理检查，以确定诊断，给予治疗。

治疗主要包括以下几个方面：局部固定法即给手腕部带夹板，局部注射可的松，外科手术减压和综合治疗。具体采用哪种方法取决于患者临床症状的严重性、神经传导功能和电生理异常情况，另外也取决于患者的工作性质和是否患有其他疾病。

（1）局部固定法：早期当患者麻木间歇性出现，且较轻时，可让患者尽量先采取避免与手部反复活动有关的动作，必要时可以给患者手上戴一个特制夹板（图7-15），它可以保持患者手腕保持中立位置，又不影响患者手指活动，如果患者白天需要手部活动，则晚上睡觉时一定要戴，这种方法对大多数早期患者都有效，可使其症状缓解。

（2）局部药物治疗：通常在局部腕管处注射激素。此法主要用于患者手指疼痛，不能伸直者，可以使手部疼痛症状暂时缓解，但并不持久，所以，需要多次注射。

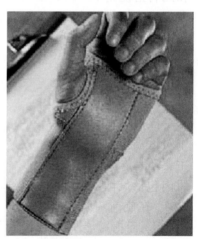

图 7-15 腕管综合征手腕局部固定法

（3）手术治疗：当经过非手术治疗无效，患者临床症状很重，而神经电生理发现有轴索损害情况时，需要尽快手术治疗。而那些拇短展肌萎缩已经非常明显，神经电生理检查运动和感觉传导电位均消失的患者，手术效果不理想。值得一提的是有些患者临床症状非常典型，但反复神经传导检查都正常，而这种患者经过保守治疗无效时，还是应该采取手术治疗。通常手术后，神经传导会慢慢恢复,但需要注意有些患者手术后症状没有明显缓解,神经传导检查也没有好转,这可能和局部疤痕或是又复发有关。

三、近端正中神经病

同腕管综合征相比,近端正中神经病非常少见。正中神经在腕管以上任何部位损害,都属于近端正中神经病,其受损害的原因可能是外伤或周围组织的压迫等,多出现前臂区的疼痛不适以及正中神经所支配肌肉的无力,但和腕管综合征不一样,这些症状并非在晚上加重。由于其损害部位不一样,临床表现也不一样,要鉴别是哪个部位损害,单靠临床比较困难,而神经电生理检查对确定损害部位非常重要。本文重点介绍两个较常见的综合征。

(一) 旋前圆肌综合征(pronator teres syndrome)

正中神经在前臂由腹侧向背侧穿过旋前圆肌的两个头,并发出分支支配旋前圆肌,如果此两个头之间的纤维组织或肌肉本身增厚,都可以压迫正中神经,引起旋前圆肌综合征。此外,前臂外伤、骨折也可以引起此综合征。临床上表现为旋前圆肌处疼痛和压痛,感觉障碍除了出现在拇指、示指、中指和无名指桡侧半外,大鱼际处也可以出现明显感觉异常,这是因为正中神经在进入腕关节之前发出一感觉支,支配大鱼际肌表面皮肤感觉,但此分支不经过腕管,此点可以和腕管综合征来鉴别。运动方面可以出现拇长屈肌、拇短展肌、第2、3指深屈肌轻度无力,前臂旋前功能保留。正中神经任何部位损害均出现正中神经肌肉动作电位和感觉神经电位波幅减小,末端潜伏时延长,传导速度轻度减慢,然而,这些发现只能说明正中神经有损害,不能具体来定位,而只有发现局部传导减慢或传导阻滞才能定位。但这点在实际应用中对近端正中神经损害却很少见,其神经传导检查(表7-4)价值相对较小,主要还是靠肌电图来进一步确定损害部位。首先检查近端正中神经支配的肌肉包括旋前圆肌、桡侧腕屈肌、第2、3指深屈肌、拇长屈肌、旋前方肌(表7-5)。在旋前圆肌综合征时,肌电图异常主要表现在第2、3指深屈肌、拇长屈肌上,而拇短展肌较少出现异常,旋前圆肌则正常,因为压迫通常发生在正中神经支配旋前圆肌以后。在检查时要注意检查非正中神经支配的 C_6、C_7 和 $C_8 \sim T_1$ 支配的肌肉,以排除臂丛和颈神经根损害。本病急性期可以在旋前圆肌处注射泼尼松龙以减轻疼痛,但如果损害持续存在,则需要手术进行减压。

(二) 前骨间神经病(anterior interosseous neuropathy)

前骨间神经是正中神经在前臂的最大分支,是一纯运动神经,它正好在旋前圆肌远端离开正中神经,支配拇长屈肌、第2、3指深屈肌、旋前方肌,它同

表 7-4　近端正中神经病神经传导检查

常规检查
- 正中神经运动：拇短展肌记录，刺激腕和肘部，拇短展肌和腕距离 6.5cm
- 尺神经运动：小指展肌记录，刺激腕、肘下、肘上，小指展肌和腕距离 6.5cm，肘下和肘上距离 10cm
- 正中、尺神经 F 波
- 正中神经感觉：环状电极示指记录，腕部刺激，距离 13cm
- 尺神经感觉：环状电极无名指记录，腕部刺激，距离 11cm

下列情况提示可能有近端正中神经病
- 正中神经远端运动传导肌肉动作电位和感觉神经电位潜伏时延长和波幅降低
- 在腕和肘或肘和腋之间出现传导阻滞，波形离散或明显的局部传导减慢，而末端潜伏时正常或轻度延长
- 正中神经 F 波潜伏时延长，而远端动作电位潜伏时和波幅相对正常

表 7-5　近端正中神经病肌电图检查

一般检查
- 腕管远端肌肉：拇短展肌
- 至少检查两块腕管近端肌肉：旋前圆肌，桡侧腕屈肌

如果拇短展肌异常：
- 则至少检查两块非正中神经支配但却是 $C_8 \sim T_1$ 神经根支配的肌肉，如示指伸肌、第 1 骨间肌、第 4、5 指深屈肌，以排除臂丛下干损害、$C_8 \sim T_1$ 神经根病和多发性神经病

如果近端正中神经支配的肌肉异常：
- 至少检查两块非正中神经支配的 $C_{6,7}$ 和 $C_{7,8}$ 神经根支配的肌肉，如肱三头肌、示指伸肌、指总伸肌以排除臂丛神经损害或颈神经根病

时含有支配腕部和骨间膜的深感觉纤维，但它不含有感觉皮支。前骨间神经病多发生于正中神经在前臂的外伤和骨折。此外，在前臂静脉穿刺时，由于不正当的操作也会损伤此神经。由于拇长屈肌、第 2、3 指深屈肌无力，临床上主要表现为示指和拇指末端关节不能屈曲，以至于不能用拇指和示指形成一个"O"字形，但感觉完全正常。我们曾遇到一例患者，在前臂静脉穿刺刚完，即出现示指和拇指末端关节不能屈曲，但无任何麻木，经过检查后证实为静脉穿刺引起的前骨间神经损伤。神经传导检查如果刺激正中神经，而在旋前方肌记录时，可见末端潜伏时延长。肌电图异常出现在拇长屈肌、旋前方肌，而拇短展肌和其他正中神经支配肌肉正常。

【病例分析 1】

1. 病史摘要　女性，45 岁，家庭主妇，右利手，双手麻木 2 个月。2 个月前间断性出现双手麻，近一个月来双手麻木加重，以拇指、示指、中指最重，右手

更明显，尤其当看报、打电话、买菜时麻木加重，甩手后好转。麻木于夜间睡觉时加重，经常被麻醒，有时会感手指疼痛，但患者自感双手力量正常，无双下肢麻木，无糖尿病病史，无颈部疼痛。

查体：双手拇指、示指、中指感觉稍减退，右手拇短展肌轻度肌肉萎缩，拇指外展力量差，双手腕部 Tinel 征均阴性，腱反射均正常，其余肢体感觉、运动检查均正常。

神经传导和肌电图检查结果见表 7-6 和表 7-7。

表 7-6　神经传导检查结果

神经传导	潜伏时（ms）		波幅（mV，μV）		传导速度（m/s）	
	右	左	右	左	右	左
运动传导						
正中神经（腕 - 拇短展肌）	7.8	4.0	3.5	9.1		
（肘 - 腕）	12.8	7.4	3.2	9.0	45.0	59.0
尺神经（腕 - 小指展肌）	2.8	2.7	10.5	11.7		
（肘 - 腕）	5.4	5.6	10.2	10.9	62.0	65.0
感觉传导						
正中神经（腕 - 示指）	4.1	3.4	8.9	20.1	31.0	45.0
正中神经（手掌 - 腕）		2.8		25.3		42.0
尺神经（手掌 - 腕）		2.1		33.6		64.0
尺神经（腕 - 小指）	2.4	2.6	26.8	25.4	62.3	60.7

表 7-7　肌电图检查结果

肌肉	自发电位		运动单位电位			
	纤颤电位	正锐波	多相电位	波幅	时程	募集相
右拇短展肌	++	+	少量	正常	正常	单 - 混
右第 1 骨间肌	−	−	−	正常	正常	正常
右旋前圆肌	−	−	−	正常	正常	正常
右桡侧腕屈肌	−	−	−	正常	正常	正常
右肱二头肌	−	−	−	正常	正常	正常
右肱三头肌	−	−	−	正常	正常	正常
右 C_5、C_6、C_7、C_8 椎旁肌	−	−	−			
左拇短展肌	−	−	−	正常	正常	正常

2. 问题

（1）从本患者临床表现来看，最可能的诊断是什么？

（2）在病史方面需要考虑哪些诊断？

(3) 下一步应该做哪些检查？

(4) 上述神经电生理检查能否诊断腕管综合征？能否排除近端正中神经病、颈神经根病变和周围神经病？

3. 分析　此患者临床主要表现为双手拇指、示指、中指麻木,有时伴有疼痛,尤其当看报、打电话、买菜时麻木加重,甩手后好转,麻木于夜间睡觉时明显。上述临床表现大致都分布于正中神经支配区,初步提示可能是正中神经在手腕部损害,再结合查体发现双手拇指、示指、中指分布区感觉轻度减退,拇指外展力弱,右手拇短展肌轻微萎缩,均提示最可能的诊断是腕管综合征,但不支持点是腕部 Tinel 征阴性。Tinel 征是指当叩击受损伤神经时,也就是给受损伤神经施加压力时,可在此神经分布区有放电样感觉,这种表现通常是出现在受损伤神经出现神经再生时,它多代表在叩击点附近神经有损伤。

需要强调的是拇指、示指、中指麻木和感觉减退均提示正中神经损害,但这种损害即可以出现在腕管部位也可出现于近端正中神经或其他部位,如旋前圆肌综合征,以及 C_6、C_7 神经根病变,不过,此患者在临床上没有其他相应表现,如前臂区疼痛、颈部放射样疼痛,所以,不作为首先考虑的诊断。另外,右手拇短展肌轻微萎缩除了可见于腕管综合征外,也可出现于 C_8~T_1 神经根病变,但此患者没有前臂内侧和小指麻木,所以,其可能性很小。不过,在诊断时,仍不要忘记排除 C_6、C_7 和 C_8~T_1 神经根病。

尽管大多数腕管综合征为特发性,但有很多全身状态可以和它同时出现,如糖尿病、关节炎、妊娠、关节畸形、手腕部骨折等。即使患者已经有腕管综合征,也不要忘记可能并存广泛周围神经病,所以,在询问病史时,要注意患者有无相关情况以及是否有脚、腿麻木。在查体时,要注意检查患者是否有肢体远端感觉、运动障碍,腱反射是否正常。此外,也应该考虑到双重受压综合征存在,由于很多腕管综合征患者可以同时伴有颈段神经根病变,所以,在检查和询问病史时,不要忘记询问和检查近端神经根受损的症状和体征,最主要的是颈部放射样疼痛。

此患者下一步需要做的检查首先是肌电图,主要是确定有无腕管综合征,并排除颈神经根病变和周围神经病变。

从表 7-6 和表 7-7 可见,右手正中神经运动神经传导从腕到拇短展肌末端潜伏时明显延长,波幅减低,F 波延长,以及同时伴有感觉神经传导右正中神经从腕到示指潜伏时延长,波幅减低,传导速度减慢,均提示右侧正中神经远端腕管部有损害,而右正中神经前臂传导速度减慢,是由于远端正中神经轴索损害严重而导致,但也不能完全排除近端正中神经病。而左手运动神经传导正中神经从腕到拇短展肌末端潜伏时、波幅、传导速度均正常,感觉神经传导正中神经从腕到示指传导速度界限性,但正中神经从手掌到腕潜伏时延长,并且和尺神经从手掌到腕潜伏时相比延长 0.7 毫秒(正常值小于 0.4 毫秒),波幅减低,且传导速度减慢,说明左侧正中神经在手腕部也有损害。肌电图检查右侧拇短展肌异常,则需要进一步检查右第 1 骨间肌、旋前圆肌、桡侧腕屈肌和 $C_8 \sim T_1$ 椎旁肌,以排除下颈段神经根病和近端正中神经病,检查旋前圆肌和桡侧腕屈肌可以排除 C_6、C_7 神经根病,由于肱三头肌是由 C_7 神经根支配,如果临床上高度怀疑有 C_6、C_7 神经根病变时,则需要检查更多的肌肉,此患者唯一异常的肌肉就是右侧拇短展肌,所以,排除了近端正中神经病和颈段神经根病。由于此患者的症状是双侧,所以,神经传导和肌电图均应该检查双侧,但由于左侧拇短展肌正常,而且在临床上也没有怀疑有左侧近端神经病和颈神经根病变,所以,不需要检查其他肌肉。此患者双侧尺神经感觉、运动传导均正常,则可以排除周围神经病。结合临床表现和右侧正中神经末端潜伏时明显延长,波幅减低,F 波延长,肌电图在正中神经支配肌肉中只有拇短展肌异常,左侧正中和尺神经手掌 - 腕潜伏时差异常,诊断为双正中神经远端损害(腕管综合征),右侧明显,以轴索损害为主,左侧主要是以脱髓鞘损害为主。

肌电图诊断:神经电生理改变提示腕管综合征(双侧),右侧重度,左侧轻度。

在分析此病例时,应注意以下几点:

(1) 轴索损害和脱髓鞘损害:对于此患者来说,右手既有轴索损害又有脱髓鞘损害。脱髓鞘损害主要表现在正中神经感觉和运动潜伏时延长,传导速度减慢。而轴索损害主要表现在动作电位波幅降低,并且不是由于传导阻滞所导致,右拇短展肌可见失神经支配电位。所以,右手主要以轴索损害为主,但也有脱髓鞘损害;而左手动作电位波幅和潜伏时均正常,仅感觉神经手掌到腕潜伏时延长,提示仅为轻微正中神经脱髓鞘损害。

(2) 当临床上患者有症状,但正中神经末端潜伏时和波幅正常时,怎样进一步确定腕管综合征? 要诊断腕管综合征一定要在神经电生理检查时找到正中神经在腕管部有局部传导减慢的证据。但是,在早期,当神经受压主要是以感觉神经为主,而运动神经正常或相对受压较轻时,正中神经从腕到拇短展肌记录到的动作电位潜伏时和波幅均正常,而正中神经从腕到示指记录到的感觉神经电位也正常,此时,一定要注意用正中神经和尺神经或桡神经感觉神经潜伏时比较法来进一步检查,以检查出很轻微的腕管综合征。此患者左手虽然有关正中神经的其他检查都正常,但正中神经从手掌到腕的潜伏时延长,并且和尺神经从手掌到腕的潜伏时相比延长 0.7 毫秒(正常值小于 0.4 毫秒),结合其临床表现,诊断为左侧轻微腕管综合征。

(3) 关于双重受压综合征的问题:本病是在 1973 年由 Upton 和 Mccomas 总结了一组 115 个腕管综合征的患者后提出。他们通过患者的症状和体征、放射检查和肌电图检查发现大约 70% 患者同时伴有颈神经根病变,他对此现象解释为颈部神经根首先受压,由于这种机械性受压,使远端轴索营养供应发生障碍,这些轴索在通常容易受压的部位更容易受到损害,出现双重受压。所以,对于肌电图诊断为腕管综合征,中年以上,尤其是有颈部疼痛患者,一定要排除颈神经根病变,而当肌电图证实有颈神经根病变时,可让患者进一步做放射学检查。

【病例分析2】

1. 病史摘要 男性,37 岁,右手拇指和示指末节关节不能屈曲三周。三周前由于患者右肱动脉旁行静脉穿刺,刚穿刺完毕即感拇指和示指无力,并且拇指和示指末节关节不能屈曲,患者不能用拇指和示指屈曲成 "O" 字形,但始终无任何感觉异常,上肢力量正常,既往身体健康。

查体:右手拇指和示指末节关节不能屈曲,当肘部屈曲时前臂旋前力弱,前臂其他肌肉均正常。其余肢体运动、感觉和腱反射均正常。

神经传导和肌电图检查结果见表 7-8、表 7-9。

表 7-8 神经传导检查结果

神经传导	潜伏时(ms)		波幅(mV,μV)		传导速度(m/s)	
	右	左	右	左	右	左
运动传导						
正中神经(腕 - 拇短展肌)	3.2		9.1			
(肘 - 腕)	5.6		8.9		57.0	
感觉传导						
正中神经(腕 - 示指)	2.7		34.0		58.0	
尺神经(腕 - 小指)	2.2		26.8		62.3	

表 7-9 肌电图检查结果

肌肉	自发电位		运动单位电位			
	纤颤电位	正锐波	多相电位	波幅	时程	募集相
右拇长屈肌	++	+	无	正常	正常	单 - 混
右旋前方肌	++	+	无	正常	正常	单 - 混
右拇短展肌	–	–	无	正常	正常	正常
右第 1 骨间肌	–	–	无	正常	正常	正常
右旋前圆肌	–	–	无	正常	正常	正常
右桡侧腕屈肌	–	–	无	正常	正常	正常
右肱桡肌	–	–	无	正常	正常	正常
右肱三头肌	–	–	无	正常	正常	正常
右示指伸肌	–	–	无	正常	正常	正常

2. 问题

（1）如何检查前臂旋前肌肉的功能？它们受哪些神经支配？

（2）此患者拇指、示指末节关节不能屈曲和肘部屈曲时前臂旋前力弱，应该怎样来解释？

（3）神经电生理改变说明了什么？

（4）简述前骨间神经病。

3. 分析　前臂旋前需要有两块肌肉参与，即旋前圆肌和旋前方肌，前者是由正中神经在肘部近端直接发出的分支来支配，后者则是由正中神经分支前骨间神经发出的远端分支来支配，检查两者的肌力，可以确定损害部位。在检查旋前方肌功能时，应该将前臂放成屈曲位，然后再来查旋前力量，这是由于旋前方肌的功能只需要腕关节的参与就可完成。而检查旋前圆肌功能时，由于它的功能需要腕和肘关节共同来完成，所以，需要将前臂放成伸展位，然后再作检查。也就是说，当在前臂屈曲位，旋前力量减弱时，为旋前方肌损害；而前臂在伸展位，旋前力量减弱时，为旋前圆肌损害。

正中神经主干在肘部近端先发出分支支配旋前圆肌、桡侧腕屈肌，然后才分出前骨间神经，它支配拇长屈肌、旋前方肌和第2、3指深屈肌，之后正中神经主干在前臂前行，其运动纤维支配大鱼际肌和第1、2蚓状肌，感觉纤维分布于拇指、示指和中指。前骨间神经是一纯运动神经，它的损害不会出现感觉症状，而由于拇长屈肌和第2、3指深屈肌功能障碍，会出现一个典型的运动症状，即拇指和示指末节关节不能屈曲，而导致患者不能用手做"O"字形动作。由于旋前方肌功能障碍，会出现当在前臂屈曲位，旋前力量减弱，结合此患者临床表现来看，应该符合前骨间神经损害。

由于失神经电位主要出现在拇长屈肌和旋前方肌，而拇短展肌肌电图正常，远端运动（拇短展肌记录）和感觉神经传导均正常，可初步确定为近端正中神经损害，如果能在旋前方肌记录，做正中神经运动传导检查，则会出现病侧（右侧）肌肉动作电位波幅比正常侧要低，潜伏时要长，则更加支持。但由于旋前方肌位置比较深，记录部位不好确定，一般都不做。

前骨间神经是一纯运动神经，其病变在临床上很少见，其病因可以是直接外伤，如前臂骨折，个别情况可出现在静脉穿刺时由于不正当的操作而损伤此神经，也可以是神经的炎症或受压。其临床主要表现为运动纤维受损，患者不能屈曲示指和拇指，以至于不能用拇指和示指形成一个"O"字形，但感觉完全正常。肌电图异常主要出现在拇长屈肌、旋前方肌，而拇短展肌和其他正中神经支配肌肉正常。

肌电图诊断：神经电生理改变提示前骨间神经损害。

参 考 文 献

1. Winn FJ, Habes DJ. Carpal tunnel area as a risk factor for carpal tunnel syndrome. Muscle Nerve, 1990, 13:254-258.

2. Cifu DX, Saleem S. Median radial latency difference: its use in screening for carpal tunnel syndrome in twenty patients with demyelinating peripheral neuropathy. Arch Phys Med Rehabil, 1993, 74:44-47.

3. Sablecki CK, Andary MT, Yuen TS, et al. Literature review of the usefulness of nerve conduction studies and electromyography for the evaluation of patients with carpal tunnel syndrome. Muscle Nerve, 1993, 16:1392-1141.

4. Preston DC, Ross MH, Kothari MJ, et al. The median-ulnar latency difference studies are comparable in mild carpal tunnel syndrome. Muscle Nerve, 1994, 17:1469-1471.

5. Logigian EL, Busis NA, Berger AR, et al. Lumbrical sparing in carpal tunnel syndrome: anatomic, physiologic, and diagnostic implications. Neurology, 1987, 37:1499-1505.

6. Fartinez AC. Diagnosis yield of different electrophysiologic methods in carpal tunnel syndrome. Muscle Nerve, 1991, 2:183-184.

7. Remond MD, River MH. False positive electrodiagnostic tests in carpal tunnel syndrome. Muscle Nerve, 1988, 11:511-517.

8. Stevens C. AAEM minimonograph 26: the electrodiagnosis of carpal tunnel syndrome. Muscle Nerve, 1997, 20:1477-1486.

9. Uncini A, Di Muzio A, Awad J, et al. Sensitivity of three median to ulnar comparative tests in diagnosis of mild carpal tunnel syndrome. Muscle Nerve, 1993, 16:1366-1373.

10. Uncini A, Lange DJ, Solomon M, et al. Ring finger testing in carpal tunnel syndrome: a comparative study of diagnostic utility. Muscle Nerve, 1989, 12:735-741.

11. Terzis S, Paschalis C, Metallinos IC, et al. Early diagnosis of carpal tunnel syndrome: comparison of sensory conduction studies of four fingers. Muscle Nerve, 1998, 21:1543-1545.

12. Van Dijk JG.. Multiple tests and diagnostic validity. Muscle Nerve, 1995, 18:353-355.

13. Dawson DH, Hallett M, Wilbourn AJ. Entrapment neuropathies, 3nd ed. Philadelphia: lippincott-Raven, 1999.

14. Kuhlman KA, Hennessey WJ. Sensitivity and specificity of carpal tunnel syndrome signs. Am J Phys Med Rehabil, 1997, 76:451-457.

15. Martineli P, Gabellim AS, Poppi M. Pronator syndrome due to thickened bicipital aponeurosis. J Neurol Neurosurg Psychiatry, 1982, 45:181-182.

16. Gross PT, Royden-Jones HJ. Proximal median neuropathies: electromyographic and clinical

correlation. Muscle Nerve,1992,15:390-395.

17. Sood MK,Burke FD. Anterior interosseous nerve palsy:a review of 16 cases. J Hand Surg, 1997,22:64-68.

18. SerorP. Anterior interosseous nerve lesions:Clinical and electrophysiological features. J Bone Joint Surg,1996,78:238-241.

19. Osterman AL. The double crush syndrome. Orthop Clin North Am,1988,19:147-155.

20. Hurst LC,Weissberg D,Carroll RE. The relationship of the double crush to carpal tunnel syndrome J Hand Surg,1985,10:202-204.

21. Morgan G,Wilbourn AJ,Cervical radiculopathy and coexisting distal entrapment neuropathies:double crash syndrome ? Neurology,1998,50:78-83.

22. Silverstein BA,Fine LJ,Armstrong TJ. Occupational factors and carpal tunnel syndrome. Am J Ind Med,1987,11:343-345.

23. Leclerc A,Frranchi P,Cristofari MF,et al. Crapal tunnel syndrome and work organization in repetitive work:a cross sectional study in France:study group on repetitive work. Occup Environ Med,1998,55:180-187.

24. Durkan JA. A new diagnostic test for carpal tunnel syndrome. J Bone Joint Surg Am,1991,73: 535-538.

25. C. K. Jablecki,MD,M. T. Andary,MD,et al. Practice parameter:Electrodiagnostic studies in carpal tunnel syndrome. Neurology,2002,58:1589-1592.

26. Rempel D,Evanoff B,Amadio PC,et al. Consensus criteria for the classification of carpal tunnel syndrome in epidemiologic studies. Am J Public Healthm,1998,88:1447-1451.

27. C. K. Jablecki,M. T. Andary,M. K. Floeter.Practice parameter:Electrodiagnostic studies in carpal tunnel syndrome. Neurology,2002,58:1589-1592.

第二节　尺　神　经　病

尺神经病变,尤其是尺神经在肘部病变,在上肢嵌压性神经病变中较多见,仅次于腕管综合征,但相对于腕管综合征来说,尺神经病变病损部位较难确定。由于在肘部尺神经沟处尺神经位置比较表浅,使得此部位尺神经最易受损,不过,在临床上也可以见到尺神经在手腕部和前臂受损。此外,臂丛下干、$C_8 \sim T_1$ 神经根损害也可出现类似尺神经损害。所以,对于肌电图检查者和临床医生来说,当患者疑为尺神经病变来做肌电图时,首先要确定是否有尺神经病变,以及损害部位在尺神经哪一段;其次要鉴别是否伴随有臂丛下干或 $C_8 \sim T_1$ 神经根损害。在确定了损害部位的同时,积极寻找病因,给予治疗以避免病变进一步发展。另外,在临床工作中我们也应该注意到尺神经损害可以和其他疾病叠加,最常见就是糖尿病合并有尺神经病变。此外,还有颈部神经根病、胸廓出口综合征、麻风病、运动神经元病等。

一、尺神经解剖

尺神经感觉和运动纤维来源于 C_8~T_1 脊神经根,其纤维走行和支配见图 7-16。在腋部其纤维经过臂丛下干及内索,内索终支最后形成尺神经,在上臂尺神经、肱三头肌和肱骨相邻近。需要注意的是,在上臂尺神经没有发出任何分支,在肘部,尺神经进入由肱骨内上髁和尺骨鹰嘴形成的尺神经沟,此处尺神经位置最表浅,容易受外伤。在前臂近肘部尺神经沟稍远端,尺神经出尺神经沟而进入由尺侧腕屈肌与肱骨内上髁和尺骨鹰嘴相连的两个头组成的一个弓形通道,又叫 Cubital 管(图 7-17)。其体表的位置大概是:屈曲肘关节,在尺骨鹰嘴和肱骨内上髁连线中点向远端 1cm 处,此处损害在临床上叫肘管综合征。肘管综合征临床上较少见,多为尺侧腕屈肌腱膜或韧带过紧所造成,在此处尺神经发出它的第 1 个分支,支配尺侧腕屈肌和第 4、5 指深屈肌。在前臂中下处尺神经又发出两支感觉支,而这两支感觉支不通过尺神经腕部的 Guyon 管道,一支叫手掌尺侧皮神经,它从前臂中部发出,支配手掌尺侧部分感觉;另一支是手背尺侧皮神经,它是从尺骨茎突近端尺侧面6~8cm处分出,支配手掌背侧及小指和无名指背侧皮肤感觉(图 7-18)。在腕部,尺神经进入腕部 Guyon 管道,尺神经在此处损伤叫 Guyon 管道综合征。在此管道内,尺神经分成浅支和深支,浅支为纯感觉支,支配手掌掌面、无名指和小指掌面皮肤感觉,深支支配小指展肌和骨间肌。在临床上尺神经病变多发生在肘部,但也可发生在腕部,下面将分别加以叙述。

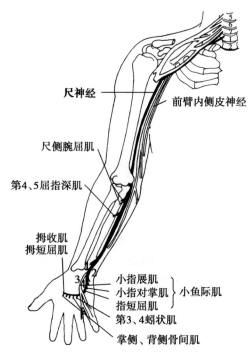

图 7-16　尺神经走行及支配图

（图中标注：尺神经、前臂内侧皮神经、尺侧腕屈肌、第4、5屈指深肌、拇收肌 拇短屈肌、小指展肌、小指对掌肌、指短屈肌 }小鱼际肌、第3、4蚓状肌、掌侧、背侧骨间肌）

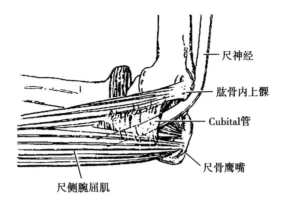

图 7-17 尺神经在肘部解剖图

尺神经

肱骨内上髁

Cubital管

尺骨鹰嘴

尺侧腕屈肌

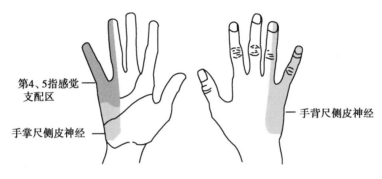

第4、5指感觉
支配区

手掌尺侧皮神经

手背尺侧皮神经

图 7-18 尺神经感觉分布图

二、尺神经肘部病变

由于在肘部尺神经沟处尺神经位置最表浅,因此,在此处尺神经最容易受损伤,原因可为肘部嵌压、骨折、肘关节脱位等。此外,有一部分患者为尺神经慢性职业性损伤,多是由于肘关节不正确的姿势,如长时间进行手工劳动的人,其肘部长时间处于屈曲位,使得肘管被拉紧而变狭窄,导致尺神经长时间受压。另外,很多关节炎、糖尿病患者,也可以出现尺神经在肘部病变。在外科手术时,由于在麻醉下患者肘部长时间处于被压状态,也可出现尺神经肘部嵌压性损伤。

【临床表现】

前一节已经讲过,腕管综合征的临床表现主要是以感觉症状为主,而尺神经在肘部病变则主要是以运动症状为主,尤其是一些慢性尺神经损害的患者。由于大多数手内侧肌群是由尺神经支配,所以,尺神经病变时,运动症状主要表现为不同程度手内侧肌群无力,尤其是小指和无名指无力,导致手不能攥紧,患者常常因此来就医,查体可发现小指和无名指不能伸直而呈屈曲状(图7-19),严重者小鱼际肌和大鱼际肌均出现肌肉萎缩。大鱼际肌萎缩是由于尺神经支配的拇收肌和拇短屈肌短头萎缩而导致,但拇指外展功能正常,可出现一种特殊手姿势,即小指和无名指像爪形一样,拇指轻度外展位(由于拇收肌和骨间肌无力),当让患者握拳时,小指和无名指不能握紧,而正中神经支配的其余指握力正常。尺神经在肘部病变的感觉症状相对较少也较轻,而有些缓慢进展的患者可以没有感觉症状。最早出现的感觉症状是小指和无名指麻木,一般麻木范围不会超过腕横纹,即前臂内侧感觉正常。这是因为前臂内侧感觉是由直接起源于臂丛的前臂内侧皮神经支配,所以,如果前臂内侧出现感觉异常,则病变部位可能更高于尺神经,位于臂丛或神经根。另一个感觉异常区域为手背尺侧,此处感觉异常说明病变部位不在手腕部,因为支配此处的手背尺侧皮神经,在经过腕部之前就已经分出。尺神经病变疼痛很少见,如有疼痛多为臂内侧和肘部疼痛,叩击患者肘部时可出现疼痛,又叫 Tinel 征(+)。从理论上讲,尺神经在肘部损害,可以导致远端尺神经所支配的所有感觉和运动功能障碍,但在临床实践中,并非完全如此,尤其是运动功能,多数患者仅表现为手内侧肌群无力和萎缩,而第 1 骨间肌正常,这是由于神经纤维束在神经干中的群聚现象所导致,即在肘部主要损伤了影响支配手内侧肌群的尺神经纤维束,而支配第 1 骨间肌的纤维束相对完好。此外,还有一种情况叫Cubital 管综合征,此类患者多无外伤史,无肘部畸形和关节炎史,病损部位位于尺神经沟的稍远端接近尺侧腕屈肌处,多由于肘部腱膜过紧或肘部长期处于屈曲状态导致尺神经被压迫,其临床表现和尺神经在尺神经沟处损害基本一样。由于尺神经沟处和 Cubital 管相距很近,损害后临床表现又很相似,

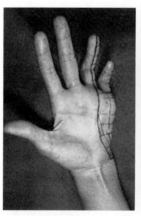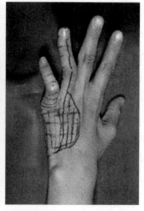

图 7-19 尺神经损害时感觉障碍分布区,同时伴有小指和无名指屈曲

所以,临床上把他们的损害笼统叫做肘管综合征。尺神经病变临床表现鉴别诊断见表 7-10。

表 7-10　尺神经病变临床表现鉴别诊断表

	腕部	肘部	内索	臂丛下干	C_8~T_1
骨间肌无力	有	有	有	有	有
小指展肌无力	有或无	有	有	有	有
拇指外展无力			有	有	有
拇指屈曲无力			有	有	有
示指伸直无力				有	有
小指和无名指感觉障碍	有或无	有	有	有	有
前臂内侧感觉障碍			有	有	有
肘部 Tinel 征		有			
颈项疼痛					有

【神经电生理检查】

尺神经在肘部病变的临床表现和臂丛下干损害以及 C_8~T_1 神经根损害的临床表现很像(表 7-10),单靠临床表现很难鉴别,而神经传导和肌电图异常对尺神经病变定位以及和其他病变鉴别诊断起着非常重要的作用,它除了可以确定尺神经是否在肘部损害外,尚可确定病变性质是以髓鞘损害为主,还是以轴索损害为主,还是两者都有。而在临床实践中发现,如果能通过神经电生理检查早期确定尺神经损害部位,尽早去除病因,采取手术减压或神经松解术,神经功能就可以恢复,但如果已经出现明显肌肉萎缩或神经电生理异常,即使手术,其效果也不好,患者将会遗留一定的后遗症。

1. 感觉神经传导检查(表 7-11)

表 7-11　肘部尺神经病变神经传导常规检查方法

常规检查

- 尺神经运动传导:小指展肌记录,分别在腕,肘下,上刺激,小指展肌到腕距离为 6.5cm。肘下,肘上距离为 10cm。注意在肘下、上刺激时保持肘部屈曲 90°
- 正中神经运动传导:拇短展肌记录,刺激腕,肘部,拇短展肌到腕距离为 6.5cm
- 正中,尺神经 F 波
- 尺神经感觉:环状电极小指记录,刺激腕部,距离 11cm
- 正中神经感觉:环状电极示指记录,腕部刺激,距离 13cm

可出现以下情况

1. 当尺神经肘部损害,同时具有髓鞘脱失和轴索损害的特点时:

- 尺神经感觉电位减低

- 尺神经肌肉动作电位波幅减低或正常,末端潜伏时正常或稍微延长。屈曲位时可以出现局部传导减慢或传导阻滞
2. 当肘部尺神经损害,属纯脱髓鞘时,则尺神经感觉神经电位和肌肉动作电位波幅和末端潜伏时均正常。屈曲位时肘部出现肯定的传导阻滞,同前臂比较,肘下、上的传导速度明显减慢超过 10m/s
3. 无法定位的尺神经病(仅轴索损害):
- 尺神经感觉神经电位波幅很低
- 尺神经肌肉动作电位波幅在任何部位刺激均很低,末端潜伏时正常或延长
4. 如果尺神经病无法定位,则需要增加以下检查:
- 尺神经在第一骨间肌记录
- 肘下、上做节段性传导检查
- 手背尺侧皮神经感觉电位,与对侧比较

(1) 小指感觉检查:可以使用顺向法或反向法,但由于反向法波幅通常比较高,所以多采用反向法记录。将环状电极放在小指上作为记录电极,参考电极放在记录电极远端 2~3cm 处,刺激电极放在腕部尺侧,记录感觉神经电位。尺神经在肘部损害时,通常记录到的小指感觉神经电位波幅明显降低或消失,不过,在臂丛下干和内索里也含有小指感觉神经纤维,所以臂丛下干和内索损害时也会出现同样改变,此时还要根据其他指标来判断。

(2) 手背尺侧皮神经检查法:记录电极用表面电极放在手背侧小指根部,参考电极放在记录电极远端 2~3cm 处,刺激电极放在离记录电极 8cm 的尺侧近端,记录感觉神经电位。当肘部损害时此电位应该异常,但由于神经干内神经纤维束的群聚现象,导致其纤维在肘部未被累及,则它也可以正常,而腕部损害时,此电位正常。

2. 运动神经传导检查(表 7-11)

(1) 尺神经运动传导在小指展肌记录:记录电极放在小指展肌上,刺激电极分别放在腕、肘下、肘上给予刺激,记录肌肉动作电位,观察末端潜伏时和肌肉动作电位波幅。

(2) 尺神经运动传导在第 1 骨间肌记录:刺激点还是在腕部、肘下和肘上,只是记录电极放在第 1 骨间肌,参考电极放在拇指或示指关节上,记录肌肉动作电位。此检查适用于小指展肌萎缩明显的患者,它同时也可以对病变部位提供更好的佐证,但由于神经干内神经纤维束群聚现象,当肘部损害未影响到支配第 1 骨间肌的纤维时,此项检查可以正常。

(3) 异常情况分析

1) 传导阻滞和局部传导减慢:当肘部病变是以脱髓鞘改变为主时,可出现传导阻滞和局部传导减慢,此时,最好选择四个刺激点即腕部、肘下、肘上和

上臂。当分别在肘下和肘上刺激,肌肉动作电位波幅下降大于 50% 时,则认为有传导阻滞(图 7-20)。而当波幅没有明显下降,但却有肘上和肘下局部传导明显减慢时,尤其当与前臂和上臂之间传导速度比较有明显差异时,则认为有局部传导减慢。

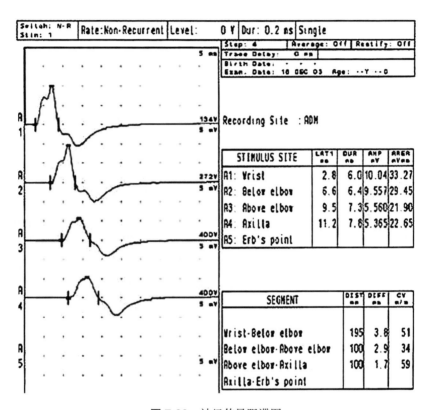

图 7-20　神经传导阻滞图

一患者晨起后突然右侧无名指和小指麻木,无力 2 周,尺神经传导检查发现在肘上和肘下之间即尺神经沟处有明显传导阻滞,其肌肉动作电位波幅下降达 75%,传导速度只有 34m/s。

2) 轴索损害:当尺神经内纤维出现瓦勒变性时,则在任何一个部位刺激时,尺神经肌肉动作电位均很低,而且较一致,传导速度可以正常或轻度减慢,此时,不能准确的确定损害部位。而尺神经在肘部病变、臂丛下干损害、内索和 $C_8 \sim T_1$ 神经根损害均可以出现此种异常神经传导类型,此时,尚需要结合肌电图来进一步确定。

3) 确定具体损害部位:当肘下和肘上出现神经传导阻滞而要具体确定在肘部损害部位时,可采用节段性神经传导检查法来确定。即从肘下 4cm 到肘上 6cm 之间,沿着尺神经传导通路每隔 1cm 处给予超强刺激逐渐检查,在小指展肌记录,观察在相邻两点之间肌肉动作电位波幅有无明显降低和潜伏时有无明显延长,当肌肉动作电位波幅明显降低和潜伏时明显延长超过 0.4 毫秒时,即有定位价值。

　　(4) 神经传导速度检查注意点:由于在肘下尺神经深埋在尺侧腕屈肌下方,因此在此处一定要给予超强刺激。肘下、肘上刺激时,两点间距离不超过10cm,检查时保持肘部屈曲成 90°,这样能反映出尺神经的实际长度。通常确定尺神经在肘部是否有传导阻滞时,多用运动传导检查,而不主张用感觉神经检查。这是因为正常人在小指刺激,而分别在腕部、肘上、下记录时,由于感觉神经电位间位相相互抵消和离散,使得正常时在肘上记录就会出现明显波幅降低,而不能把它当成传导阻滞。此外,检查者要清楚正中神经和尺神经变异的存在。

　　3. 肌电图检查　　肌电图检查对确定尺神经损害部位以及与 C_8~T_1 神经根损害和臂丛神经下干损害鉴别很重要(表 7-12),主要是观察尺神经支配肌肉有无失神经支配或神经再支配现象。通常检查第 1 骨间肌、尺侧腕屈肌、第 4、5 指深屈肌和小指展肌,患者最能耐受的肌肉是第 1 骨间肌,而小指展肌最痛。由于尺神经在上臂没有发出任何分支,而在前臂发出两支,分别支配尺侧腕屈肌,第 4、5 指深屈肌,所以,如果这两块肌肉出现异常,结合传导速度检查,即可以确定病变部位在肘部。不过,当损害部位在腕部或损害仅为脱髓鞘,则此两块肌肉可以正常。当然还要检查由 C_8~T_1 神经根发出的正中神经支配肌肉,如拇短展肌、拇长屈肌,由桡神经支配肌肉示指伸肌,以及颈椎旁肌,以排除 C_8~T_1 神经根病变和臂丛神经下干损害。

表 7-12　尺神经肘部病变肌电图和神经传导检查鉴别表

	腕部	肘部	臂丛下干	C_8~T_1
第一骨间肌	异常	异常	异常	异常
小指展肌	可异常	异常	异常	异常
第 4、5 指深屈肌		异常	异常	异常
尺侧腕屈肌		异常	异常	异常
拇短展肌			异常	异常
颈椎旁肌				异常
小指感觉电位	异常	异常	异常	正常
手背尺侧皮神经感觉电位	正常	异常	异常	正常
尺神经肌肉动作电位	减低	减低 / 正常	减低 / 正常	正常
传导阻滞	无	有	无	无

有关尺神经在肘部病变时,尺侧腕屈肌是否异常的问题,很多临床上经过手术证实的尺神经肘部损害病例,在肌电图检查时尺侧腕屈肌正常,这可能和支配尺侧腕屈肌的尺神经纤维束未受累有关。所以,在尺神经肘部病变时,肌电图检查可以出现异常的是第1骨间肌、第4、5指深屈肌和小指展肌,而尺侧腕屈肌正常。

【诊断】

有关尺神经肘部病变的诊断,如果神经传导在肘下、上之间可见明确传导阻滞或传导减慢,无论肌电图检查在尺神经支配肌肉异常还是正常,都可确定为尺神经在肘部病损。但当轴索损害时,由于在任何点刺激尺神经,在小指展肌记录到的肌肉动作电位波幅均很低,而在前臂尺神经支配肌肉肌电图均异常时,只能推测损害部位可能在肘部,因为尺神经在上臂没有发出任何分支,不过,在最后确诊前也要排除臂丛下干和 C_8~T_1 神经根损害。

三、尺神经腕部病变

尺神经在腕部损害很少见,又叫 Guyon 病。可由于局部骨折或外伤,以及腕部反复性磨损而引起,如长期骑车的人,就容易出现此处损害。其临床表现有时容易和肘部损害相混淆,而当仅有第1骨间肌萎缩,又不伴有任何感觉障碍时,又容易被误诊为运动神经元病。

尺神经在手腕部经过一个管道叫 Guyon 通道,此通道位于腕横纹水平,是由腕横韧带、豆状骨和钩骨组成。在此管道内,尺神经分成一支浅感觉支,支配小指和无名指感觉,运动支为手掌深运动支,支配第1骨间肌和3、4蚓状肌(图 7-21)。

【临床表现】

临床表现取决于它在腕部具体损害哪一个分支:

1. 如果是手掌深运动支损害,可出现第1骨间肌萎缩,而小指展肌、小指以及无名指感觉正常。

2. 如果支配小指展肌纤维和手掌深运动支都损害,则第1骨间肌和小指展肌均会出现异常,但感觉正常。

3. 如果仅损害了支配小指和无名指的感觉支,则患者仅出现该区域感觉障碍,而无运动障碍。

以上 1、2 两种情况发生时,由于完全没有感觉障碍,所以,在临床上很容易和早期运动神经元病相混淆。

【神经电生理检查】

一般来说,手腕部损害时,手背尺侧皮神经通常正常,因为它是从尺骨茎突近端尺侧面 6~8cm 处,也就是说还没有经过手腕部时就已经分出,所以,只

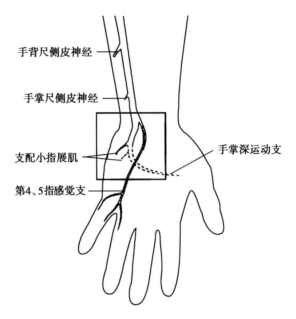

手背尺侧皮神经

手掌尺侧皮神经

支配小指展肌

第4、5指感觉支

手掌深运动支

图 7-21　尺神经手腕部解剖图

有小指感觉神经电位异常。但如果只影响了手掌深运动支,则第 1 骨间肌记录到的动作电位波幅降低和潜伏时延长,如果损害部位在手掌深运动支近端,运动传导在第 1 骨间肌和小指展肌记录其波幅均降低和潜伏均时延长,而上述这两种情况发生时其感觉传导包括小指和手背尺侧皮神经感觉检查均正常,肌电图可发现第 1 骨间肌和小指展肌有失神经电位和神经再支配改变,而尺侧腕屈肌和指深屈肌肌电图则正常,提示病变部位在腕部。

【治疗】

包括保守治疗和手术治疗。保守治疗一般适用于症状比较轻微,而且局部有传导阻滞或传导减慢的患者。首先要去除造成尺神经在肘部和腕部反复损伤的原因;另外,可以用两个夹板来固定肘或腕部以保护尺神经不再受压。一般来说经过一段时间保守治疗后,症状均明显减轻或消失。但当症状比较重,而且有明显肌肉萎缩时,应该采用手术治疗。

【病例分析 1】

1. 病史摘要　男性,41 岁,右手小指和无名指尺侧半麻木一个月余,不伴随这两指无力,无前臂内侧麻木。2 年前曾有颈部疼痛并向双上肢内侧放射和左手麻木病史,之后按颈椎病行牵引治疗后好转。

(1) 查体:右尺神经支配手内侧肌群轻度萎缩,右手小指和无名指尺侧半感觉减退,但手腕以上即前臂尺侧感觉正常,未发现 Horner 征,腱反射双侧对称减低,肘部可触及尺神经,但无异常增粗,叩击肘部尺神经处,无明显疼痛。

（2）神经传导和肌电图检查结果见表 7-13 和表 7-14。

表 7-13　神经传导检查结果

神经传导	潜伏时（ms）		波幅（mV，μV）		传导速度（m/s）	
	右	左	右	左	右	左
运动传导						
正中神经（腕 - 拇短展肌）	3.9	4.0	9.4	9.1		
（肘 - 腕）	7.2	7.4	9.2	9.0	58.0	59.0
尺神经（腕 - 小指展肌）	3.4	2.7	7.2	11.7		
（肘 - 腕）	8.5	5.6	7.3	10.9	62.0	65.0
（肘 - 上臂）	11.5	7.2	3.6	10.8	36.0	59.0
感觉						
正中神经（腕 - 示指）	28.9	30.1	52.0	54.0		
尺神经（腕 - 小指）	3.3	2.5	7.1	25.4	33.0	60.7
尺神经 - 手背尺侧皮神经	2.2	1.7	8.9	20.9	38.0	58.0

表 7-14　肌电图检查结果

肌肉	自发电位		运动单位电位			
	纤颤电位	正锐波	多相电位	波幅	时程	募集相
右小指展肌	++	+	少量	正常	正常	减少
右第 1 骨间肌	++	+	少量	正常	正常	正常
第 4、5 指深屈肌	+	+	–	正常	正常	正常
右尺侧腕屈肌	+	+	–	正常	正常	正常
右三角肌	–	–	–	正常	正常	正常
右桡侧腕屈肌	–	–	–	正常	正常	正常
右肱二头肌	–	–	–	正常	正常	正常
右肱三头肌	–	–	–	正常	正常	正常
右示指伸肌	–	–	–	正常	正常	正常
拇长屈肌	–	–	–	正常	正常	正常
$C_8 \sim T_1$ 椎旁肌	–	–				

2. 问题

（1）小指和无名指麻木最可能的诊断和鉴别诊断是什么？

（2）尺神经病变都有哪些特征？检查 Horner 征的意义？

（3）根据电生理结果，诊断应该是什么？

（4）怎样解释尺神经病变与尺侧腕屈肌受累与否的关系？

（5）颈神经根病变存在吗？

3. 分析　小指和无名指麻木可以由于尺神经病变引起,也可以由于臂丛内索损害或 C_8~T_1 神经根病变引起。如果像此患者一样无名指尺侧半受累及,则尺神经病变可能性比较大。如果手内侧感觉缺失范围超过了手腕,而达到前臂内侧,则臂丛内索损害或 C_8~T_1 神经根病变可能性比较大,结合此患者 2 年前曾有颈部疼痛并向双上肢内侧放射和左手麻木史,C_8~T_1 神经根病变不能除外。

尺神经损害可出现两个部位,一是在肘部,二是在手腕部,但肘部损害多见。可以由于尺神经在肘部受压引起,也可以没有明显受压因素,部分患者可伴有糖尿病或关节炎。感觉障碍主要为小指和无名指尺侧半麻木,运动方面主要表现为小指和无名指无力,不能伸直,手内侧肌群萎缩。在检查患者时要特别注意有无 Horner 征出现,因为,如果有 Horner 征出现,则提示病变部位可能更靠近 C_8~T_1 神经根,尤其是 T_1 神经根,而单独尺神经病变不会出现Horner 征。

肌电图异常主要出现在尺神经支配的几块肌肉上,即小指展肌、第 1 骨间肌、第 4、5 指深屈肌和尺侧腕屈肌。后两块肌肉异常,说明尺神经损害部位肯定超过了腕部,而要具体确定尺神经损害部位,运动神经传导检查非常重要。此患者尺神经运动传导在肘上、下出现动作电位波幅明显减低(超过 50%)和局部传导减慢(36m/s),则损害部位可大概确定在右肘部尺神经沟处,若要再具体定位,则可用节段性检查法来进一步确定。此外,右尺神经腕 - 小指和手背尺侧皮神经感觉神经电位均异常也说明病变部位在肘部,而非在腕部,因为,手腕部损害时,手背尺侧皮神经感觉电位正常,因为它是从尺骨茎突近端尺侧面 6~8cm 处也就是说还没有经过腕部时就已经分出。

尺神经在肘部损害时,尺侧腕屈肌可以正常也可以异常,这是和这块肌肉位置比较深在,其纤维不易被压或尺神经支配这块肌肉的纤维很细小有关。所以,需要注意的是,即使尺侧腕屈肌正常也不能排除尺神经在肘部损害。由于尺神经在肘部以上没有发出任何分支,当尺神经支配的三块肌肉即小指展肌、第 1 骨间肌和尺侧腕屈肌均异常,而神经传导又没有在肘部出现局部传导减慢和传导阻滞时,应该检查前臂内侧皮神经,以排除臂丛内索损害。如果前臂内侧皮神经正常,则诊断最好写为尺神经病变,位置大概在尺侧腕屈肌起始处。

尺神经所支配的肌肉同时也是 C_8~T_1 神经根支配的肌肉,因此,在诊断尺神经病变时,要排除 C_8~T_1 神经根病变。在肌电图检查时,要检查同一肌节内但属于不同神经支配的肌肉,即要检查桡神经支配的示指伸肌和正中神经支配的拇长屈肌以及 C_8~T_1 椎旁肌。此患者示指伸肌、拇长屈肌、C_8~T_1 椎旁肌均正常,所以,排除此患者有颈神经根病变。

肌电图诊断：神经电生理检查提示尺神经在肘部不完全性损害（轴索和髓鞘均损害）。

【病例分析2】

1. 病史摘要 女性，35岁，右手无力，腕部疼痛一年。患者为作装订图书的工人，一年前由于过度使用右手腕部，导致右手腕尺侧手掌区疼痛，同时感到小指无力而不能伸直，但感觉正常，没有颈部和肘部疼痛史，既往经常有腰疼病史，患者未感全身有肉跳。

(1) 查体：右第1骨间肌明显无力和萎缩，右手内侧肌群轻度萎缩，但大鱼际肌肌力正常，无肌肉萎缩，Horner征(−)，右肘部和腕部Tinel征(−)，小指和无名指感觉正常，腱反射全部正常。

(2) 神经传导和肌电图检查结果见表7-15和表7-16。

表7-15 神经传导检查结果

神经传导	潜伏时（ms）		波幅（mV，μV）		传导速度（m/s）	
	右	左	右	左	右	左
运动传导						
尺神经（腕 - 小指展肌）	2.8	2.6	6.5	10.9		
（腕 - 肘下）	7.8	7.4	6.6	10.2	54.0	55.0
（腕 - 肘上）	11.7	11.6	6.0	9.7	53.0	56.0
尺神经（第一骨间肌）	7.6	4.1	3.2	10.8		
感觉传导						
正中神经（腕 - 示指）	2.3	2.5	34.0	33.6	54.0	52.0
尺神经（腕 - 小指）	2.4	2.3	23.6	25.4	58.0	60.7
尺神经 - 手背尺侧皮神经	1.7	1.8	17.8	20.9	56.0	58.0

表7-16 肌电图检查结果

肌肉	自发电位		运动单位电位			
	纤颤电位	正锐波	多相电位	波幅	时程	募集相
右小指展肌	++	+	少量	正常	正常	减少
右第1骨间肌	+++	++	少量	正常	正常	正常
右尺侧腕屈肌	−	−	−	正常	正常	正常
右示指伸肌	−	−	−	正常	正常	正常
右拇短展肌	−	−	−	正常	正常	正常
右三角肌	−	−	−	正常	正常	正常
右桡侧腕屈肌	−	−	−	正常	正常	正常
左肱三头肌	−	−	−	正常	正常	正常

续表

肌肉	自发电位		运动单位电位			
	纤颤电位	正锐波	多相电位	波幅	时程	募集相
左第一骨间肌	−	−	−	正常	正常	正常
左胫前肌	−	−	−	正常	正常	正常
右胫前肌	−	−	−	正常	正常	正常
右 $C_8 \sim T_1$ 椎旁肌	−					

2. 问题

(1) 在腕部尺侧区,有哪些结构容易受到损伤?

(2) 此患者临床表现和损害部位一致吗?

(3) 需要和哪些疾病来鉴别?

(4) 神经传导和肌电图检查诊断是什么?

(5) 尺神经小指感觉电位正常,但为什么第 1 骨间肌和小指展肌肌电图却异常?

3. 分析　Guyon 管道是在 1861 年首次被 Felix Guyon 提出。它位于豆状骨和钩状骨之间,其掌侧顶部由两骨之间的韧带连接起来而形成一个入口,刚好在腕横纹处,尺神经在此处进入此管道,尺神经远端在距离此处 6~8cm 时分出一感觉支叫手背尺侧皮神经,而进入 Guyon 管时尺神经又被分成深支和浅支。浅支主要是感觉支,支配手内侧、无名指和小指掌面感觉;深支主要是运动支,支配小指展肌,并穿过手掌深部,支配第 1 骨间肌和第 3、4 蚓状肌。对于尺神经在 Guyon 管处的损害,根据其受影响部位不一样,其表现也不一样。如果影响到此管道入口近端时,就会损害浅支,表现为手内侧、无名指和小指掌面感觉减退,而当损害位于此管道里面时,则影响到了深支,表现为小指展肌无力和萎缩,第 1 骨间肌和第 3、4 蚓状肌功能障碍。

此患者有长期手腕部尺侧慢性损伤史,其损害部位大致就在尺神经 Guyon 管处,加之小指展肌无力和萎缩,第 1 骨间肌明显萎缩,没有感觉障碍,提示损害部位是在 Guyon 管内,影响到了尺神经深支。

但由于患者有明显第 1 骨间肌无力和萎缩,手内侧肌群轻度萎缩等尺神经损害表现,所以,也需要和尺神经肘部病变和 $C_8 \sim T_1$ 神经根病变来鉴别。而由于感觉完全正常,还需要和运动神经元病来鉴别。

神经传导检查右侧尺神经在小指展肌记录时,末端潜伏时正常,波幅稍微减低,但在肘部无局部传导异常;而在第 1 骨间肌记录时,末端潜伏时明显延长,波幅明显低,尺神经小指感觉神经电位正常。肌肉检查除了右第 1 骨间肌和小指展肌异常外,其他尺神经支配肌肉正常,提示即使是尺神经损害,也是在其远端。由于椎旁肌和其他 C_8~T_1 神经根支配肌肉均正常,则排除了 C_8~T_1 神经根病。但由于此患者在临床上没有任何感觉异常,以及感觉电位正常,在确定尺神经损害之前,尤其在没有感觉障碍的情况下,要切记排除运动神经元病的可能。因为肌萎缩侧索硬化时,患者多表现为单侧手肌萎缩,而感觉完全正常,表面上很像尺神经损害。

尺神经在肘部损害时,可以出现小指和手背尺侧皮神经感觉电位异常,而在腕部损害时,通常手背尺侧皮神经感觉神经电位正常,此患者小指和手背尺侧皮神经感觉神经电位均正常,提示其损害更靠近 Guyon 管的远端,也就是尺神经在 Guyon 管内其深支运动支的起始处,仅影响到了支配第 1 骨间肌和小指展肌的尺神经深支,所以会出现第 1 骨间肌和小指展肌肌电图异常。

肌电图诊断:神经电生理检查提示尺神经在 Guyon 管内运动支起始处不完全损害。

参 考 文 献

1. Bielawski M,Hallet M.Position of the elbow in determination of abnormal motor conduction of the ulnar nerve across the elbow. Muscle Nerve,1989,12:803-809.

2. Campbell WW.AAEM Case report #18:Ulnar neuropathy in the distal forearm. Muscle Nerve, 1989,12:347-352.

3. Campbell WW,Pridgeon RM,Sahni KS. Short segment incremental studies in the evaluation of ulnar neuropathy at the elbow. Muscle Nerve,1992,15:1050-1054.

4. Campbell WW,Pridgeon RM,Riaz G,et al. Sparing of the FCU in ulnar neuropathy at the elbow. Muscle Nerve,1988,12:965-967.

5. Campbell WW,Pridgeon RM,Riaz G,et al.Variations in anatomy of the ulnar nerve at the cubital tunnel:pitfalls in the diagnosis of ulnar neuropathy at the elbow. Muscle Nerve,1991, 14(8):733-738.

6. Kimura J.Electrodiagnosis in diseases of nerve and muscle:Principles and Practice. 2nd ed. Philadelphia:F.A. Davis Company,1989.

7. Kincaid JC.AAEM Minimonograph #31:The electrodiagnosis of ulnar neuropathy at the elbow. Muscle Nerve,1988,11:1005-1015.

8. Kincaid JC,Phillips LH,Daube JR. The evaluation of suspected ulnar neuropathy at the elbow. Arch Neurol,1986,43:44-47.

9. Kothari MJ,Preston DC.Comparison of the flexed and extended elbow positions in localizing ulnar neuropathy at the elbow. Muscle Nerve,1995,18:336-340.

10. Miller RG.AAEM Case report #1. Ulnar neuropathy at the elbow. Muscle Nerve,1991,14:97-101.

11. Venkatesh S,Kothari MJ,Preston DC. The limitations of the dorsal ulnar cutaneous sensory response in patients with ulnar neuropathy at the elbow. Muscle Nerve,1995,18:345-347.

第三节 桡 神 经 病

桡神经是上肢最大的一条神经,其损害在肌电图室相对少见,最常见的损害部位是在桡神经沟处,多由于外伤或桡神经长时间受压所致,而桡神经在其他部位损害则相对少见。桡神经主干损害除了可见于桡神经沟处外,也可见于腋部,而在前臂也可见桡神经终末支损害,如后骨间神经和桡浅神经损害。对于其损害部位的确定,除了根据临床表现外,神经电生理检查也非常重要,它不仅可以帮助确定损害部位,而且还可以判断损害的严重程度和预后。

【桡神经解剖】

桡神经是臂丛后索的延续,其纤维来自全部臂丛各个神经根。在上臂(图7-22),它位于肱骨内侧,首先发出分支支配肱三头肌3个头,在上臂中部桡神经进入桡神经沟以前,发出3个感觉支,即上臂后皮神经感觉支,支配肱三头

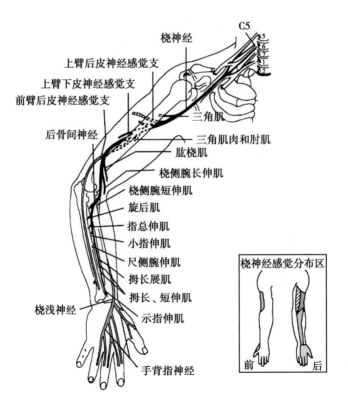

图 7-22 桡神经走行及其支配图

肌表面皮肤;上臂下皮神经感觉支,支配上臂侧面皮肤;前臂后皮神经感觉支,支配前臂伸面皮肤。桡神经发出三支后就进入由肱骨内侧向外侧螺旋向下的桡神经沟内,出桡神经沟后发出分支支配肱桡肌和远端的桡侧腕长伸肌,在肱二头肌和肱桡肌之间的肱骨外上髁水平进入前臂,此时,它分出一支纯运动支叫后骨间神经和一纯感觉支叫桡浅神经。后骨间神经支配旋后肌,和前臂的全部伸肌包括桡侧腕伸肌、尺侧腕伸肌、指总伸肌、拇长伸肌、小指伸肌和示指伸肌。桡浅神经支配前臂桡侧下 1/3 皮肤和手背桡侧面的感觉。

【临床表现】

通常桡神经最常见损害部位是在桡神经沟处,不过,它在腋部、前臂、以及桡浅神经处损害也可以见到,下面分别加以介绍:

1. 桡神经沟处损害　由于桡神经在桡神经沟处和肱骨离的最近,所以,桡神经在该处的压迫性损害最常见,又叫桡神经麻痹。常因为醉酒后或过度劳累后熟睡,而上肢被压在头或坚硬的床沿上或椅背上而造成。多在第二天起床时发现手腕和手指不能抬起,即垂腕和垂指,但以垂腕更明显(图 7-23)。此外,肱骨骨折也可以出现桡神经麻痹。由于支配肱三头肌的分支在进入桡神经沟以前就分出,因此,肱三头肌不受影响,而桡神经沟以下的前臂和手的全部伸肌则受影响。感觉障碍主要在手背桡侧面和拇指、示指的背侧。在单独的桡神经沟处桡神经损害时,尺神经和正中神经支配的肌肉正常,所以在检查有腕下垂的患者时,应该注意在腕下垂的状态下,指的外展力是弱的,此时,容易误以为同时伴有尺神经或正中神经损害,因此,在检查时,应该将患者的

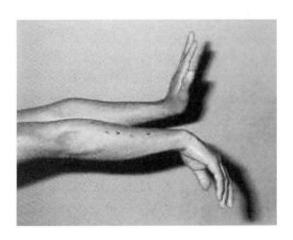

图 7-23　桡神经沟处损害的典型临床表现图
一患者睡醒后突发右手指和手腕不能抬起两周,神经电生理检查显示桡神经在桡神经沟处脱髓鞘损害,临床上患者表现为典型的垂腕和垂指

腕部被动伸直,来检查指的外展力。

2. 桡神经在腋部损害　多发生于拐杖使用不当,导致桡神经在腋部损伤,此时,全部桡神经支配的肌肉功能均障碍,肱三头肌同样受到损害,感觉障碍可以延伸至上臂的后面。

3. 桡神经在前臂处损害　又叫后骨间神经病(posterior interosseous neuropathy)。后骨间神经是桡神经的一个纯运动分支,此神经穿过旋后肌进入前臂,在此处,可以由于嵌压或肘部外伤而导致后骨间神经嵌压在旋后肌的两个头之间。在临床上患者表现出的运动障碍和桡神经在桡神经沟处损害不完全一样,以垂指明显(图7-24),可以没有垂腕或很轻。如果同时有垂腕时,可通过下列两点和桡神经沟处损害鉴别:其一是后骨间神经损害时,肱三头肌和肱桡肌不受影响,由于桡侧腕伸肌也没有受损,只是尺侧伸腕肌受损,因此,伸腕时有典型的向桡侧偏斜。其二为由于后骨间神经是一纯运动神经,它损害时,没有感觉障碍,但多有肘部外侧疼痛。

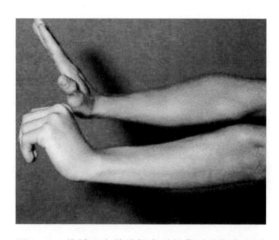

图7-24　桡神经在前臂损害时的典型垂指表现图
一患者左前臂被机器压伤后手指不能抬起一个
月,神经电生理检查显示后骨间神经损害,临床上
患者表现为典型的垂指,但无垂腕

4. 桡浅神经损害　桡浅神经是一纯感觉支,它在前臂中下 1/3 处穿出并支配手背、拇指、示指的桡侧面皮肤感觉。由于它的位置表浅,再加上它和桡骨紧邻,使得它容易受损,其病变可以由于过紧的表带、手铐压迫桡浅神经等而引起。由于它是一纯感觉支,所以,无运动功能障碍,但可出现手背和拇、示指桡侧面皮肤感觉异常。

在临床上,臂丛后索损害,C_7、C_8 神经根损害也可以出现垂腕和垂指,所以,当遇到此种情况时,应该注意鉴别其具体损害部位(表7-17)。由于大多数伸腕和伸指的肌肉都是由 C_7 神经根发出的纤维支配,而在临床上单纯桡神经病变很少只出现伸腕和伸指肌肉异常,而 C_7 神经根支配的肌肉正常。通常在桡神经沟或腋部损害时,均可以导致肱桡肌无力,而肱桡肌是由 C_5、C_6 神经根支配,而在 C_7 神经根损害时,它应该正常。另外,桡神经沟处损害时,肱三头肌正常,而在 C_7 神经根病变时,会出现肱三头肌力弱和肌电图异常。而臂丛后索损害除了出现广泛的桡神经支配的肌肉无力外,还包括三角肌。后骨间神经损害,患者主要以垂指更明显,肱三头肌和肱桡肌不受影响。

表 7-17 垂腕和垂指鉴别诊断

病变部位	桡神经沟病变	后骨间神经病	C_7/C_8 神经根病	臂丛后索病变
常见原因	挤压,肱骨骨折	外伤,肿瘤	颈椎病	外伤
伸腕	力量弱	力量弱	力量弱(C_7)	力量弱
伸指	力量弱	力量弱	力量弱(C_8)	力量弱
伸腕时向桡侧偏斜	无	有	可以有	无
肱桡肌	力量弱	正常	正常	力量弱
肱三头肌	正常	正常	力量弱(C_7)	力量弱
屈腕、前臂旋前	正常	正常	力量弱	正常
三角肌	正常	正常	正常	力量弱
感觉障碍分布	上臂后面皮肤感觉可能异常	无	示指,中指,无名指和小指	上臂后面皮肤感觉可能异常
桡神经运动传导	波幅低或在桡神经沟处传导阻滞	波幅低	波幅低或正常	波幅低
桡神经感觉传导	波幅低或消失	正常	正常	波幅低或消失
后骨间肌肉	异常	异常	异常(C_8)	异常
肱桡肌	异常	正常	正常	异常
肱三头肌	正常	正常	异常(C_7)	异常
三角肌	正常	正常	正常	异常
椎旁肌	正常	正常	正常或异常	正常

【神经电生理检查】

1. 运动传导检查　检查时让患者手和前臂处于轻微旋前位,记录电极可以在示指伸肌上,也可以在指总伸肌上。在示指伸肌上记录时,其记录电极位置为前臂背侧中间,尺骨茎突近端三横指,参考电极放在尺骨茎突上。在指总伸肌上记录时,其记录电极位置为前臂背侧中上 1/3 肌肉最隆起处,参考电极在记录电极远端 2~3cm 处,刺激点分别在前臂、肘、桡神经沟上和下。正常人从示指伸肌上记录到的动作电位波幅为 2~5mV,由于桡神经运动传导所记录的肌肉在前臂和其他肌肉相互重叠,使得桡神经检查在技术上有一定的困难。

在作桡神经运动传导检查时要注意:

(1)记录位置在示指伸肌上时,记录出的动作电位波形开始多有一小正相波,这是由于邻近其他桡神经支配肌肉受到容积传导的作用。

(2)由于桡神经走行问题,造成皮肤表面测得的距离并非很准,导致传导速度多很快。

(3)桡神经运动传导检查的重点是寻找局部传导阻滞,而在桡神经沟处的局部损害有时比较难找,需要用节段性检查法来一段一段检查。

2. 感觉传导检查　桡神经感觉支很容易检查。记录电极放在手背拇指和示指之间形成的三角形底部,参考电极放在记录电极远端 2~3cm 处,刺激电极位于记录电极近端 10cm 处的桡侧表面上(表 7-18)。

表 7-18　桡神经病变常规神经电生理检查

神经传导检查

● 桡神经运动:在示指伸肌上记录,参考电极放在尺骨茎突上,刺激点分别在前臂、肘、桡神经沟下和上,两侧对比。如果示指伸肌有肌肉萎缩,则用指总伸肌记录

● 桡浅神经感觉检查:记录电极放在手背拇指和示指之间形成的三角形底部,参考电极放在记录电极远端 2~3cm 处,刺激电极放在记录电极近端 10cm 处的桡侧表面上

可以出现下列情况:

● 后骨间神经病(轴索损害):桡神经远端肌肉动作电位波幅减低,桡浅神经感觉电位正常

● 后骨间神经病(髓鞘损害):桡神经远端肌肉动作电位正常,但在前臂和肘之间有传导阻滞,桡浅神经感觉神经电位正常

● 后骨间神经病(混合型):桡神经远端肌肉动作电位波幅减低,前臂和肘之间可有传导阻滞,桡浅神经感觉电位正常

● 桡神经沟处病变(轴索损害):桡神经远端肌肉动作电位波幅减低,桡浅神经感觉电位波幅减低

● 桡神经沟处病变(髓鞘损害):桡神经远端肌肉动作电位正常,但在桡神经沟处有传导阻滞,桡浅神经感觉电位正常

● 桡神经沟处病变(混合型):桡神经远端肌肉动作电位波幅减低,但在桡神经沟处有传导阻滞,桡浅神经感觉电位波幅减低

● 桡神经损害在腋部(轴索损害):桡神经远端肌肉动作电位波幅减低,桡浅神经感觉电位波幅减低

● 桡浅神经病:桡神经远端肌肉动作电位正常,桡浅神经感觉电位波幅减低

肌电图检查

● 至少两块后骨间神经支配肌肉:示指伸肌,尺侧腕伸肌,指总伸肌

● 至少两块桡神经沟远端桡神经支配肌肉:肱桡肌,桡侧腕伸肌

● 至少一块桡神经支配的桡神经沟近端肌肉:肱三头肌

续表

- 至少一块臂丛后索支配的肌肉:三角肌
- 至少两块 C_7 神经根发出的非桡神经支配肌肉:桡侧腕屈肌,旋前圆肌,椎旁肌
- 注意:对于脱髓鞘性桡神经病,在无力肌肉上仅出现正常运动单位电位募集减少,而没有其他神经源性损害的肌电图表现

在桡神经沟处病变,如果病变是纯脱髓鞘性,则在桡神经沟上、下刺激会出现明显的传导阻滞即动作电位波幅明显减低(图 7-25),而桡浅神经感觉神经电位正常。如果病变是轴索损害,则任何地方刺激桡神经其动作电位波幅均低,桡浅神经感觉神经电位波幅也降低或消失,但此时要排除臂丛后索损害和 C_7、C_8 神经根损害。在后骨间神经损害时,多为轴索损害,所以,可见远端动作电位波幅降低,而桡浅神经感觉神经电位正常。

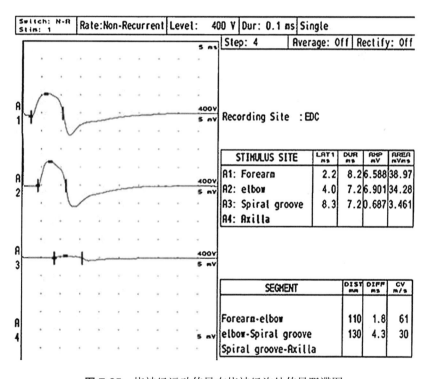

图 7-25 桡神经运动传导在桡神经沟处传导阻滞图

3. 肌电图检查　在临床上表现为垂腕和垂指时,需要做肌电图检查来准确地确定桡神经损害的部位,并且和以下几种情况鉴别:后骨间神经病、桡神经沟处桡神经损害、桡神经在腋部损害,以及臂丛后索病变和 C_7 神经根病。对于后骨间神经病,异常肌肉将仅局限于后骨间神经支配的肌肉上。而桡神

经沟处桡神经损害时,还会有肱桡肌、桡侧腕伸肌肌电图异常,而肱三头肌和三角肌肌电图正常。如损害是在腋部,则肱三头肌肌电图也会出现异常。如是后索损害,则三角肌也会出现异常。如 C_7 神经根损害,将会出现椎旁肌肌电图异常和非桡神经支配的 C_7 肌肉异常。

【治疗和预后】

桡神经病变治疗和预后取决于受损的情况和严重程度,由于睡眠而导致桡神经麻痹者,其预后较好,大多数在6~8周内可以自然恢复。曾有一项研究表明,由于睡眠而导致的桡神经麻痹,大约87%患者可完全恢复,而当外力压迫桡神经时间过长,导致轴索变性,并且肌电图有失神经改变时,恢复的时间相对较长,大约需要几个月。当肱骨骨折伴随有较轻桡神经损害时,则随着骨折的愈合,桡神经的功能会逐渐恢复,而当骨折后造成桡神经在骨折处长时间嵌压,则需要早期手术探查,如果神经损伤一年后仍无再生迹象,则需考虑神经移植或肌腱移植。

【病例分析1】

1. 病史摘要　男性,45岁,两个月前因不慎摔倒后导致右肱骨骨折,在骨科行手术固定后发现右手腕和手指不能抬起,且上臂明显疼痛,患者感到右手拇指背侧和前臂桡侧麻木,近两周来手腕和手指无力稍微好转。

查体:右手腕和手指背屈力为1级,前臂处于正中位置时,肘部屈曲力弱,肱三头肌和上臂其他肌肉力量正常,拇指外展力正常,前臂桡侧区感觉减退,反射正常。

神经传导和肌电图检查结果见表7-19和表7-20。

表 7-19　神经传导检查结果

神经传导	潜伏时(ms)		波幅(mV,μV)		传导速度(m/s)	
	右	左	右	左	右	左
运动传导						
正中神经(腕-拇短展肌)	3.7		11.0			
(腕-肘)	7.0		11.2		61.0	
尺神经(腕-小指展肌)	2.8		10.9			
(腕-肘)	5.6		10.3		62.0	
桡神经(肘-示指伸肌)	1.9	1.7	1.2	5.8		
(肘-桡神经沟下)	2.6	2.3	1.0	5.2	64.0	69.0
(桡神经沟下-沟上)	4.8	4.2	0.4	5.0	41.0	66.0
感觉传导						
正中神经(腕-示指)	2.4	2.5	28.9	28.6	52.0	54.0
尺神经(腕-小指)	2.3	2.3	26.7	25.4	56.0	60.7
桡浅神经	2.5	2.0	7.1	20.9	45.0	51.0

表 7-20 肌电图检查结果

肌肉	自发电位		运动单位电位			
	纤颤电位	正锐波	多相电位	波幅	时程	募集相
右肱桡肌	++	++	少量	正常	稍短	减少
右桡侧腕伸肌	+++	++	少量	正常	稍短	减少
右尺侧腕伸肌	++	++	−	正常	稍短	减少
右示指伸肌	+++	++	−	正常	正常	减少
右三角肌	−	−	−	正常	正常	正常
右肱二头肌	−	−	−	正常	正常	正常
右肱三头肌	−	−	−	正常	正常	正常
右拇短展肌	−	−	−	正常	正常	正常
右小指展肌	−	−	−	正常	正常	正常

2. 问题

（1）垂腕和垂指的诊断和鉴别诊断是什么？

（2）桡神经损害时查体有哪些注意事项？

（3）根据神经电生理检查结果，神经损害的部位在哪里？

（4）短时程多相电位的临床意义是什么？

3. 分析 垂腕是由于桡侧腕长伸肌、桡侧腕短伸肌、尺侧腕伸肌无力所导致，垂指是由于示指伸肌和指总伸肌无力而引起，而这几块肌肉都是由 $C_6 \sim C_8$ 神经根发出，经过臂丛后索，最终通过桡神经来支配的，在此行程中任何部位损害都可以出现垂腕和垂指。但最常见的就是所谓的星期六麻痹，即桡神经在桡神经沟处损害，对此处损害的典型病例来说，几乎桡神经支配的所有肌肉的功能都受到了影响，但除外伸肘，因为伸肘的功能是由肱三头肌支配，而支配肱三头肌的桡神经纤维是在进入桡神经沟以前就已经分出。此患者因不慎摔倒后导致右肱骨骨折，之后发现右手腕和手指不能抬起来，提示肱骨骨折可能造成了桡神经损伤。由于桡神经被包绕于肱骨旁，所以肱骨骨折很容易损伤桡神经。鉴别诊断包括后骨间神经损害、桡神经在桡神经沟处损害、桡神经在腋部损害、臂丛后索损害和 C_7 神经根病。而由于患者有手背、拇指背侧和前臂桡侧麻木和感觉减退，所以可初步排除后骨间神经损害。又由于肱三头肌的功能正常，所以，桡神经在腋部损害也不太可能。而前臂和上臂后面感觉正常和肱三头肌、三角肌的功能正常，所以，后索损害也不太可能。在临床上 C_7 神经根病变和桡神经病变很像，由于肱三头肌功能正常和肱三头肌反射正常，再加上由 C_7 神经根发出的但由正中神经支配的肌肉都正常，所以，C_7 神经根病变也可初步排除。

在桡神经损害时，应该注意在腕下垂状态下，指外展力减弱，此时，容易误认为伴有尺神经和正中神经损害，所以，在检查指外展力时，应该将患者腕部被动伸直。而检查肱桡肌力量时,应该使前臂保持中立位置,然后再检查肱桡肌屈肘力量,它可以帮助鉴别桡神经病变和下颈段神经根病。因为此肌肉是由 C_5、C_6 神经根支配,而其他桡神经支配肌肉都是通过下颈段神经根来的纤维来支配的,故当此肌肉力量弱时,提示可能是桡神经病,而非下颈段神经根病。

从此患者的神经传导检查很容易看出异常神经只局限在桡神经,而右侧桡神经运动神经传导动作电位波幅明显减小,并在桡神经沟处有局部传导减慢,结合肌电图异常主要在桡神经支配肌肉上,但肱三头肌却正常,这正说明损害是在桡神经沟处。同时,在桡神经支配的肌肉上已经可以看到短时程低波幅多相电位,并且桡神经传导动作电位仍然存在,说明损害是部分性的,神经的连续性仍然存在。结合临床上患者感到手背屈能力已经有点恢复,则认为桡神经已经有再生迹象,其功能已经开始有所恢复。

短时程多相电位从表面上看很像肌病电位,但它实际上是一种再生电位,当神经损伤 1 周到 10 天后肌肉就会出现失神经支配,随着残存神经轴索侧支芽生,已经失去神经支配的肌肉会得到重新支配,在神经重新支配肌肉的过程中,就会出现一种新生电位,很像肌病电位。不过,这种再生电位的募集相明显减小,此点可以和肌病电位出现的早期募集现象区别,出现这种再生电位表明神经已经开始再生,不必手术治疗。

肌电图诊断:神经电生理检查提示右侧桡神经损害,损害部位在桡神经沟处,以轴索损害为主,但已经有神经再生迹象出现。

【病例分析2】

1. 病史摘要　女性,48 岁。六周前右手桡骨小头骨折,当时,由于疼痛,没有注意到是否有手无力。次日行手术,取出碎片。之后即出现手指伸直困难,但没有任何感觉障碍,既往无特殊病史。

查体:右手伸指力为 3 级,伸腕力为 4 级,除伸腕时可见腕部向桡侧偏斜外,其余肢体运动、感觉和腱反射均正常。

神经传导和肌电图检查结果见表 7-21 和表 7-22。

表 7-21　神经传导检查结果

神经传导	潜伏时(ms)		波幅(mV,μV)		传导速度(m/s)	
	右	左	右	左	右	左
运动传导						
桡神经(肘 - 示指伸肌)	2.0	2.1	2.7	5.6		
（肘 - 桡神经沟下）	2.8	2.9	2.3	5.4	64.0	69.0
（桡神经沟下 - 沟上）	4.4	4.2	2.4	5.2	65.0	66.0
感觉传导						
桡浅神经(腕 - 指 1)	2.3	2.0	23.9	20.9	55.0	51.0

表 7-22 肌电图检查结果

肌肉	自发电位		运动单位电位			
	纤颤电位	正锐波	多相电位	波幅	时程	募集相
右示指伸肌	++	++	-	正常	正常	减少
右指总伸肌	+++	++	-	正常	正常	减少
右尺侧腕伸肌	++	++	-	正常	正常	减少
右肱桡肌	-	-	-	正常	正常	正常
右桡侧腕伸肌	-	-	-	正常	正常	正常
右肱三头肌	-	-	-	正常	正常	正常
右拇短展肌	-	-	-	正常	正常	正常
右第 1 骨间肌	-	-	-	正常	正常	正常

2. 问题

(1) 伸腕时腕部向桡侧偏斜说明了什么？

(2) 为什么没有感觉障碍？

(3) 为什么要检查拇短展肌和右第 1 骨间肌？

(4) 为什么说不是全部桡神经损害？电生理诊断应该是什么？

3. 分析　从患者手无力情况来看,无力分布是局限在桡神经的分支后骨间神经支配的范围内,包括尺侧腕伸肌、拇指伸肌、示指和小指伸肌,而桡神经支配的其他肌肉如肱三头肌、肱桡肌和桡侧腕伸肌均正常。由于桡侧腕伸肌正常,导致伸腕时腕部向桡侧偏斜。此患者临床表现完全符合后骨间神经损害,它多见于前臂桡骨小头骨折。

由于桡神经在肱骨外上髁远端 3~4cm 处就已经分成两支,即后骨间神经,是纯运动支,和桡浅神经,是纯感觉支,而此患者由于骨折没有损伤及桡浅神经,所以,其感觉正常。

由于桡神经传导在示指伸肌上记录出的动作电位波幅和正常侧(左侧)比较明显减低,加之示指伸肌肌电图异常,桡神经感觉传导也正常,所以,不能除外 $C_8 \sim T_1$ 神经根病变,只有当拇短展肌和第 1 骨间肌肌电图正常后,才能除外了 $C_8 \sim T_1$ 神经根病变,因为它们分别是 $C_8 \sim T_1$ 神经根发出的正中神经和尺神经支配的肌肉。

此患者桡神经支配的近端肌肉包括肱桡肌、桡侧腕伸肌、肱三头肌均正常,而异常肌肉都集中在后骨间神经支配的肌肉上,所以,肌电图诊断应该为后骨间神经损伤,但由于桡神经运动传导尚可以诱发出肌肉动作电位,只是比对侧低,而且针电极检查在轻收缩时,仍有运动单位电位存在,说明是后骨间神经不完全损害。

肌电图诊断:神经电生理检查提示后骨间神经不全损害。

参 考 文 献

1. Brown WF, Watson BV. AAEM case report #27: acute retrohumeral radial neuropathies. Muscle nerve, 1993, 16: 706-711

2. Dawson DM, Hallet M, Millender LH. Entrapment neuropathies. Boston: Little Brown & Co., 1983.

3. Watson BV, Brown WF. Quantitation of axon loss and conduction block in acute radial nerve palsies. Muscle Nerve, 1992, 15: 768-773.

4. Spindler HA, Dellon AL. Nerve conduction studies in the superficial radial nerve entrapment syndrome. Muscle Nerve, 1990, 13: 1-5.

5. Appel H. Handcuff neuropathy. Neurology, 1991, 41: 955.

6. Dawson DH, Hallett M, Wilbourn AJ. Entrapment neuropathies. 3rd ed. Philadelphia: Lippincott-Raven, 1999.

7. John D. Focal peripheral neuropathes. 3rd ed. Lippincott: Williams & Wilkins, 2000.

第四节　腓总神经病

腓总神经病是下肢最常见的单发性神经病,这是由于腓总神经在腓骨小头处位置最表浅,很容易受到外力的压迫性损伤,导致此处病变最多见。临床上最常见的表现是足下垂,有些患者可以有小腿外侧和足背侧皮肤感觉异常。然而,在临床上,坐骨神经病、腰骶神经丛病、L_5 神经根病变也可以出现和腓总神经病变很像的临床表现,常需要仔细查体和神经电生理检查来鉴别。

【腓总神经解剖】

起源于 $L_4 \sim S_2$ 的神经根纤维组成了坐骨神经,坐骨神经在大腿中下 1/3 处又分成了胫神经和腓总神经,腓总神经向下行到腓骨小头上发出一浅感觉支,支配髌骨外侧皮肤,之后就分成腓浅神经和腓深神经。前者支配使足外旋的腓骨长、短肌,并有感觉纤维分布于小腿下部前外侧皮肤和足趾背侧皮肤(图7-26);后者支配足背屈肌群,包括趾短伸肌、胫骨前肌,并有感觉纤维分布于第1、2 足趾间的皮肤(图7-27)。此外,尚有一变异的吻合支叫副腓总神经,它由腓浅神经在膝部分出,支配趾短伸肌的外侧部分。

【病因】

腓总神经最常见的损伤部位是在腓骨小头处,多数是由于外力压迫所致,如外伤、骨折、双腿交叉时间过长、下蹲时间过长等,另外,体重急剧下降,减肥

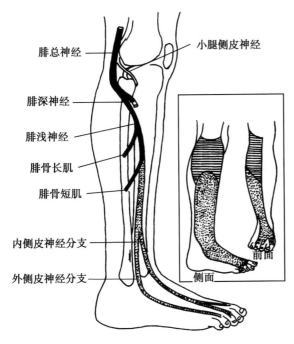

图 7-26 腓浅神经走行及其支配图

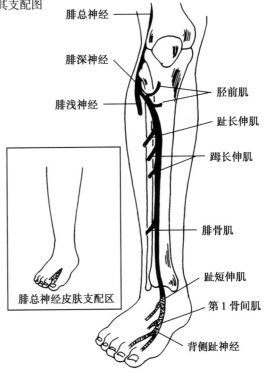

图 7-27 腓总神经走行及其支配图

导致腓骨小头处缺乏脂肪等保护组织支撑,造成腓总神经被周围骨组织压迫,出现腓总神经麻痹。长时间卧床,手术和昏迷患者,由于腓骨小头可能被压在床边或有突起的地方,也可以造成腓总神经麻痹,一些代谢病如糖尿病也可以造成腓总神经损害。

【临床表现】

腓骨小头处腓总神经损伤其典型的临床表现为足下垂,此处损害通常会影响到腓浅神经和腓深神经。影响到腓浅神经时患者出现足外旋困难,并且可有小腿下外侧皮肤感觉障碍。影响到腓深神经时患者会出现足及足趾背屈困难,导致足下垂(图7-28),并且在腓骨小头处有局部疼痛,叩击时会有叩击痛,即Tinel征(+)。在临床上,如果患者足下垂很严重,则从患者的步态就可以看出,表现为患者行走时呈跨阈步态,但当足下垂很轻微和足外旋力稍弱时,走路时很难看出,就必须靠仔细检查来发现。方法是让患者足趾背屈,观察胫骨前肌和趾短伸肌的力量,让足外旋来观察腓骨长、短肌的力量。应该注意的是L$_5$神经根发出的大部分纤维参与足背屈和足外旋,同时也有一部分纤维加入到胫神经纤维里支配使足内旋的胫骨后肌,所以,在临床上鉴别L$_5$神经根病变、坐骨神经、腓总神经和胫神经病变的一个很重要的检查方法就是检查患者足内旋力量,也就是说,在一个单独的腓总神经在腓骨小头处损伤时,胫神经的功能应该正常,所以足内旋不受影响;而当足下垂患者有足内旋力弱时,其损害一定超过了单纯的腓总神经损害范围,其可能损害部位为L$_5$神经根病变、腰骶神经丛病变和坐骨神经病变。而在有足下垂的患者检查足内旋时应该注意将患者的足处于被动背屈位,因为,在足下垂状态下足内旋的力量本来就差,此时,会误认为L$_5$神经根支配的胫骨后肌力量减弱。在临床上,坐骨神经病、腰骶神经丛病、L$_5$神经根病变均可以表现为足下垂以及小腿外侧和足背侧皮肤感觉减退,尤其在早期,这些部位的病变非常像腓总神经麻痹,这就需要临床上仔细的查体和用神经电生理检查来鉴别。

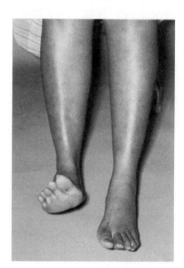

图7-28 腓总神经损伤后的典型临床表现即足下垂

【神经电生理检查】

1. 神经传导检查 对临床上表现为足下垂,可疑有腓总神经损害时,应该常规作腓总神经运动和腓浅神经感觉支检查(表7-23)。在以脱髓鞘损害为主的病变中,如腓总神经运动传导在腓骨小头下、上可见传导阻滞(图7-29),

或局部传导减慢时,即可确定损害部位是在腓骨小头处。一般说腓骨小头下、上刺激,传导速度减慢大于 10m/s,则认为有局部传导减慢。而动作电位波幅下降超过 50% 时,则认为有局部传导阻滞,而此时远端腓浅神经感觉神经电位则正常。在以轴索损害为主的病变中,腓总神经动作电位波幅分别在踝、腓骨小头下、上刺激均减低,运动传导速度和末端潜伏时可以正常,腓浅神经感觉神经电位波幅减低,但此时应注意和对侧肢体比较。多数情况下,腓总神经损害均影响到腓浅神经和腓深神经,但偶尔也会只影响到一个分支,而多半是腓深神经,此时,腓浅神经感觉神经电位则是正常。通常,趾短伸肌用做腓总神经运动传导记录部位,但当它明显萎缩而导致动作电位波幅明显减低时,则选用胫骨前肌来记录腓总神经动作电位,刺激点分别在腓骨小头下、上。事实上足下垂主要是由于胫骨前肌无力造成,所以,在检查腓总神经运动传导时用胫骨前肌做记录比用趾短伸肌更为有用,而在实际检查中,一些传导阻滞仅在胫骨前肌记录时才有,而在趾短伸肌记录时则没有。所以,在用趾短伸肌记录时,如果没有出现传导阻滞时,就一定要做胫骨前肌记录,也就是说对于足下垂患者怀疑有腓总神经在腓骨小头处损害时,腓总神经运动传导一定要分别在胫骨前肌和趾短伸肌上记录。此外,也可以用节段性运动传导检查法来确定具体的损害部位。除了检查腓总神经运动以外,胫神经运动、F 波、腓肠神经感觉支均要检查,如果任何一项运动或感觉检查可疑,则一定要和对侧比较。

表 7-23 腓总神经病常规神经传导和肌电图检查步骤

常规神经传导检查

- 腓总神经运动:在趾短伸肌处记录,分别在踝部和腓骨小头下、上刺激。如果动作电位波幅很低或没有发现腓骨小头处有传导阻滞和局部传导减慢,则要做胫骨前肌记录,分别在腓骨小头下、上刺激
- 胫神经运动:在踇展肌上记录,刺激分别在踝和腘窝处
- 腓浅神经感觉支检查:记录电极在足背和外踝连线中点处向上 1cm 处,刺激电极在记录点近端 12cm 的小腿外侧面
- 腓肠神经检查:记录电极在外踝下方,刺激电极在小腿后部距记录电极 14cm 处
- 腓总神经,胫神经 F 波

特殊情况:如果感觉和运动传导任何一项检查可疑,则需和对侧比较

常规检查肌肉

- 至少检查两块腓深神经支配的肌肉,如胫骨前肌,踇长伸肌
- 至少检查一块腓浅神经支配的肌肉,如腓骨长肌
- 至少检查一块胫神经支配的肌肉,如腓肠肌内侧头
- 必须检查股二头肌短头

特殊情况

● 假如任何肌肉可疑,要同对侧肌肉比较

● 假如股二头肌短头或任何胫神经支配的肌肉有异常或神经传导检查为不能确定损害
部位的腓总神经病,或出现异常胫神经运动和腓肠神经感觉电位时,则需要进一步检
查坐骨神经,臀神经支配的肌肉和腰椎旁肌

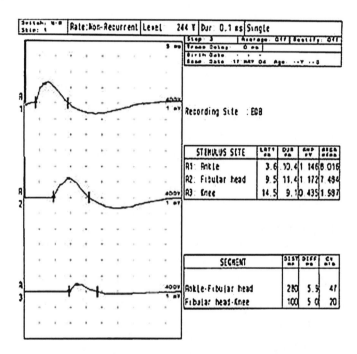

图 7-29　腓总神经在腓骨小头处局部传导阻滞图

一足下垂患者左腓总神经运动传导检查在腓骨小头处有局部传
导阻滞,即腓骨小头上,下刺激动作电位波幅下降超过 50%,传导
速度只有 20m/s

2. **肌电图检查**　肌电图检查通常用来进一步确定损害部位和估计损害
严重程度,更重要的是排除坐骨神经、腰骶神经丛和 L_5 神经根损害(表 7-24)。
当然,如果病变是以脱髓鞘即传导阻滞为主时,肌电图检查将是正常或出现很
少的失神经改变,而主要是运动单位电位募集相减少,但其形状正常,此时神
经传导检查对确定病变部位、病情的严重性和预后的判断就更为重要。而对
轴索损害病变,肌电图重点检查那些由腓总神经支配的肌肉如胫骨前肌、姆长
伸肌、腓骨长肌,当急性或亚急性损害时,它们将会出现纤颤电位、正锐波和正
常运动单位电位募集相减少。慢性轴索损害时,可见高波幅和长时程多相电

位,且这种异常运动单位电位募集相减少。

表 7-24　神经传导和肌电图检查对足下垂鉴别诊断表

肌电图	腓深神经	腓总神经	坐骨神经	腰骶神经丛	L₅神经根
胫骨前肌	异常	异常	异常	异常	异常
姆长伸肌	异常	异常	异常	异常	异常
腓骨长肌		异常	异常	异常	异常
胫骨后肌			异常	异常	异常
股二头肌短头			异常	异常	异常
臀中肌				异常	异常
椎旁肌					异常
神经传导					
腓浅神经感觉电位(轴索损害)		异常	异常	异常	正常
腓肠神经感觉电位(轴索损害)			异常	异常	正常
腓总神经动作电位(轴索损害)	波幅减低	波幅减低	波幅减低	波幅减低	波幅减低
胫神经动作电位(轴索损害)			波幅减低	波幅减低	波幅减低
H反射			异常	异常	异常
腓骨小头处传导阻滞或局部传导减慢	有	有			

　　如果任何一个腓总神经支配的肌肉出现异常,则必须检查 L₅ 神经根发出的非腓总神经支配的肌肉,以排除坐骨神经、腰骶神经丛病和 L₅ 神经根病。这里需要注意的是,即使神经传导检查已经确定腓总神经在腓骨小头处损伤,也要对一些关键的并非是腓总神经支配的肌肉进行肌电图检查。尤其要强调的是胫骨后肌,它是 L₅ 神经根发出但却是胫神经支配的,其功能是使足内旋;其次是大腿后部肌肉包括半腱肌、半膜肌、股二头肌长、短头。在这里,检查股二头肌短头非常重要,它是唯一一块在腓骨小头上由坐骨神经的腓神经分支支配的肌肉,这块肌肉或其他任何一块大腿后肌群肌肉出现异常,则提示腓总神经损害是在腓骨小头上靠近坐骨神经处或更高。在有些坐骨神经病变的患者,其肌电图改变很像腓总神经病的肌电图改变,唯一的区别是坐骨神经病变可以出现股二头肌短头肌电图异常。股二头肌短头的进针部位位于膝盖侧面向上四横指处,如果肌电图异常仅在腓总神经支配的肌肉上出现,并且胫骨后肌和股二头肌短头肌电图均正常,再结合神经传导检查结果,则可确定是腓总神经病变,当臀中肌肌电图异常,但腰椎旁肌肌电图正常时,则提示病变部位可能在腰骶神经丛。

【病例分析】

1. 病史摘要 男性,20岁,左足下垂一个月。一个月前过量饮酒后"意识不清"一整天,当清醒后发现左足和足趾背屈困难,小腿外侧、足背和足趾麻木,无膝关节周围疼痛,当时睡眠时是否有膝部受压不详,近一周来左足下垂已经稍微有所恢复。几周前曾在锻炼时,腰部被扭伤。

查体:左足背和足趾背屈力为1级,左足外旋力为2级,足内旋力4级,小腿、大腿和髋部力量均正常,足背侧一直到小腿外侧感觉均减退,腱反射对程存在,病理反射阴性,Laseque征阴性,腓骨小头处Tinel征(+)。

神经传导和肌电图检查结果见表7-25和表7-26。

表7-25 神经传导检查结果

神经传导	潜伏时(ms)		波幅(mV,μV)		传导速度(m/s)	
	右	左	右	左	右	左
运动传导						
腓总神经(趾短伸肌-踝)	4.1	4.8	5.1	5.6		
(踝-腓骨小头下)	10.5	11.0	4.9	5.2	45.0	46.7
(腓骨小头下-上)	12.4	15.7	4.9	1.7	44.0	23.0
胫神经(踇展肌-踝)	4.8	4.9	16.8	17.9		
(踝-腘窝)	11.6	11.9	13.2	15.7	45.0	47.0
感觉神经传导						
腓浅神经感觉支	2.3	2.4	17.9	7.0	43.0	42.0
腓肠神经	2.5	2.6	15.2	17.3	44.0	45.0

表7-26 肌电图检查结果

肌肉	自发电位		运动单位电位			
	纤颤电位	正锐波	多相电位	波幅	时程	募集相
左胫前肌	+	+	几个运动单位电位			
左腓骨长肌	+	+	几个运动单位电位			
左趾短伸肌	+	+	几个运动单位电位			
左胫后肌	−	−	无	正常	正常	正常
左踇展肌	−	−	无	正常	正常	正常
左腓肠肌内侧头	−	−	无	正常	正常	正常
左股二头肌短头	−	−	无	正常	正常	正常
左臀中肌	−	−	无	正常	正常	正常
左腰椎旁肌	−	−				

2. 问题

(1) 足下垂的鉴别诊断有哪些? 此患者应该属于哪一种?

(2) 腓总神经病的病因是什么? 检查足下垂时,应该注意哪些?

(3) 神经电生理诊断是什么? 如何根据神经损害的程度来判断预后?

(4) 肌电图检查股二头肌短头的意义?

(5) 腓浅神经感觉支检查的意义?

3. 分析　导致足下垂的主要原因就是胫骨前肌无力,而这块肌肉是由 L_4、L_5、S_1 尤其是 L_5 神经根发出的纤维,经过坐骨神经而最终形成的腓总神经来支配,所以,在此行程中任何部位损害,都可以导致足下垂。也就是说需要鉴别诊断的病有 L_5 神经根病变、腰骶神经丛病变、坐骨神经和腓总神经病变。结合此患者的病史,睡眠后醒来时很快出现足下垂,小腿外侧和足背麻木,查体发现左足背屈力和足外旋力均差,其无力的范围明显是分布在腓浅神经和腓深神经的范围内,腓骨小头处 Tinel 征(+),基本可确定是腓总神经在腓骨小头处损害。另外,由于足内旋力量稍差,而足内旋的功能是由胫后肌来完成,而胫后肌是 L_5 神经根发出的但又不属于腓总神经支配的肌肉,它是由胫神经支配,所以,在作肌电图之前,此患者最可能的诊断是腓总神经在腓骨小头处损害。结合病前曾有腰部扭伤史,足内旋力量稍差,也不能排除坐骨神经或 L_5 神经根损害。

腓总神经损害的病因比较多见的是由于腓总神经长时间在腓骨小头处受压所导致,也可以见于膝关节周围的外伤,此患者就可能是由于长时间沉睡导致腓总神经长时间在腓骨小头处受压。另外比较少见的一种原因是体重突然下降,由于在腓骨小头处腓总神经突然失去脂肪垫的保护作用,就容易受到周围比较坚硬的组织压迫,而导致腓总神经损伤。

对有足下垂的患者查体时,检查足内旋的功能是否正常非常重要。由于足内旋的功能是由胫后肌来完成,如果足内旋力量差,就不是单独的腓总神经病变,而要考虑是否有坐骨神经或 L_5 神经根病变。当检查者让足处于下垂状态时来检查足内旋力量,则一定会感到足内旋力量差,就像在腕下垂状态下查指外展的力量一样。正确的检查方法是应该将踝关节被动地放成背屈位后再来检查。此患者虽然查体发现足内旋力量差,但胫后肌和其他坐骨神经支配的肌肉肌电图都正常,提示可能是查体不够准确所造成。

神经传导检查显示:腓总神经在腓骨小头上、下动作电位波幅明显下降达 67%,并且有局部传导减慢(23m/s),而胫神经运动传导完全正常,肌电图在腓总神经支配肌肉上包括胫前肌、腓骨长肌、趾短伸肌均出现失神经电位,轻收缩时,仅有几个运动单位电位,而胫后肌、股二头肌短头、腓肠肌内侧头、臀中肌和椎旁肌肌电图正常,排除了坐骨神经、腰骶神经丛和 L_5 神经根损害,再结合病史,即可确定是腓总神经在腓骨小头处损害,且损害的性质是以脱髓鞘为主,但也有轻微继发轴索改变。腓总神经在腓骨小头处的损害,可以是由于轴索损害而导致神经不能传导,也可以是由于局部神经传导阻滞而使神经暂时失去传导功能,不过,后者比较少见,但预后较好。在损伤早期,要鉴别神经损伤的病理类型很困难,最好的方法就是动态观察腓总神经动作电位波幅和形状变化。如果在腓骨小头上、下分别刺激,其动作电位波幅下降大于 50%,则认为在此处有神经传导阻滞,提示可能是脱髓鞘损害。如果在腓总神经的常规刺激点刺激时,其动作电位波幅均很低时,则认为是轴索损害。轴索损害时,在作神经传导检查时,主要是看动作电位波幅和肌电图上是否有失神经电位,其次是看感觉神经电位波幅。失神经电位的多少和轴索损害的程度并不完全相关,而有时仅一小部分轴索损害,却可见很多失神经电位。因此,估计轴索损害程度的最好方法是比较远端动作电位波幅,可以是和正常的对侧比较,也可以是和以后的检查比较,但这就需要技术上要能准确地诱发出所记录肌肉的真实动作电位。轴索损害修复多通过附近残存的轴索以侧芽的形式再生,这种过程进展非常缓慢,大约每天 1mm。而判断脱髓鞘损害,主要是看有无传导阻滞和局部传导减慢。在以脱髓鞘损害为主的病变,由于轴索相对保持完好,神经修复主要是通过髓鞘再生来完成,所以,比轴索损害修复要快。通常腓总神经在腓骨小头处的轴索损害需要数月到一年时间来修复,而脱髓鞘损害为主者,需要 1~2 个月即可恢复,此患者主要是以脱髓鞘损害为主,故其发病 1 个月后,临床上已经有所恢复。

股二头肌短头是坐骨神经的腓总神经分支支配的唯一一块腓骨小头近端肌肉,这块肌肉或其他任何一块大腿后肌群肌肉出现异常则提示腓总神经损害是在腓骨小头上靠近坐骨神经处或更高。在临床上,要检查股二头肌短头的力量比较困难,所以,通常都是用肌电图来检查,通常对腓总神经损害的患者一定要检查股二头肌短头,以排除坐骨神经损害。

腓浅神经感觉支支配足背和小腿外侧皮肤感觉,它对轴索损害的判断比运动传导更敏感。在腓深神经损害以及局部传导阻滞时此神经感觉电位可以正常,但如果作肌电图的时间适合,其正常也可以出现在不完全腓总神经损害。另外,感觉神经电位异常通常比运动神经动作电位异常出现的要晚,多在损伤 12 天以后出现。本患者虽然腓浅神经感觉神经电位波幅在正常范围内,但当和对侧比较时,其波幅较对侧减低大于 50%,显示腓浅神经感觉支仍然异常。由于感觉神经电位波幅变化范围很大,所以,决不能以它的存在与否来判断它是否正常,而多需要和正常侧波幅相比较后才能确定。

肌电图诊断:神经电生理检查提示急性腓总神经损害,损害部位在腓骨小头处,损害以脱髓鞘为主。

参 考 文 献

1. Katirji MB, Wilbourn AJ. Common peroneal mononeuropathy：A clinical and electrophysiologic study of 116 lesions. Neurology, 1988, 38：1723-1728.

2. Katirji B. Peroneal neuropathy. Neurol Clin, 1999, 17：567-591.

3. Katirji MB, Wilbourn AJ. High sciatic lesions mimicking peroneal neuropathy at the fibular head. J Neurol Sci, 1994, 121：172-175.

4. Katirji B. Electromyography in clinical practice. St. Louis：Mosby, 1998.

5. Levin KH, Stevens JC, Daube JR. Superficial peroneal nerve conduction studies for electromyographic diagnosis. Muscle Nerve, 1986, 9：322-326.

6. Levin KH. L_5 radiculopathy with reduced superficial peroneal sensory responses：intraspinal and extraspinal causes. Muscle Nerve, 1998, 21：3-7.

7. Sourkes M, Stewart JD. Common peroneal neuropathy：A study of selective motor and sensory involvement. Neurology, 1991, 41：1029-1033.

第五节 坐骨神经病

在下肢单发性神经病中,坐骨神经病的发病率仅次于腓总神经病。坐骨神经从它在臀部近端一直到腘窝处的这一相对较长的行程中,任何一个部位都可以损伤,可以是急性也可以是慢性。急性损伤的原因多为骨盆和股骨骨折、外伤、肌肉注射位置不当、坐的时间过久、昏迷导致长时间臀部受压等。慢性损伤的原因多为盆腔肿瘤压迫,坐骨神经本身神经纤维瘤和梨状肌综合征等。

【坐骨神经解剖】

坐骨神经起源于 L_4~S_2 神经根纤维,其在大腿后面形成内、外侧支,内侧支又叫胫神经,外侧支又叫腓总神经,它们共同被包在坐骨神经干中,但彼此的神经纤维是分开的(图 7-30)。坐骨神经通过坐骨切迹离开骨盆,然后穿过被臀大肌覆盖的梨状肌下面,此时与它伴行的还有一些腰骶神经丛,如臀上神经(支配臀中、小肌和阔筋膜张肌),臀下神经(支配臀大肌)。坐骨神经在大腿后面还发出一些分支支配大腿后肌群,包括半腱肌、半膜肌、股二头肌长、短头,这些肌肉主要管膝关节屈曲。这些大腿后肌群中除了股二头肌短头是由坐骨神经的腓总神经分支支配外,其余全都是由坐骨神经的胫神经分支支配。坐骨神经在近腘窝处又分成胫神经和腓总神经,支配膝以下所有的运动和感觉,但除外腿和脚的内侧皮肤的感觉(是由隐神经支配)。腓总神经

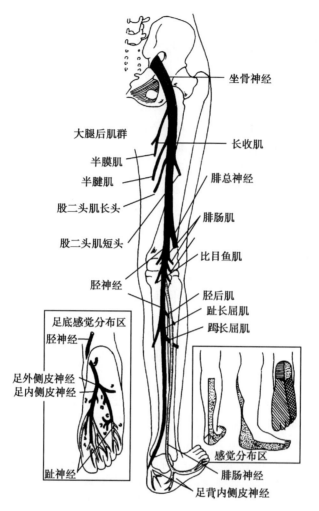

图 7-30 坐骨神经走行及其分支图

的解剖已在腓总神经一节里叙述,在腘窝处胫神经又分出一支感觉支,叫腓肠神经,是一纯感觉支,它支配小腿后面和足外侧缘和小趾的皮肤感觉。但有 40%~80% 的人腓肠神经里含有腓总神经的成分,所以,对这种人来说,低波幅的腓肠神经感觉电位并不能完全说明累及了胫神经,而腓总神经损害也可以出现腓肠神经感觉电位异常。腓肠神经也是临床上最常用作神经活检的一个神经。

【临床表现】

大多数坐骨神经病都是亚急性起病,也可以是缓慢起病;而由于外伤、骨折、注射位置不当、过久的坐立而导致者多急性起病;盆腔肿瘤压迫、坐骨神经本身纤维瘤所导致的坐骨神经病发病较慢。在完全性坐骨神经损伤的患者,主要表现为屈膝肌以及和踝关节、脚趾运动的肌肉均无力,感觉障碍可以在小腿侧面和后面、足背面、足底和第1、2脚趾间隙。臀部和大腿部可以出现疼痛,并且向腿后面和侧面放射,踝反射减弱或消失,这种完全性坐骨神经损伤多在严重的病变或晚期时出现,而大部分坐骨神经病变都是部分损害,主要损害到坐骨神经的腓总神经部分,在临床表现上很像腓总神经病。而腓总神经部分受损害比较重的原因可能是:由于在坐骨神经中,胫神经部分含有更多的纤维并且这些纤维束外周含有更多的弹性组织,而腓总神经含有的纤维较少并且外周支撑组织也较少;另外,胫神经部分在大腿后面位置相对比较松弛,而腓总神经部分从坐骨切迹到腓骨小头之间被拉得较紧,移动空间小,这就导致坐骨神经损害时,腓总神经受损的程度比胫神经受损的程度要重,而且也更容易损害。在临床上,早期部分坐骨神经病变和腓总神经在腓骨小头处损害的临床表现很像,此时,应该注意要和腓总神经在腓骨小头处损害、L₅神经根处损害、腰骶神经丛病变来鉴别(表7-27)。

表 7-27　坐骨神经损害临床表现鉴别诊断

	腓深神经	腓总神经	坐骨神经	腰骶神经丛	L₅神经根
足背屈力弱	有	有	有	有	有
足外旋力弱		有	有	有	有
足内旋力弱			有	有	有
屈膝力弱			有	有	有
臀肌力弱				有	
踝反射减弱			有	有	有
第1、2趾间感觉减退	有	有	有	有	有
足背感觉减退		有	有	有	有
小腿外侧感觉减退		有	有	有	有
膝旁感觉减退			有	有	有
足底感觉减退			有	有	有
大腿后面感觉减退				有	有
腓骨小头叩击征(+)	有	有			
臀及大腿后面痛			有	有	有
背痛					有
直腿抬高试验(+)					有

在查体方面,应该特别注意那些坐骨神经纤维里的非腓总神经支配肌肉的功能,如足内旋(胫神经支配的胫骨后肌)、趾屈曲(胫神经支配的趾长屈肌)和膝屈曲(坐骨神经支配的大腿后肌群)。足下垂患者如果出现任何上述肌肉无力,均提示功能障碍已经超过了腓总神经的范围。同样,在查感觉时,膝旁

感觉、足底和第1、2脚趾间隙的感觉障碍均提示有坐骨神经和胫神经损害。如果小腿和足内侧以及大腿后面有感觉障碍则提示损害范围更广,可能包括腰骶神经丛或更近端损害。

有关梨状肌综合征的问题,由于坐骨神经离开骨盆后,就进入梨状肌并且穿行于其下方,当梨状肌肥大时,就可能压迫坐骨神经。过去,诊断此病比较多,但后来发现,很多患者是由于腰骶神经根病变、而非梨状肌对坐骨神经的压迫。诊断梨状肌综合征必须要符合下列条件:其一是临床上表现为坐骨神经损害;其二是神经电生理检查也有坐骨神经损害的证据;其三是手术探查显示坐骨神经在梨状肌下受压;最后,手术解除压迫后症状明显减轻。

【神经电生理检查】

1. 神经传导检查　神经电生理检查的目的主要是要确定有无坐骨神经损害,并与腓总神经在腓骨小头处损害、L_5神经根处损害和腰骶神经丛病变来鉴别。

应常规检查两侧胫神经和腓总神经的运动传导(表7-28),记录电极分别放在趾短伸肌和姆展肌上,应该特别注意腓总神经的运动传导,尤其是注意腓总神经在腓骨小头处有无传导阻滞和局部传导减慢。在坐骨神经损害尤其伴有轴索损害时,同正常侧比较,损害侧胫神经和腓总神经动作电位波幅均降低,但腓总神经降低的更明显,末端潜伏时可以正常或轻度延长,传导速度正常或轻度减慢,但决达不到脱髓鞘改变的程度。

感觉神经传导必须做腓肠神经和腓浅神经感觉支检查(表7-28),但值得注意的是腓肠神经是在腘窝处来自于胫神经,但同时又接受一部分来自于腓总神经的纤维,所以,当腓肠神经电位波幅降低时,并不能完全说明是胫神经损害。

表 7-28　坐骨神经病变常规神经电生理检查

神经传导检查

- 胫神经运动检查:在姆展肌上记录,刺激分别在踝和腘窝处
- 腓总神经运动:在趾短伸肌处记录,分别在踝,腓骨小头下,上刺激。如果动作电位波幅很低或没有发现腓骨小头处有传导阻滞或局部传导减慢,则要做胫骨前肌记录,分别在腓骨小头下,上刺激
- 腓浅神经感觉支检查:记录电极在足背和外踝连线中点向上 1cm 处,刺激电极在记录点近端12cm的小腿外侧面
- 腓肠神经感觉支检查:记录电极在外踝下方,刺激电极在小腿后部距记录电极 12~14cm 处
- 腓总神经,胫神经 F 波和胫神经 H 反射

上述神经传导检查中如果感觉和运动任何一项检查可疑,则需和对侧比较

续表

常规肌肉检查

- 至少检查两块腓总经支配的肌肉如:胫骨前肌,踇长伸肌,腓骨长肌
- 至少检查两块胫神经支配的肌肉如:腓肠肌内侧头,胫骨后肌
- 必须检查股二头肌短头
- 至少检查一块臀上神经支配的肌肉:臀中肌
- 至少检查一块臀下神经支配的肌肉:臀大肌
- L_5~S_1 椎旁肌
- 至少检查两块非坐骨神经,非 L_5~S_1 神经根支配的肌肉如股外侧肌和髂肌,以排除更广泛的损害

假如任何肌肉可疑,要同对侧肌肉比较

此外,还应该常规检查双侧胫神经和腓总神经 F 波和胫神经的 H 反射,病侧 F 波和 H 反射潜伏时可能延长或消失,但这些改变在坐骨神经损害、L_5 神经根处损害、腰骶神经丛病变均可以出现,尚需要结合其他检查来鉴别它们。

2. 肌电图检查　在坐骨神经支配的肌肉上包括大腿后肌群以及胫神经和腓总神经支配的肌肉上可以出现失神经电位,神经再生电位和运动单位电位募集相减少,但臀神经支配的肌肉和腰骶椎旁肌正常。一般说来,失神经支配现象在膝以下较远的肌肉上容易发现,尤其是对那些病程比较长的患者,而大腿后肌群多可见神经再生电位,尤其是股二头肌短头,这里需要强调的是,一定要检查臀肌和腰骶椎旁肌,以排除 L_5 神经根处损害和腰骶神经丛病变。

【病例分析】

1. 病史摘要　男,56 岁,缓慢出现右腿麻木和足下垂半年。半年前无明原因感觉右足外侧缘和小腿外侧麻木,但无腰痛,自感走路时力量正常,也未去医院就医。2 个月后发现右足背屈力弱,渐渐右足不能抬起,并且右腿麻木明显加重,近 1 个月又出现臀部和大腿后部疼痛,曾拍腰部 X 线片和 MRI 均无明显异常发现,患者否认其他特殊病史。

查体:双上肢和左下肢肌力、感觉和腱反射均正常。右足背屈力 1 级,足趾屈力 2 级,足内旋和外旋力均 4 级,屈膝力 4 级,但伸膝力正常,大腿屈曲、伸直、内收和外展力均正常,右胫前肌和踇展肌轻度萎缩,足外侧缘和小腿后外侧感觉减退,但大腿部感觉正常。右踝反射消失,膝反射正常,无病理反射。隐约可触及大腿中后部深处似乎有一乒乓球大小质软的包块。

神经传导和肌电图检查结果见表 7-29 和表 7-30。

表 7-29 神经传导检查结果

神经传导	潜伏时(ms)		波幅(mV,μV)		传导速度(m/s)		F 波(ms)	
	右	左	右	左	右	左	右	左
运动传导								
腓总神经(趾短伸肌 - 踝)	5.6	5.4	0.4	3.5			无	49.0
(踝 - 腓骨小头下)	13.6	11.3	0.3	3.4	39.0	46.7		
(腓骨小头下 - 上)	15.8	13.6	0.2	3.2	38.0	44.0		
胫神经(踇展肌 - 踝)	5.8	5.1	6.0	11.0				
(踝 - 腘窝)	14.8	12.3	4.5	9.8	37.0	47.0	57.0	52.0
感觉神经传导								
腓肠神经	3.4	2.9	7.8	20.2	39.0	47.0		
腓浅神经感觉支	无	2.7		13.0		45.0		

表 7-30 肌电图检查结果

肌肉	自发电位		运动单位电位			
	纤颤电位	正锐波	多相电位	波幅	时程	募集相
右胫前肌	++	++	少量	稍高	长	单 - 混
右踇长伸肌	++	+	少量	稍高	长	单 - 混
右腓骨长肌	++	++	少量	稍高	长	单 - 混
右腓长肌内侧头	++	+	少量	稍高	长	单 - 混
右胫后肌	++	–	少量	稍高	长	单 - 混
右股二头肌短头	+	–	少量	正常	长	单 - 混
右半腱肌	–	–	无	正常	正常	正常
右臀中肌	–	–	无	正常	正常	正常
右臀大肌	–	–	无	正常	正常	正常
右股外侧肌	–	–	无	正常	正常	正常
右髂肌	–	–	无	正常	正常	正常
右 L_5 椎旁肌	–	–				
右 S_1 椎旁肌	–	–				

2. 问题

(1) 从病史和查体来看,此患者最可能的诊断是什么,需要和哪些病鉴别?

(2) 神经电生理检查应该重点检查哪些?

(3) 神经电生理诊断应该是什么?

(4) 神经损害的可能原因是什么?

从此患者的病史来看,早期出现的足外侧缘和小腿后外侧麻木,继之出现的足下垂,似乎很像腓总神经在腓骨小头处损害。但早期坐骨神经损害、腰骶

神经丛损害和 L_5 神经根病变均可以出现类似的表现,而患者在后期出现的大腿部疼痛却不能用单纯的腓总神经在腓骨小头处损害来解释,说明病变范围可能更广。查体方面发现肌肉无力都集中在腓总神经(足背屈力和足外旋力均差)、L_5 神经根(足内旋力差和足趾屈力均差)、坐骨神经(屈膝力差)所支配的肌肉上,而进一步检查股神经、臀上、下神经和闭孔神经所支配的肌肉均正常,再结合腱反射改变和感觉障碍分布情况,提示损害可能在坐骨神经,而不像更广泛的腰骶神经丛病变。不过,从病史缓慢进展情况来看,也不能排除近端坐骨神经病变对腰骶神经丛和神经根的影响。

神经传导检查应该重点检查右侧腓总神经和胫神经,注意其动作电位波幅,并与对侧比较。同时检查腓浅神经感觉支和腓肠神经,注意感觉神经电位波幅,并和对侧比较。肌电图除检查坐骨神经支配的肌肉外,还要检查臀肌和椎旁肌。

3. 分析　神经传导显示右腿腓总神经和胫神经运动神经传导动作电位波幅和左侧相比明显减低,尤其是腓总神经,它们的运动末端潜伏时和运动神经传导速度均在正常值的下限,胫神经 F 波潜伏时稍微延长,但腓总神经在腓骨小头处未发现神经传导阻滞和局部传导减慢。感觉神经传导腓浅神经感觉神经电位消失,而腓肠神经感觉神经电位波幅和对侧比较明显减低,传导速度也减慢,从上述神经传导结果来看,右腿腓总神经和胫神经都有损害。肌电图检查显示,腓总神经支配的肌肉出现失神经支配现象和神经再生现象,这和患者在临床上出现肌肉萎缩和明显的足下垂有关,然而胫后肌和其他胫神经支配的肌肉也显示了纤颤电位、多相电位和运动单位募集相减少,这说明损害已经超过了腓总神经的范围,损害可能为坐骨神经。右股二头肌短头肌电图异常提示损害至少在坐骨神经稍远端,但同样是坐骨神经支配的半腱肌却是正常的。臀中肌、臀大肌、股外侧肌、髂肌和椎旁肌都正常,则排除了腰骶神经丛和神经根损害,结合上述异常发现,此患者应该诊断坐骨神经损害,其具体损害部位在坐骨神经发出分支支配股二头肌短头处,即在腓骨小头上靠近坐骨神经处损害。

从此患者缓慢进展并且逐渐加重的病程,再结合腰部 X 线片和 MRI 结果,以及神经电生理检查结果,加上查体隐约可触及大腿中后部深处似乎有一包块,考虑坐骨神经本身或其周围占位性病变不能排除。

肌电图诊断:神经电生理检查提示坐骨神经损害,具体损害部位在坐骨神经发出分支支配股二头肌短头处,以轴索损害为主,建议做大腿中部 MRI 检查。

1 周后患者作了右大腿中部 MRI,结果显示为坐骨神经占位性病变,后经手术病理证实为淋巴瘤侵及坐骨神经。

参 考 文 献

1. Katirji MB,Wilbourn AJ.High sciatic lesions mimicking peroneal neuropathy at the fibular head.Neurol Sci,1994,121:172-175.

2. Goh KJ,Tan CB,Tjia HT. Sciatic neuropathies:a retrospective review of electrodiagnostic features in 29 patients. Ann Acad Med Singapore,1996,25:566-569.

3. Stewart JD,Angus E,Gendron J. Sciatic neuropathies. BMJ,1983,287:1108-1109.

4. Yuen EC,Olney RK,So YT. Sciatic neuropathy:Clinical and prognostic features in 73 patients. Neurology,1994,44:1669-1674.

5. Yuen EC,So YT,Olney RK. The electrophysiologic features of sciatic neuropathy in 100 patients. Muscle Nerve,1995,18:414-420.

第六节 股 神 经 病

　　股神经是下肢相对较短的一条神经,主要支配大腿区感觉、运动和整个腿内侧的感觉,其单独损害在临床上很少见,损害后主要临床表现为大腿无力和麻木,和腰丛或 L_2~L_4 神经根损害的临床表现很像,并且三者之间鉴别有时很困难。

【股神经解剖】

　　股神经起源于腰丛(图 7-31),其纤维来自于 L_2~L_4 的神经根纤维,在腰大肌和髂肌内和外侧缘下行,最终从腹股沟韧带下方穿出,在腹股沟韧带处,它位于股动脉和股静脉外侧。在大腿上部其运动支支配髂肌、缝浆肌、耻骨肌和股四头肌,其感觉支支配整个大腿内侧和大腿前外侧(股外侧皮神经)皮肤感觉。股神经感觉支延续成为隐神经,它和股动脉并行在股四头肌内侧下降,大约在膝上 10cm 穿出,然后沿胫骨内侧下降,直到内踝表面跨越内踝到足内侧,它支配膝盖前内侧、

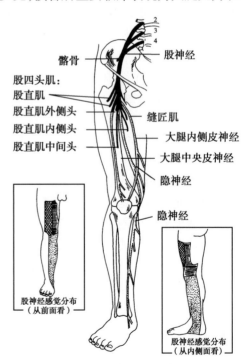

图 7-31　股神经走行及其分支图

小腿、内踝和足弓内侧皮肤感觉。

【病因】

股神经损害最常见的原因是外伤、牵拉和压迫。造成外伤的主要原因多是医源性的,它可以是盆腔内损害,多见于腹腔和骨盆内手术所造成,可能为手术器械对股神经直接压迫或是手术中将髂肌压迫到骨盆侧壁而造成,或者是手术中牵引器使用不当而造成,最常见的手术为子宫切除术、直肠癌切除术和肾移植等。也可以是盆腔外损害,如腹股沟韧带区或大腿根部手术操作不当所造成,常见的有股动脉穿刺。另外,脊柱肿瘤、外伤、股骨骨折、盆腔手术后腹膜后血肿都可以出现股神经损害,糖尿病或周围血管病变也可引起股神经病。此外,还有一种很少见的目前病因尚不清楚的特发性股神经病,可能和病毒感染有关。

【临床表现】

股神经损害主要临床表现为大腿肌肉无力、萎缩和麻木,大腿抬起困难,由于股四头肌无力,导致伸膝困难,以至于经常摔倒。感觉症状通常都很轻或没有,患者可有不同程度髂窝和髂腹股沟区疼痛,有些患者可以没有或疼痛很轻,而有些患者尤其是髂肌血肿压迫股神经者,可以出现非常明显的疼痛。查体可见股四头肌力弱、萎缩、屈髋、伸膝力均弱,但大腿内收功能正常,如果有感觉障碍,则主要是小腿前内侧皮肤感觉减退,膝反射减低或消失。注意,单独股神经病变需要和 L_2~L_4 神经根损害和腰丛神经病来鉴别,一个很重要的鉴别点是要检查大腿内收肌群的功能,因为大腿内收肌群是由闭孔神经支配,而单独股神经损害时,大腿内收肌群功能应该正常。

【神经电生理检查】

1. 运动传导检查　在股直肌上记录,在腹股沟韧带下方股动脉外侧刺激,主要观察股神经动作电位波幅,并注意和对侧比较,股神经损害时,出现动作电位波幅减低和末端潜伏时延长(图 7-32)。

2. 肌电图检查　主要是要确定是选择性的股神经损害,还是广泛的腰丛和腰神经根损害。通常检查股四头肌的两个头即股四头肌外侧头和内侧头,还要检查髂肌,非股神经支配的 L_2~L_4 神经根发出的大腿内收肌和椎旁肌,如果后几块肌肉正常,则为单独的股神经损害。

一般说来,股神经病变即使有轴索损害其预后也比较好,因为股神经离它所支配的肌肉距离较短,也就是说损伤神经离它所支配肌肉距离很近,就使得神经芽生和再支配较快和较完全。而即使是脱髓鞘损害,也只需要 2~3 周髓鞘即可以修复。

【病例分析】

1. 病史摘要　女性,49 岁。一个月前由于直肠癌,在普通麻醉下采用腹

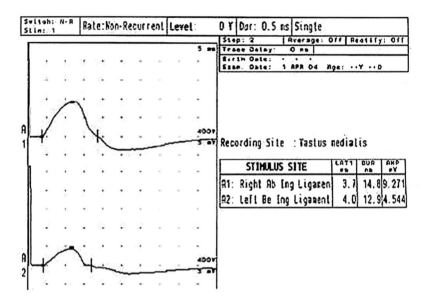

图 7-32　股神经损害运动传导检查图

　　一患者左腿抬起无力三周,图中为股神经运动传导检查,在腹股沟区刺激股神经
所得到的肌肉动作电位波形,右侧波幅为9.3mV(上面的波形),左侧波幅为4.5mV
(下面的波形),左侧波幅仅为右侧的一半,结合针电极肌电图最后诊断为左股神
经损害

部和会阴联合直肠切除术,术后第二天即感右大腿前部无力和麻木,但左腿完
全正常,无腰痛,无其他特殊病史。

　　查体:右股四头肌明显无力,肌力为2级,右髂肌无力,肌力为3级,但大
腿内收和足背屈力正常,右膝反射消失,右大腿前部和小腿内侧感觉减退,其
余肢体感觉、运动和腱反射正常。

　　神经传导和肌电图检查结果见表7-31和表7-32。

表 7-31　神经传导检查结果

神经传导	潜伏时(ms)		波幅(mV,μV)		传导速度(m/s)	
	右	左	右	左	右	左
运动传导						
腓总神经(趾短伸肌 - 踝)	4.8		6.1			
(踝 - 腓骨小头下)	10.5		5.9		46.0	
胫神经(踇展肌 - 踝)	5.0		11.0			
(踝 - 腘窝)	12.3		9.8		44.0	

续表

神经传导	潜伏时(ms)		波幅(mV,μV)		传导速度(m/s)	
	右	左	右	左	右	左
股神经(股直肌)	6.0	5.7	2.4	8.3		
感觉神经传导						
腓肠神经	2.9		20.2		47.0	
隐神经	无	2.7		5.5		45.0

表 7-32 肌电图检查结果

肌肉	自发电位		运动单位电位			
	纤颤电位	正锐波	多相电位	波幅	时程	募集相
右股直肌外侧头	+++	++	无	正常	正常	单 - 混
右股直肌内侧头	+++	+	无	正常	正常	单 - 混
右髂肌	++	–	无	正常	正常	单 - 混
右内收肌	–	–	无	正常	正常	单 - 混
右胫前肌	–	–	无	正常	正常	正常
右腓肠肌内侧头	–	–	无	正常	正常	正常
右臀中肌	–	–	无	正常	正常	正常
右腰椎旁肌	–	–				

2. 问题

(1) 简述股神经病变的常见原因？

(2) 股神经损害临床表现和神经系统检查怎样？应该和哪些病来鉴别？

(3) 此患者的表现符合股神经损害吗？

(4) 神经电生理诊断对诊断股神经损害的意义？

(5) 隐神经神经传导检查的意义？

3. 分析 股神经是一条相对比较短的神经,它的主干可以在盆腔外腹股沟韧带处受压,也可以在盆腔内腹膜后受压。最常引起股神经损伤的是盆腔手术如子宫切除术、直肠癌切除术和肾移植等。由于在外科手术中,股神经被压在牵引器和骨盆壁之间,长时间压迫就容易导致其损伤。此外,手术后在腹膜后间隙髂肌内的急性血肿也可以导致股神经受压,如果血肿在腹膜后间隙逐渐扩大,还可以造成整个腰丛或腰骶神经丛损害。对于盆腔手术后急性股神经损害伴有剧烈的疼痛应该急诊做盆腔 CT 或 MRI 以除外血肿的可能。糖尿病也可以引起单发性股神经病,但却很少见,而且应该首先排除糖尿病腰骶神经丛病。

在临床上股神经损害多急性起病,伴随大腿无力和麻木,患者最常见主诉是大腿好像不听指挥而抬不起来,导致经常摔倒。腹膜后血肿可以出现剧烈的腹股沟区疼痛,而一般的股神经损害疼痛比较轻。神经系统检查可见股四头肌无力,表现为膝关节伸直无力,膝反射消失,但大腿内收功能正常,当盆腔手术造成盆腔内段股神经损伤时,可影响到髂肌,表现为屈髋无力,但在腹股沟韧带区损害时,则屈髋是正常的,在大腿前面和小腿内侧可以出现麻木。在临床上股神经损害应该和腰丛和腰神经根病变来鉴别,当出现大腿内收肌无力时,则可以排除单纯股神经损害,因为大腿内收是由闭孔神经支配的。

　　此患者腹部和会阴联合直肠切除术后突然出现的右大腿前部无力和麻木,查体见右股四头肌明显无力,右髂肌无力,而大腿内收和足背屈力正常,结合右膝反射消失,右大腿前部和小腿内侧感觉减退,可初步诊断为盆腔内段股神经损伤。

　　由于股神经发出的分支较少,而且都在近端肌肉,再加上有时当患者由于疼痛或刚做完手术,而造成查体很难进行,此时,针电极肌电图检查就非常重要。当选择性的在股神经支配肌肉上出现异常时,就可诊断为股神经损害。而髂肌是否受累可以来鉴别股神经损害在盆腔内还是在盆腔外腹股沟韧带处。此患者肌电图显示右股直肌内、外侧头、髂肌均出现失神经电位,且募集相减少,而大腿内收肌、胫前肌、腓肠肌内侧头、臀中肌、腰椎旁肌均正常,再结合股神经运动传导右侧动作电位波幅和左侧相比明显减低,右隐神经感觉电位波幅也比左侧减低,则可诊断为股神经损害,可能在盆腔内段。

　　隐神经神经传导检查在肌电图室中很少作,当怀疑有可疑股神经病变或腰丛病变和排除腰神经根病变时才检查该神经。此神经电位在正常人就比较难得到,尤其是对60岁以上的人,其正常的波形就很小,波幅也比较低。所以,在检查前为确保得到比较好的波形,要先清理检查区皮肤,以减少伪迹,并且不要忘记和对侧做比较。

　　肌电图诊断:神经电生理检查提示股神经损害,其部位可能在盆腔内段,以轴索损害为主。

第七节　股外侧皮神经炎

　　股外侧皮神经炎(lateral femoral cutaneous neuropathy),在神经内科门诊比较少见,通常临床医生主要是根据其病史和临床表现来诊断,而神经电生理检查为诊断本病提供了客观的证据,并且可以鉴别腰神经根和腰神经丛病变。

　　【股外侧皮神经解剖】

　　股外侧皮神经是一纯感觉神经,它来自于L_2、L_3神经根纤维,沿腰大肌外侧缘下降,穿越髂肌深处,约在髂前上棘处从腹股沟韧带下缘穿出,支配大腿前部及侧面的皮肤感觉,其位置大约为手放在裤子口袋里所触及的范围(图7-33)。

【临床表现】

本病的病变部位可以在腰大肌处、髂肌处,但最容易受压的部位是它从腹股沟韧带下穿过处。有些人可以没有明确的原因,但妊娠、肥胖、皮带过紧或突然减肥可能是发生本病的原因。本病多发生在单侧,其临床表现主要为大腿前部及侧面皮肤表面烧灼样疼痛、感觉异常或麻木,其中,最常见的就是疼痛。有些人因为害怕诱发大腿外侧的疼痛,甚至不敢将手放在裤子口袋里,而有些人疼痛时反而用手搓局部皮肤,疼痛会有所减轻。疼痛、感觉异常或麻木可由于行走,站立等姿势而加重,坐位时而减轻。在腹股沟韧带区叩击该神经,可出现叩痛,即 Tinel 征(+),由于此神经是纯感觉神经,所以,不会出现肌肉萎缩和无力,也无反射改变。

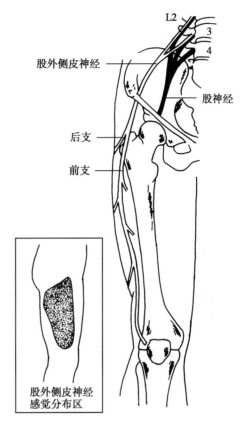

图7-33　股外侧皮神经感觉分布图

【神经电生理检查】

本病诊断主要依靠病史和临床表现,而神经电生理检查除了进一步确定本病外,主要与 L_2 神经根病变、腰丛病变和股神经病鉴别。L_2 神经根病变很少见,其感觉异常可延伸到大腿内侧,另外,可出现髂肌无力。腰丛病变时,感觉异常范围更大,并伴随有髂肌、股四头肌、大腿内收肌无力。而股神经损害时,主要为髂肌、股四头肌无力,膝反射消失。而所有这些病变中,由于都有运动纤维受损,所以,在相应的肌肉上会出现异常的肌电图改变。

由于此神经是纯感觉神经,所以,肌肉检查应该正常,而如果肌肉出现异常,则要排除是否是其他病变。通常只作感觉神经传导检查,将记录电极放在大腿外侧,髂前上棘远端16~20cm处,参考电极放在记录电极远端3~4cm处,刺激电极放在髂前上棘处,腹股沟韧带内下方,刺激量不要太大,否则,会出现肌肉动作电位伪迹,而影响对感觉电位的观察。此神经在检查时,技术上比较困难,尤其是对肥胖的人,所以,要稍微移动记录电极和刺激电极以取得最好波形,并且和对侧比较,一般老年人或特别肥胖的人不容易得到此波形,而正常人其波形也比较小,但如果能得到波形,一般都为正常。

参 考 文 献

1. Al Hakim M,Katirji MB. Femoral mononeuropathy induced by the lithotomy position.A report of 5 cases and a review of the literature. Muscle Nerve,1993,16:891-895.

2. Goldman JA,Feldberg D,Dicker D,et al. Femoral neuropathy subsequent to abdominal hysterectomy. A comparative study. Eur J Obstet Gynecol Reprod Biol,1985,20:385-392.

3. Kim DH,Kline DG. Surgical outcome for intra- and extrapelvic femoral nerve lesions. J Neurosurg,1995,83:783-790.

4. Kuntzer T,van Melle G,Regli F. Clinical and prognostic features in unilateral femoral neuropathies. Muscle Nerve,1997,20:205-211.

5. Simmons C,Jr. Izant TH,Rothman RH,et al. Femoral neuropathy following total hip arthroplasty. Anatomic study,case reports,and literature review. J Arthroplasty,1991,6:S57-66.

6. Tondare AS,Nadkarni AV,Sathe CH,et al. Femoral neuropathy:a complication of lithotomy position under spinal anaesthesia. Report of three cases. Can Anaesth Soc J,1983,30:84-86.

7. Vargo MM,Robinson LR,Nicholas JJ,et al.Postpartum femoral neuropathy:relic of an earlier era？ Arch Phys Med Rehabil,1990,71:591-596.

8. Warfel BS,Marini SG,Lachmann EA,et al. Delayed femoral nerve palsy following femoral vessel catheterization. Arch Phys Med Rehabil,1993,74:1211-1215.

9. Waish C,Waish A.Postoperative femoral neuropathy. Surg Gynecol Obster,1992,174:255-263.

10. Takao M,Fukuuchi Y,Koto A,et al.Localized hypertrophic mononeuropathy involving the femoral nerve. Neurology,1999,53:389-392.

11. Coppack SW,Watkins PJ,The nature history of diabetic femoral neuropathy. Q J Med,1991, 79:307-313.

第八节　跗管综合征

跗管综合征(tarsal tunnel syndrome)是一较少见的足部神经嵌压综合征,其临床表现主要为足心烧灼样疼痛和脚心麻木。它是由于胫神经远端在内踝处被韧带压迫所导致,和上肢的正中神经在腕部被腕横韧带压迫的腕管综合征很像。神经传导检查对确定局部是否有传导减慢很重要,不过,胫神经远端的感觉神经检查在技术上比较困难,尤其对老年人。

【胫神经远端解剖】

胫神经远端在内踝下方,要通过一个管道叫跖管(图 7-34),此管道顶端是由连接内踝和跟骨的屈肌韧带组成,在此处胫神经和跗长屈肌、趾长屈肌肌腱均通过此管道。在此管道远端胫神经又分为 4 个小分支,其中比较重要的 2 个分支是足掌内侧神经和足掌外侧神经(图 7-35),前者支配足内侧肌群包括跗展肌、跗短屈肌、趾短屈肌、以及足底内侧和 1、2、3 趾感觉,后者支配小趾展肌和足底外侧面以及 4、5 趾感觉。

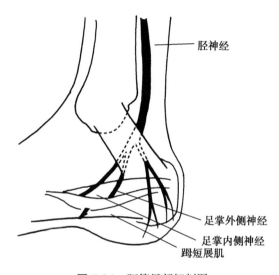

图 7-34　跖管局部解剖图

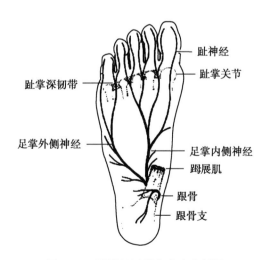

图 7-35　胫神经远端终末支走行图

【临床表现】

本病是临床上很少见的一种嵌压综合征,它是由于胫神经远端或其分支在内踝处的管道内被压迫所致,可以由于脚局部扭伤、穿过紧的鞋、关节脱位、外伤、骨折、风湿性关节炎、以及周围软组织非特异性炎症等所引起。其最常见的临床表现就是足心和脚后跟处烧灼样疼痛,于长时间行走或站立过久时加重,有时疼痛可以放射到小腿,有些患者可有脚心麻木,个别患者可有足内侧肌群萎缩。但这些并非对本病特异,因为,足内侧肌群萎缩也可以见于 $L_5 \sim S_1$ 神经根病变。查体可见内踝下跗管处 Tinel 征阳性,脚心感觉减退,但踝反射和足背感觉正常。本病诊断比较困难,需要做内踝局部检查,包括 X 线片,以及非常仔细的神经电生理检查。

【神经电生理检查】

1. 运动传导检查　须检查双侧胫神经,记录点分别在姆展肌和小趾展肌上,在内踝下胫神经接近跗管处刺激,观察其末端潜伏时和胫神经动作电位(表 7-33)。如果是以脱髓损害为主,则可见末端潜伏时延长,如果是以轴索损害为主,则动作电位波幅降低,而末端潜伏时正常或轻度延长。

表 7-33　跗管综合征常规神经电生理检查

神经传导检查
- 末端胫神经运动:在内踝下方刺激,分别在姆展肌和小趾展肌上记录,并与对侧对比,观察肌肉动作电位末端潜伏时和波幅
- 常规胫神经运动:在姆展肌记录,分别在内踝和腘窝处刺激
- 常规腓总神经运动:在趾短伸肌记录,分别在踝部和腓骨小头下、上刺激
- 足掌内侧神经和足掌外侧神经感觉支:记录部位在内踝下方胫神经处,刺激点分别在距记录部位 14cm 处的足掌第 1、2 脚趾之间和第 4、5 脚趾之间
- 腓肠神经感觉支:记录电极在外踝下方,刺激电极在小腿后部距离记录电极 14cm 处

肌电图检查
- 双侧姆展肌和小趾展肌
- 至少两块胫神经远端靠近跗管的肌肉,如腓肠肌内侧头和胫后肌
- 至少一块腓总神经远端在小腿部支配的肌肉,如胫前肌

2. 感觉传导检查　感觉检查在技术上比较困难,即使是有些正常人,尤其是老年人,也可能得不到波形。多采用顺向法检查足掌内侧神经和足掌外侧神经,记录部位在内踝下方胫神经处,刺激点分别在距记录部位 14cm 处的足掌第 1、2 脚趾间隙和第 4、5 脚趾间隙(表 7-33)。由于其感觉电位波幅很小,所以,需要采用平均技术,并且要求两侧记录点和刺激点间距离一样。注意,有些正常人可能拿不到波形,而如果在有症状侧出现明显感觉电位潜伏时延长和波幅降低,则对诊断有意义。

3. 肌电图检查　肌电图主要是检查足内侧肌群（表 7-33），但由于足心处比较敏感，做检查时非常疼痛，多数患者不能耐受。通常检查的肌肉为跨展肌和小趾展肌，此两块肌肉由于经常受到磨损，或有时受到脚部扭伤，常可以出现肌电图异常，所以在诊断跖管综合征时一定要慎重，除非在有症状侧出现明显的肌电图异常，诊断才有意义。此外，还要检查小腿部的肌肉以排除多发性周围神经病。

参 考 文 献

1. Baba H, Wada M, Annen S, et al. The tarsal tunnel syndrome: evaluation of surgical results using multivariate analysis. Int Orthop, 1997, 21: 67-71.

2. Bailie DS, Kelikian AS. Tarsal tunnel syndrome: diagnosis, surgical technique, and functional outcome. Foot Ankle Int, 998, 19: 65-72.

3. Cimino WR. Tarsal tunnel syndrome: review of the literature. Foot Ankle, 1990, 11: 47-52.

4. DeLisa JA, Saeed MA. The tarsal tunnel syndrome. Muscle Nerve, 1983, 6: 664-670.

5. De Stoop N, Suykens S, Goossens M, et al. Tarsal tunnel syndrome: clinical and pathological results. Acta Orthop Belg, 1989, 55: 461-466.

6. Galardi G, Amadio S, Maderna L, et al. Electrophysiologic studies of tarsal tunnel syndrome. Diagnostic reliability of motor distal latency, mixed nerve and sensory nerve conduction studies. Am J Phys Med Rehab, 1994, 73: 193-198.

7. Lau JT, Daniels TR. Tarsal tunnel syndrome: a review of the literature. Foot Ankle Int, 1999, 20: 201-209.

8. Mondelli M, Giannini F, Reale F. Clinical and electrophysiological findings and follow-up in tarsal Tunnel syndrome. Electroencephalogr Clin Neurophysiol, 1998, 109: 418-425.

9. Oh SJ, Arnold TW, Park KH, Kim DE. Electrophysiological improvement following decompression surgery in tarsal tunnel syndrome. Muscle Nerve, 1991, 14: 407-410.

10. Takakura Y, Kitada C, Sugimoto K, et al. Tarsal tunnel syndrome. Causes and results of operative treatment. J Bone Joint Surg, 1991, 73 (B): 125-128.

11. Ward PJ, Porter ML. Tarsal tunnel syndrome: a study of the clinical and neurophysiological results of decompression. J R Coll Surg Edinb, 1998, 43: 35-36.

附：常见嵌压性周围神经病嵌压部位、临床表现和肌电图结果总结表

	嵌压综合征	嵌压部位	典型临床表现	神经传导改变	肌电图异常肌肉
正中神经	腕管综合征	手腕部腕管	大鱼际肌无力，拇指，示指，中指麻木，腕部 Tinel 征阳性	正中神经末端潜伏时延长，示指和手掌传导减慢	拇短展肌
	前骨间神经病	前臂旋前圆肌远端	纯运动损害，拇指，示指和中指末端关节不能屈曲	正中神经在旋前方肌记录时，可见末端潜伏时延长	旋前方肌，拇长屈肌
	旋前圆肌综合征	前臂旋前圆肌水平	旋前圆肌处疼痛和压痛，正中神经感觉和运动损害，但旋前圆肌功能正常	前臂感觉和运动传导速度减慢	除旋前圆肌外，前臂正中神经支配的其他肌肉均为异常
尺神经	肘管综合征	肘部	爪形手，小鱼际肌无力和萎缩，小指以及手掌和手背尺侧感觉障碍，而前臂尺侧感觉正常，肘部扣压痛	尺神经运动传导在肘部减慢或传导阻滞，小指和手背尺侧皮神经觉传导异常	第 1 骨间肌，第 4,5 指深屈肌和小指展肌异常，尺侧腕屈肌可正常或异常
	Guyon 管综合征	腕部	和尺神经肘部损害临床表现很像，但扣压痛在腕部	尺神经运动传导末端潜伏时延长，手背尺侧皮神经感觉传导正常而小指感觉传导异常	第 1 骨间肌和小指展肌异常，而第 4,5 指深屈肌和尺侧腕屈肌正常
	胸廓出口综合征	胸廓出口	大、小鱼际肌均有无力和萎缩，小指和整个前臂尺侧感觉均障碍	尺神经小指感觉传导异常，前臂内侧皮神经感觉传导正常，正中神经运动传导肌肉动作电位波幅明显减低	C8~T1 神经根支配肌肉异常

续表

桡神经	桡神经麻痹	桡神经沟处	垂腕	桡神经沟处传导减慢阻滞，桡浅神经感觉电位异常	除肱三头肌外肌的桡神经支配的肌肉肌电图异常
	后骨间神经综合征	前臂（纯运动损害）	垂指	桡神经运动传导在前臂和肘之间有传导阻滞，桡浅神经感觉电位正常	指总伸肌和示指伸肌异常，而肱桡肌，桡侧腕伸肌肌电图正常
下肢神经	股外侧皮神经炎	髂前上棘处（纯感觉）	大腿前外侧感觉障碍	股外侧皮神经感觉传导异常	
	股神经病	腹股沟韧带处	大腿肌肉无力，萎缩，大腿抬起困难和伸膝困难	股神经运动传导肌肉动作电位波幅明显减低	股四头肌外侧头
	腓总神经病	腓骨小头处	足下垂	腓总神经运动传导在腓骨小头处传导减慢或阻滞，腓浅神经感觉电位异常	参见腓总神经病一节
	跗管综合征	胫神经在跗管处	足心部烧痛，跗管处扣压痛	足掌内侧神经和足掌外侧神经感觉电位异常	参见跗管综合征一节

第八章

神经丛和神经根病变

第一节　神经丛病变

一、臂丛神经病

臂丛神经纤维来自于 $C_5 \sim T_1$ 神经根前支,发出后相互组合,最终形成支配整个上肢的神经。对可疑臂丛神经损害患者,神经传导和肌电图检查对于确定损害的具体部位和范围,估价损害的严重性以及判断预后极其重要,尤其能够为那些由于外伤造成的臂丛神经损伤,是否需要手术治疗提供很重要的依据。

【臂丛神经解剖】

臂丛神经位于下颈部和腋部之间,在前斜角肌、锁骨和胸肌后面,从解剖上来看,臂丛由 $C_5 \sim T_1$ 神经根发出后,在锁骨和腋之间,经过多次内部重新组合而形成根、干、索和最终的周围神经(图8-1)。严格地说,根和周围神经不应该属于臂丛的范围。臂丛在尚未形成神经干之前发出几个重要的神经,支配肩胛带肌,这几个神经均起自于臂丛近端神经根,这些神经支配的肌肉(表8-1)异常时,提示损害靠近臂丛神经近端,它们包括支配菱形肌的肩胛背神经,它主要是由 C_5 神经根前支和部分 C_6 神经根前支发出;支配前锯肌的胸长神经,它主要是由 $C_5 \sim C_7$ 神经根前支发出;支配冈上肌和冈下肌的肩胛上神经,它主要是由臂丛上干直接发出。当发出上述几个分支后, $C_5 \sim T_1$ 神经根的前支在锁骨水平形成臂丛 3 个干, $C_5 \sim C_6$ 神经根的前支形成上干, C_7 神经根的前支形成中干, $C_8 \sim T_1$ 神经的前支形成下干。这 3 个干又继续分成前后 6 个支,并在锁骨下水平形成索,3 个后支形成后索,上干和中干的前支形成外侧索,下干的前支形成内侧索,之后它们便形成支配上肢的主要神经。桡神经是臂丛后索的直接延续,包括有从上、中、下干来的 $C_5 \sim C_8$ 神经根纤维。尺神经主要包括从臂丛下干和内索来的 $C_8 \sim T_1$ 神经根纤维。而正中神经纤维则分成两部分,即外侧部分和内侧部分,外侧部分内主要是感觉纤维,是 C_5 、 C_6 神经根纤维通

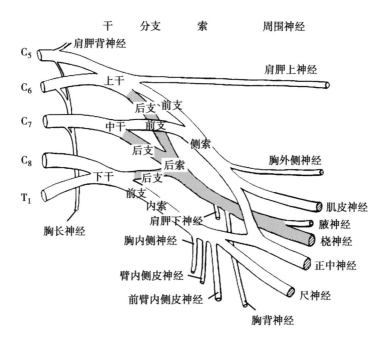

图 8-1　臂丛及其分支解剖图

过臂丛上干而来的,也含有少量从中干来的 C_7 神经根纤维,内侧部分主要是 $C_8 \sim T_1$ 神经根纤维,通过臂丛下干和内索而来。所以,正中神经支配的肌肉也有两部分,一部分是接受 C_5、C_6、C_7 神经根纤维支配的前臂屈肌,而大多数则是由 $C_8 \sim T_1$ 来的纤维,主要支配手部肌肉。除了 3 条大的神经外,在索以后,它还发出一些小的神经,从侧索发出肌皮神经,支配使上肢屈曲的肱二头肌,它在前臂继续延续,形成支配前臂外侧皮肤感觉的前臂外侧皮神经。来自于 C_5、C_6 神经根纤维,但发自后索的腋神经,支配三角肌,使肩平举。从臂丛内索延续来的胸内神经(C_8、T_1)支配胸大、小肌的下部分以及支配前臂内侧皮肤感觉的前臂内侧皮神经。

【临床表现】

臂丛神经损害可分为外伤性和非外伤性。

1. **外伤性臂丛神经损害**　由于臂丛神经位置表浅,周围有很多骨性结构,又处在肩胛和颈部经常活动的区域,所以,臂丛神经很容易受到外伤。多由于车祸、穿透伤、枪伤、肩关节脱位、肱骨骨折等所造成。臂丛的牵拉伤最常见,主要是由于受伤时,头、颈和肩部被迫过度向反方向牵拉所导致。而锁骨或肋骨骨折时,又可以造成臂丛神经过度挤压,或是血肿以及移位的肌肉对臂丛的挤压。此外,婴儿出生时由于臂丛神经的过度牵拉,也可以造成损伤。另外,由于长时间手术麻醉,患者颈部和肩部处于一种不正常的位置,也可造成

表 8-1　臂丛神经所支配的主要肌肉和功能

部位	肌肉	功能
上干（C_5、C_6）		
肩胛上神经	冈上和冈下肌	臂外展，外旋
胸前神经	胸大肌上部	臂内收，内旋
肌皮神经	肱二头肌	旋前位时前臂屈曲
正中神经外侧部分	旋前圆肌，桡侧腕屈肌	前臂旋前和向桡侧屈曲
部分桡神经	肱桡肌	中立位时前臂屈曲
腋神经	三角肌	肩平举
中干（C_7）		
胸背神经	背阔肌	臂内旋，内收和向后
肩胛下神经	肩胛下肌	臂内旋
桡神经	桡侧腕伸肌	腕伸直并向桡侧偏斜
	指总伸肌	第 2~5 指第 1 指节骨伸直和伸腕
	尺侧腕伸肌	伸腕和向尺侧偏斜
	示指伸肌	示指伸直
正中神经外侧部分	旋前圆肌，桡侧腕屈肌	前臂旋前和向桡侧屈曲
下干（C_8~T_1）		
尺神经	尺侧腕屈肌	屈腕并向尺侧偏斜
	第 4、5 指深屈肌	第 4、5 指指骨屈曲
	小指展肌	小指外展，对掌和屈曲
正中神经内侧部分	指浅屈肌	第 2~5 指指骨屈曲
	拇长屈肌	拇指末节指指骨屈曲
	第 2、3 指深屈肌	中，示指末节指指骨屈曲
	拇短展肌	拇指外展

臂丛神经损伤。外伤性臂丛神经损伤的范围通常多比较广，很少仅局限于一个干或索，而且在外伤损害臂丛神经的同时，还会出现脊神经根撕脱、颈脊髓本身损害和起源于臂丛其他神经的损害，而其中神经根撕脱伤的后果最为严重。所以，在臂丛神经损害时，确定是否有根撕脱很重要，因为臂丛远端损伤可以自然或通过手术修复来恢复，而撕脱了的根是不能再修复了，造成预后很差，给患者遗留严重的残疾。

由于外伤所造成臂丛损害的部位不一样，临床表现也不一样，下面分别加以介绍。

（1）臂丛完全损伤：多见于车祸，颈肩部严重外伤，由于臂丛神经完全损伤而导致整个肩、上肢和手无力，感觉缺失，反射消失，如果损害没有影响到神经根,则前锯肌和菱形肌功能正常。因此,临床和肌电图检查这两块肌肉以及椎旁肌对鉴别严重的臂丛神经损害是否伴随有神经根损害很有价值。

(2) 臂丛上干损害:可见于外伤导致颈部向肩的反方向过度牵拉,也可见于婴儿出生时头部过度牵拉。由于上干纤维来源于C_5、C_6神经根,因此,上干损伤可以导致几乎所有的C_5、C_6支配的肌肉无力,包括三角肌、肱二头肌、肱桡肌、冈上和冈下肌,那些部分接受上干支配的肌肉如旋前圆肌、肱三头肌,也可能部分受到影响。其典型表现为肩不能外展,上肢不能内外旋,肘不能屈曲,但手的功能正常,感觉缺失主要在上臂、前臂和手的外侧面以及拇指。神经传导检查时要注意检查前臂外侧皮神经和拇指的感觉,肱二头肌反射减弱或消失,而肱三头肌反射不受影响。

(3) 臂丛中干损害:中干损伤很少见,由于中干的纤维主要来自C_7神经根,所以,它的临床表现很像C_7神经根损害的表现,主要为肱三头肌、桡侧腕屈肌和旋前圆肌无力。感觉异常主要表现在前臂后面和中指,神经传导检查时要注意检查中指的感觉,仅有肱三头肌反射减弱或消失。

(4) 臂丛下干损害:臂丛神经损伤中下干损伤最常见,其纤维主要来自C_8~T_1神经根。由于尺神经纤维,前臂内侧皮神经纤维以及部分正中神经和桡神经的运动纤维均来自下干,所以,下干损害时主要影响的是尺神经、正中神经以及桡神经中由C_8~T_1纤维支配的肌肉,包括拇短展肌、拇长屈肌、第2、3指深屈肌以及示指伸肌。此时,手的功能明显受损,而肩及上臂的功能无明显影响,感觉缺失主要为上臂、前臂和手内侧面和第4、5指的感觉障碍。神经传导检查时要注意检查前臂内侧皮神经和小指感觉,此时,在临床上要注意和尺神经损害来鉴别,单独下干损伤时,反射通常不受影响。

(5) 臂丛侧索损害:由于肌皮神经纤维和正中神经中来自C_6、C_7的纤维都来自于侧索,因此,侧索损害时除了有正中神经损害的表现外,还有肌皮神经支配的肱二头肌损害的表现。主要为前臂旋前无力,屈腕和屈肘无力;由于影响了前臂外侧皮神经纤维,所以,其感觉障碍分布主要在前臂和手的外侧面,以及第1、2、3指的感觉;肱二头肌反射消失,而肱三头肌反射正常。

(6) 臂丛后索损害:由于桡神经、腋神经和胸背神经都来自于后索,因此,后索损害的表现就包括所有这些神经损害的表现。主要为垂腕、垂指、前臂伸展无力、肩膀外展和内收无力,感觉障碍主要在臂后面和手的背侧,肱三头肌反射消失。

(7) 臂丛内索损害:由于内索是下干的直接延续,因此内索损害和臂丛下干损害很像。唯一不同的是桡神经内来自C_8的纤维(支配示指伸肌)不经过内索,而是通过下干分支进入后索,因此,内索损害可以出现所有尺神经支配肌肉和正中神经C_8~T_1支配肌肉无力,包括拇短展肌、拇长屈肌,第2、3指深屈肌,而桡神经支配的示指伸肌不受影响,此点可以和下干损害鉴别。感觉障碍和臂丛下干损害一样。

2. 非外伤性臂丛神经损害　急性者包括特发性臂丛神经病又叫痛性臂丛神经炎,其他原因引起者包括麻醉药物注射、家族性易受压性神经病等。慢性臂丛神经受压包括胸廓出口综合征,臂丛神经肿瘤或转移瘤,乳腺癌腋窝部放射治疗后等。本文介绍几种常见的臂丛神经病:

(1) 特发性臂丛神经炎(idiopathic brachial plexitis):又叫痛性肌萎缩。多为急性或亚急性起病,并且多仅影响单侧,多数患者无明确病因,少数患者病前可有上呼吸道感染、疫苗接种史,尤其是在三角肌上接种史。此外,生产以及外科手术也可能和本病有关。其特征性临床表现为突发肩膀深部剧痛,并向上肢放射,疼痛于夜间明显加重,少数人也可以疼痛较轻或无疼痛,疼痛可持续几天至几周,疼痛同时伴有无力。但由于剧痛,无力常被掩盖,而随着疼痛逐渐减轻,肩部及上肢无力才逐渐表现出来,由于主要影响的是上干,所以,无力肌肉主要为 C_5、C_6 神经根支配的肌肉,如三角肌、冈上肌、冈下肌。患者表现为不能耸肩,上肢不能外展,内外旋,很快就会出现肌肉萎缩,感觉可以正常或感觉障碍很轻,主要在肩外侧,如果肌无力明显,则可以出现上肢反射减弱或消失。此外,本病也可以影响臂丛的其他任何一个根、干和神经,比较常见的是腋神经、桡神经和肩胛上神经。本病预后较好,几周后疼痛即消失,多数患者在几个月内可以完全恢复,但如果出现严重的轴索损害或明显的肌肉萎缩,则需要较长的时间恢复。目前本病尚无特殊治疗,在急性期,主要是用激素和物理治疗,另外,还要保持关节活动,以防止关节挛缩。

(2) 慢性臂丛神经病:可以由于臂丛神经本身的肿瘤或转移瘤以及腋部放射治疗所引起。放射治疗引起的臂丛神经损害可出现于放疗后几个月到数年,但须与癌症转移引起的臂丛神经损害来鉴别。肌电图检查对放疗后臂丛神经损害有特征性的表现,即出现肌纤维颤搐电位,表现为一连串的快速放电,并且同时在临床上可见肌肉蠕动。

(3) 胸廓出口综合征(thoracic outlet syndrome,TOS):胸廓出口指的是臂丛神经和一些大的动脉、静脉从肩和腋部进入上臂的出口,由于受损害的结构不同,其临床表现也不同。由于肩部和腋部的血管被压,可出现血管性胸廓出口综合征,而由于臂丛神经本身被压,才是真正的胸廓出口综合征,多由于颈肋造成臂丛下干受压,所以,临床上主要表现为 $C_8 \sim T_1$ 神经根支配的肌肉损害,可出现手内侧小肌群无力和萎缩。感觉障碍分布于尺神经和前臂内侧臂皮神经分布区,即第 4、5 指和手及前臂内侧。本病常容易和 $C_8 \sim T_1$ 神经根病和尺神经在肘部病变相混淆,主要须通过神经传导和肌电图检查来鉴别。

【神经电生理检查】

对可疑臂丛神经损害的患者,通常仔细的临床检查就可以大概确定损害部位,不过,这就需要检查者对臂丛神经的解剖非常熟悉。而神经电生理检查的目的主要是要进一步确定臂丛神经的损害部位,即根、干、索或周围神经,判断其损害的严重程度,以及排除一些很像臂丛神经损害的多神经病。但神经电生理检查最好在病后 2~3 周进行,因为此时,损伤神经远端部分已经开始发生瓦勒变性。神经传导检查中感觉传导比运动传导更为重要,同样,仔细的肌电图检查也是必不可少的。

1. 神经传导检查

(1) 感觉神经检查:对于臂丛神经损害的患者感觉神经传导很重要,通常先作感觉传导。由于臂丛神经里所有的感觉神经纤维都属于节后神经纤维(图 8-2),所以,臂丛神经病变可以导致异常的感觉神经电位,这是鉴别丛性损害和根性损害的一个非常重要的鉴别点。例如,当伴有后根撕脱时,由于损害的是后根神经节近端的感觉纤维,所以,从上肢记录到的感觉神经电位正常,而当损害是在后根神经节远端时,感觉神经电位就会减小或消失,至于会出现哪个感觉神经电位的异常,则要取决于受损害的部位。通常多数情况下是根据临床检查结果来确定检查哪些感觉神经,但常规需要检查拇指、示指和小指的感觉神经电位和前臂内、外侧皮神经感觉神经电位,而且一定要和对侧比较。因为有些病变,其感觉神经电位波幅虽然降低,但仍在正常范围内,而当和对侧比较时,才明显减低。

(2) 运动神经检查:运动传导检查主要是用来排除一些和臂丛神经损害很像的嵌压性神经病。常规检查包括正中神经、尺神经、桡神经的运动传导。正中和尺神经的运动检查主要是用来检查是否有内索或下干的损害,桡神经检

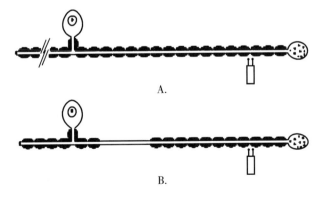

A.

B.

图 8-2　后根感觉神经节前、节后损害纤维部位图

A. 损害在后根神经节近端即节前纤维,包括脊神经根,脊髓以及其以上的部位;

B. 损害在后根神经节远端,即节后纤维,包括神经干、丛和周围神经

查主要是用来检查是否有后索或下干损害。也可以采用 Erb 点刺激,在相应神经支配的肌肉上记录动作电位,并两侧比较,不过,这通常用于检查臂丛神经支配的近端肌肉。例如,当怀疑有腋神经损害时,则需要用 Erb 点刺激,在三角肌上记录,对比两侧,此时要注意两侧记录点和刺激点之间距离要相等,对比两侧动作电位波幅和潜伏时。在 Erb 点刺激时,会出现相邻神经也被刺激到,所以,在技术上要特别注意,需要根据动作电位波形变化来判断。

在对臂丛神经损伤尤其是外伤性损伤的治疗和预后判断上,很重要的一点就是看是否合并有根撕脱,当合并根撕脱时,则预后很差。神经传导检查可以根据感觉神经电位存在与否和波幅的高低,以及肌电图对一些特殊的近端肌肉和椎旁肌肉的检查来判断是否有根损害和损害的根的水平,但它只能说明伴随或不伴随有根损害,而对根的具体损害类型、程度以及是完全撕脱或部分撕脱,是否伴有脊髓损害,单靠神经电生理不够,还需要做臂丛神经甚至颈段脊髓 MRI,以更准确的了解损害情况,为以后手术治疗提供更可靠的信息。

(3) 神经传导检查注意点

1) 正中神经的感觉纤维不经过臂丛下干,拇指的感觉神经纤维是通过上干,来自于 C_6 神经根;示指的感觉神经纤维是通过上干、中干,来自于 C_6、C_7 神经根;中指的感觉神经纤维是通过中干,来自于 C_7 神经根。所有上 3 个手指的感觉纤维都是通过外侧索到达正中神经的,所以,在臂丛下干损害时,前 3 指的感觉神经电位是正常的,而 C_5 没有相应的皮节检查区。

2) 正中神经支配的拇短展肌的纤维并不通过臂丛上干,所以,在上干损害时,常规的正中神经运动传导动作电位正常。

3) 与正中神经不同,尺神经运动和感觉纤维在整个臂丛下干、内索,以及尺神经内是没有分开的。

4) 当可疑有臂丛上干损害时,一定要检查前臂外侧皮神经,当可疑有臂丛下干损害时,一定要检查前臂内侧皮神经,并且要注意和尺神经病变鉴别。

由于臂丛神经损害所累及的干、索不同,所以,在神经传导检查中所出现的动作电位和感觉神经电位异常也不同,要结合起来,综合判断。

2. 肌电图检查　当肌电图所检查异常肌肉分布不能用单一的一个神经损害来解释时,尤其受累的都是近端肌肉时,要考虑到臂丛神经损害。这要求肌电图所检查的肌肉范围要广,要涉及干、索和各神经分支所支配的肌肉,还要注意检查椎旁肌、菱形肌和前锯肌。由于支配此三块肌肉的神经纤维直接起源于神经根,所以,臂丛神经损害时,它们通常正常,而根性损害时,它们通常异常。对于外伤性臂丛神经损伤,肌电图检查尤其重要,重点要看轴索的连续性是否还存在,也就是说看轴索是否完全断裂。如果在合适的时间内检查,发现所检查运动神经动作电位消失,并出现肌肉失神经电位,大力收缩时,没有运动单位电位出现,则提示轴索连续性中断,此时,须考虑外科手术探查、神经移植等治疗。假如损害处于急性期,则 3~6 个月后再重复检查肌电图,如果出现神经再生现象,则提示轴索已经再生,而此时,患者在临床上仍然可以没有明显的恢复迹象。

3. 常见臂丛神经损害神经电生理类型(表 8-2)。

表 8-2　臂丛神经不同部位损害神经电生理检查要点

损害部位	运动传导检查	感觉传导检查	肌肉检查
臂丛上干	腋神经,肌皮神经	拇指和前臂外侧皮神经	冈上肌、冈下肌、三角肌、肱二头肌、肱桡肌、旋前圆肌、桡侧腕屈肌、桡侧腕伸肌、肱三头肌
臂丛中干	桡神经(指总伸肌记录)	中指	肱三头肌、旋前圆肌、桡侧腕屈肌、尺侧腕屈肌、桡侧腕伸肌、示指伸肌、尺侧腕伸肌
臂丛下干	正中神经,尺神经	小指和前臂内侧皮神经	肱三头肌、示指伸肌、尺侧腕伸肌、尺侧腕屈肌、指深屈肌、拇短展肌、第 1 骨间肌、小指展肌
臂丛侧索	肌皮神经	第 1~3 指和前臂外侧皮神经	肱二头肌、旋前圆肌、桡侧腕屈肌
臂丛后索	桡神经(示指伸肌记录),腋神经	桡浅神经	三角肌、肱三头肌、肱桡肌、桡侧腕伸肌、尺侧腕伸肌
臂丛内索	正中神经,尺神经	前臂内侧皮神经	尺侧腕屈肌、指深屈肌、小指展肌、第 1 骨间肌、拇长屈肌

(1) 臂丛神经上干损害:可以出现前臂外侧皮神经,以及拇指上记录的正中神经感觉神经电位异常,腋神经和肌皮神经动作电位波幅减低,而正中神经和尺神经的运动传导和 F 波正常。肌电图检查在三角肌、肱二头肌、肱桡肌、冈上肌、冈下肌出现异常,而肱三头肌、旋前圆肌、桡侧腕屈肌可以部分异常,但重要一点是椎旁肌、菱形肌和前锯肌是正常的。

(2) 臂丛神经中干损害:可以出现正中神经中指记录的感觉神经电位异常,桡神经感觉神经电位可以异常或正常,正中和尺神经运动传导和 F 波正常,肌电图显示 C_7 神经根支配的肱三头肌、旋前圆肌、桡侧腕屈肌异常,而椎旁肌正常。

(3) 臂丛神经下干损害:由于正中神经和尺神经支配手部肌肉的纤维均来自下干,所以会出现正中和尺神经运动传导动作电位波幅明显减低,F 波潜伏时延长或消失;而尺神经小指记录,手背尺侧皮神经和前臂内侧皮神经感觉神经电位波幅均减低;肌电图显示所有 C_8~T_1 神经根发出的正中、尺、桡神经支配的肌肉,包括拇长屈肌、拇短展肌、小指展肌、示指伸肌均异常。

(4) 胸廓出口综合征:主要影响臂丛神经下干,而且来自于 T_1 的纤维损害更明显。所以,出现正中神经、尺神经运动传导动作电位波幅减低,末端潜伏时可以延长,传导速度可能稍微减慢;正中神经感觉神经电位正常,而尺神经感觉神经电位波幅减低或消失;肌电图显示异常主要在 C_8~T_1 神经根发出的正中、尺神经支配的肌肉上,而桡神经支配的肌肉则较少累及,椎旁肌正常。

二、腰骶神经丛病

由于腰丛和骶丛在解剖上相互毗邻又相互联系,而且两者常同时损害,所以,常把腰丛和骶丛当成一个整体来看。它是由 L_1~S_3 神经根前支组成,这些纤维发出后再次组合形成支配下肢的周围神经,起源于腰丛的神经主要是股神经和闭孔神经,起源于骶丛的神经主要是坐骨神经。腰丛和骶丛所导致的病变相对较少,不过,当其病变时,临床上多表现为腿部的感觉、运动障碍和疼痛。

【腰丛和骶丛解剖】

1. 腰丛 起源于 L_1~L_3 和部分 L_4 的前支,之后在腰大肌内沿着椎体侧缘向下形成丛(图 8-3),其主要分支有:

(1) 股神经(femoral nerve):由 L_2~L_4 神经根前支组成,它在腰大肌外侧穿出并经过腹股沟韧带下方后支配股四头肌(伸膝),髂肌(屈髋),并有感觉支叫隐神经支配大腿和小腿内侧皮肤。

(2) 闭孔神经(obturator nerve):起源于 L_2~L_4 神经根前支,肌支支配大腿内收肌群,感觉支支配大腿内侧一小部分皮肤。

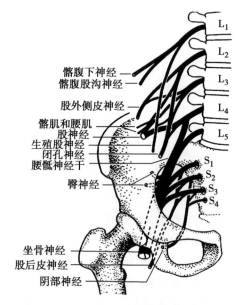

图 8-3 腰丛和骶丛解剖图

(3) 髂腹下神经和髂腹股沟神经(iliohypogastric and ilioinguinal nerve):髂腹下神经由 L_1 发出,支配前下腹部皮肤感觉,髂腹股沟神经来自 L_1、L_2,主要支配腹股沟区的皮肤感觉。

(4) 生殖股神经(genitofemoral nerve):来自 L_1、L_2 神经根,支配提睾肌和阴囊部皮肤感觉。

(5) 股外侧皮神经:来自 L_2、L_3 神经根,是一纯感觉神经,支配大腿前外侧皮肤。

腰丛是通过腰骶神经干(图 8-4)和骶丛(图 8-5)联系在一起,腰骶神经干包含有部分 L_4 纤维和所有 L_5 前支纤维。

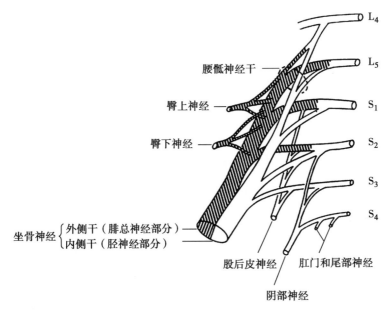

图 8-4　腰骶神经干和骶丛解剖图

2. 骶丛　是由腰骶神经干及其 S_{1-3} 的前支组成,位于骨盆后侧壁,其主要分支有:

(1) 臀上及臀下神经(superior gluteal nerve and inferior gluteal nerve):臀上神经来自 L_4、L_5 和 S_1,以 L_5 为主,支配臀中、臀小肌和阔筋膜张肌,使大腿外展和内旋。臀下神经来自 L_5~S_1,以 S_1 为主,支配臀大肌,使大腿伸直。

(2) 坐骨神经(sciatic nerve):见坐骨神经病一节。

【临床表现】

腰骶神经丛病变的病因可分为结构性损害和非结构性损害,前者包括骨盆肿瘤、骨盆手术后血肿以及外伤;后者包括腰骶神经丛本身的炎症、糖尿病和血管病变引起的腰骶神经丛病。腰骶神经丛病的临床表现取决于丛内具体损害的神经。查体时要重点检查臀肌、大腿收肌和髂肌,这几块肌肉在腰骶神经丛病变时全部都会损害,而在腿部的任何一个单一神经病变,它们并非全部损害。当腰丛损害时,由于其含有来自于 L_2~L_4 的纤维,所以,在临床上患者最明显的表现是股四头肌无力和大腿前部麻木,此时,很容易被认为是股神经病变,而当仔细检查发现大腿收肌和髂肌也无力时并且大腿侧面也有感觉障

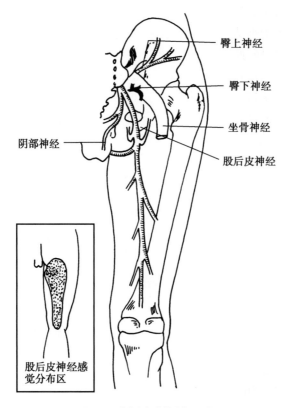

臀上神经

臀下神经

坐骨神经

股后皮神经

阴部神经

股后皮神经感
觉分布区

图 8-5　骶丛解剖图背面观

碍时,这就明确提示患者是腰丛病变,而不是股神经损害。而骶丛损害时,由于其含有来自于 L_4~S_2 的纤维,所以,在临床上很像坐骨神经病变,所不同的是臀肌会受影响。患者在临床上表现为盆腔深部和臀部疼痛,并向整个腿后部放射,踝反射减弱或消失,感觉障碍主要在大腿和小腿的后面以及脚的侧面,患者臀大肌无力导致不能伸髋,臀中肌无力导致大腿不能外展,腿部无力是由于大腿后肌群和胫神经、腓总神经所支配的肌群无力所导致,而腓总神经所支配的肌群无力比胫神经无力更明显,导致临床表现又很像腓总神经损害。腰骶神经干病变在临床上诊断比较困难,因为此干中大多数纤维都进入坐骨神经的侧干,最终进入腓总神经,所以,它发生病变后也可以产生足下垂,很像坐骨神经或腓总神经损害,不过,腰骶神经干病变还可以产生近端肌肉如臀肌和远端肌肉如胫后肌的异常。在临床上当合并腿部外伤或手术后,有些周围神经也可以被损伤,此时,要诊断腰骶神经丛病变就比较困难。

【常见腰骶神经丛病】

1. 特发性腰骶神经丛炎(idiopathic lumbosacral plexopathies)　就像上肢的

臂丛神经炎一样,本病很少见,病因尚不完全清楚,可能和一些免疫因素有关,如受凉、感冒。但有些人可无任何原因,亚急性起病,早期表现为剧烈的盆腔深部和大腿上部疼痛,此种疼痛可以持续几周或数周,当疼痛消失后即会出现单侧腿部无力,感觉症状可以不很明显,查体可见不同程度的髋部和腿部肌肉无力,其运动和感觉障碍取决于受损害的神经。肌电图显示腰骶神经丛支配的肌肉广泛受损,但椎旁肌正常。对激素或其他免疫抑制剂效果较好,一般来说,此病预后较好,很少复发。

2. 糖尿病近端神经病(proximal diabetic neuropathy) 又叫糖尿病性痛性肌萎缩、糖尿病腰骶神经丛病、糖尿病多发性神经根病或糖尿病股神经病。从它的名字可以看出它是一个具体损害部位还不很清楚的综合征,多影响腰骶神经丛或神经根,尤其是对那些长期糖尿病的患者,但它也可以发生在糖尿病控制良好的患者。早期表现为剧烈的盆腔深部和大腿上部的疼痛,多首先发生于一侧,数周后到另一侧,持续数周,导致腿部活动困难,患者疼痛很重,而无力则表现的相对较轻。患者可以出现股四头肌及腿内侧肌肉萎缩,膝反射减弱或消失,感觉障碍可以很轻,分布在 L_2~L_4 范围内。此病很少和糖尿病性多发性周围神经病并发,肌电图可发现椎旁肌广泛异常。本病预后较好,但需要较长时间。

【神经电生理检查】

神经电生理检查的主要目的是要确定损害部位是在腰骶神经丛,而不是在腰骶神经根或下肢单神经病。两侧肢体均需要检查,通常感觉神经电位检查和肌电图检查对鉴别丛性和根性损害很重要,感觉神经电位检查可以排除根性损害,而椎旁肌肌电图检查则可以将病变部位定在根而不是在丛。

1. 神经传导检查 包括双侧胫神经和腓总神经运动传导和 F 波,必须特别注意腓总神经的运动,尤其是对有足下垂的患者应该注意是否在腓骨小头处有局部传导阻滞或传导减慢(表 8-3)。在腰骶神经丛损害的患者,有症状侧的胫神经和腓总神经的动作电位波幅均较低,末端潜伏时可以正常或延长,传导速度可以正常或减慢,在有症状侧的 F 波潜伏时可能延长或消失,胫神经 H 反射潜伏时可能延长或消失,但它并不能区别是丛性损害还是根性损害,而如果仅有腰丛损害,则胫神经和腓总神经运动传导正常。感觉检查非常重要,须检查两侧腓浅神经感觉支和腓肠神经感觉支,对腰丛损害的患者要检查隐神经,如果这些感觉神经电位波幅减低则提示损害可能在后根神经节或节后包括神经丛、周围神经、而不在神经根。

2. 肌电图检查 神经传导检查并不能确定腰骶神经丛病的确切部位,而感觉传导检查仅能确定是节前损害还是节后损害,但还是不能确定是节后丛性还是周围神经性损害,如果结合肌电图检查则就可以进一步确定损害部位。

表 8-3　腰骶神经丛损害常规神经传导和肌电图检查

神经传导检查

- 胫神经运动检查:在拇短展肌上记录,分别在踝和腘窝处刺激
- 腓总神经运动检查:在趾短伸肌处记录,分别在腓骨小头下,上刺激。如果患者临床表现仅为足下垂,并且临床检查异常仅限于腓总神经分布区,则还要在胫骨前肌记录,分别在腓骨小头上,下刺激,观察腓骨小头处有无传导阻滞或局部传导减慢
- 腓浅神经感觉支检查:记录电极在足背和外踝连线中点向上 1cm 处,刺激电极在记录点近端 12cm 的小腿外侧面
- 腓肠神经感觉支检查:记录电极在外踝下方,刺激电极在小腿后距离记录电极 14cm 处
- 腓总神经,胫神经 F 波和胫神经 H 反射
- 特殊情况:如果患者症状是双侧,要注意检查上肢,以排除周围神经病

常规肌肉检查

- 至少检查两块腓总神经支配的肌肉如胫骨前肌,拇长伸肌,腓骨长肌
- 至少检查两块胫神经支配的肌肉如腓肠肌内侧头,胫骨后肌
- 至少检查一块坐骨神经支配的大腿后肌群如股二头肌
- 至少检查一块臀上神经支配的肌肉如臀中肌
- 至少检查一块臀下神经支配的肌肉如臀大肌
- $L_5 \sim S_1$ 椎旁肌
- 至少检查一块闭孔神经支配的肌肉如大腿内收肌群

注意

- 如果感觉和运动的任何一项检查为可疑,则需和对侧比较
- 如果患者症状是双侧,要注意检查上肢,以排除周围神经病

通常要检查的肌肉包括腿部及近端不同神经支配的肌肉,但一些特殊肌肉如臀肌、腿内收肌、椎旁肌一定要检查(表 8-3)。臀肌在鉴别是坐骨神经损害还是腰骶神经丛损害很重要,任何臀肌出现异常,则说明损害是靠近丛,可以排除单发性坐骨神经损害。同样,大腿部内收肌群,是由闭孔神经支配,它如果损害,则病变也是靠近神经丛,而非单发股神经损害。此外,椎旁肌损害,对确定是否有根性损害非常重要,且可以确定根性损害的水平,但椎旁肌正常也不能排除根性损害,所以,对椎旁肌检查正常的患者,要结合异常的感觉传导来确定是否是腰骶神经丛病。尽管多数腰骶神经丛病是单侧的,但有些情况如糖尿病可以引起双侧病变,此时,神经传导和肌电图异常将是双侧的,只有椎旁肌正常,所以,很容易和多发性周围神经病相混淆,此时,应该注意检查上肢。椎旁肌肌电图正常不能排除腰骶神经根病,可能是由于一些神经纤维的躲避效应;此外,也可能由于椎旁肌比肢体肌肉较早出现神经再支配现象,所以没有失神经电位出现;另外,也可能和很多患者不能完全放松而导致不易观

察到失神经电位有关。在发病急性期,神经传导可以正常,尤其在第 1 周,而肌电图异常多在 3 周后出现。

【病例分析 1】

1. 病史摘要　男性,21 岁,左锁骨骨折后上肢无力、麻木 3 周。3 周前患者遇车祸导致左锁骨压缩性骨折,很快即感其左前臂和手无力、麻木,当施行完左锁骨骨折修复手术后,上述症状稍微好转。既往无特殊病史。

查体:所有桡神经支配的肌肉和拇长屈肌、手内侧肌群的肌力均为 1 级,但前臂旋前、屈曲、向桡侧屈曲,以及上肢外展功能均正常。上臂、前臂内侧和手所有 5 指的皮肤感觉均减退,Horner 征阴性,四肢腱反射对程存在,病理征阴性。

神经传导和肌电图检查结果见表 8-4 和表 8-5。

表 8-4　神经传导检查结果

神经传导	潜伏时(ms)		波幅(mV,μV)		传导速度(m/s)	
	右	左	右	左	右	左
运动传导						
正中神经(腕 - 拇短展肌)	4.0	消失	8.6			
(肘 - 腕)	7.4		8.9		59.0	
尺神经(腕 - 小指展肌)	2.8	2.7	10.5	11.7		
(肘 - 腕)	5.4	5.6	10.2	10.9	62.0	65.0
桡神经(肘下 - 示指伸肌)	2.0	2.1	4.5	2.8		
(肘 - 肘下)	2.6	2.7	4.7	2.6	65.0	66.0
(桡神经沟)	4.0	4.2	4.5	2.7	66.0	68.0
感觉传导						
正中神经(腕 - 示指)	2.5	3.6	38.9	9.8		42.0
尺神经(腕 - 小指)	2.1	消失	33.5		64.0	
桡神经(腕 - 拇指)	2.4	2.3	26.8	25.4	62.3	60.7
前臂内侧皮神经	1.6	消失	14.6		54.0	

表 8-5　肌电图检查结果

肌肉	自发电位		运动单位电位			
	纤颤电位	正锐波	多相电位	波幅	时程	募集相
左拇短展肌	++	++	少量运动单位电位			
左第 1 骨间肌	+++	++	少量运动单位电位			

续表

肌肉	自发电位		运动单位电位			
	纤颤电位	正锐波	多相电位	波幅	时程	募集相
左拇长屈肌	++	++	少量运动单位电位			
左尺侧腕屈肌	++	++	少量运动单位电位			
左肱二头肌	+	+	−	正常	正常	单 - 混
左肱三头肌	+	+	−	正常	正常	正常
左肱桡肌	+	+	−	正常	正常	正常
左前锯肌	−	−	−	正常	正常	正常
左冈上肌	−	−	−	正常	正常	正常
左冈下肌	−	−	−	正常	正常	正常
左三角肌	−	−	−	正常	正常	正常
左颈椎旁肌	−	−				

2. 问题

(1) 锁骨骨折容易导致哪些神经损害？

(2) 查体发现的运动和感觉异常可以初步确定损害部位吗？

(3) 从此患者的肌肉损害情况来看，应该怎样考虑诊断？

(4) 臂丛各索损害时应该检查的神经和肌肉有哪些？

(5) 为什么不考虑有左侧腕管综合征？

3. 分析　臂丛神经损害可以分成锁骨上区损害型和锁骨下区损害型。锁骨上区损害型通常会影响到臂丛的干，主要是上干和中干，而由于从干发出的纤维继续向腋部行走，到达锁骨下区时，主要是臂丛的索和周围神经了，所以，锁骨下区损害型主要影响到臂丛的索和单个周围神经。不过，在个别情况时，锁骨骨折可以不伴有臂丛神经损害。

从查体发现，桡神经、正中神经和尺神经支配的肌肉都被累及，这些损害可能是单独的神经损害也可能是复合性损害。桡神经起源于臂丛后索，如果在后索这个部位损害，则腋神经也应该受到累及，但查体上肢外展正常，则说明三角肌的功能正常，而三角肌是由腋神经支配，所以不像是后索损害。而尺神经和正中神经里都含有从臂丛内侧来的纤维，所以，内侧索损害时，会影响到这两条神经。但前臂旋前和向桡侧屈曲即旋前圆肌和桡侧腕屈肌的功能正常，而此两块肌肉是由臂丛外侧索的纤维发出经由正中神经支配的，也就是说，臂丛外侧索的功能是正常的。另外，上臂、前臂内侧的感觉减退也可以用臂丛内索损害来解释。但拇指、示指和中指的感觉是由臂丛外侧索发出的纤维经由正中神经来支配的,此3指的感觉异常说明损害并不局限在内侧索,可能有包括正中神经在内的更广泛的损害。在神经传导检查时,应该检查左侧的桡神经、尺神经和正中神经。

从肌电图结果来看,主要有4块肌肉可见比较多的失神经电位,并且在轻收缩时,仅见少量运动单位电位,它们分别是尺神经支配的肌肉包括第1骨间肌和尺侧腕屈肌,和正中神经支配的肌肉包括拇短展肌和拇长屈肌,这种情况可以用臂丛内索损害来解释。由于尺神经是臂丛内侧索的直接延续,所以,臂丛内侧索损害可以出现尺神经感觉神经电位减低或消失,前臂内侧皮神经也是由臂丛内侧索发出,所以,臂丛内侧索损害时,可以出现此两感觉神经电位减低或消失,此患者的尺神经感觉神经电位和前臂内侧皮神经感觉神经电位均消失,支持臂丛内侧索损害。虽然查体未见肱二头肌功能的异常,而且肱二头肌反射也正常,但肌电图却见此肌肉有少量的失神经电位,表明它部分受到影响。由于此肌肉是受肌皮神经支配,而肌皮神经来自于臂丛外侧索,再结合正中神经桡侧3指感觉减退和示指感觉神经电位的异常,提示可能有部分臂丛外侧索损害(因为正中神经的外侧部分是来自于臂丛外侧索的纤维,它主要支配桡侧3指的感觉)。此外,在桡神经支配的肌肉包括肱三头肌、肱桡肌上也出现少量的失神经电位,但桡浅神经感觉神经电位正常,说明可能有部分桡神经损伤,但损伤部位比较靠近近端,大概在桡神经发出支配肱三头肌肌支的近端。最后,在前锯肌、冈上肌、冈下肌和三角肌未发现任何异常改变,排除了臂丛上干、后索和神经根的损害。

本患者的正中神经传导检查在拇短展肌未记录出肌肉的动作电位,并且正中神经腕到示指的感觉神经电位明显异常,而且患者临床上有桡侧3指的感觉减退,看起来很像腕管综合征,但肌电图在腕部近端肌肉拇长屈肌上也发现了异常,而此块肌肉尚未经过腕管,所以,排除了腕管综合征。

肌电图诊断:神经电生理检查提示严重的臂丛内侧索损害,以及部分桡神经和臂丛外侧索损害。

【病例分析2】

1. 病史摘要 男性,51岁,右肩和上肢麻木、疼痛10年。10年前患者无明原因即感右肩和上肢疼痛,主要在上肢内侧,渐渐出现小指、无名指和前臂麻木,示指无力,做不了精细动作,上述症状于上肢活动时加重。4年前行C_6、C_7颈前入路椎板切除术,手术后上述症状无任何缓解,并且出现手部肌肉萎缩,来肌电图室做检查。既往无糖尿病和其他特殊病史。

查体:右手第1骨间肌明显萎缩,拇指外展力稍差,小指、无名指和前臂感觉减退,腱反射全部正常。双侧脉搏跳动正常,Horner征阴性。

神经传导和肌电图检查结果见表8-6和表8-7。

表 8-6　神经传导检查结果

神经传导	潜伏时（ms）		波幅（mV，μV）		传导速度（m/s）	
	右	左	右	左	右	左
运动传导						
正中神经（腕 - 拇短展肌）	3.5	3.6	3.4	10.1		
（肘 - 腕）	7.4	7.2	3.2	10.2	52.0	59.0
尺神经（腕 - 小指展肌）	2.8	2.7	10.5	11.7		
（肘 - 腕）	5.4	5.6	10.2	10.9	62.0	65.0
尺神经（第 1 骨间肌）	3.3	3.4	7.5	12.6		
感觉传导						
正中神经（腕 - 示指）	2.5	3.6	38.9	40.4	51.0	50.3
尺神经（腕 - 小指）	2.1	2.2	7.0	22.3	48.0	55.0
桡神经（腕 - 拇指）	2.4	2.3	26.8	25.4	62.3	60.7
前臂内侧皮神经	无	1.6		16.7		51.0
前臂外侧皮神经	1.6	1.7	13.4	16.1	54.0	52.8

表 8-7　肌电图检查结果

肌肉	自发电位		运动单位电位			
	纤颤电位	正锐波	多相电位	波幅	时程	募集相
右拇短展肌	+	-	无	正常	长	单 - 混
右第 1 骨间肌	+	-	无	增高	长	单 - 混
右小指展肌	-	-	无	正常	长	单 - 混
右拇长屈肌	-	-	无	增高	长	单 - 混
右示指伸肌	-	-	无	正常	正常	正常
右旋前圆肌	-	-	无	正常	正常	正常
右尺侧腕屈肌	-	-	无	正常	正常	正常
右肱二头肌	-	-	无	正常	正常	正常
右肱三头肌	-	-	无	正常	正常	正常
右三角肌	-	-	无	正常	正常	正常
右下颈椎旁肌	-	-				
右中颈椎旁肌	-	-				

2. 问题

（1）简述胸廓出口综合征。

（2）需要和哪些病来鉴别？

（3）神经电生理检查结果是什么？

（4）为什么说是慢性损害？

3. 分析 胸廓出口综合征是指支配上肢的神经和血管在胸廓出口处被压而导致的一系列血管和神经损害的症候群。血管神经束串行于前斜角肌和中斜角肌之间，然后经过锁骨和第 1 肋骨，位于胸小肌的后缘，在此处，任何周围的结构都可以压迫这些血管神经束，最常见的压迫是颈肋。当压迫主要以血管（锁骨下动脉和静脉）为主时，可以出现血管源性的胸廓出口综合征，表现为压迫侧上肢的脉搏减弱。当压迫主要以神经为主时，则可以出现神经源性的胸廓出口综合征，主要压迫的是臂丛下干。典型的患者可表现为颈、肩和上肢的疼痛，手麻木和手肌萎缩，疼痛和麻木于上肢抬起或作其他活动时加重。需要做的检查是颈部 X 线片和神经电生理检查，通常颈部 X 线片可发现颈肋。而神经电生理检查出现的异常主要是臂丛下干损害，包括 C_8~T_1 神经根支配区的感觉和运动功能异常，并且臂丛下干成分中，正中神经的纤维比尺神经的纤维损害的要重，T_1 的纤维比 C_8 的纤维损害的要更重，导致神经传导的特殊改变即正中神经和尺神经的动作电位波幅减低，尤其是正中神经。正中神经示指的感觉神经电位保留，而尺神经小指的感觉神经电位减低或消失。

此患者在临床上和查体时发现为右手第 1 骨间肌明显萎缩，拇指外展力稍差，小指、无名指和前臂感觉减退，而这些异常可以是 C_8~T_1 神经根损害、臂丛下干损害和尺神经损害。因此，在神经电生理检查时，要注意检查尺神经、臂丛下干和椎旁肌。

患者右侧尺神经腕 - 小指的感觉神经电位波幅明显低于对侧，而潜伏时和传导速度正常。由于小指的感觉纤维主要来自于 C_8 神经根纤维，而臂丛下干、内索和尺神经里都有来自于 C_8 神经根纤维，所以，尺神经腕 - 小指的感觉神经电位的异常，可以是臂丛下干、内索和尺神经的病变，但不会是 C_8 神经根病变。又由于前臂内侧皮神经感觉神经电位消失，而它的纤维是来自于内索，这也就排除了尺神经的损害。另外，正中神经腕 - 示指的感觉神经电位正常，可以排除腕管综合征。运动神经传导正中神经在拇短展肌记录出低波幅动作电位，尺神经在第 1 骨间肌记录出相对低波幅的动作电位，尺神经在小指展肌记录出正常的动作电位，再加上下列肌肉的异常，包括拇短展肌和拇长屈肌（正中神经支配），第 1 骨间肌和小指展肌（尺神经支配），都支持是臂丛下干损害，而且下干中正中神经的纤维比尺神经的纤维损害的要重。由于桡神经支配的示指伸肌正常，所以，排除了臂丛内索损害，因为臂丛下干和臂丛内索支配的肌肉几乎是一样的，只除外示指伸肌是由臂丛内索发出的纤维支配的。

肌电图检查异常的肌肉上出现的失神经电位已经很少，而主要的改变是运动单位电位时程延长和波幅增高，而这种大而宽的运动单位电位募集相明显减小，这些改变都是慢性神经源性损害的表现，提示损害已经处于慢性过程,符合慢性神经源性胸廓出口综合征。

　　肌电图诊断:神经电生理检查提示臂丛下干损害,可疑神经源性胸廓出口综合征,建议做颈部 X 线检查。

　　随访:作完肌电图检查之后,患者做了颈部 X 线检查,证实有颈肋存在。通过锁骨上窝处行颈肋切除术,一年后,患者感觉症状明显好转,但肌肉萎缩无明显改善。

参 考 文 献

1. Ferrante MA, Wilbourn AJ. The utility of various sensory conduction responses in assessing brachial plexopathies. Muscle Nerve, 1995, 18:879-889.

2. Wilbourn AJ. Brachial Plexus Disorders// Dyck PJ, Thomas PK. Peripheral Neuropathy. 3rd ed. Philadelphia: Saunders, 1993, 911-950.

3. Wilbourn AJ. Assessment of the brachial plexus and the phrenic nerve// Johnson EW, Pease WS. Practical Electromyography. 3rd ed. Baltimore: Williams and Wilkins, 1997, 273-310.

4. Wilbourn AJ, Dumitru D, Ferrante MA. Brachial Plexus Assessment.//AAEM cours brachial plexus assessment. San Francisco, California, American Association of Electrodiagnostic Medicine, 1994.

5. Midha R. Epidemiology of brachial plexus injuries in a multi trauma population. Neurosurgery, 1997, 40:1182-1188.

6. Trojaborg W. Clinical, electrophysiological, and myelographic studies of 9 patients with cervical spinal root avulsions: discrepancies between EMG and x-ray findings. Muscle Nerve, 1994, 17: 913-922.

7. Carvalho GA, Nikkhah G, Matthies C, et al. Diagnosis of root avulsions in traumatic brachial plexus injuries: value of Computerized tomography myelography and MRI. J Neurosurg, 1997, 86:69-76.

8. Kori SH. Diagnosis and management of brachial plexus lesions in cancer patients. Oncology, 1995, 9:756-760.

9. Ranney D. Thoracic outlet: an anatomical redefinition that makes clinical sense. Clin Anat, 1996, 9:50-52.

10. Killer HE, Hess K. Natural history of radiation-induced brachial plexopathy compared with surgically treated patients. J Neurol, 1990, 237:247-250.

11. Wilbourn AJ. Thoracic outlet syndrome: Thoracic outlet syndrome is over diagnosed. Muscle Nerve, 1999, 22:130-138.

12. Van Alfen N, van Engelen BG. Lumbosacral plexus neuropathy: a case report and review of the

literature. Clin Neurol Neurosurg, 1997, 99:138-141.

13. Torras MV, Tejedor ED, Tella PB. Lumbosacral plexus neuropathy and paraspinal muscle denervation. Neurology, 1985, 35:448-449.

14. Feasby TE, Burton SR, Hahn AF. Obstetrical lumbosacral plexus injury. Muscle Nerve, 1992, 15:937-940.

15. Chin CH, Chew KC. Lumbosacral nerve root avulsion. Injury, 1997, 28:674-678.

16. Said G, Goulon-Goeau C, Lacroix C, et al. Nerve biopsy findings in different patterns of proximal diabetic neuropathy. Ann Neurol, 1994, 35:559-569.

17. Ferrante MA, Wilbourn AJ. The utility of various upper extremity sensory nerve conduction responses in assessing brachial plexopathies. Muscle Nerve, 1995, 18:879-889.

18. Goodgold J, Eberstein A. Electrodiagnosis of neuromuscular diseases, third edition. Baltimore: Williams & Wilkins, 1993.

19. Kimura J, Machida M, Ishida T, et al. Relation between size of compound sensory or muscle action potentials and length of nerve segment. Neurology, 1986, 36:647-652.

20. Kimura J. Electrodiagnosis in diseases of nerve and muscle. Principles and practice. Philadelphia: F.A. Davis, 1989.

21. Wilbourn AJ. Electrodiagnosis of plexopathies. Neurol Clin, 1985, 3:511-529.

第二节　神经根病变

神经根病(radiculopathy)是指在蛛网膜下腔内由脊髓到椎间孔之间的任何部位损害。目前,虽然已经有了先进的 MRI 检查仪器,但肌电图检查对神经根病变尤其是那些 MRI 检查阴性但却有明显症状的患者具有很重要的价值。由于影像学检查主要是用来揭示由于结构损害而导致的神经根病变,故对那些可视性的病变包括脊髓、脊神经根病变及其与椎骨、椎间盘的关系有很重要的诊断作用,但是却不能了解神经的功能状态。而肌电图则弥补了 MRI 的缺点,它除了可以确定神经的功能状态外,还可以确定损害的部位和范围。不过,这需要肌电图检查者对神经和肌肉的解剖和支配关系了如指掌,同时,也要认识到肌电图在诊断神经根病变上所具有的局限性。

一、神经根解剖特点

脊髓前根、后根在椎间孔处形成脊神经,随即出椎管。在解剖上具有以下特点:

1. 在椎管内椎间孔之前,后根上有一结节,为后根神经节,其内的神经元为单极神经元。在后根神经节近端到后角的神经纤维叫节前纤维,后根神经节远端的纤维叫节后纤维,这些节后纤维通过脊神经到达它们各自的感觉终端。

2. 脊神经一出椎间孔就分成前支和后支,前支大,支配躯干和肢体的皮肤和肌肉;后支小,支配椎旁皮肤的感觉和深部椎旁肌。

3. 颈神经根一共有 8 条。前 7 条神经根从同节段椎体上缘穿出,也就是说,C_5 神经根是从 C_5 椎体上缘也即 C_4~C_5 椎体间穿出,所以,C_4~C_5 椎间盘脱出,造成 C_5 神经根受压。而 C_8 神经根则是从 C_7 和 T_1 椎体间穿出,胸、腰、骶的神经根则是从相应椎体下缘穿出,腰骶神经根越到骶部靠得越近,走行越垂直,所以,其神经根受压并非和相应的椎间盘一致。L_4 神经根是从 L_4 椎体下缘即 L_4 和 L_5 之间穿出,而通常的腰椎间盘脱出是向背侧突出(图 8-6),最常见的压迫部位是在根将要到达椎间孔之前,因此它压迫的神经根通常是下一个节段的神经根。所以,L_4~L_5 椎间盘脱出时,除了造成 L_5 神经根受压外,也可以造成 S_1 神经根受压。

4. 神经根病变引起的感觉症状将取决于所累及到的神经根,每个神经根都有其相应所支配的特殊皮肤感觉区域即皮节区(图 8-7~ 图 8-11)。同样每个神经根都有其相应所支配的肌肉,即肌节区。相邻的皮节相互重叠,所以,根性病变其感觉症状出现的区域比较含糊,甚至可以没有感觉异常。和皮节一样,肌节也是相互重叠,几乎每一块肌肉都是由至少 2 个或 3 个神经根支配的。例如,肱三头肌主要接受 C_7 神经根支配,但它也接受 C_6 和 C_8 神经根的纤

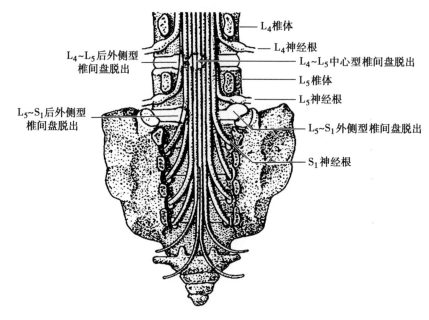

图 8-6 下位腰椎和骶骨背面图
椎板已经被去除,显示出椎管内神经根受压的情况

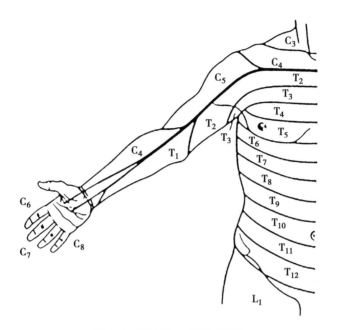

图 8-7　颈胸段皮节区正面图

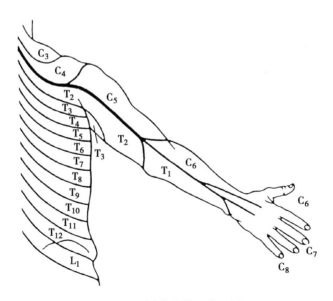

图 8-8　颈胸段皮节区背面图

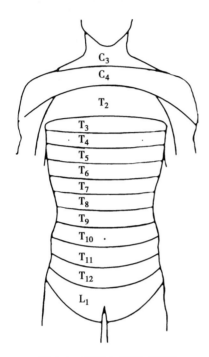

图 8-9　躯干皮节区正面图

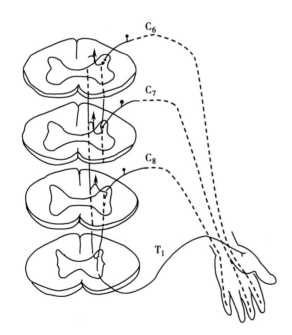

图 8-10　颈段神经根在手的感觉分布图

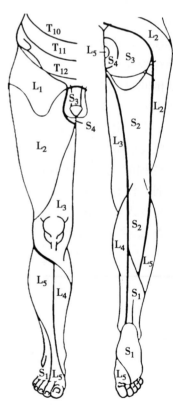

图 8-11　下胸和腰骶部皮节分布区

维,所以,C_7神经根病变时,肱三头肌仅表现出力量弱,而不会完全瘫痪。而很多由不同周围神经支配的肌肉,是接受同一神经根支配的,例如由肌皮神经支配的肱二头肌,由腋神经支配的三角肌和由正中神经支配的旋前圆肌,它们都接受来自C_6神经根的纤维。

二、临床表现

慢性颈腰神经根病变在临床上很多见(表8-8、表8-9),主要是由于慢性颈腰椎的骨关节、椎间盘退化和变性等而引起,急性发病者比较少见。发病年龄多在40~50岁及以上,常见的原因为颈腰椎间盘脱出,椎骨增生,肥厚韧带。它可以单独影响运动或感觉纤维,也可以同时影响两者,而且由于它影响的神经根节段不同,所出现的各种临床表现也不同。可以影响单个神经根,也可以影响多个神经根,出现多发性神经根病(polyradiculopathy)。当影响运动纤维时,可出现肌无力、肌萎缩、腱反射减弱或消失、痛性痉挛和肌束震颤。当影响到感觉纤维时,可出现沿着神经根范围内分布的疼痛和感觉异常,通常伴有颈、腰部酸痛不适,以及椎旁肌僵硬,很多患者早期表现主要为疼痛。颈椎椎间盘脱出以C_5~C_6(C_6神经根受压)最常见,其次是C_6~C_7(C_7神经根受压),主要表现为颈部、肩膀疼痛,并向整个上肢放射(图8-12)。腰椎椎间盘脱出以L_4~L_5(L_5神经根受压)和L_5~S_1(S_1神经根受压)最常见,疼痛主要位于下腰背部,而且因下肢上抬或其他牵拉神经根的动作而使疼痛加重。腱反射减弱或消失也是根据受损节段来定的,当C_7神经根受损时,肱三头肌反射减弱,但由于肱三头肌也接受来自C_6、C_8神经根支配,所以,在C_6、C_8受损时,也可以出现肱三头肌反射减弱。当C_5、C_6受损时,肱二头肌反射减弱。没有常规的反射来检查C_8~T_1神经根病变,就像下肢一样S_1病变时,会出现踝反射减弱,L_2~L_4损害时,会出现膝反射减弱,但没有常规的反射来检查L_5神经根病变。

表8-8　颈神经根病变的常见临床表现

	C_5	C_6	C_7	C_8
疼痛及放射	肩膀和上臂	肩膀,上臂和前臂	上臂后面,前臂	臂内侧
感觉障碍区	上臂	外侧臂、前臂、拇指、示指	示指、中指	臂内侧、小指
无力	肩外展、肘屈曲	肩外展、肘屈曲、前臂旋前	伸肘、腕和指	手内侧肌群
反射减低	肱二头肌	肱二头肌	肱三头肌	无

表 8-9　腰骶神经根病变的常见临床表现

	S_1	L_5	L_4	L_2/L_3
疼痛及放射	臀部、腿后部、足外侧	臀部、腿侧面、足背侧	大腿前部、膝和小腿内侧	腹股沟区和大腿前内侧
感觉障碍区	大腿后、足外侧和小趾	腿外侧、足背和趾	大腿前部和小腿内侧	腹股沟区和大腿内侧
无力	趾屈	踝内、外旋，趾和踝背屈	屈膝和踝背屈	屈髋和伸膝
反射减低	踝反射	无	膝反射	无

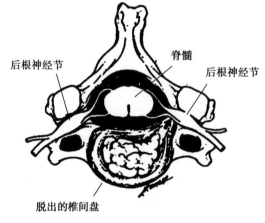

图 8-12　颈椎间盘脱出横断面图

椎间盘向后和侧面突出，压迫到前根，但后根神经节和周围神经未被累及

三、神经电生理检查

1. 神经传导检查（表 8-10）　在神经根病变时，运动传导检查基本都是正常的，但当损害为轴索变性时，运动神经传导动作电位波幅减低，末端潜伏时正常或稍微延长，传导速度正常或轻微减慢。有关神经根病变时运动神经传导肌肉动作电位波幅问题，由于每块肌肉都是由多个神经根支配的，当一个神经根发生轴索变性时，一般不会出现运动传导动作电位波幅减低。也就是说，当多个神经根发生严重的轴索变性时，才会出现肌肉动作电位波幅减低，此时，要注意排除一些嵌压性神经病和丛性神经病。而感觉神经传导检查对神经根病变尤其重要，当丛性或周围神经病变时，即损害了节后纤维，感觉神经电位异常，而根性损害时，即损害了节前纤维时，感觉神经电位正常（图 8-13、表 8-11）。如果在患者有感觉障碍的区域，感觉神经电位正常时，则提示病损

表 8-10　神经根病变常规神经传导检查

上肢

- 运动传导:常规正中和尺神经运动传导,两侧对比。对可疑 C_6、C_7 神经根病变要注意排除腕管综合征。对可疑 C_8、T_1 神经根损害,要注意排除尺神经在肘部损害
- 感觉传导:正中神经和尺神经分别在示指和小指记录,或检查可疑神经根病变的相应感觉区感觉神经电位,两侧对比
- F 波:常规正中神经和尺神经的 F 波,两侧对比

下肢

- 运动传导:常规胫神经和腓总神经运动传导,两侧对比。对可疑 L_5 神经根病变要注意排除腓总神经在腓骨小头处损害
- 感觉传导:腓肠神经感觉检查,两侧对比,或检查可疑神经根病变相应感觉区感觉神经电位
- F 波:常规胫神经和腓总神经 F 波,胫神经 H 反射

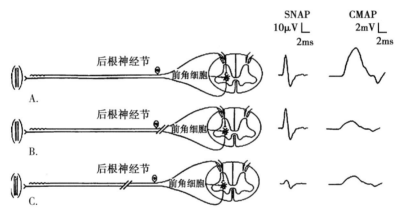

图 8-13　神经根损害部位和感觉神经电位的关系图

A. 正常;B. 后根神经节节前损害,感觉神经电位正常,但运动神经传导肌肉动作电位波幅减低;C. 后根神经节节后损害,感觉神经电位波幅明显减低,运动神经传导肌肉动作电位波幅也减低

部位可能在节前纤维。另外,在神经根病变中,F 波的检查较为重要,但由于任何一条周围神经里都包括来自多个神经根的纤维,所以 F 波异常对神经根病变并不很敏感。在上肢,通常检查正中神经和尺神经的 F 波,而记录位置则是在 C_8~T_1 神经根支配的肌肉,而正中神经和尺神经的 F 波异常只出现在 C_8~T_1 神经根病变,但通常颈椎病和椎间盘脱出最常影响的是 C_5、C_6、C_7 神经根,所以,在常规正中神经和尺神经 F 波检查时,F 波潜伏时正常。而在下肢,由于胫神经和腓总神经 F 波记录的位置是在 L_5~S_1 神经根支配的肌肉,而 L_5~S_1 是最常影响到的神经根,所以,在 L_5~S_1 神经根病变时,胫神经和腓总神经的 F 波

潜伏时可以延长。在下肢神经根病变时,H反射的检查也是很有意义的,但多在S_1病变时出现异常,且和踝反射的存在与否有关。

表8-11　神经根病变所需要检查的相应感觉神经

神经根	感觉神经	神经根	感觉神经
C_6	前臂外侧皮神经	C_8	尺神经~小指
C_6	桡神经~拇指	T_1	前臂内侧皮神经
C_6	正中神经~拇指	L_4	隐神经
C_6、C_7	正中神经~示指	L_5	腓浅神经感觉支
C_7	正中神经~中指	S_1	腓肠神经
C_7、C_8	尺神经~无名指		

2. 肌电图检查　应该包括有症状侧肢体的近、远端和椎旁肌肌肉,寻找以肌节形式分布的异常,并排除丛性神经病和周围神经病。必须检查同一肌节但又接受不同神经支配的肌肉,以排除单发性神经病。尽管所有的肌肉都是被多个肌节支配,但一些肌肉总是以某个肌节支配为主(表8-12、表8-13),而这些肌肉在诊断神经根病变时是极为重要的。如纤颤电位和正常运动电位募集相减少出现在肱三头肌(C_6、C_7、C_8),桡侧腕伸肌(C_6、C_7),尺侧腕伸肌(C_7、C_8)时,提示可能是一个急性并且主要以C_7神经根为主的病变或桡神经病变。可是,如果再进一步检查桡侧腕屈肌(C_6、C_7)或旋前圆肌(C_6、C_7),出现同样的肌电图异常时,则提示上述异常不可能是单发的桡神经损害。因为,后两块肌肉是由正中神经支配的,但所有这些肌肉都是由C_7神经根发出的纤维支配的,所以提示是C_7神经根病变。此外,对可疑损害肌节段的肌肉也应该检查,以排除更广泛的损害,如当可疑C_7神经根病变时,则也应该检查C_5、C_6和C_8~T_1神经根支配的肌肉。对于可疑神经根病变,一定要检查椎旁肌,由于椎旁肌是由从脊神经直接发出的后支支配,所以,如果椎旁肌出现失神经电位,则提示损害靠近神经根近端。不过,如果椎旁肌没有出现自发电位,也不能排除神经根病变,这是因为神经根受压只造成部分运动轴索损害,而支配某些肌肉的神经纤维仍完好。另外,近端肌肉比远端肌肉能更有效和更早地被重新支配,导致椎旁肌肉可能没有失神经电位。有关椎旁肌和相应的神经根支配的关系问题,由于浅层椎旁肌互相重叠,所以对于颈、胸椎椎旁肌和相应的神经根的位置并非完全对应,而深层椎旁肌如腰椎椎旁肌,由于互相重叠的不明显,所以可以用来代表相应的神经根节段。但这需要进针部位一定要准确,通常进针深度大约为2.5cm,旁开中线2~3cm,其具体的进针部位位置参见图8-14和图8-15。对于椎旁肌,只检查是否有失神经电位,而不用作轻收缩看运动电位变化。由于失神经电位的存在对于诊断神经根病变非常重要,所以,在检查时就

要求患者尽量放松,否则,就很难发现失神经电位。为了使患者能够完全放松,我们实验室的方法为,在检查腰椎旁肌时,让患者侧卧,使被检查侧在上面,下面的腿伸直,而上面的腿屈曲;检查胸椎旁肌时,患者侧卧,两腿屈曲紧贴腹部;检查颈椎旁肌时,患者侧卧,被检查侧在上,头部屈曲,下颌紧贴胸部。

表 8-12　上肢常用肌肉神经根支配表

	C_5	C_6	C_7	C_8	T_1
肩胛背神经					
菱形肌	▨				
肩胛上神经					
冈上肌	■	▨			
冈下肌	■	▨			
腋神经					
三角肌	■	■			
肌皮神经					
肱二头肌	■	■			
正中神经					
旋前圆肌		■	■		
桡侧腕屈肌		■	■		
拇长屈肌				■	▨
拇短展肌				■	■
尺神经					
尺侧腕屈肌			▨	■	▨
指深屈肌				■	■
小指展肌				■	■
第 1 骨间肌				■	■
桡神经					
肱三头肌		■	▨	▨	
肱桡肌	■	■			
桡侧腕伸肌		▨	■		
指总伸肌			▨	▨	
尺侧腕伸肌			▨	▨	
示指伸肌				■	

注:■ 代表神经根病变时最容易出现异常的肌肉
　　▨ 代表神经根病变时可能出现异常的肌肉

表 8-13 下肢常用肌肉神经根支配表

	L₂	L₃	L₄	L₅	S₁	S₂
臀下神经						
臀大肌				▨	■	
臀上神经						
臀中肌				■	▨	
阔筋膜张肌				■	▨	
闭孔神经						
长收肌		■	■			
股神经						
髂腰肌	■	■				
股直肌		■	■			
股直肌内、外侧头		■	■			
坐骨神经						
内侧大腿后肌群				■	■	
外侧大腿后肌群					■	▨
腓深神经						
胫前肌			■	■		
蹈长伸肌			▨	■	■	
腓浅神经						
腓骨长肌				■	■	
胫神经						
腓肠肌内侧头					■	▨
趾长屈肌				■	▨	
胫后肌				■	▨	
蹈短展肌					■	■
小趾展肌					■	■

注：■ 代表神经根病变时最容易出现异常的肌肉
▨ 代表神经根病变时可能出现异常的肌肉

此外,检查者要清楚神经根病变出现肌肉异常和作肌电图检查时的时间关系问题,因为,在神经根病变导致轴索变性时,肌肉出现失神经电位的时间早晚是取决于神经损害的部位及其与所支配肌肉之间的距离,它和神经再生现象是一样的,其过程是缓慢的。例如当一个患者由于突发 L₄~L₅ 椎间盘脱出时,L₅ 神经根会严重受压,患者会立即出现腰背痛,并向臀和腿部放射,足背部出现麻木,大腿外展和足背屈无力。此时,肌电图检查即在急性期时,在 L₅ 神

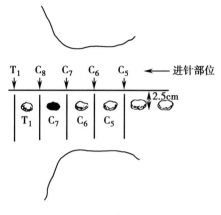

图 8-14　颈椎旁肌进针部位

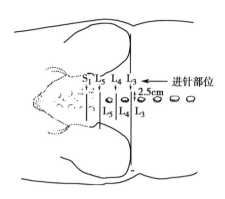

图 8-15　腰椎旁肌进针部位

经根支配的肌肉上仅见正常形状运动单位电位募集减少;大约在 10~14 天后,在 L_5 椎旁肌可出现失神经电位,因为,此处距离损害部位最近;2~3 周后在 L_5 神经根支配的近端肌肉如臀中肌可以出现失神经支配现象;3~4 周后在下肢 L_5 神经根支配的肌肉(胫前肌)出现失神经支配现象,而 L_5 神经根支配的更远端肌肉则需要 5~6 周才能出现上述改变。在上述整个过程中,运动单位电位形状正常,只是募集相减少,失神经支配以后,即开始出现神经再生,距离受损神经越近的肌肉受到神经再支配的越早。神经再生时首先出现的是多相电位,然后是长时程、高波幅的运动电位电位。数月后,如果神经再生完全,失神经电位将消失,最后遗留下大的再生的运动单位电位和募集相减少。所以,通过检查失神经电位、运动单位电位的形状和募集类型,可以大约估计神经损害的时间和神经再生的程度。

3. 对于可疑神经根病变,神经电生理检查应该注意下面几点:

(1) 假如损害在急性期,则肌电图检查可以正常,所以,对于新出现的可疑神经根病变,不要急于做针电极肌电图检查,最好在 3 周后再做。

(2) 假如神经根损害是以髓鞘脱失为主,则肌电图检查可以正常。

(3) 如果仅影响到了感觉根,则肌电图检查也可以正常,此时,患者可能仅有疼痛或麻木,反射也正常。

(4) 神经根中可能只有部分纤维受压,导致某些肌肉正常,如在 C_7 神经根病变,肱三头肌可能显示异常,而桡侧腕屈肌正常,尽管两者都接受 C_7 神经根纤维,但并非都损害。

(5) 神经根病变椎旁肌检查可以正常,可能由于检查时间的问题或后支神经纤维里某些纤维没有被影响到所致。椎旁肌检查比较困难,主要是由于患者不能很好地放松,所以,检查时,应该让患者屈髋屈膝侧卧,尽量放松。

（6）椎旁肌异常对检查是否有神经根损害很重要，但并不一定完全和损害节段相一致，因为，相邻的椎旁肌神经支配有很明显的重叠现象，所以，椎旁肌检查只能说明损害接近于哪个神经根，而确切定位还需要结合对肢体肌肉检查来定。另外，要注意由于检查椎旁肌时，患者不能适当用力而做轻收缩，因此，不能观察运动单位电位的变化，所以，椎旁肌肌电图检查时仅观察放松时是否有失神经电位。

（7）对可疑 S_1 神经根病变或腰椎管狭窄病变时，要做 H 反射，并且和对侧比较，因为有时 H 反射潜伏时的延长可能是唯一的发现。

（8）针电极肌电图要检查足够多的肌肉，对有症状的肢体，在每个肌节区内至少检查两块肌肉，如果怀疑某个根病变，则需要检查这个根支配的所有肌肉。

（9）对于足部小肌肉，针电极肌电图检查常发现异常，但如果患者没有任何临床上的表现，则对诊断的价值不大。

（10）慢性神经根病变，椎旁肌可以正常，而慢性的运动单位电位改变可能仅出现在远端肌肉上。

（11）在外科手术后，纤颤电位可持续存在，即使是非常成功的手术，有些患者的纤颤电位也可以持续多年，可伴有或不伴有任何症状，这可能和椎旁肌的瘢痕有关，所以，椎旁肌检查对外科手术后的患者意义不大。

（12）在神经根病变中可能仅有远端肌肉异常。对神经根病变的诊断需要在同一肌节范围内，能够找到远、近和椎旁肌损害的证据。失神经现象和神经再生现象均在近端出现的比远端早，而且，越近端肌肉，神经再生就越完全，因此，如果近端肌肉和椎旁肌成功的再支配，则慢性神经根病变只能在远端肌肉显示失神经支配，当出现此种情况时，应该注意与丛性神经病和远端周围神经病来鉴别。

（13）在某些情况下椎旁肌出现失神经电位并不一定就是神经根病，可见于下列情况，如近端肌病、运动神经元病和糖尿病多发性神经病，因为它们都可以影响脊神经的后支。

（14）孤立的神经根病变有时很难确定。

四、颈神经根病

【 C_5/C_6 神经根病变 】

由于 C_5、C_6 神经根在相互的肌节区有明显的重叠，所以，在临床和肌电图上鉴别较为困难。C_5、C_6 共同支配的肌肉包括冈上肌、冈下肌、三角肌、肱二头肌、肱桡肌。然而，下列肌肉的损害有助于鉴别是哪个神经根损害：①旋前圆肌和或桡侧腕屈肌：这两块肌肉都是由 C_6、C_7 神经根支配，如果它们出现异常，而又伴有 C_5、C_6 共同支配的肌肉异常，则可以确定损害是在 C_6 神经根。②菱形肌:此肌肉只有 C_5 神经根支配,当它异常时,再加上 C_5、C_6 共同支配的肌肉异常时,说明是 C_5 神经根损害。

此外,鉴别 C_5、C_6 神经根病变与臂丛上干损害有时也比较困难。因为,没有相应的 C_5 皮节感觉检查区,所以,当在 C_5 椎旁肌出现失神经电位时,可以确定是 C_5 神经根病变,而非 C_6 神经根损害。在拇指或示指上记录到的感觉神经电位正常,即可排除臂丛上干损害。

【C_7 神经根病变】

在临床和肌电图室中 C_7 神经根损害比较多见。肌电图异常主要是在 C_7 神经根发出的桡神经和正中神经支配的肌肉上,以肱三头肌和旋前圆肌最明显。C_7 神经根损害需要和臂丛神经中干损害来鉴别,如果正中神经在中指(C_7)和示指(C_6、C_7)的感觉神经电位正常,椎旁肌见纤颤电位,则可排除臂丛中干损害。

【C_8/T_1 神经根病变】

和 C_5、C_6 神经根损害一样,鉴别 C_8/T_1 神经根损害也比较困难。在上肢的3条主要神经中,都有来自于 C_8/T_1 的纤维,其中尺神经中有支配第1骨间肌和小指展肌的纤维,正中神经中有支配拇短展肌和拇长屈肌的纤维,桡神经中有支配示指伸肌和拇短伸肌的纤维。而肱三头肌很少受累,但它一旦受累,则提示是 C_8 神经根受损。

尺神经在小指记录出的感觉神经电位非常重要,因为只有在臂丛下干、内索等丛性神经病或单独尺神经损害时它才会出现异常,而当它正常并且伴有椎旁肌失神经电位时,则强烈提示是神经根损害。

五、腰骶神经根病

【L_2、L_3、L_4 神经根病变】

由于 L_2、L_3、L_4 神经根在椎管内行程较短,所以,它们受压的机会相对较少。当它们受压时,在临床上需要和股神经病变和腰丛病变鉴别。但肌电图和神经传导对它们的鉴别有一定困难,首先是因为上腰段神经根支配的肌肉(包括股四头肌、大腿内收肌、髂肌和胫前肌)有限,代表相应的神经根损害肌节的肌肉较少,导致肌电图定位比较困难。其次是由于上腰段神经根支配的肌肉都靠近近端,芽生和神经再生出现的比较早,导致肌电图检查没有失神经电位出现。最后,上腰段病损没有一个可靠的感觉神经检查可以确定是否是节前还是节后损害,隐神经感觉神经电位反映的只是 L_4 皮节区。

【L_5 神经根病变】

在肌电图室检查的神经根病变中,L_5 神经根病变是最常见的,其次是 S_1 神经根。这是由于它们的神经根纤维在椎管内走行较长,比较容易受到压迫,而 L₅ 神经根几乎支配整个下肢远端和近端的肌肉,当其发生病变时,由于近端肌肉的有效芽生,导致纤颤电位只在膝以下的远端肌肉出现。通常 L₅ 神经根发出的几乎所有腓总神经支配的肌肉包括胫骨前肌、踇长伸肌、趾短伸肌和腓骨长肌都异常,然而,L₅ 神经根发出的胫神经支配的肌肉如踇长屈肌和胫骨后肌的异常对 L₅ 神经根病变的诊断必不可少,臀中肌的异常并不是必须的,但如果它出现异常,则更提示是 L₅ 神经根病变。通常很严重的 L₅ 神经根病变都伴有足下垂,而这些患者的腓总神经运动神经传导检查不论在趾短伸肌还是在胫骨前肌记录,其动作电位波幅均很小,这很像腓深神经损害,但如果此时在踇长屈肌和胫骨后肌上发现失神经支配现象,则可以排除腓深神经损害。也就是说对于有足下垂的患者,肌电图检查时一定不要忘记检查踇长屈肌和胫骨后肌,最后要确定 L₅ 神经根病变,还需要检查椎旁肌和腓浅神经感觉电位,而 L₅ 神经根病变时,腓浅神经感觉电位正常。

【S₁、S₂ 神经根病变】

S₁ 神经根病变比较常见,但由于 S₁、S₂ 神经根肌节代表区相互重叠,导致 S₁、S₂ 神经根病变鉴别诊断很困难。和 L₅ 神经根一样,S₁ 神经根几乎支配整个下肢远端和近端肌肉,导致远端肌肉如腓肠肌内侧头比较容易出现失神经电位。然而 S₁、S₂ 神经根支配的肌肉都来自于胫神经,所以,还需要在非胫神经支配的肌肉上找出异常的证据,而趾短伸肌是唯一一个由 S₁ 神经根发出的腓总神经支配的肌肉。另外,臀大肌异常也高度提示是 S₁ 神经根病变。S₁ 神经根病变时,椎旁肌可以异常,而 S₁ 神经根相应的皮节区感觉神经电位即腓肠神经感觉电位应该正常。此外,胫神经的 H 反射对 S₁ 神经根病变的检查比较有意义,当一侧 H 反射消失或潜伏时明显延长时,则提示该侧 S₁ 神经根病变。双侧 S₁ 和 S₂ 神经根病变比较常见,多数是慢性起病,在临床上多被误认为是多发性周围神经病,尤其是对老年人,由于腓肠神经感觉电位本身就很小,H 反射也可以消失,导致它们鉴别比较困难。

【腰椎管狭窄(lumbar stenosis)】

腰椎管狭窄的临床表现变化比较大,可以很轻,也可以很重,肌电图可以出现下列情况:①完全正常。②仅单侧或双侧 H 反射消失。③任何一个单侧或双侧单独的神经根损害,最常影响到的神经根是 L₅、S₁、S₂,可单独出现或联合出现,肌电图检查多表现为慢性改变,在远端肌肉比较多见,胫神经和腓总神经动作电位波幅均很低或消失。

【病例分析 1】

1. 病史摘要　男性,66 岁。反复左颈部疼痛并向左上肢放射一年,曾拍颈椎片无明显异常,近 3 个月来感左手拇指、示指和中指麻木,有时拇指疼痛,但力量正常,曾按腕管综合征局部封闭治疗,病情没有好转。无糖尿病和其他特殊疾病史。

查体:颈部活动向各方无明显受限,无肌肉萎缩,右上肢和双下肢肌力、感觉和腱反射完全正常。左肱三头肌力4级,左手旋前力量稍弱,其余肌力正常,左侧肱三头肌反射稍弱,未发现有客观上感觉障碍。

神经传导和肌电图检查结果见表8-14和表8-15。

表8-14 神经传导检查结果

神经传导	潜伏时(ms)		波幅(mV、μV)		传导速度(m/s)	
	右	左	右	左	右	左
运动						
正中神经(腕 - 拇短展肌)	4.0		8.6			
(肘 - 腕)	7.4		8.1		59.0	
尺神经(腕 - 小指展肌)	2.7		11.7			
(肘 - 腕)	5.6		10.9		65.0	
感觉传导						
正中神经(腕 - 示指)	2.5		56.0		54.0	
正中神经(手掌 - 腕)	1.5		124.6		53.0	
尺神经(手掌 - 腕)	1.4		30.1		64.0	
尺神经(腕 - 小指)	2.3		40.1		60.7	

表8-15 肌电图检查结果

肌肉	自发电位		运动单位电位			
	纤颤电位	正锐波	多相电位	波幅	时程	募集相
左拇短展肌	−	−	−	正常	正常	正常
左第1骨间肌	−	−	−	正常	正常	正常
左示指伸肌	−	−	−	正常	正常	正常
左旋前圆肌	+	−	增多	正常	长	单 - 混
左指总伸肌	+	−	增多	正常	长	单 - 混合
左肱二头肌	−	−	−	正常	正常	正常
左肱三头肌	+	−	增多	正常	长	单 - 混
左三角肌	−	−	−	正常	正常	正常
左 C$_5$、C$_6$ 椎旁肌	−	−				
左 C$_7$ 椎旁肌	+					

2. 问题

（1）患者的临床表现提示诊断可能是什么？

（2）为什么神经传导检查需要做拇指和中指？

（3）神经电生理诊断是什么？

（4）什么是颈椎病？

3. 分析 患者反复出现的左颈部疼痛并向左上肢放射，伴随左手拇指、示指和中指麻木，有两种可能性，即颈神经根病和远端正中神经病即腕管综合征，不过查体发现左肱三头肌力量稍弱和左手旋前力量稍弱不能用单纯远端正中神经损害来解释，考虑可能是 C_6、C_7 神经根受压，但同时也不能排除左手腕管综合征，患者可能同时有双重受压综合征。

当考虑到可能有颈神经根损害，在作神经传导检查时，可以直接先检查有症状侧的第 1、3、5 指感觉神经电位，因为神经根病变影响的是后根神经节节前感觉纤维，所以，在神经根病变时，感觉神经电位应该正常。而那些后根神经节节后纤维损害包括丛性神经病和周围神经病，都可以导致感觉神经电位异常。当在出现感觉异常区检查而得到正常的感觉神经电位时，则提示病变是靠近后根神经节近端。不同的神经根有其不同的感觉神经电位代表区，如正中神经或桡神经在拇指记录到的感觉神经电位反映的是 C_6 神经根，正中神经在中指记录到的感觉神经电位反映的是 C_7 神经根，尺神经在小指记录到的感觉神经电位反映的是 C_8 神经根。此患者被怀疑可能是 C_6、C_7 神经根病变，可以直接先检查左侧正中神经在拇指和中指的感觉神经电位。而由于这两个感觉神经电位波幅都非常高，所以，不用和右侧做比较即可确认它们是正常的。

此患者正中和尺神经的感觉、运动神经传导检查和 F 波完全正常，正中和尺神经手掌到腕的感觉神经电位潜伏时差在正常范围内，排除了正中神经病包括腕管综合征。肌电图检查失神经电位、多相电位和募集相减少主要出现在 C_6、C_7 神经根发出的但又分别属于正中神经和桡神经支配的肌肉包括左旋前圆肌、左肱三头肌和左指总伸肌，因而，不能用单一的神经损害来解释。又由于 C_5、C_6 神经根支配的肌肉包括左肱二头肌、左三角肌正常，所以，C_6 神经根损害可能性不大。而 C_8~T_1 神经根支配的肌肉包括左拇短展肌、左第 1 骨间肌、左示指伸肌也正常，再加上 C_7 椎旁肌异常，提示为 C_7 神经根损害。

颈椎病是由于颈部骨关节退行性改变而导致颈神经根受到压迫而出现的症候群。其起病可以急性、亚急性或慢性。Yoss 等人曾研究了 100 个经过手术证实的单个颈神经根病变后发现，C_7 神经根是最常受累及的神经根；在临床上颈部的放射样疼痛是最主要的症状，但个别患者也可以很轻或没有，这种疼痛可以放射到肩胛区或上肢，尤其当颈部活动时疼痛加剧；在受影响的皮节区内主观上的感觉异常比客观上发现的感觉异常要多,深反射减弱可以帮助我们大致确定损害的神经根节段,肌肉无力通常比较少见。

肌电图诊断:神经电生理检查提示 C_7 神经根病变,建议进一步做颈部 MRI 检查。

【病例分析2】

1. 病史摘要 男性,67 岁,左臀部和大腿后部疼痛 3 个月。3 个月前工作时抬重物后突然左腰痛,并且向左臀部、大腿后部和小腿放射,当时即卧床休息。约几周后明显好转,又去上班,于几周后又出现左腿疼痛,但没有上次剧烈,于行走时加重,渐渐发现左足无力,并且出现部分足下垂,但没有明显感觉异常。既往除有腰背部疼痛史外无其他特殊病史,二便始终正常。

查体:双上肢和右腿肌力、肌张力、腱反射、感觉均正常。由于患者左腿疼痛,所以左腿近端肌力未能检查,但左腿未发现明显肌萎缩,远端肌力差,左足背屈力 4 级,足内旋力 4 级,大𧿹趾背屈力 2 级,左膝反射消失,病理征阴性,左足背侧感觉轻度减退,左 Laseque 征(+)30°。

神经传导和肌电图检查结果见表 8-16 和表 8-17。

2. 问题

(1) 从患者的临床表现看,诊断最可能是什么?

(2) 需要和哪些病来鉴别?

(3) 肌电图检查的目的是什么?

(4) 肌电图诊断是什么?

(5) 神经根病变时,为什么椎旁肌会正常?

表 8-16 神经传导检查结果

神经传导	潜伏时(ms)		波幅(mV、μV)		传导速度(m/s)	
	右	左	右	左	右	左
运动传导						
腓总神经(趾短伸肌 - 踝)	4.1	4.8	3.4	0.8		
(踝 - 腓骨小头下)	10.5	10.9	3.1	0.8	45.0	46.7
(腓骨小头下 - 腓骨小头上)	12.4	13.9	3.2	0.7	44.0	41.0
胫神经(𧿹展肌 - 踝)	4.2	4.8	10.6	6.2		
(踝 - 腘窝)	10.8	11.0	8.7	4.5	41.0	40.0
胫神经(H- 反射)	28.9	30.0				
感觉神经传导						
腓浅神经感觉支	2.7	2.9	17.9	18.6	43.0	42.0
腓肠神经	3.0	3.2	15.2	17.3	41.0	44.0

表 8-17　肌电图检查结果

肌肉	自发电位		运动单位电位			
	纤颤电位	正锐波	多相电位	波幅	时程	募集相
左胫前肌	++	++	增多	正常	稍长	单 - 混
左踇长屈肌	++	－	增多	正常	稍长	单 - 混
左胫后肌	++	－	增多	正常	正常	单 - 混
左趾短伸肌	+	－	增多	正常	正常	单 - 混
左踇伸肌	+	－	增多	正常	正常	正常
左踇展肌	－	－	无	正常	正常	正常
左腓肠肌内侧头	－	－	无	正常	正常	正常
左股直肌外侧头	－	－	无	正常	正常	正常
左臀中肌	－	+	无	正常	正常	正常
左臀大肌	－	－	无	正常	正常	正常
左 L_4 腰椎旁肌	－	－				
左 L_5 腰椎旁肌	－	－				
左 S_1 腰椎旁肌	－	－				

3. 分析　此患者有腰背部疼痛病史,发病前有腰部过度活动后出现的腰、臀部疼痛,并向腿部放射,最可能的诊断是椎间盘脱出导致的腰骶神经根病。但具体是哪个节段尚不好确定,不过,通常椎间盘脱出最常受压的神经根是 L_4、L_5 和 S_1,结合此患者查体发现足背侧缘感觉减退,左足背屈、内旋力差,大踇趾背屈力尤其差,左膝反射消失,左 Laseque 征 (+),L_5 神经根受压的可能性比较大。

此患者在临床上比较突出的表现除了疼痛外,就是左足下垂,而可以导致足下垂的病因有腓总神经损害、坐骨神经损害、腰骶神经丛病和腰骶神经根病。而具体是哪一个则需要进一步做肌电图来确定。在临床上要鉴别腰骶神经丛病和腰骶神经根病比较困难,主要是靠肌电图。椎旁肌出现纤颤电位是腰骶神经根病的可靠证据,但可惜的是并不是所有的腰骶神经根病都会出现椎旁肌纤颤电位,如当有效的神经再生已经出现在椎旁肌时,椎旁肌完全可以正常。有时,患者不能完全放松时,也很难查到椎旁肌异常。另外,检查感觉神经电位也可以鉴别腰骶神经丛病和腰骶神经根病。在丛性病变时,由于病变损害了节后感觉纤维,所以,会出现感觉神经电位波幅减低或消失;而在根性损害时,由于仅压迫到了节前纤维,所以,感觉神经电位正常。不过,需要注意 L_2、L_3 皮节区感觉检查在技术上很难达到,所以,通常不检查它们的感觉神经电位。

肌电图检查的目的首先是要排除远端神经损害，如单神经病即腓总神经损害、坐骨神经损害和丛性损害。另外，要找出根性损害的证据，并确定是哪个根的损害。

神经传导检查左侧腓总神经远端动作电位波幅明显减低，但没有腓骨小头处局部传导减慢和传导阻滞；而左侧胫神经传导远端动作电位波幅稍低，但当和对侧比较时，则明显减低，但传导速度正常。由此看来，应考虑坐骨神经损害、腰骶神经丛或根损害。但由于腓浅神经感觉支和腓肠神经感觉电位均正常，所以，提示可能是节前神经纤维损害，而不像坐骨神经和腰骶神经丛损害。要进一步确定是哪一个节段的神经根损害，单凭神经传导是不够的，主要靠肌电图对肌肉的检查来确定。由于失神经电位、多相电位和大的运动单位电位主要出现在 L_5 神经根支配的肌肉上即胫前肌、胫后肌、踇长屈肌、趾短伸肌、踇伸肌和臀中肌，但 L_5 椎旁肌却未发现失神经电位。而其他一些肌肉如腓肠肌内侧头、股直肌外侧头、臀大肌均正常，再加上 H 反射两侧潜伏时对程均正常，不支持 S_1 神经根病变。L_5 神经根病变是最常见的腰骶神经根病变，这和它的解剖位置有关，由于它在椎管中走行的位置相对比较长，因此，它比较容易受到压迫，最常见的就是腰椎间盘脱出。

神经根病变时，椎旁肌可以正常，首先是由于椎旁肌离受损害的神经根最近，神经再生出现的最早，当神经再生出现后，纤颤电位和正锐波就会消失。此患者病程已经 3 个月，远端肌肉已经出现了神经再生电位，说明椎旁肌可能早已经出现了神经再生；其次并不是神经根内所有的纤维都被压迫到。所以，对于肌电图检查者来说，要清楚地认识到椎旁肌异常并不是诊断神经根病变必不可少的，主要还是要看相应肌节上的改变，当然，如果椎旁肌上出现了失神经电位，则可以考虑神经根损害。

肌电图诊断：神经电生理检查提示 L_5 神经根病变，建议进一步做腰部 MRI，以确定病因。

几天后做腰部 MRI，提示为 L_4、L_5 椎间盘脱出，造成局部椎管狭窄，见图 8-16。

【病例分析 3】

1. 病史摘要　女性，22 岁，双下肢麻木、无力 2 个月。2 个月前硬膜外麻醉剖宫产手术，当时 L_4、L_5 椎

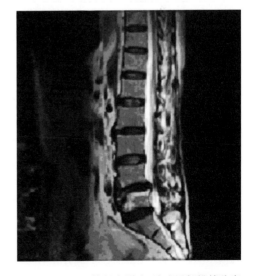

图 8-16　L_4~L_5 椎间盘脱出，造成局部椎管狭窄

间隙进针,术中一直用镇痛泵镇痛,1 天后出现双下肢麻木、无力,以右侧重,小便困难,去除镇痛泵后感双下肢无力且不能活动,当时查体:右下肢肌力 0 级,右踝不能背屈和下蹲,左下肢肌力 2 级,右膝关节以下痛觉消失,腱反射消失,病理征(-),经用地塞米松和维生素 B_{12} 等治疗,双下肢肌力有所恢复,麻木有所减轻。病后行腰骶神经根 MRI 正常。患者剖宫产手术前完全正常。

查体:双上肢正常,双下肢肌力 3 级,右踝背屈和跖屈力 2 级,右下肢及鞍区感觉减退,双下肢腱反射消失,病理征(-)。

神经传导和肌电图检查结果见表 8-18 和表 8-19。

表 8-18 神经传导检查结果

神经传导	潜伏时(ms)		波幅(mV、μV)		传导速度(m/s)	
	右	左	右	左	右	左
运动传导						
腓总神经(趾短伸肌 - 踝)	未引出	未引出				
胫神经(踇展肌 - 踝)	未引出	5.6		2.3		
(踝 - 腘窝)		13.0		2.0		40.6
胫神经(H 反射)	48.2	32.8				
感觉神经传导						
腓浅神经感觉支	2.4	2.3	17.9	23.0	45.9	45.0
腓肠神经	3.3	3.3	25.3	23.5	44.0	44.0

表 8-19 肌电图检查结果

肌肉	自发电位		运动单位电位			
	纤颤电位	正锐波	多相电位	波幅	时程	募集相
左胫前肌	+	++			无力收缩	
左腓肠肌	−	++			无力收缩	
左半腱肌	+	+++			无力收缩	
右胫前肌	++	+++			无力收缩	
右腓肠肌	+	+++			无力收缩	
右半腱肌	+	++			无力收缩	
左椎旁肌 L_4	−	−			无力收缩	
左椎旁肌 L_5	+	+++				
左椎旁肌 S_1	+	+++				
右椎旁肌 L_4	−	−				
右椎旁肌 L_5	+	+++				
右椎旁肌 S_1	+	+++				

2. 问题

（1）从患者的临床表现看，此患者可能的损害部位在哪里？

（2）肌电图诊断是什么？

（3）此患者为什么腰骶神经根 MRI 正常，而肌电图异常，这说明了什么？

3. 分析 此患者剖宫产手术前完全正常，而手术后突然出现以右侧为重的下肢麻木及无力，查体发现双下肢为下运动神经元瘫痪并伴有感觉障碍，因此，考虑患者可能为腰骶神经根损害。由于患者术中及术后一直用镇痛泵镇痛，因此，患者疼痛的症状不明显。

从神经传导检查看，患者双侧腓总神经和右侧胫神经混合肌肉动作电位均消失，而双下肢感觉神经传导全部正常，这提示患者可能系腰骶神经根受损，而非神经丛受损，当做 H 反射检查后，发现右侧 H 反射潜伏时明显延长，提示右侧 S_1 神经根有损害。针电极肌电图显示 $L_5 \sim S_1$ 神经根支配的下肢肌肉及椎旁肌均见大量的正锐波和纤颤电位，这些都提示此患者为腰骶神经根损害，之后给此患者行腰骶神经根 MRI，未见任何异常。

腰骶神经根 MRI 检查的主要目的是发现形态和结构方面的异常，但对于功能上的损害，MRI 上可以表现不出来，而此时肌电图就具有优势了，也就是说，肌电图检查可以在早期形态结构出现异常以前就发现功能上的异常，因此，肌电图检查可以发现影像学正常的神经根损害。

参 考 文 献

1. Aminoff MJ, Goodkin DS, Parry GJ, et al. Electrophysiologic evaluation of lumbosacral radiculopathies：electromyography，late responses，and somatosensory evoked potentials. Neurology，1985，35：1514-1518.

2. Aminoff MJ. Electrodiagnosis in clinical neurology. 3rd ed. New York：Churchill Livingstone，1992.

3. Brown WF，Bolton CF. Clinical electromyography. second edition. Boston：Butterworth-Heinemann，1993.

4. Brown WF，Snow R. Patterns and severity of conduction abnormalities in Guillain-Barre syndrome. J Neurol Neurosurg Psychiatry，1991，54：768-774.

5. Date ES，Mar EY，Bugola MR，et al. The prevalence of lumbar paraspinal muscle activity in asymptomatic subjects. Muscle Nerve，1996，19：350-354.

6. Daube JR. AAEM minimonograph 11：Needle examination in clinical electromyography. Muscle Nerve，1991，14：685-700.

7. Dumitru D. Electrodiagnostic medicine. Philadelphia：Hanley & Belfus，1995.

8. Lauder TD，Dillingham TR. The cervical radiculopathy screen：optimizing the number of

muscles studied. Muscle Nerve, 1996, 19:662-665.

9. Lauder TD, Dillingham TR, Huston CW, et al. Belandes PV. Lumbosacral root screen: optimizing the number of muscles studied. Am J Phys Med Rehabil, 1994, 73:394-402.

10. Levin KH, Maggiano HJ, Wilbourn AJ. Cervical radiculopathies. Comparison of surgical and MG localization of single-root lesions. Neurology, 1996, 46:1022-1025.

11. Liveson JA. Peripheral neurology, second edition. Philadelphia: F.A. Davis Co, 1991.

12. Oh SJ. Clinical electromyography: nerve conduction studies. Second edition. Baltimore: Williams & Wilkins, 1993.

13. Preston DC, Shapiro BE. Electromyography and neuromuscular disorders. Clinical electrophysiologic correlations. Boston: Butterworth-Heinemann, 1998.

14. Wilbourn AJ. Sensory nerve conduction studies. J Clin Neurophysiol, 1994, 11:584-601.

15. Wilbourn AJ, Aminoff MJ. The electrodiagnostic examination in patients with radiculopathies. Muscle Nerve, 1998, 21-22.

第九章

上肢和肩部近端神经病

上肢和肩部近端神经病是一组较少见的神经病,包括肩胛上神经、腋神经、肌皮神经、胸长神经和副神经病。由于它们都靠近上肢的近端,神经传导检查在技术上有一定的困难,所以,主要是靠肌电图来检查诊断并排除更广泛的损害和神经根病,同时估价损害的严重程度和判断预后。

第一节　肩胛上神经病

【肩胛上神经解剖】

肩胛上神经接受来自 C_5、C_6 神经根纤维,发自于臂丛神经上干(图 9-1),之后向后行并穿过斜方肌下面,经肩胛上切迹支配冈上肌和冈下肌,其功能是协助肩膀外旋、外展。由于肩胛上神经处于肩部和肩胛区,而此区域日常活动较多,所以,反复牵拉,肩关节脱位,上肢和躯干的过度移动均可使其受伤。可以是单独损伤,也可以合并有臂丛神经或腋神经损伤,最常受伤的部位是肩胛上切迹处,也就是在肩胛上神经的近端。

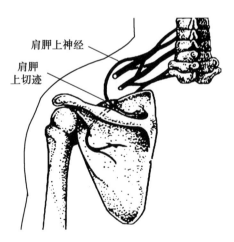

图 9-1　肩胛上神经走行解剖图

【临床表现】

肩胛上神经损伤是肩部疼痛的最主要原因之一。可因前臂过度重复前屈、肩胛骨骨折、肩关节脱位等机械性损伤及炎症所导致。临床上主要表现为肩胛区疼痛,此种疼痛被描述为深在的并由肩胛区放射到上肢的疼痛,当肩膀运动,特别是上肢外展时疼痛加剧,有些患者可以疼痛较轻。由于主要影响的是冈上肌和冈下肌,表现为肩部外旋和外展无力,但有时由于此功能往往被其他肌肉所取代,所以,需要临床医生仔细检查才能发现。查体时,很明显的体征是冈下肌萎缩,而冈上肌由于被斜方肌遮盖,所以其萎缩多不易察觉。如果损伤发生在肩胛上神经远端,则可以没有疼痛,但冈下肌的无力和萎缩非常明显。在神经电生理检查方面,由于肩胛上神经没有感觉支,所以,没有相应的感觉检查,主要是运动传导检查。记录电极用针电极插入冈上肌或冈下肌处,在 Erb 点刺激,刺激量一定要强,注意,此时记录电极不能用表面电极,因为肌肉位置较深,位于斜方肌下面,观察此神经的动作电位波幅和潜伏时,并和对侧比较(在检查时要注意使两侧记录电极和刺激电极之间距离相等)。在病变侧出现动作电位波幅减低和潜伏时延长。肌电图检查时要注意进针不能太浅,否则,针会扎在斜方肌上,可以通过让患者耸肩,观察有无运动单位电位,如果没有,说明针的位置正确。肌电图检查可以见到冈上、下肌的神经源性损害,但也要检查 C_5、C_6 神经根支配的肌肉如三角肌、肱二头肌和椎旁肌,以排除颈神经根病或臂丛神经上干损害。

第二节 腋 神 经 病

【腋神经解剖】

腋神经起源于臂丛后索的终末支(图 9-2),其纤维来源于 C_5、C_6 神经根,它有一很小的感觉支,支配肩部外侧一小块感觉区,其肌支支配小圆肌和三角肌,前者使肩膀外旋,后者使肩平举。

【临床表现】

腋神经损伤多见于外伤,如肩关节脱位,肱骨颈骨折,此外,使用拐杖不当时也会损伤腋神经。在临床上患者主要表现为肩外侧三角肌表面麻木,由于三角肌无力和萎缩明显,导致上肢外展和外旋无力(图 9-3)。腋神经运动检查用表面电极在三角肌处记录,参考电极放在距记录电极 3~4cm 的近端肩关节上,Erb点处刺激,两侧对比。注意,两侧记录电极和刺激电极之间的距离要相等,主要

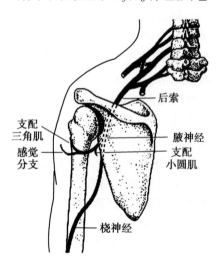

后索

支配三角肌

感觉分支

腋神经

支配小圆肌

桡神经

图 9-2　腋神经走行解剖图

观察动作电位波幅和潜伏时。通常腋神经损害多为轴索损害,所以,可见动作电位波幅减低,肌电图可在三角肌上出现神经源性损害。应注意除检查三角肌外,还要检查臂丛上干和后索支配的肌肉包括肱二头肌、肱三头肌、肱桡肌、

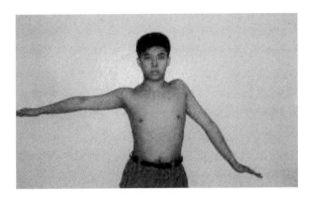

图 9-3　腋神经损伤临床表现图

椎旁肌,以排除更广泛的臂丛神经损伤和颈神经根病。由于腋神经到所支配的肌肉三角肌的距离比较短,所以,腋神经损伤时,一般恢复比较快,如果 3~4 个月还没有恢复时,需要考虑手术治疗。

第三节　胸长神经病

【胸长神经解剖】

胸长神经是在臂丛神经形成前直接起源于 C_5、C_6、C_7 神经根,此神经只支配前锯肌(图 9-4),其功能是在外展上肢时稳定肩胛,使肩胛骨内侧缘稳定地固定在胸壁上。此神经在锁骨上窝处位置较表浅,易受损伤,另外,在乳腺癌行乳腺全切手术时,可能伤及此神经。

【临床表现】

主要表现为患者不能平举上肢,当平举上肢时,提肩胛肌和菱形肌的力量使肩胛骨内移而下角外移,此时,刚好与副神经麻痹的表现相反。表现为肩胛骨脊柱侧的下端向下掀起,尤其在上肢向前平举时异常移位更明显。此神经通常没有固定的神经传导检查法,肌电图异常仅局限于前锯肌,但由于操作不当会刺伤肺部,所以,肌电图检查通常比较困难,也很少做。

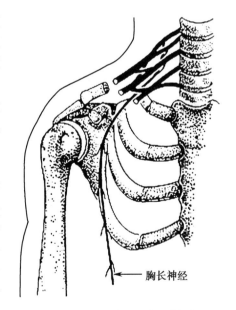

图 9-4　胸长神经走行解剖图

第四节 肌皮神经病

肌皮神经直接起源于臂丛侧索,肌支主要支配肱二头肌、肱桡肌。其终末支延续成一纯感觉支,又叫前臂外侧皮神经或肌皮神经感觉支,支配前臂外侧的感觉。此神经多在肱骨近端骨折时损伤,导致肘部屈曲无力,肱二头肌和肱桡肌萎缩,反射减低,前臂外侧麻木。比较常见的是远端肌皮神经感觉支受压,通常发生在肘部肱二头肌肌腱和肱桡肌之间,当患者前臂旋前和外展时,感到麻木或疼痛加重。此神经运动传导检查记录电极放在肱二头肌肌腹上,参考电极放在远端肱二头肌肌腱上,刺激电极在 Erb 点,比较两侧动作电位波幅和潜伏时。肌电图主要检查肱二头肌,但也要检查旋前圆肌、桡侧腕屈肌、三角肌、肱桡肌、冈上肌和冈下肌,以排除 C_5、C_6 神经根病和更广泛的臂丛神经损害。

第五节 副神经病

副神经是纯运动神经,其纤维来自于 C_1~C_4,在其下行过程中,它首先发出纤维支配胸锁乳突肌,然后,在颈外侧区走行更加表浅,支配斜方肌(图 9-5)。

在临床上当颈外侧区处受到外伤压迫或局部手术时,会造成副神经远端损伤,导致斜方肌无力,出现垂肩,轻度的翼状肩胛,尤其当上肢外展时比较明显。而当副神经近端损害时,可出现胸锁乳突肌和斜方肌无力,患者头向对侧

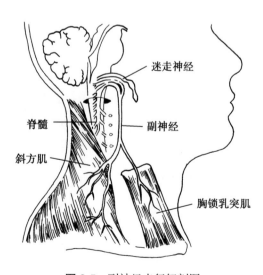

图 9-5 副神经走行解剖图

转动无力。神经电生理检查和其他的上肢近端神经病相比,副神经的传导检查比较容易,这也是它常被用来作重复电刺激检查的原因。运动传导可将记录电极放在斜方肌上,参考电极放在远端肩关节上,刺激电极放在胸锁乳突肌后缘中点上,两侧对比,观察副神经动作电位波幅和潜伏时。一般副神经损害,多是轴索损害,所以,动作电位波幅明显减低。肌电图主要检查胸锁乳突肌和斜方肌,表现为神经源性损害,另外,也要检查冈上肌、冈下肌、三角肌、菱形肌、椎旁肌以排除更广泛的神经根病。

参 考 文 献

1. John D.Stewart. Focal Peripheral Neuropathies.3rd ed. Philadelphia:Lippincott Williams & Wilkins,2000.

2. Antoniadis G,Richter HP,Rath S. Suprascapular nerve entrapment:experience with 28 cases. J Neurosurg,1996,85:1020-1025.

3. Dawson DH,Hallet M,Wilbourn AJ.Entrapment Neuropathies.3rd ed.Philadelphia:Lippincott-Raven,1999.

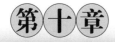

第十章

多发性周围神经病

多发性周围神经病(generalized peripheral neuropathy)是一组由多病因引起,急性或缓慢起病,多同时损害四肢运动、感觉和自主神经功能的周围神经系统病变,其损害可以是以轴索损害为主,也可以是以髓鞘损害为主或两者兼有。对于可疑周围神经损害的患者,首先可通过一般的神经系统查体大致确定损害的分布范围,即损害是以运动障碍为主,还是以感觉障碍为主;如以感觉障碍为主时,则是以大纤维损害为主,还是以小纤维损害为主;尽管最后的诊断还是要靠神经电生理诊断,但至少神经系统详细查体为神经电生理诊断提供了检查的侧重点。神经传导和肌电图检查对可疑周围神经损害的患者是一项不可缺少的检查,但它毕竟是一项神经功能的检查,不能确定周围神经病的病因,但可根据电生理损害的类型,累及的神经,结合临床,推测其病因。在检查之前,必须详细的询问病史,仔细查体,制订出所要检查的方案。神经电生理检查对周围神经病诊断的主要目的在于,首先是要确定是否有周围神经损害存在,然后要了解是以运动损害为主还是以感觉损害为主,还是混合损害;是以近端为主,还是以远端为主,还是远、近端都损害。其次是估价神经损害的严重程度和损害类型,即是以轴索损害为主还是以髓鞘脱失为主,如果是以髓鞘脱失为主的周围神经病,则须进一步鉴别是后天获得性还是先天遗传性。最后再结合其他实验室检查以达到对周围神经病的最后诊断。

第一节　概　　述

【周围神经病变特点】

1. 受损部位的易感性　同感觉神经纤维相比,运动神经纤维的功能比较单一,其纤维直径和传导速度差异不大,其起源即脊髓前角细胞位于脊髓内,受到血 - 脑屏障的保护。而感觉神经元即脊髓后根神经节细胞则是裸露着,缺乏血 - 脑屏障的保护,导致它容易受到免疫和毒素的攻击。如维生素 B_6 中毒、维生素 E 缺乏等均可以导致后根神经节的直接损伤,造成继发轴索变性。

此外,一些和免疫有关的病如癌性感觉神经元病、Sjogren 综合征均可以造成后根神经节的免疫攻击。

2. 长度依赖性　周围神经病变出现的肌肉无力和感觉障碍具有远端重近端轻的特点,即神经损害的早晚和程度和神经轴索的长度有关。越远端的轴索,其临床症状出现的就越早,表现得也越重,主要见于一些遗传、营养代谢性、中毒性周围神经病。

3. 损害类型和病因有关　周围神经病时,不同的病因,其神经损害区域分布类型不一样(表 10-1)。例如和免疫有关的周围神经病变的肌肉无力和麻木分布类型多是两侧对称的,可以是近端重于远端,也可以是远端重于近端或远近端一样,见于急性炎症性脱髓鞘性多发性神经根神经病,慢性炎症性脱髓鞘性多发性神经病。嵌压性或血管炎造成的周围神经损害多不对称,以单神经受累为主;营养代谢性周围神经病多对称,且远端重于近端。

表 10-1　周围神经损害的分布类型与病因

对称性,长度依赖性即远端损害为主	糖尿病性、代谢性、药物中毒性
对称性,远和(或)近端均损害	急、慢性炎症性脱髓鞘性多发性神经根神经病,遗传性感觉运动性神经病
非对称性神经或神经丛性损害	糖尿病近端肌萎缩、特发性丛性神经病、多发性单神经病
非对称性的少见损害类型	卟啉症、麻风性神经病、多灶性运动神经病

4. 不同感觉纤维损害的临床表现不一样　感觉纤维的直径变化很大,而且不同直径的纤维其功能不一样。大纤维主要是和深感觉有关,其损害时的感觉异常主要为压迫感、针刺感、紧缩感等,患者主要表现为感觉性共济失调。常规的感觉神经传导速度检查主要是针对大的感觉纤维,而小纤维主要是和痛温觉和自主神经功能有关,其损害后的临床表现主要为烧灼样刺痛,神经传导检查可以完全正常。

【病因】

周围神经病的病因很多,大致可分为以下几类(表 10-2)

1. 炎症或感染性　包括一组原因不很清楚但可能和感染后引起的免疫变态反应有关的疾病。常见的有急性炎症性脱髓鞘性多发性神经根神经病,慢性炎症性脱髓鞘性多发性神经病,多灶性运动神经病,以及近年来出现的艾滋病病毒感染的多发性神经病等。

2. 遗传性　如遗传性多发性感觉运动神经病,遗传性共济失调性多发性神经病及遗传性压力易感性周围神经病。

3. 中毒性　可以是药物如苯巴比妥类、化疗药物等,此外还有维生素 B_6

表 10-2　周围神经病大致分类表

获得性非特异性炎症性脱髓鞘性周围神经病

　急性炎症性脱髓鞘性多发性神经根神经病

　慢性炎症性脱髓鞘性多发性神经病

　多灶性运动神经病

特异性感染性周围神经病

　与 HIV 有关的神经病

　麻风性神经病

　Lyme 病

系统性疾病周围神经病

　糖尿病周围神经病

　慢性肾病周围神经病

　肝病周围神经病

　酒精中毒周围神经病

　癌性周围神经病

　维生素缺乏周围神经病

　甲状腺功能低下周围神经病

　淀粉样周围神经病

　结缔组织病神经病

　ICU 多发性周围神经病

代谢性周围神经病

　卟啉症性周围神经病

　脑白质营养不良

　脂蛋白神经病

遗传性周围神经病

　遗传性感觉运动性周围神经病Ⅰ型　又叫 Charcot-Marie-Tooth Ⅰ型,脱髓鞘型

　遗传性感觉运动性周围神经病Ⅱ型　又叫 Charcot-Marie-Tooth Ⅱ型,轴索型

　遗传性感觉运动性周围神经病Ⅲ型　又叫 Dejerine-Sottas disease,肥大性多发性神经病

　遗传性感觉运动性周围神经病Ⅳ型　又叫 Refsum disease,遗传性共济失调性多发性
　神经病

　遗传性感觉运动性周围神经病Ⅴ型　又叫脊髓小脑退行性变并发神经病

　佛利德莱共济失调

过量、职业病、酒精中毒、药物中毒如呋喃唑酮类药物呋喃唑酮,以及重金属如砷、铊等中毒。

4. 代谢性　最常见的是糖尿病性周围神经病,其次为其他的内分泌性疾病如甲状腺功能亢进、肝硬化性、尿毒症性、癌性等周围神经损害。

5. 血管源性　如风湿病或结缔组织病性多发性血管炎导致的多发性单神经病。

【临床表现】

由于病因不同,起病可急可缓,急性起病者最常见的是急性炎症性脱髓鞘性多发性神经根神经病,此外,血管源性的多发性神经病起病也很快,而遗传性、代谢性周围神经病多起病缓慢。由于病因不同,其损害的侧重点也不一样,如早期糖尿病是以小的痛温觉感觉纤维损害为主,表现为四肢远端的针刺感、烧灼感、蚁走感,有手足疼痛和麻木,晚期则损害大的与关节位置觉有关的纤维,其感觉障碍分布是手套和袜套样,有些患者可以有感觉过敏和肌肉疼痛。而有些病如药物中毒性周围神经病、癌性周围神经病等主要损害的是与关节位置觉有关的直径大的感觉纤维,患者主要表现为肢体的压迫、牵拉感,也可有一些针刺样感觉,查体主要为关节位置觉和振动觉减退,运动障碍主要为肌肉无力和萎缩,多分布于手足远端,四肢腱反射减弱或消失,尤其以下肢明显,自主神经受损表现为皮肤干燥、粗糙、出汗异常等。需要强调的是周围神经病的感觉障碍具有从远端逐渐向近端发展的特点,这反映出一条神经的损害是和神经的长度有关,即越远端的神经越先受累,导致在临床上患者的症状是手套和袜套样的感觉障碍,患者最先出现的症状多是在脚趾,当症状上升至小腿时,手指尖也开始出现感觉障碍,这种感觉障碍出现的顺序是因为从腰骶段到小腿的距离恰好和颈段到手指尖的距离相等。通常手套和袜套样的感觉障碍对临床医生已经较为熟悉,但需要强调的是另一种感觉障碍类型,即在胸腹部脊神经损害也有这样的感觉障碍分布(图 10-1)。也就是说当四肢末端出现手套和袜套样感觉障碍时,前胸和腹部也有一竖条带样感觉障碍区,它代表

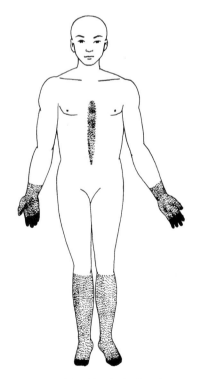

图 10-1　周围神经损害感觉障碍图在出现手套和袜套样改变的同时,胸腹部也出现条带样感觉障碍

了胸段脊神经远端也受到了影响,而此点在临床上常被临床医生所忽视。另外,几乎所有的周围神经损害都有对称性的特点,但血管源性周围神经损害可以不对称,因此,如出现不对称情况,则可以排除毒素、代谢和遗传等因素引起的损害,但也需要注意以下情况的存在,首先可能在多发性神经病的基础上叠加某一嵌压性神经病或神经根病,最常见的是糖尿病多发性神经病合并腕管综合征或合并尺神经在肘部损害,所以,在病史方面要特别注意。另外,也可能在周围神经病的基础上合并有多发性单神经病。最后,对那些病因尚不很清楚的周围神经病,一定要特别注意家族史,因为,有很大一类是遗传性周围神经病。目前,对其尚无有效的治疗,而临床上仅仅是对症治疗,所以,正确的诊断对预后以及以后可能采取的基因治疗都很有帮助。

【神经电生理检查】

神经电生理检查为周围神经病变提供了病史和临床检查所不能提供的客观信息,其目的在于首先要确定周围神经病的存在及病变的范围,即病变是广泛性、局灶性还是多灶性,是对称还是非对称,是远端为主还是近端为主,还是远近端都损害。然后要判断其损害的严重程度和损害类型,也就是说是以感觉神经损害为主还是运动神经损害为主,还是混合型损害。最重要的是要了解其损害的病理类型,即是以脱髓鞘损害为主,还是以轴索脱失为主,两者的鉴别主要是靠运动神经传导来检查。此外,神经电生理检查还可以动态观察病情的进展和严重程度以及对治疗的反应。

1. 神经传导检查 见表 10-3。由于大多数营养、代谢及遗传性周围神经病的损害是对称的,而和免疫相关的周围神经病的神经损害也是基本对称和多灶性的,因此,其神经传导的异常往往是对称或多部位损害的,此种神经电生理的异常对于寻找周围神经病的可能病因非常重要,因此,神经传导检查应该检查四肢,而最好不要只检查一侧肢体。下肢常规检查胫神经、腓总神经的运动传导和 F 波,如果腓总神经在趾短伸肌记录的动作电位波幅很低或消失时,即采用胫前肌记录。感觉检查可以检查腓肠神经或腓浅神经感觉支,值得注意的是,周围神经病的患者,其腓肠神经感觉神经电位波幅很低,但正常老年人此神经电位的波幅也会很低,所以尚需要结合其他神经检查来决定是否有周围神经病变。上肢常规检查正中神经和尺神经的感觉、运动传导和 F 波,当出现正中和尺神经感觉神经异常时,一定要排除这些异常不是由于局部嵌压性神经病如腕管综合征和尺神经在肘部嵌压所引起的。

2. 肌电图检查 周围神经病一般是下肢重于上肢,远端重于近端,所以,肌电图检查的顺序应遵循先下肢、后上肢,先远端、后近端的原则。下肢通常检查的肌肉是胫骨前肌、腓肠肌内侧头,一般没有特殊要求时,不检查踇展肌和趾短伸肌,主要是因为脚部远端的肌肉经常容易受到局部的外伤,所以,这

表 10-3　常规周围神经病神经传导检查

运动神经传导检查

- 腓总神经:在趾短伸肌处记录,分别在踝部和腓骨小头下、上刺激,如果动作电位波幅很低,则作胫骨前肌记录,分别在腓骨小头下、上刺激
- 胫神经:在姆展肌上记录,刺激分别在踝和腘窝处
- 正中神经:在拇短展肌上记录,分别在腕和肘部刺激
- 尺神经:在小指展肌上记录,分别在腕、肘上和肘下刺激

感觉神经传导检查

- 腓浅神经感觉支检查:记录电极在足背和外踝连线中点处向上 1cm 处,刺激电极在记录点上 12cm 的小腿外侧面
- 正中神经:用反向法,在示指用环状电极记录,在腕部刺激
- 尺神经:用反向法,在小指用环状电极记录,在腕部刺激

迟发反应

- 正中神经、尺神经、胫神经、腓总神经 F 波
- 胫神经 H 反射

肌电图检查

- 上肢:第 1 骨间肌,示指伸肌,旋前圆肌,桡侧腕屈肌,肱二头肌
- 下肢:姆长伸肌,胫前肌,腓肠肌内侧头,股直肌外侧头,臀肌

注:上述肌肉通常只检查一侧,但如果临床上需要或一侧出现异常时,就需要检查对侧,尽量避免检查脚内侧肌,任何近端肌肉出现异常,如臀肌、股二头肌,则需要检查椎旁肌

些肌肉常可以见到失神经电位,如果遇到此情况,就要和对侧比较。需要注意的是针电极肌电图检查是一项很敏感的检查,有很多轻微的周围神经病患者由于轴索损害的很轻微,所以,感觉和运动神经传导检查正常,而此时,肌电图上却已经出现失神经电位。

3. 电生理分型　从神经电生理的角度来看,周围神经病可分为轴索性周围神经病和脱髓性周围神经病(图 10-2)。

(1) 轴索性周围神经病:大多数周围神经病是由于轴索变性导致,通常感觉和运动纤维均受影响,其病因包括毒素、代谢、药物中毒、营养缺乏等。由于其病理改变和轴索的长度有关,即越长和越粗的轴索最先受损,所以在临床上最常见的表现是对称性的以肢体远端为重的手套和袜套样的感觉障碍,此时,应注意和脊髓病变导致的节段性损害鉴别。运动障碍表现为手足无力和远端肌肉萎缩,反射改变首先出现的是踝反射减低或消失,继之影响全身其他反射。在神经传导检查方面,由于长时间病变导致瓦勒变性,轴索破坏,可出现反映轴索损害程度的复合肌肉动作电位波幅明显减低,而远端潜伏时和传导速度正常基本正常,尤以下肢更明显。肌电图异常也是下肢比上肢明显,远

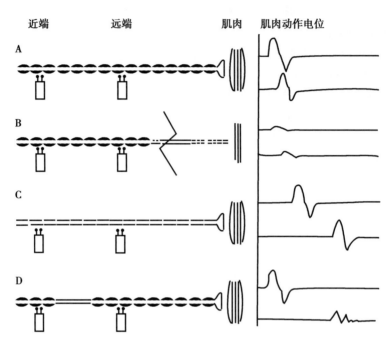

图 10-2　运动神经传导远、近端刺激异常神经传导类型图

A. 正常运动神经传导；B. 轴索损害时远、近端刺激动作电位波幅均减低，但远端潜伏时正常；C. 广泛脱髓鞘，动作电位波幅正常，无波形离散，但潜伏时均延长；D. 节段性脱髓鞘，远、近端之间出现传导阻滞

端比近端明显，而肌电图出现的异常类型则取决于病史的长短、病情轻重和进展速度。一般来说轴索变性过程需要几周，而神经再生也需要几周到几个月。如果是在发病急性期，即 2~3 周内，则肌电图仅见正常运动单位电位募集相减少，没有失神经支配现象和神经再支配现象，很像髓鞘脱失性周围神经病的肌电图表现。如果病程已经超过 2~3 周，但少于几个月时，则可见失神经支配现象，即纤颤电位、正锐波，但运动单位电位形态正常，只是募集相减少。如果病程已经超过几个月，此时可有或无失神经电位，由于神经已经开始芽生，所以，可见神经再生电位，即多相电位增多，而运动单位电位的形态较宽大，且募集相减少。当病程到后期超过几年时，则肌电图可见非常高波幅和长时程的运动单位电位，此种电位出现，标志着病变已经进入慢性期。上述肌电图表现一般都是对称的，但需要提出的是糖尿病周围神经病，是最常见的感觉运动性多发性神经病，主要是由于轴索变性引起，可影响大、小感觉纤维。由于糖尿病导致的周围神经病变多种多样，所以在检查时，要特别注意在是否在周围神经病的基础上叠加各种其他单神经病变。

（2）脱髓鞘性周围神经病：大多数周围神经病都是由于轴索变性造成，脱髓鞘往往是继发于轴索变性，但也有些是由于原发脱髓鞘而导致。一些临床上的线索可以提示是脱髓鞘损害，如全身反射减低，肌肉无力很明显，而无力肌肉却无明显萎缩。反映髓鞘脱失的神经电生理指标有：远端潜伏时延长，传导阻滞或波形离散，F 波潜伏时延长，神经传导速度减慢。神经传导检查显示远端潜伏时明显延长、传导速度明显减慢，而此时传导速度检查很重要的是要区别是获得性髓鞘脱失还是遗传性髓鞘脱失。对于遗传性引起者，所有的髓鞘均受到影响，所以，传导速度减慢非常明显，而且两侧对称性减慢，更重要的是没有局部的传导减慢和传导阻滞。而对获得性者来说，它的髓鞘脱失，往往是杂乱和多部位的，这就导致其神经传导异常并非很对称，传导速度的减慢不像遗传性髓鞘脱失那么明显，且可见局部传导减慢和传导阻滞，肌电图检查除了正常形态的运动单位电位募集相减少外，可有或无其他异常发现。

第二节　获得性非特异性炎症性脱髓鞘性周围神经病

一、吉兰 - 巴雷综合征

吉兰 - 巴雷综合征（Guillain-Barre syndrome，GBS）是一类急性免疫介导的炎症性周围神经病。临床特征为急性起病，症状多在 2 周左右达高峰，主要侵犯多发性神经根及周围神经。表现为四肢对称性无力，可导致延髓和呼吸肌麻痹，伴有脑脊液蛋白细胞分离现象，单病程自限性疾病，静脉注射免疫球蛋白和血浆交换治疗有效。该病包括：急性炎症性脱髓鞘性多发性神经根神经病（acute inflammatory demyelinating polyneuropathy，AIDP），又叫经典型 GBS，临床上最常见。此外，还可见到以下亚型：即表现为纯运动性以轴索损害为主的急性运动轴索神经病（acute motor axonal neuropathy，AMAN）以及急性感觉运动性混合性轴索损害神经病（acute motor sensory axonal neuropathy，AMSAN），Miller-Fisher 综合征，急性泛自主神经病和急性感觉神经病。上述这些吉兰 - 巴雷综合征的亚型都是基于其不同的病理基础和电生理特点来分的。而传统的吉兰 - 巴雷综合征在病理上主要还是表现为多灶性节段性脱髓鞘和继发轴索变性，其诊断除了临床表现外主要是靠神经传导和肌电图，特别是在早期，尽早诊断可以提供合理的治疗。

【临床表现】

男女均可发生本病，但年轻人多见。病前几周多有上呼吸道或消化道感染史、淋雨、过度劳累也可以是诱因,手术、外伤、生产、恶性肿瘤的患者多发。其首发和典型的临床表现为急性或亚急性起病的对称性肢体弛缓性瘫痪,近端可以重于远端,也可以远近端一样重。大约有一半患者可有面神经和后组脑神经损害,表现为双侧面瘫和构音、吞咽障碍。感觉障碍比运动障碍要轻,也可没有感觉障碍。感觉障碍主要为主观感觉障碍较重,但客观检查异常不明显,可以有手套、袜套样感觉障碍。有些患者可有小腿肌肉压痛、僵硬、神经根牵拉痛和背痛,尤其多见于小孩。可出现反射减低或消失,自主神经功能障碍表现为出汗异常,心律不齐,但大小便功能障碍很少见或持续时间很短。本病病情可在 1~4 周内加重,多数在 1~2 周内达高峰,4 周后多不进展,1~2 个月开始恢复。在实验室检查方面,在 2~4 周脑脊液可见蛋白和细胞分离现象。其病理改变主要为脊神经根和脊神经上的炎症性脱髓鞘和继发轴索变性。本病大约 75% 的患者可以至恢复正常或接近正常,但伴有呼吸肌麻痹者预后较差,部分患者可遗留有足下垂和局部感觉障碍等。其预后差的主要原因是神经电生理检查伴有严重的轴索损害,此外,高龄、持久的呼吸肌麻痹、抗 GM1 抗体存在等也和预后差有关。治疗上目前对应用促皮质激素和皮质类固醇有不同意见,多数认为无效,近来的研究表明尽早采用大剂量人免疫球蛋白冲击治疗或血浆交换治疗有肯定的疗效。芬兰的一个多中心研究显示大剂量人免疫球蛋白冲击治疗和血浆交换治疗具有同样效果。

【**吉兰 - 巴雷综合征诊断标准 (2010)**】

1. 常有前驱感染史,呈急性起病,进行性加重,多在 2 周左右达高峰。

2. 对称性肢体和延髓支配肌肉,面部肌肉无力,重者可有呼吸肌无力,四肢腱反射减低或消失。

3. 可伴轻度感觉异常和自主身边经功能障碍。

4. CSF 于 2~3 周出现蛋白质升高而细胞数正常。

5. 神经电生理检查提示远端运动神经传导潜伏时延长,传导速度减慢,F 波异常,传导阻滞,波形离散。

6. 病程有自限性。

【**神经电生理检查**】

1. 神经传导检查　在发病前几天,即使肢体无力非常明显,但所有的运动神经传导均正常。最早出现的表现为 F 波或 H 反射潜伏时延长或消失,尤其是广泛的 F 波潜伏时延长,而运动传导却正常,此现象反映了近端的脱髓鞘。很快就出现运动传导远端潜伏时延长,肌肉动作电位时程加宽和波形离散,伴有非嵌压部位出现传导阻滞和局部传导减慢,可对称也可不完全对称,上述改变大多出现在病程的第 3 周及以后。此外,在早期,还可出现四肢运动神经传导远端复合肌肉动作电位不能诱出,这反映出早期远端传导阻滞即髓鞘脱失的可能，而当远端复合肌肉动作电位波幅在短期内恢复时，则是本病的有力证据。90% 的患者在头几周均可出现运动传导异常，而感觉传导可以正常或异常相对较轻，并且感觉传导异常比运动传导异常出现的要晚，在发病的第 1 周，感觉传导正常，1~2 周后有 50% 的患者可以出现正中神经和尺神经感觉神经电位波幅减低或消失，而腓肠神经感觉神经电位正常，这种感觉传导异常的类型在广泛的轴索病变很少见。因为广泛的轴索病变所引起感觉改变一般是腓肠神经感觉神经电位首先出现异常，而随后才是正中神经和尺神经的感觉神经电位异常。目前，多数人认为当这种异常的感觉传导类型出现在临床表现典型的患者时，更加支持吉兰 - 巴雷综合征的诊断，出现上述异常感觉障碍类型的原因可能是由于吉兰 - 巴雷综合征早期有髓鞘的小纤维首先受损，腓肠神经的感觉神经纤维比正中和尺神经中的感觉纤维更粗，而且含有更多的髓鞘，再加之正中和尺神经记录的是更细更远的手指的纤维，而腓肠神经在小腿部记录的是较粗的纤维，这种较粗的纤维对炎症的抵抗力相对也较强。

2. 肌电图　在早期没有失神经电位出现，而且运动单位电位形状正常，仅在无力的肌肉上可见运动单位电位募集相减少。尽管吉兰 - 巴雷综合征的病理生理主要是以髓鞘脱失为主，但仍然有继发轴索变性存在，所以，在 2~5 周时可以出现纤颤电位、正锐波，以 6~10 周时最明显，并且可以持续存在数月。大约在一个月以后，即开始出现神经芽生现象，肌电图上可出现多相电位，随着神经不断再生，可见运动单位电位的时程逐渐延长，波幅逐渐增高。

国外目前有关吉兰巴 - 雷综合征的神经传导诊断标准尚无有效的统一标准，其异常的类型比较多，常见的神经传导异常类型有：

(1) H 反射消失。

(2) F 波延长或消失。

(3) 轻度的只局限在某些神经的远端潜伏时延长和传导速度减慢。

(4) 低波幅的肌肉动作电位和感觉神经电位。

(5) 正中神经感觉电位波幅减低或消失，而腓肠神经电位正常，即正中神经感觉和腓肠神经感觉分离现象。

(6) 单独的神经传导阻滞或波形离散。

(7) 多灶性运动或感觉神经传导减慢或多灶性传导阻滞。

国内中华医学会神经病学分会肌电图与临床神经电生理学组于 2010 年制定了吉兰 - 巴雷综合征的神经电生理诊断标准，见表 10-4。认为对于吉兰 - 巴雷综合征的神经传导诊断标准可以设置得较为宽松，如果既往无其他周围神经病史，则神经传导检查时只要发现其指标超出了正常值范围，则可以认为新出现了周围神经损害，这对于在急性期与能够引起四肢对称性迟缓性瘫痪的疾病如重症肌无力、急性脊髓炎等具有较高的鉴别诊断价值。

表 10-4　中国吉兰 - 巴雷综合征的神经电生理诊断标准 (2010)

运动神经传导：至少有 2 根运动神经存在下述参数中的至少 1 项异常

　　A. 远端潜伏时较正常值上限延长 25% 以上

　　B. 运动神经传导速度较正常值下限减慢 20% 以上

　　C. F 波潜伏时较正常值上限延长 20% 以上和(或)出现率下降

　　D. 运动神经部分传导阻滞：周围神经近端与远端比较，复合肌肉动作电位负相波波幅下降 20% 以上，时限增宽 <15%

　　E. 波形离散：周围神经近端与远端比较，复合肌肉动作电位负相波时限增宽 15% 以上

感觉神经传导：一般正常，但异常时不能排除诊断

针电极肌电图：10 天至 2 周后肌电图可出现异常自发电位。随着神经再生则出现运动单位电位时限增宽、波幅增高、多相波增多

　　总之，神经电生理检查对于诊断吉兰 - 巴雷综合征主要是根据运动神经传导测定。运动神经传导提示周围神经存在脱髓鞘性病变，在非嵌压部位出现传导阻滞或异常波形离散对诊断脱髓鞘病变有重要的价值。电生理改变的程度与疾病严重程度相关，在病程的不同阶段电生理改变特点也会有所不同。

【常见吉兰 - 巴雷综合征变异型】

　　在临床实践中，对于典型病例诊断并不困难，而对于那些临床表现不典型的吉兰 - 巴雷综合征诊断就相对比较困难，近年来报道有很多吉兰 - 巴雷综合征的变异型(表 10-5)，其发病机制被认为是免疫攻击发生在施万细胞、轴索、或感觉、运动和自主神经等周围神经上，导致其产生不同的临床和神经电生理表现。

表 10-5　吉兰 - 巴雷综合征变异型

1. Miller-Fisher 综合征

2. 急性运动轴索神经病

3. 急性运动感觉轴索神经病

4. 急性感觉神经病

5. 急性泛自主神经病

6. 咽颈臂丛神经无力

7. 严重的眼睑下垂而不伴有眼肌麻痹

8. 面部麻木和瘫痪并伴随反射减低

9. 展神经麻痹并伴随反射减低

10. 双侧腰神经根病

　　1. Miller-Fisher 综合征　大约占吉兰 - 巴雷综合征病例的 5%，大部分患

者病前有感染史,急性起病,其典型特点眼外肌麻痹,共济失调和腱反射减低或消失,多不影响瞳孔,部分患者伴有眼睑下垂。有些患者会发展成典型的吉兰 - 巴雷综合征。脑脊液蛋白可以升高,也可以正常。其神经电生理改变报道较少,多来自个案报道或小规模研究。有报道认为它和以脱髓鞘为主的吉兰 - 巴雷综合征不完全一样,其轴索变性比脱髓鞘更明显,远端潜伏时延长和传导速度减慢并不明显,主要是肌肉动作电位波幅减低;感觉神经损害比运动神经更明显,可出现感觉神经电位波幅减低或消失;面神经肌肉动作电位减低,但潜伏时无明显延长;瞬目反射潜伏时正常或轻度延长。

2. 急性运动轴索性神经病(acute motor axonal neuropathy,AMAN)　病前可有上呼吸道感染或腹泻等前驱症状,多为空肠弯曲菌感染后激发。在临床上表现为迅速进展的肢体无力,平均在 6~12 天达到高峰,少数患者在 24~48 小时内达到高峰。这种无力为上行性、对称性,从下肢开始,也可出现吞咽困难、面肌无力和呼吸肌麻痹,通常没有感觉症状。本病病情危重,常有呼吸肌受累,肌肉萎缩出现早,致残率高,预后差。脑脊液蛋白可以升高。本病由于主要为运动轴索损害,因此,反映髓鞘功能的远端潜伏时和传导速度基本正常,而神经传导异常主要为动作电位波幅的明显减低或消失,具体表现为,运动神经传导:①远端刺激时复合肌肉动作电位波幅较正常值下限下降 20% 以上,严重时引不出波形,2~4 周后重复检查复合肌肉动作电位波幅无改善。②除嵌压性周围神经病常见受累部位的异常外,所有检查神经均不符合 AIDP标准中脱髓鞘的电生理改变(至少测定 3 条神经)。③感觉神经检查通常正常。④针电极肌电图:早期即可见运动单位募集减少,发病 1~2 周后,肌电图可见大量异常自发电位,此后随神经再生则出现运动单位电位的时限增宽、波幅增高、多相波增多。

3. 急性运动感觉轴索性神经病(acute motor sensory axonal neuropathy,AMSAN)　本病以广泛神经根和周围神经的运动与感觉纤维的轴索变性为主。其临床表现和急性运动轴索性神经病很像,预后很差,恢复很慢并且不完全,重者可危及生命。多数患者早期脑脊液蛋白正常,后期可以升高。神经电生理改变为早期出现的以轴索损害为主的肌肉动作电位和感觉神经电位波幅明显减低或完全引不出,而不伴有明显的脱髓鞘样的电生理改变。

4. 急性感觉神经病(acute sensory axonal neuropathy,ASN)　本病少见,以感觉神经受累为主。急性起病,数天或数周达到高峰,广泛对称性四肢麻木,可有疼痛,感觉性共济失调,腱反射减低或消失,可有自主神经受累。脑脊液可以出现蛋白细胞分离。神经电生理检查,感觉神经传导可见传导速度轻度减慢,感觉神经动作电位波幅明显下降或消失。运动神经传导测定可有脱髓鞘表现。针电极肌电图通常正常。

二、慢性获得性脱髓鞘性多发性神经病

慢性获得性脱髓鞘性多发性神经病（chronic acquired demyelinating polyneuropathy，CADP）是一种可能和免疫介导有关的获得性脱髓鞘性运动感觉周围神经病。其病因不明，自身免疫为其发病的主要机制。主要包括慢性炎症性脱髓鞘性多发性神经根神经病（chronic inflammatory demyelinating polyneuropathy，CIDP）及其变异型，其病理改变主要是受损害神经的节段性脱髓鞘和髓鞘重新形成。其病程呈慢性进展或缓解复发。多伴有脑脊液蛋白-细胞分离，电生理表现为周围神经传导速度减慢、传导阻滞及异常波形离散。

CADP 除了包括经典型 CIDP 及其变异型（纯运动型、纯感觉型）外，还包括远端获得性脱髓鞘性对称性神经病（distal acquired demyelinating symmetric neuropathy，DADS）、多灶性获得性脱髓鞘性感觉运动神经病（multifocal acquired demyelinating sensory and motor neuropathy，MADSAM，或称 Lewis-Sumner 综合征）等。

【临床表现】

1. 经典型 CIDP　本病可发生于任何年龄，40~60 岁多见，男女发病相近。在临床上分慢性进展型、缓解复发型、单次起病即缓解型。发病年龄早的多为缓解复发型，预后较好，发病年龄晚的多为进展型，单次起病即缓解的多见于小儿。病前较少有明确的前驱感染史，慢性起病，症状进展在 8 周以上，但有极少数患者呈亚急性起病，症状进展较快，在 4~8 周内即达高峰，且对糖皮质激素反应敏感，这部分患者目前仍倾向归类于 CIDP 而非急性炎性脱髓鞘性多发性神经根神经病（AIDP）。多数患者表现为感觉、运动和自主神经功能同时受损，但有一小部分患者可以表现为以感觉或以运动症状损害为主。运动症状表现为四肢进行性无力，可以以远端为重，也可以以近端为重，多数对称，但也可以不对称，无力重，而肌肉萎缩比较轻。感觉障碍表现为下肢重于上肢，远端重于近端，主要为手脚麻木和感觉异常，疼痛较少出现。本病对感觉纤维的影响主要是和关节位置觉有关的粗纤维，而对于与痛温觉有关的细小纤维影响较小，所以，在临床上可以出现步态不稳，而呼吸肌和脑神经支配的肌肉很少受累。当脑神经受累时，其麻痹可以是眼球运动障碍，面肌无力和延髓肌麻痹。腱反射均减弱或消失，脑脊液检查蛋白可升高，但也可以正常。

2. 变异型 CIDP

（1）纯运动型：约占 10%~11%，仅表现为肢体无力而无感觉症状。

（2）纯感觉型：约占 8%~17%，仅表现为感觉症状，如感觉性共济失调、麻木、疼痛等，随着病程的延长可出现运动受累症状。

3. DADS　肢体的无力和（或）感觉障碍局限在肢体远端。DADS 比经典

型 CIDP 进展慢,部分伴 IgM 单克隆 γ 球蛋白血症,属单克隆丙种球蛋白病 (monoclonal gammopathy of unknown significance,MGUS)伴周围神经病范畴,激素治疗无效,而不伴单克隆 γ 球蛋白血症的属 CIDP 变异型,对免疫治疗敏感。

4. MADSAM　主要表现为四肢不对称的感觉运动周围神经病,临床类似多灶性运动神经病(multifocal motor neuropathy,MMN),但存在感觉损害的证据,且未发现抗神经节苷脂 GM 抗体滴度升高。

【神经电生理检查】

CIDP 为获得性慢性脱髓鞘疾病,其电生理检查时反映脱髓鞘指标的神经传导异常程度应该比 AIDP 更加明显。由于在临床上 CIDP 所需要鉴别的疾病与 AIDP 明显不同,它包括遗传性感觉运动神经病、运动神经元病、多灶性运动神经病及其他慢性轴索性周围神经病等,因此所需要的诊断标准应该较 AIDP 更为严格。如果仅仅采用超过正常值范围作为异常的标准显然会导致误诊。因为在轴索性周围神经病,随着波幅的下降,传导速度也会有轻微减慢,相位抵消的程度增加,导致一定程度的波形离散和近端与远端比较波幅的下降。因此。CIDP 的诊断除了神经电生理检查外,还要根据病史,临床表现来判断。非常重要的一点是要排除由于其他原因引起的髓鞘脱失为主的周围神经损害。

近年来,美国和欧洲多位学者先后发表了十余套有关 CIDP 的神经电生理诊断标准,早期的诊断标准过于简单,只考虑了神经传导速度,远端潜伏时和 F 波潜伏时,而没有考虑由于复合肌肉动作电位波形离散后波幅降低对传导速度,远端潜伏时和 F 波潜伏时的影响,其中主要原因是对传导阻滞的定义没有具体化。1999 年美国神经电生理学会确定了传导阻滞的定义,即需要近端比远端刺激引出的复合肌肉动作电位波幅下降达 50% 以上,或负峰面积减低 40% 以上。美国神经病学会也制定了 CIDP 的神经电生理诊断标准,但由于此标准对电生理异常标准的判断过分严格,导致其敏感性较低,延误治疗;而在临床上,获得性慢性脱髓鞘病除了包括典型的 CIDP 外,还包括很多不典型的脱髓鞘病变,而每一套标准不可能囊括所有的病变类型,并且复杂,不具有实用性。

以 CIDP 为代表的这一大类以髓鞘脱失为主的获得性周围神经病,其特点是髓鞘脱失往往是多部位,影响不同的神经节段,总结国外的神经电生理异常大致为:

(1) 运动传导异常:主要是双侧的,多部位的,可以表现为远端潜伏时延长,神经传导速度减慢,F 波潜伏时延长,出现局部神经传导减慢和传导阻滞 (图 10-3),但其异常的程度远远重于 AIDP,具体异常数值标准各个标准不完全一样。当继发轴索变性时,远端肌肉动作电位波幅减低,而尤其以下肢明显。

(2) 感觉传导异常:其感觉神经电位的变化范围比较大,可以正常,也可以

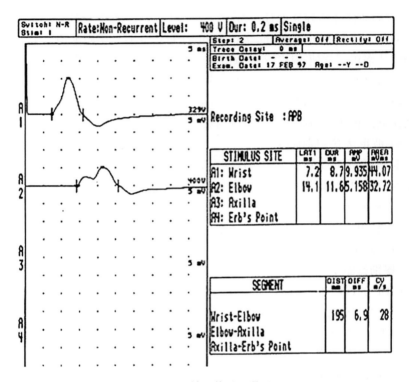

图 10-3　神经传导阻滞图

CIDP 患者正中神经运动传导速度检查,在前臂出现神经传导阻滞和波形离散,表现为肘部刺激时,肌肉动作电位波幅下降达 47%,时程和面积均明显下降,并且出现双峰,这是由于髓鞘脱失导致肌纤维未能同时兴奋,出现神经传导阻滞和波形离散。神经传导速度也明显减慢,仅为 28m/s

异常,其异常的类型主要是:①正中神经和腓肠神经感觉传导均异常,而此点恰好和吉兰 - 巴雷综合征不一样。吉兰 - 巴雷综合征的感觉异常为正中神经感觉电位异常而腓肠神经感觉电位正常。②感觉神经电位波幅均减低,但传导速度均正常。③感觉神经电位均消失。

(3) 针电极肌电图:主要异常为当出现继发轴索变性时显示出慢性并且正在进行的轴索变性,可见纤颤电位、正锐波以及高波幅、长时程的运动单位电位并伴有其募集相减少。而这种肌电图异常在肢体近端比远端明显,包括椎旁肌,这主要是由于 CIDP 的损害主要是以神经根为重。

国内 2010 年中华医学会神经病学分会肌电图与临床神经电生理学组制定了中国 CIDP 神经电生理诊断标准,如下:

(1) 运动神经传导:至少要有 2 根神经均存在下述参数中的至少 1 项异常

1) 远端潜伏期较正常值上限延长 50% 以上。

2) 运动神经传导速度较正常值下限下降 30% 以上。

3) F 波潜伏期较正常值上限延长 20% 以上,但当远端复合肌肉动作电位负相波波幅较正常值下限下降 20% 以上时,则要求 F 波潜伏期延长 50% 以上,或无法引出 F 波。

4) 运动神经部分传导阻滞:周围神经常规节段近端与远端比较,复合肌肉动作电位负相波波幅下降 50% 以上。

5) 波形离散:周围神经常规节段近端与远端比较复合肌肉动作电位负相波时限增宽 30% 以上。当复合肌肉动作电位负相波波幅不足正常值下限 20% 时,检测传导阻滞的可靠性下降。

(2) 感觉神经传导:可以有感觉神经传导速度减慢和(或)波幅下降。

(3) 针电极肌电图:通常正常,继发轴索损害时可出现异常自发电位、运动单位电位时限增宽和波幅增高,以及运动单位丢失。

【鉴别诊断】

CIDP 的诊断主要为排除性诊断,需要和以下疾病进行鉴别。

1. POEMS 综合征 除周围神经损害外,还表现为脏器肿大(如肝、脾、淋巴结肿大)、内分泌异常(糖尿病、甲状腺功能低下等)、M 蛋白(通常为 IgG 型,γ 轻链增多)和皮肤改变(肤色变深)。其周围神经损害表现为以髓鞘脱失为主的周围神经病,主要通过全身其他脏器损害和 CIDP 鉴别。

2. 多灶性运动神经病 是一种仅累及运动神经的不对称性的获得性周围神经病。起病初期为不对称的上肢远端无力,逐渐累及上肢近端和下肢,也可下肢起病。受累肌肉分布呈现多数单神经病的特点。神经电生理检查提示为多灶分布的运动神经传导阻滞。

3. 遗传性感觉运动性周围神经病 见本章第四节

4. 遗传性压力易感性周围神经病 见本章第四节。

【治疗】

由于 CIDP 的损害早期主要是以脱髓鞘为主,以后继发轴索变性,如果未及时治疗或延误治疗将会造成不可逆性的损害。而进展型者,伴有中枢神经系统侵犯和病理改变以轴索损害为主的其预后均差。目前有关 CIDP 治疗比较一致的看法是用糖皮质激素,静脉注射免疫球蛋白和血浆交换治疗。多数学者赞成早期用静脉注射免疫球蛋白治疗,对于那些年轻患者,又没有糖尿病、溃疡病等激素禁忌证者可用泼尼松治疗。对于那些临床表现比较重,但肌电图检查轴索损害不很严重的患者,可用血浆交换或静脉注射免疫球蛋白,通常临床反应比较好。不过,有 1/3 的患者对上述任何一项治疗效果都不佳,此时,应该考虑诊断是否正确,最好重复神经电生理检查和神经活检,可以换成另外一种治疗。对于轴索损害很明显的患者,通常需要延长或反复上述治疗,而这些患者可能近端肌力恢复的比较好,但远端肌力多恢复的比较差。

三、多灶性运动神经病

多灶性运动神经病(multifocal motor neuropathy with conduction block,MMN)是在 1982 年由 Lewis 首次提出,并将本病描述为一种缓慢进展的与自身免疫反应有关的选择性损害运动纤维的下运动神经元性、多灶性运动神经疾病。主要临床表现是慢性、多发性、不对称性的肢体无力,其电生理特点是节段性运动神经传导阻滞,显示它为一种获得性以脱髓鞘损害为主的运动神经病,而感觉神经几乎没有受到影响。神经电生理检查是诊断 MMN 的重要方法,其运动神经传导检查突出的特征性改变是多灶性运动神经传导阻滞,其名称多灶性运动神经病后加伴传导阻滞更能突出本病的脱髓鞘损害的特点。本病 50% 的患者血中抗 GM1 抗体明显升高,在临床上表现和肌萎缩侧索硬化的早期临床表现很像。目前尚不清楚本病是否是 CIDP 的变异型,还是一个单独的综合征,但由于其症状的非对称性,上肢首先受侵犯,缺乏感觉障碍,激素治疗无效,提示它可能是一个单独的疾病,而非 CIDP,其鉴别见表 10-6。

表 10-6　CIDP 和多灶性运动神经病鉴别表

	CIDP	多灶性运动神经病
发病年龄	成人或任何年龄,儿童少见	成人或任何年龄
性别	男性稍多于女性	男性明显多于女性
就诊时病程	几个月或几年	多为几年
无力分布	四肢对称	不对称,在周围神经分布区,上肢多于下肢,远端重于近端
感觉障碍	对称	无
反射	全部消失	局部减低或消失
感觉神经检查	多对称异常	正常
运动神经检查	传导阻滞,波形离散,传导减慢,远端潜伏时延长,F 波延长	多灶性传导阻滞,波形离散,传导减慢,远端潜伏时延长,F 波延长
抗 GM1 抗体	可能阳性	一半患者阳性,且滴度很高
CSF 蛋白	通常增高	多正常或轻微增高
感觉神经活检	脱髓鞘或轴索变性,炎症,水肿	多正常
治疗	激素,免疫球蛋白,血浆置换均有效	免疫球蛋白有效,激素无效
病程	缓解,复发或进行性	未经过治疗者进行性加重

【临床表现】

本病的发病年龄多数小于 50 岁,而比肌萎缩侧索硬化的发病年龄轻,男性发病多于女性。临床上表现为隐匿起病,缓慢进展的非对称性的肢体无力,以上肢受累最多见,远端终于近端,病程至少在半年以上。本病受影响肢体的分布和周围神经分布区一致,随着病情进展,可出现其他肢体无力和肌肉萎缩、肌束颤动少见。而有些患者肌肉萎缩和无力可以长期局限于一个肢体,其典型临床表现可以描述为中年男性出现缓慢进展的单侧手部肌肉无力和萎缩,而无力和萎缩不成比例,也就是说无力很明显,而萎缩很轻或不明显,除非病程已经很长。但多没有肯定的上运动神经元损害的体征,一般不影响延髓和脑神经支配的肌肉,多数患者没有感觉障碍或感觉障碍很轻。所以,在临床上,很多患者被误认为肌萎缩侧索硬化,而肌萎缩侧索硬化目前尚无有效的治疗方法,预后又差。相反,本病是一个可治疗性的疾病,对皮质激素治疗无效,有的甚至加重,血浆置换也无效,但本病通常对大剂量免疫球蛋白治疗有效,而且通常在 2 周内见效,这点可被神经电生理检查所证实,当然,对已经出现明显肌肉萎缩者的效果就比较差了,但通常需要在短期内重复进行,所以,对本病和肌萎缩侧索硬化的鉴别非常重要。本病脑脊液蛋白通常正常或略微升高,有些患者血中 GM1 抗体为阳性。

【神经电生理检查】

运动神经传导测定中表现的节段性传导阻滞是 MMN 特征性的神经电生理改变,即肌肉动作电位波形离散,时程增宽,远近端刺激复合肌肉动作电位波幅明显降低和局部传导减慢,而这些表现多不对称的出现,且不在肢体常受嵌压的部位如尺神经的肘部、腓总神经的腓骨小头处,上述这些典型的神经传导异常可以作为和肌萎缩侧索硬化的鉴别点。近年来不少学者提出 MMN 患者除了可见运动神经多灶性传导阻滞外,还可有其他脱髓鞘的电生理改变,包括远端潜伏时延长,传导速度减慢,F 波延长。本病感觉神经传导通常正常,即使在有运动神经传导阻滞的神经上感觉神经传导也仍然是正常的。肌电图改变并非是 MMN 的特征性改变,部分临床有肌肉无力伴萎缩和束颤者,肌电图可见纤颤电位、正锐波、运动单位电位时限增宽及波幅增高、大力收缩时募集相减少等神经源性损害的表现。异常肌电图的分布以上肢远端多见。临床无症状的肌肉肌电图通常正常。

第三节　营养、代谢、药物中毒性和其他多发性周围神经病

一、糖尿病周围神经病

糖尿病引起的周围神经病变有很多种(表 10-7),在临床上很多见,在没有

神经电生理检查之前,糖尿病性多发性周围神经病(diabetic polyneuropathies, DPNs)的诊断主要靠临床表现和神经系统检查。近年来,由于神经电生理的应用,使得更多的糖尿病神经病尤其是周围神经病能够更早的发现,有一项研究表明,Ⅱ型糖尿病患者大约在病后 10 年有 40% 的患者会出现神经电生理的改变,曾有报道糖尿病的神经系统并发症的发病率为 5%~50%。其神经病变的发生机制仍未完全清楚,公认血糖过高是一个重要因素,由于高血糖可使位于施万细胞内的醛糖还原酶活性增加,将过多的葡萄糖催化生成山梨醇,山梨醇脱氢酶再将其氧化为果糖,山梨醇和果糖都是高渗性物质,它们在神经细胞内的积聚过多可引起神经细胞内的渗透压增高,造成水与钠的潴留,致使神经细胞水肿、变性、坏死,并引起神经纤维脱髓鞘和轴索变性。另一种学说认为是微血管病变导致小血管梗死,继之神经发生缺血性改变。糖尿病性多发神经病,既可见轴索变性,亦可见节段性脱髓鞘的混合性损害,早期主要影响的是管痛温觉的小神经纤维,病程较久者,将会影响到管深感觉的大纤维。

表 10-7 糖尿病周围神经病变分类

- 远端对称性多发性神经病
(1) 感觉、运动、自主神经混合性多发性神经病
(2) 感觉为主多发性神经病:小纤维损害为主
                     大纤维损害为主
- 不对称性近端神经根神经病
(1) 不对称性近端运动神经病(糖尿病近端肌萎缩)
(2) 胸神经根病
- 单发脑神经病:Ⅲ、Ⅳ、Ⅵ和Ⅶ对脑神经病
- 嵌压性神经病:正中神经在腕部嵌压:腕管综合征
                     尺神经在肘部嵌压:肘管综合征
                     腓总神经在腓骨小头处嵌压及股外侧皮神经在腹股沟处嵌压
- 上述四种混合型

在糖尿病神经病变中,最常见的就是慢性远端对称性感觉运动性神经病,以下重点介绍糖尿病慢性远端对称性感觉运动性神经病和不对称性近端运动性神经病(糖尿病近端肌萎缩)。

(一)慢性远端对称性感觉运动性周围神经病

【临床表现】

糖尿病病程越久,血糖控制情况越差的患者,神经系统并发症就越多,表现为肢体远端对称的多发性神经病。其症状的发展多是对称性,且和受损的

神经长度有关,也就是说越远端的神经,损害的就越早。大多起病隐匿,自下向上进展,下肢较重。早期感觉症状主要包括从脚开始出现的疼痛和感觉异常,疼痛多为隐痛、刺痛、烧灼痛,夜间尤甚,提示其神经损害主要是以小纤维为主,而运动症状无或不明显。随着病情的进展,当大纤维受累时,可出现四肢的深感觉缺失,表现为行走不稳、容易跌倒等感觉性共济失调,四肢远端肌肉无力、萎缩。查体可发现袜套、手套式感觉减退或缺失,跟、膝腱反射减弱或消失。

【神经电生理检查】

神经传导检查在早期患者仅表现为以小纤维损害为主的症状时,周围神经传导检查基本正常,而最早出现的异常是 H 反射潜伏时延长或消失(但对老年人要注意,因为有些正常老年人的 H 反射就可以引不出)。继之出现腓肠神经和腓浅神经感觉神经电位波幅减低或消失,随着病情加重,可出现腓总神经和胫神经运动神经传导动作电位波幅减低,传导速度减慢,F波潜伏时延长。由于传导速度的减慢是由于代谢因素导致快传导纤维的轴索损害,而非脱髓鞘改变,所以,传导速度减慢程度不会达到脱髓病变那样严重。当病情进展到一定程度时,很多患者会出现上肢嵌压性病变,可以合并有一侧或双侧腕管综合征,以及一侧或双侧尺神经在肘部的损害。上述神经电生理改变多表现为对称性,由于糖尿病引起神经的改变主要是轴索变性,而且运动和感觉神经纤维同样都会受到影响,只是影响的程度和早晚不同。所以,即使患者在临床上只有感觉症状,但神经传导检查却几乎没有纯感觉性损害的表现,而运动神经也已经受累,尤其对严重的周围神经损害的患者,腓总神经和胫神经的运动神经动作电位波幅可以很低或者消失,上肢正中神经和尺神经运动传导动作电位波幅很低或消失,感觉神经电位也会消失。此时,肌电图检查主要在肢体远端肌肉上出现慢性神经源性损害,但需要注意的是有时糖尿病合并神经根病变时可以出现近端肌肉异常。

（二）不对称性近端运动性神经病

又叫糖尿病近端肌萎缩。本病是由 Garland 和 Taverner 于 1953 年首次命名,但多年来此命名由于缺乏足够的病理学研究,其准确的损害部位尚没有被证实,所以对本病的命名一直有争议。其可能的损害部位是脊髓前角细胞、腰神经根、腰神经丛、股神经。

【临床表现】

本病主要影响 L_2、L_3、L_4 的神经根和神经丛,有时相邻的神经根如下胸段神经根也可以被累及而导致糖尿病胸神经根病。如果 L_5~S_1 神经根被累及,也可以出现糖尿病性足下垂。一般说本病多为老年糖尿病患者,亚急性起病,病程可以几周或几个月,主要表现为单侧近端腿无力,大腿疼痛较常见,多为大腿近端到臀部和腰部的疼痛,晚上比较明显。无力主要表现为股四头肌、髂腰肌和大腿收肌,但也可影响到胫前肌、臀肌、大腿后肌群和腓肠肌,膝反射减低或消失。本病须和 L_2~L_4 神经根压迫性病变相鉴别,如果两者均以疼痛为主要表现的话,则夜间疼痛明显可能更倾向于糖尿病近端神经病,而影像学检查有助于确诊,其他鉴别诊断还包括腰丛病变、股神经病变和运动神经元病。

【神经电生理检查】

由于本病通常和糖尿病感觉运动多发性神经病共存,所以,大多数患者常规的感觉、运动神经传导检查均为异常。其具体表现为胫神经、腓总神经运动传导动作电位波幅明显减低或消失,远端潜伏期延长,腓肠神经感觉电位波幅减低或消失。需常规作股神经运动传导,可出现股神经动作电位波幅减低。肌电图改变提示本病是以轴索损害为主,可出现纤颤电位,神经源性运动单位电位募集相减少,多相电位增多,高波幅、长时程的运动单位电位,这些改变多出现在股四头肌(L_2、L_3、L_4),髂肌(L_2、L_3)和大腿收肌(L_2、L_3、L_4),胫前肌(L_4、L_5)也可出现异常。当叠加有远端多发性神经病时,远端肌肉即蹞展肌和趾短伸肌也可以出现这种神经源性损害,这就形成了典型的"跳跃区",即下肢远端和近端的肌肉异常,而小腿部肌肉如胫前肌和腓肠肌则正常或损害很轻,作肌电图时不论患者对侧有无症状,有些患者的对侧肌电图也可出现异常。另外,要注意检查椎旁肌,对糖尿病患者来说,椎旁肌出现纤颤电位很常见,它提示是根性损害,而非丛性损害,而且即使患者没有糖尿病近端肌萎缩,也不能说患者有神经根受压。

(三)糖尿病脑神经病

多急性起病,最常累及的脑神经是Ⅵ,其次是Ⅲ和Ⅳ,多单独损害,表现为复视。也可以累及到面神经,导致一侧周围性面瘫,它和原发性 Bell 麻痹很像。此外,还可以出现一侧眼眶周围和耳后的疼痛,当影响到动眼神经时,通常瞳孔不受影响,此点可以和动脉瘤等压迫性病变引起的动眼神经损害相鉴别。大多数糖尿病脑神经病在几周到几个月可完全恢复,但糖尿病 Bell 麻痹比原发性 Bell 麻痹的预后差。神经电生理检查对面神经麻痹的患者主要检查面神经动作电位和潜伏时,并对比两侧,肌电图主要检查额肌、上唇方肌和下唇方肌。

二、酒精中毒性多发性周围神经病

在西方,有 5% 的成年人酗酒,而有 10% 的酗酒者发生周围神经病,在欧美等国家,酒精中毒性多发性神经病已经成为最常见的周围神经病。曾有一项长期的,大规模的调查显示,大约 1/3 到 1/2 的长期酗酒者均有不同程度的肢体感觉异常或神经传导检查异常。目前,在我国,其发病率也在逐渐增加,而本病是完全可以预防的。其致病原因尚有争议,可能主要是由于长期大量酗酒,导致营养缺乏,包括 B 族维生素以及消化吸收障碍所造成,也可能是由于酒精本身对神经系统的直接毒性作用。病理改变主要为大、小有髓鞘纤维的髓鞘脱失,以及轴索的变性和再生。

临床表现主要为隐匿起病,缓慢进展,多有长期大量饮酒史。感觉症状比运动症状出现的要早且重。开始多表现为对称性的肢体末端如脚趾的感觉异常,如疼痛、麻木、烧灼样感等,先下肢后上肢,有些患者由于失去痛觉而多次受伤,出现足部溃疡,严重的患者可有手脚肌肉萎缩。神经系统检查具有长度依赖性损害的特点,即远端重,近端轻,表现为远端肢体痛温觉障碍,即脚和小腿比较重,之后才影响到手,远端肌肉萎缩很常见,早期出现踝反射消失,到晚期四肢腱反射均消失。

神经电生理改变和其他轴索变性性周围神经病一样,运动传导表现为动作电位波幅明显降低,感觉神经电位波幅也降低,由于感觉纤维比运动纤维损害的更重,所以,感觉传导异常重于运动传导异常,F 波可延长。肌电图可见受影响的肌肉上出现纤颤电位,高波幅,长时程运动单位电位。

本病治疗除了戒酒外,每日服用维生素 B_1 可使症状缓解。

三、尿毒症性多发性周围神经病

肾功能衰竭可以引起各种不同的神经系统损害,但以多发性周围神经病最常见。尿毒症性多发性周围神经病多发生在慢性长期肾功能衰竭或进行血透析的患者,病理改变主要为轴索变性和继发髓鞘脱失,主要影响感觉神经,但晚期也可影响到运动神经。临床上多为慢性起病,早期主要表现为远端对称性感觉神经病,下肢深感觉障碍比较明显,患者通常感觉到腿脚麻木、疼痛及不适,晚上为重,有的患者甚至表现为很像不安腿综合征,活动后稍微好转,但远端肢体无力多不明显,是到晚期可出现四肢远端无力,肌肉萎缩。查体主要以感觉性共济失调为主,腱反射减弱或消失。神经电生理改变早期主要为感觉神经电位波幅减低,晚期可出现四肢感觉运动神经传导速度均减慢,但经过血透析或肾移植后可见神经传导速度恢复,肌电图上晚期可以出现大量的纤颤电位,以及轴索变性后神经芽生产生的再生电位。

四、癌性周围神经病

癌症可以从多方面影响周围神经系统,如淋巴瘤和白血病可以通过血源侵入,而各种实质性的肿瘤可以通过直接压迫或转移而损害周围神经。而癌性周围神经病是癌症对周围神经系统的远隔损害而引起,不是因其继发因素如感染、凝血异常、营养代谢障碍、化疗的副作用所引起的周围神经损害。属神经系统副肿瘤的范畴。由于其临床表现缺乏特异性,并且可于癌症前数月或数年发病,故诊断十分困难,其确切的发病率很难统计。免疫系统针对癌性神经元共同抗原做出的免疫应答从而导致神经系统损害是本病的主要发病机制。其损害主要累及脊髓后根神经节,也可累及周围神经。病理特点可以是神经轴索的退行性变并继发髓鞘脱失,也可以是以脱髓鞘损害为主,还有表现为小血管炎合并有瓦勒变性的多发性单神经病,上述这些病理改变往往是相互重叠。临床上最常见的是亚急性感觉神经元病,少见的有副肿瘤性运动神经元病,感觉运动性周围神经病,周围性自主神经病和多发性单神经炎。

亚急性感觉神经元病常见于小细胞肺癌或神经内分泌相关的肿瘤,卵巢癌、乳腺癌、淋巴瘤和胸腺瘤等。病变主要累及后根神经节。亚急性起病(数天至数周),早期症状多为局灶性或不对称性,上肢多首先受累,然后扩展到四肢、躯干和面部,症状主要包括肢体疼痛、感觉异常和麻木和深感觉缺失,查体主要表现为感觉性共济失调,腱反射减退,可同时伴浅感觉障碍,患者可以没有肌肉萎缩和肌力的减低。神经传导异常的特征主要为感觉神经电位明显减低或消失,而这种感觉神经电位的异常不具有长度依赖性,即上、下肢均明显受损,有时上肢可能会更严重。运动神经传导速度基本正常。脑脊液蛋白可增高,有时出现 IgG 寡克隆带。

癌性运动神经元病是以运动神经元损害为主的运动性神经病,主要累及脊髓前角细胞,表现为肢体远端肌肉无力和肌肉萎缩,临床表现很像肌萎缩侧索硬化症。而临床上还可见到各种不同表现的混合,也即感觉运动性多发性神经病。大约有 1/3 的患者先出现多发性周围神经病,而后才被诊断为癌症,有时,两者之间相隔几年之久。所以,在临床上对于中年以上患者,临床上和实验室均查不到引起周围神经病的病因,如糖尿病、酒精中毒、营养缺乏、尿毒症或遗传病时,应该慎重考虑有无癌症的可能。神经传导检查主要为运动神经动作电位和感觉神经电位波幅减低,传导速度正常或轻度减慢。肌电图主要表现为慢性神经源性损害。

癌性周围神经病目前尚无有效的治疗办法,有报道血浆置换或静脉注射免疫球蛋白可能有效。

五、HIV 感染后多发性周围神经病

HIV 感染后其神经系统损害最常见的为远端对称性多发性周围神经病,尤其多见于 HIV 感染的后期。病理改变为轴索损害性多发性神经病,感觉和运动神经均累及。临床表现为肢体远端麻木、疼痛、以下肢为重,无力较轻,可出现踝反射减弱或消失。神经电生理检查早期主要表现为腓肠神经感觉电位波幅减低或消失,运动神经动作电位波幅可以正常或轻度减低,肌电图异常多

出现在下肢远端,可见急性或亚急性期的部分失神经支配现象和神经再支配现象。

六、药物中毒性多发性周围神经病

对药物引起的周围神经损害除了要注意到药物本身对神经系统的损害外,还要注意到患者本身疾病对周围神经系统的影响。根据药物损害的部位可分为三种:

1. 维生素 B_6 过量所致的感觉性周围神经病　神经毒素主要侵犯神经细胞体,通常是侵犯后根神经节。尽管人体每天需要 2~4mg 的维生素 B_6,但大剂量的维生素 B_6(每天超过 200mg)就会选择性的侵犯后根神经节内的感觉神经元,导致以感觉性共济失调为主的醇感觉性周围神经病,部分患者可有轻度的肌肉无力。临床上可急性、亚急性及慢性起病,急性大剂量用药引起的感觉性周围神经病恢复困难,而慢性小剂量用药引起的感觉性周围神经病可完全恢复。神经传导检查表现为所有的感觉神经电位均消失,但运动传导均正常。

2. 抗肿瘤药物所致的药物性周围神经病　常见的抗肿瘤药物有铂类(顺铂、卡铂、奥沙利铂)。也可见于阿霉素、紫杉醇类等。化疗药物引起周围神经损害和药物的累积给药剂量、单次最高给药剂量、剂量的滴定速度等都有关。其共同特征是呈药物剂量依赖性的对称性多发性周围神经病,多以感觉受累为主。损害的部位可以在后根神经节内的感觉神经元,临床主要表现为感觉障碍性共济失调。也可以损害远端的神经轴索,表现为肢体远端的疼痛、麻木。神经传导异常表现为弥漫性感觉神经电位波幅减低或消失,也可表现为轻度的以感觉神经为主伴有轻度的运动神经传导波幅减低和传导速度减慢。

3. 重金属中毒　毒素主要侵犯周围神经的轴索,以远端为主,可见于铅中毒,由于其毒素主要影响到了周围的运动神经轴索,其临床上主要表现为纯运动性周围神经病,其症状主要在上肢,也可以局限在一个单个的神经,如常见的是桡神经,表现为腕下垂,运动传导可见桡神经动作电位远端潜伏期延长,波幅明显降低,肌电图可见失神经支配改变,腓肠神经活检显示轴索变性。

七、多发性单神经病

多发性单神经病(mononeuropathy multiplex)指的是在不同的肢体上相继有两个或两个以上的周围神经被累及到的一种综合征。是一组由于原发或继发的原因而导致血管壁的炎症和坏死,继之出现血管狭窄的疾病,同时伴随血管支配区的血管栓塞或组织缺血,它可以影响到微血管和小、中动脉,而这种血管改变,最终可以累及到神经,导致某个神经支配区出现感觉、运动功能障碍,又称血管炎性周围神经病。可分为:①系统性血管炎性周围神经病:是指除周围神经累及并出现临床表现外,还不同程度的累及肺、肾、皮肤、胃肠道、心脏等脏器和血管,受累脏器血管炎后分别出现相应的临床表现。②非系统性血管炎性周围神经病:是仅限于损害周围神经的坏死性血管炎,无多脏器损害表现。③其他类神经微血管炎:可能系糖尿自身免疫性或遗传等因素造成。

【临床表现】

取决于所累及到的血管和神经,患者多合并有多脏器损害,如肝、肾、皮肤、关节等,但有些患者早期在其他脏器损害之前即可表现为血管病变引起的周围神经损害。多亚急性起病,75%的患者可以有一次急性发作,50%~60%的患者在急性发作后可有暂时缓解,出现阶梯性的进展,少部分患者表现为慢性起病,缓慢进展。对神经的影响可以是多部位的,表现为非对称性的多发性单神经炎,可以是肢体的周围神经或神经丛,最常损害的神经是下肢为腓总神经和胫神经,上肢为尺神经,也可以累及脑神经(图10-4)。少数患者由于损害部位叠加,导致临床上很像非对称性多发性神经病,但其临床特点却不是和长度依赖有关的。早期疼痛是一个非常明显的特点,疼痛位置很深,不好确定,可同时伴有感觉和运动症状。对本病的诊断包括血化验、神经电生

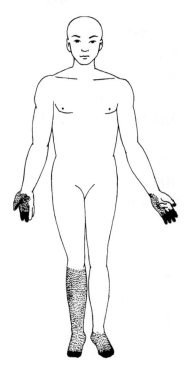

图 10-4 多发性单神经病神经损害类型图

理检查和神经活检。由于本病是可治性疾病,而很多患者却一直不能得到正确的诊断,导致贻误治疗,本病治疗主要采用免疫抑制剂。

【神经电生理检查】

感觉和运动神经的损害是多灶性但非对称性,以轴索损害为主,表现为肌肉动作电位和感觉神经电位波幅均很低,亚急性者可由于短暂的缺血改变而发生短暂的神经传导阻滞,但很快就恢复。需要注意的是以脱髓鞘为主的改变很少出现,当出现时,要重新考虑诊断。肌电图检查可见失神经电位、募集相减少和再生的运动单位电位,而这种肌电图的改变是不对称的,并且和神经长度无关。

总之,急性或亚急性起病伴有临床及神经电生理支持的单神经、多发性单神经或神经丛损害者,同时合并有皮肤和内脏损害的患者,或有肝、肾等器官化验出现损害者,应考虑系统性多发性周围神经病,如 ANCA,SSA/SSB 等免疫

指标异常者,则更提示周围神经损害是和继发性系统性疾病有关。

第四节 遗传性周围神经病

遗传性周围神经病是由于遗传变异而引起的伴有运动、感觉和自主神经功能损害的一大类疾病。其发病年龄、临床表现因其遗传方式不一样而表现不一。对于这类疾病的诊断多数根据临床表现和神经电生理检查即可确定,但要进一步分类及判断基因类型则需要分子生物学的检测。本组疾病目前尚无有效的治疗办法,主要为神经营养药和康复治疗。

遗传性周围神经病分以下几型(表10-8),各型又分若干亚型,不同类型有其相应的相关基因和特异的临床表现(表10-9)。其中以遗传性感觉运动性周围神经病(hereditary motor sensory neuropathy,HMSN)的Ⅰ型和Ⅱ型最多见,研究的也最多,临床上又叫腓骨肌萎缩症(Charcot-Marie-Tooth,CMT)。

表 10-8 遗传性周围神经病分型

- 遗传性感觉运动性神经病Ⅰ型:又叫 Charcot-Marie-Tooth Ⅰ型,脱髓鞘型
- 遗传性感觉运动性神经病Ⅱ型:又叫 Charcot-Marie-Tooth Ⅱ型,轴索型
- 遗传性感觉运动性神经病Ⅲ型:又叫 Dejerine-Sottas disease,肥大性多发神经病
- 遗传性感觉运动性神经病Ⅳ型:又叫 refsum disease,遗传性共济失调性多发性神经病
- 家族性淀粉样多发性神经病
- 遗传性压力易感性周围神经病
- 混合型

表 10-9 遗传性运动感觉性周围神经病各型鉴别表

	Ⅰ型	Ⅱ型	Ⅲ型	Ⅳ型
发病年龄	青少年或成人	成人	婴幼儿或儿童	儿童
性别	男 = 女	男 = 女	男 = 女	男 = 女
肢体无力	远端	远端	远端或近端	远端 > 近端
远端感觉缺失	轻微	轻微	中~重	轻微
腱反射减低	远端 > 近端	远端	广泛	广泛
脊柱侧突	轻微	无	重	重
震颤	常见	少见	舞蹈样	少见
神经增粗	有	无	有	无
神经传导	<75% 正常值下限	传导速度在正常值范围,但波幅明显减低	<10m/s	15~30m/s
病理	洋葱皮样改变	轴索损害	洋葱皮样改变	洋葱皮样改变

一、遗传性感觉运动性周围神经病

【临床表现】

Ⅰ型:是遗传性多发性周围神经病中最常见的一种,在国内报道较多,多数是常染色体显性遗传,少数为常染色体隐性遗传。以髓鞘损害为主。其临床表现为一种缓慢进展的以远端损害为重,并且运动重于感觉的脱髓鞘性多发性神经病。男性多见,10~20岁发病,多从双下肢远端开始,表现为无力和肌肉萎缩,不能和同龄孩子一起奔跑、跳跃,受累的肌肉从远端向近端发展,一般不超过大腿下1/3,呈现为典型的"倒酒杯样"或"仙鹤腿"样外表,随着病情进展,双上肢也开始出现从远端向近端发展的肌肉无力和萎缩,一般到达肘部为止、面部、颈部很少受累,但也有以腕下垂或四肢无力为首发症状的。感觉障碍较轻,而常被患者忽略,主要为肢体远端深感觉障碍,四肢腱反射减低或消失。本病多伴有弓形足,锤状指等畸形,有25%的患者可以出现神经变粗大,尤其在一些表浅部位可触摸到变粗的神经(图10-5),这主要是慢性髓鞘脱失的结果。有些患者可有姿势性震颤,部分患者可有视神经萎缩、视网膜变性、眼震等。病情进展很慢,也有的暂

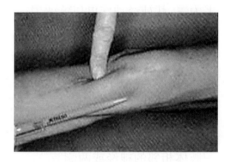

图10-5　肥大的尺神经

23岁男性,被诊断为遗传性运动感觉性神经病Ⅰ型,图中可见右肘下肥大的尺神经

时停止进展,但通常本病不影响患者的寿命。根据其基因突变类型,又将Ⅰ型分为ⅠA、ⅠB及ⅠC三个亚型。

Ⅱ型:为常染色体显性遗传,发病年龄比Ⅰ型晚,甚至有70岁才发病。以轴索损害为主。脚和脊柱畸形比较少见,无震颤和神经变粗大,其他临床表现和Ⅰ型很像,但症状相对较轻,可以通过神经电生理检查来鉴别。

Ⅲ型:又叫肥大性多发性神经病,本病是进行性肥大性神经病的一种,病情最重,为常染色体隐性遗传,周围的运动和感觉神经同样受累,以轴索损害为主。婴儿期发病,动作发育迟缓,走路困难,先累及双下肢,后累及上肢,表现为肌无力,肌萎缩,肢体末端感觉障碍,尤其以触觉、音叉觉为明显,可出现明显的感觉性共济失调。腱反射普遍减弱或消失,可伴有弓形足,痛性肌肉痉挛,脚和脊柱畸形,Babinski征,可以触到肥大的神经。神经传导检查表现为感觉运动传导速度明显减慢,尤其是运动神经,在所有的周围神经病中,本病的运动神经传导减慢最明显,可慢到5~10m/s,肌电图显示慢性的神经源性损害。

Ⅳ型:又叫遗传性共济失调性多发性神经病或植烷酸累积症。由于患者

体内缺乏植烷酸 a- 羟化酶,因此,血中植烷酸的含量升高,为常染色体隐性遗传。多为儿童或青少年发病,表现为视力减退,夜盲和视网膜色素变性,多发性感觉运动性神经病,小脑性共济失调,眼球震颤等三组表现。此外,还会有皮肤的损害,如鳞癣样改变,有弓形足,脊柱侧弯等,血清植烷酸的含量升高可以确诊。由于患者体内有大量脂质沉积,周围神经有肥大性改变,髓鞘广泛性脱失和再生,形成洋葱样改变。

【神经电生理检查】

1. 神经传导检查　感觉神经电位均异常,表现为其波幅降低和传导速度减慢。而运动传导在Ⅰ型时,由于它是以髓鞘脱失为主,所以表现为远端潜伏期延长,传导速度减慢,F 波延长,但动作电位波幅正常。Ⅱ型则是以轴索损害为主,其神经动作电位波幅明显减低,但远端潜伏期正常,传导速度正常或稍减慢。神经传导检查除了可以帮助分型外,还可以帮助鉴别多发性神经病是遗传性的,还是后天获得性的,它们的运动神经传导鉴别要点为:

(1)在遗传性感觉运动性神经病Ⅰ型中,神经传导速度减慢非常明显,而且感觉和运动减慢的程度一样,并且对任何节段周围神经的影响程度都相等,但在获得性多发性神经病如 CIDP,其神经传导速度的减慢并非很明显。

(2)在遗传性感觉运动性神经病Ⅰ型中,传导速度减慢是对称的,并且同一肢体相邻的神经或两侧肢体的不同神经传导减慢基本一致,而获得性脱髓鞘神经病通常同一肢体相邻神经的传导速度可相差 5~10m/s。

(3)在遗传性感觉运动性神经病Ⅰ型中,无运动神经的传导阻滞或动作电位的波形离散;而获得性脱髓鞘神经病,可见运动神经传导阻滞或动作电位波形离散。

2. 肌电图　由于本病进展慢,肌电图显示慢性去神经支配和神经再生现象,表现为长时程、高波幅的运动单位电位,并且募集相减少,尤其在肢体远端,但纤颤电位较少见。本病的肌电图改变无特异性,神经传导检查的异常对诊断本病起主要作用。

二、家族性淀粉样多发性神经病

家族性淀粉样多发性神经病(familial amyloid polyneuropathy,FAP)是一种常染色体显性遗传的淀粉样疾病。因其在患者神经系统及多种内脏器官的细胞外均有淀粉样物质的沉积并具有遗传特性而得名。是一种十分少见的病症。病理改变主要为淀粉样蛋白沉积于周围神经、脊神经节和交感神经节以及它们的营养血管,各器官的基底膜或血管也可有淀粉样蛋白沉积。临床表现主要为以周围神经及内脏损害为主的症状。

本病发病年龄大约在 30~60 岁左右。隐匿起病,逐渐加重,大多数患者以进行性发展的周围神经损害为主。首发症状多为感觉障碍,从双下肢远端起病,主要表现为双足麻木和针刺感,随后向上发展,约 2~3 年后上肢也出现类似症状,并且出现运动功能受累,四肢远端肌肉萎缩、无力,行走困难,在出现周围神经损害的同时,均伴有自主神经受损的表现,如胃肠功能紊乱,表现为腹泻或腹泻与便秘交替;括约肌功能受累,表现为尿频、尿急、尿潴留。在男性患者,阳痿是一个重要的症状,常常在早期出现。有些患者常有头晕发作,尤以起立时明显,表现为直立性低血压,另有些患者可以表现为出汗异常,多汗,肢体水肿,出现营养性溃疡。除外上述周围神经损害的表现外,尚可出现神经系统以外的表现,主要为脏器受损的表现,如心功能不全,肝肾功损害等。

神经电生理检查主要为以轴索损害为主的周围神经损害。神经传导主要变化为复合肌肉动作电位和感觉神经电位波幅下降或消失,传导速度可轻度减慢,但一般不会低于正常范围的 70%,F 波消失,均为下肢重于上肢。肌电图可见自发纤颤电位、正锐波,运动单位电位波幅增高时程增加,出现单纯相或混合相。自主神经功能检查可以出现交感皮肤反应波形消失或潜伏时延长,下肢重于上肢。体位性低血压和心率变异异常。

本病的诊断主要根据临床及神经电生理检测有慢性周围神经病变的症状及证据及多脏器功能受损的表现,且具有家族史的患者应考虑本病。组织病理检查有重要意义。但需要和下列疾病鉴别:①遗传性感觉运动性周围神经病:运动症状重,感觉及自主神经受累较轻,不伴有其他脏器受损的表现。②POEMS 综合征:除多发性周围神经病外,表现为脏器肿大、内分泌改变、M 蛋白血症和皮肤损害。③CIDP:无明显自主神经损害表现,电生理检查示脱髓鞘改变,神经活检有助于鉴别。④糖尿病性多发性神经病:有些糖尿病患者自主神经症状突出,累及括约肌功能、性功能、胃肠及循环功能,酷似本病,但无家族史,血糖及糖耐量异常可资鉴别,对可疑病例应作病理学检查。

三、遗传性压力易感性周围神经病

遗传性压力易感性周围神经病(hereditary neuropathy with liability to pressure palsies,HNPP)是一种常染色体显性遗传的周围神经病。病理学可见局灶性腊肠样的髓鞘增厚,节段性脱髓鞘和髓鞘再生。临床上以轻微受压后反复出现的单神经或神经丛损害为特点。主要根据临床、神经电生理检查及神经病理检查诊断。神经电生理检查对本病具有重要的诊断价值,不仅可以对先证者检查,而且可以对其家系的每个成员进行筛查,对疾病的预防及减少发作次数具有重要的指导意义。

本病首次发病年龄多为 10~20 岁,多有家族史,多为急性起病的无痛性肢体无力,感觉症状很轻。临床特点为由于轻微受压后反复出现的周围神经麻痹,如有些患者可反复出现无痛性臂丛神经麻痹、尺神经麻痹等、桡神经麻痹和腓总神经麻痹,而这种神经麻痹恢复的较快,但并非很完全,几周或几个月即可恢复,但也可半年或更久才恢复。临床上除了可有反射减低外,几乎没有其他神经系统阳性发现。本病的神经电生理检查显示,无论临床上是否神经受累及,患者均可能出现神经传导的异常,而且这种异常是弥漫性和广泛性的,累及感觉和运动神经,表现为临床表现轻,而神经电生理损害重。神经电生理检查明显的特点是广泛的感觉神经传导速度明显减慢,可有感觉神经电位波幅减低或消失,表明其背景是以髓鞘脱失为主。而运动传导与广泛的感觉传导减慢相比,其程度相对较轻,主要为远端潜伏期延长,以正中神经和腓总神经延长的最明显。F 波潜伏时延长。运动神经传导速度基本正常,但伴有明显的运动神经多部位传导阻滞,以尺神经肘部和腓总神经腓骨小头处多见,提示多部位嵌压性神经病。有些患者在临床上从来就没有出现过尺神经或腓总神经麻痹,而神经传导检查却发现广泛的感觉运动神经病伴多部位运动神经传导阻滞,肌电图检查表现为广泛的神经源性损害。

临床上对于有家族史的患者,出现反复无痛性周围神经麻痹,而神经电生理检查发现广泛的感觉运动神经病,且叠加有多部位的神经嵌压,则高度提示本病。本病需要和 CIDP 以及遗传性感觉运动神经病如腓骨肌萎缩症鉴别,神经传导检查有助于对它们的鉴别,如果在多条运动神经上出现传导阻滞,并有明显的感觉神经电位异常时,则提示是 HNPP,而 CIDP 出现的神经传导减慢是以运动神经为主,恰好和 HNPP 相反。

【病例分析 1】

1. 病史摘要　男性,66 岁,四肢麻木,无力一年。一年前患者经常出现两脚针刺样的烧痛,有时感到脚趾尖麻木,自服维生素,但无明显好转。渐发现手也开始麻木,右手重,有时出现右上肢疼痛,曾经拍颈、腰椎 X 线片均未发现明显异常。10 年前患者被诊断为 Ⅱ 型糖尿病,之后一直采用饮食控制,直到 3 年前开始用胰岛素,有高血压病史 5 年。

查体:神清,语利,行走迟缓,脑神经正常。右拇短展肌和双侧趾短伸肌轻度萎缩,双上肢肌力近端正常,远端 4 级,双下肢肌力 4 级,远端差,右手桡侧三指和双踝以下感觉减退,双下肢远端深感觉减退,双膝反射消失,其余反射也减低,病理征阴性,共济试验正常。

神经传导和肌电图检查结果见表 10-10 和表 10-11。

表 10-10　神经传导检查结果

神经传导	潜伏时（ms）		波幅（mV、μV）		传导速度（m/s）	
	右	左	右	左	右	左
运动传导						
正中神经（腕-拇短展肌）	7.8	5.0	3.5	9.1		
（肘-腕）	13.0	8.6	3.2	9.0	42.0	49.0
尺神经（腕-小指展肌）	3.4		5.6			
（肘-腕）	7.0		5.4		47.0	
腓总神经（踝-趾短伸肌）	无	无				
腓总神经（胫前肌）	3.5	3.6	1.3	1.2		
（腓骨小头下-上）	4.4	4.3	1.2	1.5	35.0	34.0
胫神经（踝-跚展肌）	5.2	5.4	2.1	3.4		
（踝-腘窝）	14.2	13.7	2.0	3.2	36.7	37.0
感觉传导						
正中神经（腕-示指）	无	3.5		9.7		39.0
尺神经（腕-小指）	2.4	2.3	12.3	14.0	47.8	48.0
腓肠神经	无	无				

表 10-11　肌电图检查结果

肌肉	自发电位		运动单位电位			
	纤颤电位	正锐波	多相电位	波幅	时程	募集相
左拇短展肌	+	+	增多	增高	长	单-混
右拇短展肌	++	++	增多	增高	长	单-混
右第一骨间肌	++	+	增多	增高	长	单-混
右旋前圆肌	+	-	无	正常	长	单-混
右肱二头肌	-	-	无	正常	正常	正常
右跚长伸肌	++	+	增多	增高	长	单-混
右胫前肌	++		增多	增高	长	单-混
右腓肠肌内侧头	++	-	增多	增高	长	单-混
右股直肌外侧头	+	-	无	正常	正常	正常
右臀中肌	-	-	无	正常	正常	正常
左胫前肌	++	+	增多	正常	长	单-混
左肱二头肌	-	-	无	正常	正常	正常

2. 问题

(1) 和糖尿病相关的周围神经病变有哪些？

(2) 此患者可能的诊断是什么？

(3) 此患者神经电生理诊断应该是什么？

(4) 肌电图同时有失神经电位和大的运动单位电位出现说明了什么？

3. 分析　糖尿病可以引起很多类型的周围神经损害，首先，它可以损害任何类型的神经，包括自主神经系统，可以导致直立性低血压，小便失禁。它也可以影响到体感神经，而导致感觉和运动功能障碍，包括脑神经和四肢周围神经。糖尿病对周围神经的损害可以表现为许多形式，可以是单神经损害、多发性单神经损害、多发性对称性周围神经神经病，也可以损害到多个神经根，其损害的纤维在早期主要是小纤维，在临床上主要表现为肢体的烧灼痛和针刺感，此时，常规的神经传导检查可以正常。晚期当影响到大纤维，出现明显的感觉运动功能障碍时，可出现神经传导检查异常。从损害的病理类型来看，主要是以轴索损害为主，继发脱髓鞘改变。其出现周围神经的损害和糖尿病本身血糖控制的情况以及糖尿病的病史长短有关。

此患者由于有多年的糖尿病病史，目前出现的基本对称性的肢体感觉和运动障碍，踝反射减低，提示多发性周围神经病的可能。但患者仍然有一些不对称的症状，表现为右拇短展肌轻度肌肉萎缩和右手桡侧三指感觉减退，提示右手可能叠加腕管综合征。所以，在做检查时，除了要按照常规的周围神经病来检查外，还要特别注意检查是否有腕管综合征。

神经传导检查主要作了右侧肢体，个别神经作了对侧以进行比较。明显的异常主要是在下肢，腓总神经在趾短伸肌上记录，未引出动作电位，而在胫前肌记录动作电位波幅减低，胫神经运动传导动作电位波幅也减低，但两者均不伴有传导阻滞，远端潜伏期正常，而传导速度均稍微减慢，而两侧的腓肠神经感觉电位均消失。上肢双侧正中神经感觉运动均符合腕管综合征的改变，右侧更重。尺神经传导检查正常。肌电图检查右下肢远端肌肉既有失神经电位出现，又有多相、高波幅长时程的运动单位电位出现，而越近端的肌肉上述异常就越少，到右臀中肌已经完全正常。上肢的肌电图也和下肢一样，同样出现了这种从远到近逐渐减轻的肌电图改变。比较了两侧肱二头肌和胫前肌，发现肌电图改变基本对称，结合上述改变，考虑为感觉运动性、远端轴索性多发性周围神经病，同时伴有双侧腕管综合征，右侧更重。从这个患者的临床和神经电生理检查看，一个突出的特点是损害和神经长度有关，即越远端的神经损害的越重，这也是糖尿病引起的多发性周围神经病的典型特点。

肌电图检查同时有纤颤电位、正锐波和高波幅长时程的运动单位电位出现，说明急性和慢性轴索损害同时存在。而失神经电位主要出现在远端、近端主要为高波幅长时程的运动单位电位,说明近端已经被部分再生的神经纤维重新支配,而远端尚没有出现神经再生现象。

肌电图诊断:神经电生理改变提示感觉运动性、远端轴索性多发性周围神经病,同时叠加有双侧腕管综合征,右侧重,此种损害可能和长时间的糖尿病有关。

【病例分析2】

1. 病史摘要　男性,35岁,突发四肢无力两周。两周前患者上楼梯时突然感到双腿不灵活,次日起床时即感不能站立,吃饭时感双手笨拙,同时感手脚有些麻木,很快即被送入医院。患者曾在患病前一周无明原因发热38.8℃,吃退烧药后两天好转,无其他特殊病史。

查体:神清,语利,无发热,呼吸平稳,血压、脉搏正常,神经系统检查:脑神经正常,上肢肌力:近端3+,远端3-;下肢肌力:近端1级,远端2级;肢体无力基本对称。腱反射全部消失,病理征阴性,感觉检查除双足有轻度痛温觉减退外,其余均正常,双小腿肌肉压痛明显,直腿抬高试验明显阳性。

神经传导和肌电图检查结果见表10-12和表10-13。

表 10-12　神经传导检查结果

神经传导	潜伏时 ms)		波幅 (mV、μV)		传导速度 (m/s)		F 波(ms)	
	右	左	右	左	右	左	右	左
运动传导								
正中神经(腕 - 拇短展肌)	3.8	4.0	9.1	8.7			消失	消失
(肘 - 腕)	7.4	7.6	9.0	8.9	55.0	60.0		
尺神经(腕 - 小指展肌)	2.8	3.0	7.8	8.0			消失	消失
(肘 - 腕)	5.6	5.4	7.6	8.2	52.0	51.0		
腓总神经(踝 - 趾短伸肌)	5.0	4.0	3.4	4.0			消失	消失
(踝 - 腓骨小头下)	10.4	10.6	3.2	3.9	47.0	50.0		
(腓骨小头下 - 上)	13.5	13.2	3.0	3.8	45.0	48.9		
胫神经(踝 - 踇展肌)	5.2	5.4	12.1	13.4			消失	消失
(踝 - 腘窝)	13.2	12.9	8.9	7.5	47.0	46.7		
感觉传导								
正中神经(腕 - 示指)	2.8	2.9	7.0	8.9	48.0	46.5		
尺神经(腕 - 小指)	2.5	2.6	10.4	9.6	47.8	46.9		
腓肠神经	3.0	2.8	18.9	17.8	44.0	47.8		

表 10-13　肌电图检查结果

肌肉	自发电位		运动单位电位			
	纤颤电位	正锐波	多相电位	波幅	时程	募集相
右踇长伸肌	－	－	无	正常	正常	单 - 混
右胫前肌	－	－	无	正常	正常	单 - 混
右腓肠肌内侧头	－	－	无	正常	正常	单 - 混
右股直肌外侧头	－	－	无	正常	正常	单 - 混
右第一骨间肌	－	－	无	正常	正常	单 - 混
右旋前圆肌	－	－	无	正常	正常	单 - 混
右肱二头肌	－	－	无	正常	正常	单 - 混
左胫前肌	－	－	无	正常	正常	单 - 混
左肱二头肌	－	－	无	正常	正常	单 - 混

2. 问题

（1）从患者的临床表现来看，最可能诊断是什么？

（2）神经电生理检查应该出现哪些改变？

（3）除了 F 波外，其他神经传导均正常可以诊断 GBS 吗？

（4）GBS 患者神经电生理检查为什么会出现腓肠神经感觉电位正常？

3. 分析　此患者临床上表现为急性起病，并且迅速进展的四肢对称性无力，病前 1 周曾有感染史，查体除了四肢肌力减退外，所有的腱反射均消失，感觉检查仅双脚有轻度的感觉障碍，这些都符合急性感觉运动性多发性神经病的特点。由于患者双小腿肌肉压痛明显，直腿抬高试验明显阳性，说明病变范围除了周围末梢神经外，尚可能激惹到了神经根，所以，首先考虑急性感染性多发性神经根神经炎，即 GBS。

典型的 GBS 神经电生理检查主要出现的是以髓鞘脱失为主的表现，表现为远端潜伏期延长，传导速度减慢，动作电位时程变宽、离散，并且出现传导阻滞，F 波潜伏时延长。但近年来又有很多有关以轴索损害为主的 GBS，它主要的改变是动作电波幅降低，而远端潜伏期、传导速度、F 波相对都正常。此患者目前首先需要做的检查就是肌电图，主要需注意是否有以髓鞘脱失为主的神经电生理改变。

GBS 的典型神经电生理改变可以为：远端潜伏期延长、传导速度减慢、传导阻滞、波形离散，而这些异常的出现并非是一下子就全部出现，需要有一个过程，而且并非每个患者都出现同样的异常，事实上，GBS 的神经传导异常可以出现很多类型。此患者运动神经传导全部正常，唯一的异常就是所有的 F 波全部消失，而 F 波消失可以是 GBS 最早的神经电生理异常，而且可以持续单独存在几天,结合此患者早期出现的神经根受激惹表现(双小腿肌肉压痛明显,直腿抬高试验明显阳性),腱反射消失,说明损害是以近端神经根为主。紧接着 F 波消失出现的异常将是远端潜伏期延长。真正典型的其他脱髓鞘改变包括传导速度减慢、传导阻滞、波形离散,则需要一段时间才能出现。此患者由于作神经电生理检查的时间是在发病后刚 2 周,所以唯一出现的神经传导异常就是 F 波消失。

GBS 的肌电图检查通常要在 3 周后才会出现异常,此患者同样是作检查时间太早,所以,除了募集相减少外,没有其他异常发现。

感觉神经电位和运动神经动作电位一样,在刚发病的头几天通常正常,大约在 1 周末有些患者就会出现一种特殊的正中神经和尺神经感觉电位异常而腓肠神经感觉电位正常的现象,这种分离现象被解释为当 GBS 时,病变特别容易侵犯那些小的有髓纤维,而由于腓肠神经是在小腿部记录,此处的有髓纤维比正中神经和尺神经在手指的有髓纤维更粗大,因此,就造成了上述的感觉神经电位分离现象。

肌电图诊断:神经电生理改变提示急性获得性脱髓鞘性感觉运动性多发性神经根神经病,建议 3 周后复查。

【病例分析 3】

1. 病史摘要　男性,66 岁,四肢麻木、无力一年。一年前患者开始感到双脚趾尖麻木,有时疼痛,这种感觉逐渐上升到踝部,同时手指也出现麻木,并且感到双腿无力,行走不稳,上楼梯时需要借助拐杖。患者自从患病后大小便始终正常,病前也无特殊用药史,无糖尿病史,高血压史 10 年。

查体:神清,语利,轻度共济失调步态,未见明显肌肉萎缩,脑神经(−)。四肢肌力:近端 4 级,远端 3 级。双小腿和双手以下套式痛温觉减退,双踝以下深感觉减退,四肢腱反射全部消失,病理征阴性,Romberg 征(+),眼底(−)。

神经传导和肌电图检查结果见表 10-14 和表 10-15。

2. 问题

(1) 从此患者的临床表现和查体来看,最可能的诊断是什么?

(2) 神经电生理检查应该注意哪些问题?

(3) 此患者神经电生理检查有什么特点?

(4) 怎样鉴别遗传性和获得性脱髓鞘性多发性神经病?

3. 分析　从患者的病史来看,整个病情是隐匿起病,缓慢进展,逐渐加重,中间没有缓解期。其临床表现主要是以对称性肢体感觉和运动损害为主,尤其以感觉症状比较重,虽然病史已经 1 年,但没有明显肌肉萎缩,肌肉无力主要以远端为重。再结合查体四肢腱反射全部消失,肢体远端套式感觉障碍包括痛温觉和关节位置觉减退,都提示此患者可能是感觉运动性多发性神经病。

表 10-14 神经传导检查结果

神经	潜伏时(ms)		波幅(mV、μV)		传导速度(m/s)		F波(ms)	
	右	左	右	左	右	左	右	左
运动传导								
正中神经(腕-拇短展肌)	8.4	7.9	6.4	7.2			消失	消失
(肘-腕)	15.9	13.4	1.2	5.8	34.0	40.0		
尺神经(腕-小指展肌)	6.7		5.6				消失	
(肘-腕)	14.9		2.2		32.0			
(肘下-肘上)	20.1		2.2		31.0			
腓总神经(踝-趾短伸肌)	9.5		3.1				消失	
(踝-腓骨小头下)	20.6		1.8		33.0			
(腓骨小头下-上)	25.9		0.5		21.0			
胫神经(踝-踇展肌)	12.5	10.2	6.6	7.1			消失	
(踝-腘窝)	24.4	23.3	0.5	0.2	31.0	30.0		
感觉传导								
正中神经(腕-示指)	4.5	4.1	3.3	6.7	32.0	37.0		
尺神经(腕-小指)	3.7		5.4		34.0			
腓肠神经	无		无					

表 10-15 肌电图检查结果

肌肉	自发电位		运动单位电位			
	纤颤电位	正锐波	多相电位	波幅	时程	募集相
右踇长伸肌	++	–	增多	增高	长	单-混
右胫前肌	+	–	增多	增高	长	单-混
右腓肠肌内侧头	+	–	增多	正常	长	单-混
右股直肌外侧头	–	–	无	正常	长	单-混
右臀中肌	–	–	无	正常	正常	正常
右第一骨间肌	+	–	增多	增高	长	单-混
右旋前圆肌	–	–	无	正常	长	单-混
右肱二头肌	–	–	无	正常	正常	正常
左胫前肌	+	–	增多	增高	长	单-混
左肱二头肌	–	–	无	正常	正常	正常

多发性周围神经病在神经传导类型上被分为轴索型多发性神经病和髓鞘型多发性神经病。轴索型多发性神经病主要是以轴索损害为主,常见的原因有代谢性、维生素 B_{12} 缺乏性、酒精中毒性等,其临床特点为肌肉萎缩可能比较重,无力和肌肉萎缩的程度成比例,神经传导检查时,应该重点注意肌肉动作电位和感觉神经电位波幅。而髓鞘型多发性神经病多是以髓鞘脱失为主,而造成髓鞘脱失的原因可以是获得性,也可以是遗传性,获得性者急性出现的是GBS,慢性出现的是 CIDP,而遗传性的主要是遗传性感觉运动神经病。髓鞘型多发性神经病在临床表现上,可能出现很久的肌肉无力,但无力肌肉却未见明显肌肉萎缩。在神经传导检查时,要特别注意髓鞘脱失的特点如远端潜伏期延长、F 波潜伏时延长、传导速度减慢、动作电位波形离散、传导阻滞。

此患者神经传导检查具有很特殊的特点,即在下肢,双侧胫神经在腘窝处刺激其动作电位波幅明显减低,而且远端潜伏期明显延长超过了正常值上限的 200%,并伴有明显的传导速度减慢,在腓总神经上也出现了同样的发现,双侧腓肠神经感觉电位消失。在上肢,正中神经运动传导远端动作电位波幅正常,而近端刺激时,在右侧其动作电位波幅从 6.4mV 到 1.2mV,说明有传导阻滞,而左侧却没有,双侧远端潜伏期明显延长,传导速度明显减慢,F 波均未引出。从正中神经的研究表明其神经的损害不对称,尺神经运动传导动作电位波幅明显降低出现在腕和肘下,而非跨越肘部的肘上至肘下,也伴随有远端潜伏期明显延长,传导速度明显减慢,F 波消失。从上述神经传导检查结果来看,具有明显的脱髓鞘性感觉运动性多发性神经病的特点,而且出现了多部位神经传导阻滞,并且传导阻滞的部位均非常见的阻滞部位,如尺神经在肘上和肘下之间,腓总神经在腓骨小头上和下之间,其出现的部位为正中神经和尺神经都在前臂,腓总神经和胫神经都在小腿部,这些传导阻滞也不是两侧对称出现的。肌电图检查出现的异常主要是慢性神经源性损害的改变和少量失神经电位,这些改变主要出现在肢体远端,下肢重。结合此患者隐匿发病,缓慢进展,考虑此患者为慢性感觉运动性脱髓鞘性多发性神经病。

尽管病史、家族史、发病年龄和查体已经给遗传性和获得性脱髓鞘性多发性神经病的鉴别提供了很多依据,但神经电生理检查同样能提供很重要的依据,非对称性神经传导阻滞强烈提示是获得性的脱髓鞘病,而这种非对称性的神经传导阻滞在遗传性感觉运动性神经病是见不到的。所以,在检查时,应该尽可能两侧对比,以寻找不对称的证据。

肌电图诊断:神经电生理改变提示慢性感觉运动性脱髓鞘性多发性神经病。非对称性传导阻滞强烈提示为获得性髓鞘损害。

【病例分析 4】

1. 病史摘要　男性,9 岁,双足下垂半年。半年前其母发现患者经常用脚尖走路,以为是故意的,之后逐渐发现孩子经常摔跤,患者也自感双脚无力,足背抬起及快跑困难,双足麻木。患者父母非近亲结婚,育有一儿一女,患者为老大,其妹正常。其父亲(38岁)从小就因为双脚无力,不能和同龄的孩子一起跑步,后来发展到双足和双小腿肌肉萎缩,双足不能背屈,以致行走困难,经用脚和腿的夹板固定,方能缓慢行走。

查体:神清,语利,脑神经正常。轻度脊柱侧弯,弓形足,双上肢感觉运动均正常,双下肢近端肌力正常,但双足背屈力差即双足下垂,未见明显肌肉萎缩和肌肉假性肥大,双踝以下感觉减退,四肢腱反射均消失,病理征阴性。未触摸到肥大神经。

患者之父亲:脑神经正常,明显弓形足,双手远端肌肉明显萎缩,双腿从大腿中向下一直到脚的肌肉均萎缩,尤其以远端明显,很像倒着的酒杯,双手远端肌力稍差为4级,双足背屈力差为2级,双手和双踝以下感觉减退,四肢腱反射均消失,病理征阴性。可触摸到多处肥大的神经。

神经传导和肌电图检查结果见表10-16和表10-17。

表 10-16　神经传导检查结果

神经传导	潜伏时(ms)		波幅(mV、μV)		传导速度(m/s)		F 波(ms)	
	右	左	右	左	右	左	右	左
运动传导								
正中神经(腕 - 拇短展肌)	8.9	9.2	6.5	7.2			47.0	44.0
(肘 - 腕)	17.5	18.2	6.2	7.0	17.0	18.0		
尺神经(腕 - 小指展肌)	7.2	7.7	6.1	6.9			41.0	40.0
(肘 - 腕)	21.2	21.9	5.9	6.9	19.0	20.0		
腓总神经(踝 - 趾短伸肌)	10.5	10.1	0.8	0.7			66.0	64.0
(踝 - 腓骨小头下)	22.3	22.0	0.8	0.6	17.0	18.0		
(腓骨小头下 - 上)	28.9	28.4	0.7	0.7	16.0	17.0		
胫神经(踝 - 踇展肌)	12.2	13.3	8.9	9.7			70.0	71.0
(踝 - 腘窝)	27.8	29.8	6.4	7.8	16.0	15.0		
感觉传导								
正中神经(腕 - 示指)	5.2	5.4	3.8	2.6	22.0	21.0		
尺神经(腕 - 小指)	无	无						
腓肠神经	无	无						

表 10-17　肌电图检查结果

肌肉	自发电位		运动单位电位			
	纤颤电位	正锐波	多相电位	波幅	时程	募集相
右踇长伸肌	+	-	稍多	稍高	稍长	单 - 混
右胫前肌	-	-	稍多	稍高	稍长	单 - 混
右腓肠肌内侧头	-	-	稍多	稍高	稍长	单 - 混
右股直肌外侧头	-	-	无	正常	长	单 - 混
右臀中肌	-	-	无	正常	正常	正常
右第 1 骨间肌	-	-	无	正常	正常	单 - 混
右旋前圆肌	-	-	无	正常	正常	正常
右肱二头肌	-	-	无	正常	正常	正常
左胫前肌	-	-	稍多	稍高	稍长	单 - 混
左肱二头肌	-	-	无	正常	正常	正常

2. 问题

（1）从患者的临床表现和病史推测可能是什么病？

（2）触摸到肥大的神经说明了什么？

（3）患者的神经电生理检查有什么特点？

（4）为什么患者的父亲所有的运动感觉电位全部消失？

3. 分析　患者在临床上主要表现为缓慢起病的双足下垂，无明显感觉障碍，双上肢正常，单从上述病史看可能是腓总神经病，但值得怀疑的是嵌压性腓总神经病很少双侧同时发生，另外，患者感觉障碍分布是以双踝以下感觉减退，不符合腓总神经分布区。当结合其家族史，和查体发现轻度脊柱侧弯、弓形足，则推测可能是一种遗传性多发性神经病。从患者的情况看，比较特殊的发现就是上肢虽然没有临床症状，但查体发现四肢全部反射均消失，提示可能是多发性的以脱髓鞘为主的神经病变。遗传性多发性神经病在临床上其表现相对比较轻，进展也比较慢，在早期对患者生活影响不很大，所以，很多患者一直未到医院求医，直到中年或更晚才去看医生。此患者的父亲一直没有到医院就医，直到带他的孩子来看病时，才被医生发现。从其父亲的情况看，双腿从大腿中向下一直到脚肌肉均萎缩，犹如倒着的酒杯，双踝以下感觉减退，四肢腱反射均消失，弓形足，提示为遗传性感觉运动性多发性神经病（腓骨肌萎缩症）。

神经肥大多出现在神经受到感染时，如麻风病患者，可触摸到肥大的尺神经。但当长期的慢性髓鞘脱失时，也可以出现神经变粗大，而神经粗大也是遗传性脱髓鞘性多发性神经病如腓骨肌萎缩症的一个特点。

　　患者父亲的神经电生理检查,下肢腓总神经、胫神经、上肢正中神经、尺神经的运动传导动作电位全部消失,正中神经,尺神经和腓肠神经的感觉神经电位也全部消失,肌电图未见失神经电位,但几乎所有检查的肌肉上均为高波幅长时程的大的运动单位电位,募集相减小。

　　患者神经传导检查突出的特点是运动神经传导远端潜伏期和F波潜伏时明显延长,神经传导速度明显减慢,除外腓总神经波幅减低外,其余波幅却基本在正常范围内,感觉神经传导波幅减低,传导速度明显减慢。另一个特点是两侧神经损害基本对称,没有神经传导阻滞出现。肌电图未见明显的失神经电位,而主要是慢性的大的运动单位电位及募集相减少。上述改变符合感觉运动性脱髓鞘性多发性神经病,由于神经损害的对称性和没有神经传导阻滞出现,提示遗传性可能性大。

　　由于其父病史估计已经有20年,并伴有明显的足、腿和手部肌肉的萎缩,说明髓鞘损害早已经继发有轴索的变性,导致其所有的运动感觉电位全部消失。

　　肌电图诊断:神经电生理检查提示感觉运动性脱髓鞘性多发性神经病,可能为遗传性感觉运动神经病Ⅰ型。

　　【病例分析5】
　　1. 病史摘要　男性,46岁,右上肢无力6年。6年前患者首先开始感觉右上肢经常发生"痉挛",并逐渐加重,渐渐出现右上肢无力,有时感全身无力,但不伴有肢体麻木和疼痛。当时查体除了右上肢远端肌力减退外,其余的神经系统检查完全正常。这6年来患者曾经去过很多医院求医,但一直未诊断清楚。近年来患者逐渐感到右上肢无力逐渐减轻,但又出现左上肢无力和"痉挛",双足下垂,导致行走困难。自发病后未见明显消瘦,大小便正常,始终没有肢体麻木和疼痛,无复视,声音嘶哑和饮水呛咳,无呼吸困难。既往无特殊病史,无外伤史。

　　查体:神清,语利,脑神经正常,除右手拇短展肌轻度肌肉萎缩外,未见全身其他肌肉萎缩。未见肌束震颤,四肢近端肌力正常,上肢远端肌力左4级,右3级,双下肢肌力4级。除右上肢反射消失外,其他反射均减弱,深浅感觉全部正常。

　　神经传导和肌电图检查结果见表10-18和表10-19。

　　2. 问题
　　(1) 从此患者的临床表现来看,需要和哪些病来鉴别?
　　(2) 神经电生理检查应注意哪些?
　　(3) 结合神经电生理检查结果,最可能的诊断是什么? 为什么?
　　3. 分析　此患者的病史特点为隐匿起病,缓慢进展,并且病程中部分症

表 10-18　神经传导检查结果

神经	潜伏时(ms)		波幅(mV、μV)		传导速度(m/s)		F波(ms)	
	右	左	右	左	右	左	右	左
运动传导								
正中神经(腕-拇短展肌)	5.6	3.6	3.3	7.0			62.3	
（肘-腕）	13.5	8.4	0.5	5.0	39.9	52.1		
尺神经(腕-小指展肌)	3.7	3.4	8.0	6.2			消失	
（肘-腕）	14.3	9.5	2.6	1.2	38.8	36.1		
腓总神经(踝-趾短伸肌)	5.2	5.7	3.5	2.2				
（踝-腓骨小头下）	13.4	13.6	2.1	1.5	37.8	38.0		
（腓骨小头下-上）	17.4	17.8	2.0	1.4	38.0	39.0		
胫神经(踝-姆展肌)	4.6	4.5	3.2	3.0			消失	
（踝-腘窝）	13.6	13.4	1.6	1.8	38.7	37.9		
感觉传导								
正中神经(腕-示指)	2.9		53.4		63.6			
尺神经(腕-小指)	3.3		35.6		54.0			
腓肠神经	3.3		25.7		42.4			

表 10-19　肌电图检查结果

肌肉	自发电位		运动单位电位			
	纤颤电位	正锐波	多相电位	波幅	时程	募集相
右胫前肌	++	-	稍多	稍高	稍长	单-混
右腓肠肌内侧头	-	-	无	正常	正常	正常
右股直肌外侧头	-	-	无	稍高	长	单-混
右第1骨间肌	+++	-	稍多	稍高	稍长	单-混

状有缓解,临床症状不对称,以肢体远端肌肉无力为主,而肌肉萎缩很轻,病史中始终没有明显的感觉障碍。在临床上这种非对称性的肢体远端肌肉无力比较常见的是单发性周围神经损害,如上肢的正中神经嵌压性病变可以导致右手拇短展肌肌肉萎缩和无力,不过,它同时还可以出现正中神经分布区内的感觉异常,而此患者没有感觉障碍。此外,尺神经在腕部损害如果只影响到深穿运动支时,可以只有手肌无力,而无感觉障碍。颈部神经根病也是一个比较常见的引起上肢非对称性肌肉无力的病因,但此患者始终没有颈部疼痛,而且感觉正常。运动神经元病也可以引起上肢非对称性肌肉无力,患者在临床上出

现的肌肉"痉挛",经过仔细询问后认为可能是肌束震颤,加之感觉正常,肌萎缩侧索硬化也不能排除,但此患者已经有 6 年病史,病程进展似乎比运动神经元病的病史进展要更慢,并且病变相对比较局限。慢性炎症性脱髓鞘性多发性神经病多为缓慢进展的对称性肢体远端肌肉无力和麻木,也可以出现肌束震颤,但非对称性出现的临床症状非常少见。多灶性运动神经病主要表现为缓慢进展的非对称性的肢体远端肌肉无力,感觉正常,如果未经过治疗,病史可以很长,肌肉无力相对比较重,和肌肉萎缩不成比例。

神经传导检查应该四肢全部都检查,注意正中神经和尺神经的肌肉动作电位波幅,末端运动潜伏时,在肘部是否有神经传导阻滞,腓总神经在腓骨小头处是否有神经传导阻滞,如果有,是否是对称性出现。注意 F 波潜伏时是否延长,此外,还要注意感觉神经电位波幅是否两侧对称。肌电图要注意是否有慢性神经源性损害的改变,以及这些改变在肌肉分布的情况。

神经传导检查显示:右正中神经远端潜伏期延长,并且在腕和肘之间出现传导阻滞,双侧尺神经、腓总神经均出现多灶性的传导阻滞,尺神经、胫神经 F 波消失,正中神经 F 波潜伏时延长,上面这些改变都提示此患者是以脱髓鞘损害为主,加之正常的感觉神经传导提示为多灶性运动神经病,而广泛的失神经电位和神经再生电位则说明长期的脱髓鞘性运动神经病继发轴索变性。

多灶性运动神经病在临床上表现为非对称性的肢体无力,上肢比下肢受累及的更早及更重,肌肉无力多局限于某个神经支配的区域,肌束震颤比较常见,通常在肢体无力很久以后才出现肌肉萎缩,腱反射减弱通常只出现在肌肉无力的肢体上,通常不累及脑神经和呼吸肌,其病程可以是逐渐进展,阶梯样进展,也有的患者病程中有缓解的迹象。神经传导的特点是运动神经出现持久的、多灶性完全或部分传导阻滞,而这些传导阻滞的部位多不在神经通常容易受到压迫的部位,如尺神经在肘部,腓总神经在腓骨小头处。传导阻滞也可以出现在肢体近端,但需要神经根刺激才能检查,神经传导速度多正常或轻度减慢,即使是在有传导阻滞的部位,传导速度也不会很慢,F 波潜伏时多明显延长,而感觉神经传导完全正常。对本病的诊断除了病史、临床表现和神经电生理检查外,还包括实验室检查,如血清 GM1 抗体检测,大约有 30%~60% 的患者血清中 GM1 抗体阳性,GM1 多存在于髓鞘外层和运动终板处,尤其以运动神经的髓鞘中含量高。目前对本病的治疗主要是采用静脉注射免疫球蛋白 IgG,多数患者经过治疗 1 周至数周后肌力就有所恢复,首先恢复的多是新近出现的症状,而那些时间很久的症状比较难恢复。不过肌力恢复只能持续几周,所以,通常要反复采用静脉注射免疫球蛋白,而且主张尽早诊断和尽早治疗。

肌电图诊断:神经电生理检查提示为多灶性运动神经病。

【病例分析 6】

1. 病史摘要　男性,38 岁,双下肢水肿、麻木、无力 15 个月,加重并伴视物模糊 2 个月。15 个月前患者劳累后出现双下肢对称性凹陷性水肿,伴趾尖发凉、疼痛,渐出现双下肢麻木及无力,入院前 2 个月上述症状加重,并出现行走困难,双手麻木。同时感到视力有所下降。自发病后家属发现患者逐渐变黑,皮肤变粗糙,体重稍有下降。大小便正常,无声音嘶哑和饮水呛咳,无呼吸困难。既往无特殊病史,无外伤史,家族无类似疾病。

查体:神清,语利,脑神经正常,双上肢近端肌力Ⅴ级,双手握力稍差,双下肢近端肌力 4 级,双足背屈及下蹬力量均差,为Ⅱ级。未见明显的肌肉萎缩,四肢腱反射均减弱,双膝以下痛觉减退,病理征(-)。双下肢轻度凹陷性水肿,皮肤粗糙,肝在肋下 2 指可触及。

神经传导和肌电图检查结果见表 10-20 和表 10-21。

表 10-20　神经传导检查结果

神经	潜伏时(ms)		波幅(mV、μV)		传导速度(m/s)		F 波(ms)	
	右	左	右	左	右	左	右	左
运动传导								
正中神经(腕 - 拇短展肌)	4.6	4.3	4.8	2.3			31.0	37.0
(肘 - 腕)	9.9	9.7	4.5	2.0	39.9	40.1		
尺神经(腕 - 小指展肌)	3.7	3.7	6.6	6.8			31.0	38.0
(肘 - 腕)	8.6	8.0	5.2	6.3	41.8	43.4		
(肘上 - 肘下)	11.5	10.3	6.0	6.2	38.8	42.7		
腓总神经(踝 - 趾短伸肌)	消失	消失					消失	
(踝 - 腓骨小头下)								
(腓骨小头下 - 上)								
胫神经(踝 - 踇展肌)	消失	消失					消失	
(踝 - 腘窝)								
感觉传导								
正中神经(腕 - 示指)	3.1	3.1	16.4	20.7	45.2	45.2		
尺神经(腕 - 小指)	2.4	2.7	9.9	9.9	45.8	40.7		
腓肠神经	消失	消失						

表 10-21 肌电图检查结果

肌肉	自发电位		运动单位电位			
	纤颤电位	正锐波	多相电位	波幅	时程	募集相
右胫前肌	++	++	稍多	稍高	稍长	单 - 混
右腓肠肌内侧头	+	+	稍多	稍高	正常	单 - 混
右股直肌外侧头	−	−	无	正常	正常	正常
右第一骨间肌	−	−	无	正常	正常	正常

2. 问题

(1) 从此患者的临床表现推测可能是哪些疾病？进一步要做哪些检查？

(2) 神经电生理检查结果应该和哪些疾病鉴别？

(3) 结合临床、神经电生理检查及实验室结果，本病诊断是什么？

3. 分析　此患者的病史特点中年男性，缓慢起病，逐渐进展，首发表现是双下肢水肿，皮肤发冷，伴有足趾疼痛，渐渐出现肢体的麻木和无力，症状基本对称，从下肢远端开始，逐渐向上发展，入院前 2 个月又出现了双眼视力下降。神经系统查体主要表现为四肢基本对称的周围型感觉和运动障碍，下肢重于上肢。内科系统查体体征为肝脏稍大。综上，此患者的主要表现为周围神经和皮肤及内脏脏器的损害，因此，首先考虑 POEMS 综合征，但也需要考虑是否有 CIDP、淀粉样周围神经病或其他原因引起的周围神经损害，应该进一步检查脑脊液，肌电图检查是否有周围神经损害及损害的类型，还需要查尿本周蛋白，M 蛋白，血及脑脊液蛋白电泳，腹部 B 超，肿瘤系列等。

神经电生理检查结果，四肢对称性感觉运动神经均受损，以髓鞘脱失为主，伴有轴索损害，下肢重于上肢。其中，运动神经传导下肢均未引出波形，上肢正中和尺神经远端潜伏时均轻度延长，传导速度均轻度减慢，复合肌肉动作电位波幅轻度减低，F 波潜伏时轻度延长，感觉神经传导损害较轻，以下肢为主。上述这种神经传导异常可以见于很多以髓鞘脱失为主并继发周围神经损害的疾病，如和免疫介导相关的获得性以髓鞘脱失为主的疾病，CIDP、POEMS 病、多灶性运动神经病及遗传性感觉运动性周围神经病。但仔细分析，多灶性运动神经病仅损害运动神经，不损害感觉神经，且伴有多部位的运动神经传导阻滞，而此患者没有；而以髓鞘脱失为主的遗传性感觉运动性周围神经病，其运动神经传导远端潜伏时明显延长，传导速度明显减慢，而此患者的异常均未达到明显异常，结合临床，不考虑遗传性感觉运动性周围神经病。有关 CIDP 和 POEMS 的神经电生理改变，由于两者都是和免疫介导相关的周围神经损害，其神经电生理改变均为以髓鞘脱失为主，伴有继发轴索损害，故其神经电生理改变很像，单靠神经电生理异常很难鉴别，必须根据临床及相关的实验室检查。

本患者住院后行脑脊液化验,脑脊液压力稍高,蛋白增高,余均正常,血 M 蛋白阳性,腹部 B 超,肝脾肿大,眼底发现视乳头水肿,结合其临床表现及神经电生理检查最终诊断为 POEMS 综合征,行甲强龙冲击及环磷酰胺治疗,于半年后复查肌电图,双上肢感觉运动神经传导均恢复正常,但双下肢改善不明显,患者麻木有所减轻,但肢体无力无明显改善。

POEMS 综合征是一组以多发性感觉运动性周围神经病为主要表现,常伴有多系统损害及与浆细胞瘤相关的临床症候群。在临床上以多发性周围神经病(polyneuropathy)、脏器肿大(organomegaly)、内分泌病(endocrinopathy)、单克隆 γ 球蛋白病(monoclonalgammopathy)、皮肤改变(skin change)为主要特征。本病病因尚未完全阐明,多数学者认为本病属于自身免疫性疾病,其发病基础是浆细胞瘤,可伴发多发性骨髓瘤、孤立性浆细胞病、巨球蛋白血症及良性丙种球蛋白血病等。

本病发病年龄为 50~60 岁,男女比例为(2~3):1。该病进展相对缓慢,从发病到首诊历时数月到数年不等。其周围神经病变常从足部开始,由远端向近端对称性渐进性发展,以感觉异常为主,可出现肢体无力,可伴有中枢神经损害,常见的有视乳头水肿,脑压增高,但不伴有其余脑神经及自主神经功能损害。多数患者有肝大,而脾大和淋巴结肿大较少见。糖尿病和性腺功能障碍是最常见的内分泌病变,血象的改变以血小板和红细胞增多为主,骨髓改变则为浆细胞轻微增多,一般不出现本周蛋白。皮肤病变以色素沉着、皮肤增厚、毛发增多为主。脑脊液蛋白几乎都升高。多发性周围神经损害是本病诊断必不可少的条件,其损害的电生理类型主要为以髓鞘脱失为主伴轴索损害,周围神经损害也是本病致残的主要原因。

【病例分析 7】

1. 病史摘要　男性,35 岁,左上肢受压后麻木无力 10 天。患者于 10 天前在沙发上睡眠,约 1 小时醒后发现左上肢及左小指发麻,无力,自服维生素,效果不好来就诊。12 年前患者在地里蹲着干活,约半小时后发现左足不能背屈,服用神经营养药,几个月后症状恢复。5 年前患者无明原因曾出现过一次左上肢无力,几周后恢复。家族中其母也有类似病史。查体:神清,语利,脑神经正常,除左手小指外展力量稍差外,余神经系统查体未见异常。

其母,61 岁,48 年前右下肢受压后出现足背屈无力,行走困难,不伴肢体麻木,约 1 年后自行缓解。47 年前患者无明显诱因出现右上肢麻木及无力,约 2~3 年后自行缓解。其后其右下肢足背屈困难反复出现 3 次。查体:除双足背屈力稍差外,余神经系统查体未见异常。

患者神经传导检查结果见表 10-22。

表 10-22 患者神经传导检查结果

神经	潜伏时(ms)		波幅(mV、μV)		传导速度(m/s)		F波(ms)	
	右	左	右	左	右	左	右	左
运动传导								
正中神经(腕-拇短展肌)	4.2	4.0	6.1	8.1			30.0	29.8
(肘-腕)	8.8	8.4	5.6	6.8	53.7	52.1		
尺神经(腕-小指展肌)	3.4	3.3	6.7	6.6			26.1	28.3
(肘-腕)	7.03	7.3	5.8	5.8	61.3	51.1		
(肘上-肘下)	10.7	10.4	2.8	2.2	27.2	31.7		
腓总神经(踝-趾短伸肌)	6.2	7.8	4.6	2.3				
(踝-腓骨小头下)	13.7	15.2	2.0	1.7	45.6	41.8		
(腓骨小头下-上)	17.2	18.7	1.2	0.8	29.1	25.7		
胫神经(踝-踇展肌)	4.2	3.9	6.3	9.2			54.8	54.7
(踝-腘窝)	13.8	13.1	3.8	5.8	38.7	37.9		
感觉传导								
正中神经(腕-示指)	消失	消失						
尺神经(腕-小指)	2.6	消失	13.6		38.5			
腓肠神经	3.9	3.54	9.1	6.9	34.5	35.9		

其母神经传导检查结果见表 10-23。

表 10-23 其母神经传导检查结果

神经	潜伏时(ms)		波幅(mV、μV)		传导速度(m/s)		F波(ms)	
	右	左	右	左	右	左	右	左
运动传导								
正中神经(腕-拇短展肌)	5.7	5.2	5.3	3.6			29.9	28.5
(肘-腕)	10.3	9.1	4.5	3.2	45.3	52.1		
尺神经(腕-小指展肌)	3.1	3.1	7.7	9.3			30.3	31.2
(肘-腕)	6.1	6.4	6.7	8.0	57.4	53.5		
(肘上-肘下)	9.0	9.3	6.4	7.3	34.4	34.2		
腓总神经(踝-趾短伸肌)	4.3	4.1	1.8	1.4			59.9	60.1
(踝-腓骨小头下)	11.0	10.1	1.1	0.5	44.1	45.0		
(腓骨小头下-上)	13.1	13.1	1.1	0.4	33.3	30.0		
胫神经(踝-踇展肌)	4.8	4.7	5.4	6.4			58.9	57.9
(踝-腘窝)	13.2	13.6	3.5	3.6	37.8	34.9		

续表

神经	潜伏时（ms）		波幅（mV、μV）		传导速度（m/s）		F波（ms）	
	右	左	右	左	右	左	右	左
感觉传导								
正中神经（腕 - 示指）	消失	消失						
尺神经（腕 - 小指）	2.7	3.0	20.6	5.1	37.0	33.0		
腓肠神经	4.1	4.1	3.9	6.0	34.1	34.1		

2. 问题

（1）患者及其母亲有什么共同的临床特点？

（2）神经电生理检查结果与临床表现一致吗？

（3）结合神经电生理检查结果，本病诊断是什么？

3. 分析　　此患者和其母亲在临床上共同的特点为：首次发病均为青壮年，反复出现的轻微受压后肢体的无力和麻木，不伴有疼痛，临床表现很像单神经损害。查体表现为症状的不对称性，除外受损神经有异常体征外，余查体正常。

患者及其母亲均具有临床表现轻，而神经电生理损害重的特点。突出的表现是临床上未受累及的神经而神经电生理却出现异常。神经传导异常是广泛和弥漫的，感觉运动神经传导均受影响，但感觉神经损害较运动神经损害重。运动神经损害主要以髓鞘脱失为主，表现为远端潜伏时延长，神经传导速度减慢，在肘及腓骨小头处出现多处神经传导阻滞和局部传导减慢。

结合患者临床上反复出现的轻微受压后肢体的无力和麻木，有家族史，及神经电生理检查结果，此患者诊断为：遗传性压力易感性周围神经病。

遗传性压力易感性周围神经病是极少见的遗传性周围神经疾病，由于本病临床表现很轻，且多数患者发病后均能自然恢复而不留明显后遗症，导致患者不去医院就医。另外，由于国内对本病的报道及研究极少，临床医生对本病认识不够，当遇到此类患者时，首先想到的是单神经损害，有的甚至误认为脑血管病，而被误诊。而本病如果没有能够及时发现或治疗不当，将导致患者临床上反复出现外周单神经或神经丛损伤，最终将会遗留不同程度的神经功能缺损。本病目前尚无特效治疗手段，提高对本病的认识，早期正确诊断，及早预防，避免易导致神经受压的姿势，即可减少神经损伤的发生。

本病是一种常染色体显性遗传病，家族史中阳性率很高，但也有散发病例。其诊断主要根据以下几点：①临床上出现反复发作性单神经或多神经损伤。②神经电生理检查有广泛性神经传导异常。③有阳性家族史。④周围神经病理组织学检查可见腊肠样改变。⑤遗传基因学检测有 17p11.2 大片段缺失。对本病的诊断基因分析是最主要的,但目前国内尚未开展 HNPP 的基因诊断。神经活检病理检查可见节段性脱髓鞘及局限性髓鞘增厚即腊肠样改变,但这种改变并非 HNPP 所特有,加之神经活检具有损伤性,因而限制了该项检查的开展。近年来,通过对临床、神经电生理、分子遗传学相关的 HNPP 家族研究表明,可靠的神经电生理检查是 HNPP 诊断的重要依据。

　　本病的临床神经电生理检查显示,无论临床上是否神经受累及,患者均可能出现神经传导的异常,而且这种异常是弥漫性和广泛性的,累及感觉和运动神经,但感觉神经损害较运动神经损害重。主要的神经电生理改变是髓鞘脱失即运动神经传导末端潜伏期延长,神经传导速度减慢,嵌压部位神经传导阻滞,F 波潜伏期延长甚至消失。

参 考 文 献

1. Asbury AK, Arnason BGW, Karp HR, et al. Criteria for diagnosis of Guillain-Barré syndrome. Ann Neurol, 1998, 3:565-566.

2. Asbury AK, Cornblath DR. Assessment of current diagnostic criteria for Guillain-Barré syndrome. Ann Neurol, 1990, 27 (suppl):S21-24.

3. Albers JW, Kelly JJ. Acquired inflammatory demyelinating polyneuropathies:clinical and electrodiagnostic features. Muscle Nerve, 1989, 12:435-451.

4. Alam TA, Chaudrhy V, Cornblath DR. Electrophysiological studies in the Guillain-Barre Syndrome:Distinguished subtypes by published criteria. Muscle Nerve, 1998, 21:1275-1279.

5. Albers AW, Donofrio PD, McGonagle TK. Sequential electrodiagnostic abnormalities in acute inflammatory demyelinating polyradiculoneuropathy. Muscle Nerve, 1985, 8:528-539.

6. Bromberg MB, Albers JW. Patterns of sensory nerve conduction abnormalities in demyelinating and axonal peripheral nerve disorders. Muscle Nerve, 1993, 16:262-266.

7. Bromberg MB, Comparison of electrodiagnostic criteria for primary demyelination in chronic polyneuropathy. Muscle Nerve, 1991, 14:968-976.

8. Barohn R. Approach to peripheral neuropathy and neuronopathy. Seminars in Neurology, 1998, 18:7-18.

9. Barohn RJ, Kissel JT, Warmolts JR, et al. Chronic demyelinating polyradiculoneuropathy: clinical characteristics, course, and recommendations for diagnostic criteria. Arch Neurol, 1989, 46:878-884.

10. Barohn RJ. Multifocal acquired demyelinating sensory and motor neuropathy:the Lewis-Sumner syndrome. Muscle Nerve, 1999, 22:560-566.

11. Bouche P, Moulonguet A, Younes-Chennoufi AB, et al. Multifocal motor neuropathy with conduction block: a study of 24 patients. J Neurol Neurosurg Psychiatry, 1995, 59: 38-44.

12. Brown WF, Feasby TE, Hahn AF. Electrophysiological changes in the acute "axonal" form of Guillain-Barré syndrome. Muscle Nerve, 1993, 16: 200-205.

13. Cornblath DR, Asbury AK, Albers JW, et al. Research criteria for diagnosis of chronic inflammatory demyelinating polyneuropathy (CIDP). Neurology, 1991, 41: 617-618.

14. Comi G, Amadio S, Galardi G, et al. Clinical and neurophysiological assessment of immunoglobulin therapy in five patients with multifocal motor neuropathy. J Neurol Neurosurg Psychiatry, 1994, 57 (suppl): 35-37.

15. Chaudhry V. Multifocal motor neuropathy. Sem Neurol, 1998, 18: 73-81.

16. Corse AM, Chaudhry V, Crawford TO, et al. Sensory nerve pathology in multifocal motor neuropathy. Ann Neurol, 1996, 39: 319-325.

17. Donofrio P, Albers J. AAEM minimonograph #34: Polyneuropathy: Classification by nerve conduction studies and electromyography. Muscle and Nerve, 1990, 13: 889-903.

18. Dyck P, Dyck J, Grant I, et al. Ten steps in characterizing and diagnosing patients with peripheral neuropathy. Neurology, 1996, 47: 10-17.

19. Dyck PJ. Invited review: limitations in predicting pathologic abnormality of nerves from the EMG examination. Muscle Nerve, 1990, 13: 371-375.

20. Dyck JB, Dyck PJ. Diabetic Polyneuropathy. In: Dyck PJ, Thomas PK, ed. Diabetic Neuropathy. Philadelphia: W.B. Saunders, 1999, 255-278.

21. Gibbels E, Behse F, Kentenich M, et al. Chronic multifocal neuropathy with persistent conduction block (Lewis-Sumner syndrome). Clin Neuropathol, 1993, 12: 343-352.

22. Feasby TE, Hahn AF, Brown WF, et al. Severe axonal degeneration in acute Guillain-Barré syndrome: evidence of two different mechanisms? J Neurol Sci, 1993, 116: 185-192.

23. Feasby TE. Plasma-exchange therapy in chronic inflammatory demyelinating polyneuropathy: a double-blind, sham-controlled, cross over study. Brain, 1996, 119: 1055-1066.

24. Feinberg DM, Preston DC, Shefner JM, et al. Amplitude-dependent slowing of motor nerve conduction in amyotrophic lateral sclerosis and axonal neuropathy. Muscle Nerve, 1999, 22: 937-940.

25. Ho TW, Li CY, Cornblath DR, et al. Patterns of recovery in the Guillain-Barré syndromes. Neurology, 1997, 48: 695-700.

26. Katz JS, Wolfe GI, Bryan WW, et al. Electrophysiologic findings in multifocal motor neuropathy. Neurology, 1997, 48: 700-707.

27. Martyn C, Hughes R. Epidemiology of peripheral neuropathy. Journal of Neurology Neurosurgery and Psychiatry, 1997, 62: 310-318.

28. Rosenberg NR, Portegies P, de Visser M, et al. Diagnostic investigation of patients with chronic polyneuropathy: evaluation of a clinical guideline. J Neurol Neurosurg Psychiatry, 2001, 71: 205-209.

29. Simmons Z, Tivakaran, S. Acquired demyelinating polyneuropathy presenting as a pure clinical sensory syndrome. Muscle Nerve, 1996, 19: 1174-1176.

30. Uncini A, DiMuzio A, De Angelis MV, et al. A minimal and asymptomatic chronic inflammatory demyelinating polyneuropathy. Clin Neurophysiol, 1999, 110: 694-698.

31. Rubin M, Mackenzie CR. Clinically and electrodiagnostically pure sensory demyelinating polyneuropathy. Electromyogr Clin Neurophysiol, 1996, 36: 145-149.

32. Schady W, Goulding PJ, Lecky BRF, et al. Massive nerve root enlargement in chronic inflammatory demyelinating polyneuropathy. J Neurol Neurosurg Psychiatry, 1996, 61: 636-640.

33. Preston DC, Shapiro BE. Electromyography and Neuromuscular Diseases. Boston: Butterworth-Heinemann, 1998.

34. William W. Campbell. Essentials of electrodiagnostic medicine. NewYork: Demos Medical. 1999.

35. Taylor B, Wright R, Harper C, et al. Natural history of 46 patients with multifocal motor neuropathy with conduction block. Muscle Nerve, 2000, 23: 900-908.

36. Oh SJ, Claussen GC, Kim DS. Motor and sensory demyelinating mononeuropathy multiplex (multifocal motor and sensory demyelinating neuropathy): a separate entity or a variant of chronic inflammatory demyelinating polyneuropathy? Journal of the Peripheral Nervous System, 1997, 2: 362-369.

37. Van den Berg-Vos RM, Van den Berg LH, Franssen H, et al. Multifocal inflammatory demyelinating neuropathy: a distinct clinical entity? Neurology, 2000, 54: 26-32.

38. Wilbourn AJ. Diabetic entrapment and compression neuropathies//Dyck PJ, Thomas PK. Diabetic Neuropathy. Philadelphia: W. B. Saunders, 1999: 481-508.

39. Gross WL, Trabandt A, Renhold-Keller E. Diagnosis and evaluation of vasculitis. Rheumatology, 2000, 39: 245-252.

40. Mc Cluskey L, Feinberg D, Cantor C, et al. "Pseudo-conduction block" in vasculitic neuropathy. Muscle Nerve, 1999, 22: 1361-1366.

41. Quattrone A, Gambarella A, Bono F, et al. Autosomal recessive hereditary motor and sensorneuropathy with focally folded myelin sheaths. Clinical electrophysiologic, and genetic aspects of a large family. Neurology, 1996, 46: 1318-1324.

42. Kaku DA, Parry GJ, Malamut R, et al. Nerve conduction studies in Charcot-Marie-Tooth polyneuropathy associated with a segmental duplication of chromosome 17. Neurology, 1993,

1806-1808.

43. Birouk N, Gouider R, Le Guern E, et al. Charcot-Marie-Tooth disease type 1A with 17p11.2 duplication. Clinical and electrophysiological phenotype study and factors influencing disease severity in 119 cases. Brain, 1997, 120:813-823.

44. Jaradeh SS. Hereditary neuropathies: clinical and electrodiagnostic features and rationale testing. AAEM Course E, 1997:23-27.

45. Li J, Krajewski K, Shy ME, et al. Hereditary neuropathy with liability to pressure palsy: the electrophysiology fits the name. Neurology, 2002, 58:1769-1773.

46. 党静霞,李汉玲.Guillain-Barre 综合征早期电生理变化和分型再认识.西安医科大学学报,1997,18(2):255-256.

47. Richard K, olney. Richard A Lewis. Consensus criteria for the diagnosis of multifocal neuropaty. Muscle Nerve, 2003, 27:117-121.

48. Peter Y.K, Van Den Bergh. Electrodiagnostic criteria for acute and chronic inflammatory demyelinating polyradiculoneuropathy. Muscle Nerve, 2004, 29:565-574.

49. Mark B Bromberg. Review of the evolution of electrodiagnostic criteria for chronic inflammatory demyelinating polyradiconeuropathy. Muscle Nerve, 2011, 43:780-794.

50. Peter J. Dyck.Diabetic polyneuropathies: update on research definition, diagnostic criteria and estimation of severity. Diabetes Metab Res Rev, 2011, 27:620-628.

51. JD England. G.S. Gronseth. Distal symmetrical polyneuropathy: definition for clinical research. Muscle Nerve, 2005, 31:113-123.

52. 崔立英.中国吉兰-巴雷综合征诊治指南.中华神经科杂志,2010,43(8):583-585.

53. 崔立英.中国慢性炎症性多发性神经根神经病诊疗指南.中华神经科杂志,2010,43(8):586-588.

54. 刘明生,崔立英.炎症性脱髓鞘性周围神经病的电生理诊断.中华神经科杂志,2010,43(11):812-814.

55. Hong Y-H, Kim M, Kim H-J, et al. Clinical and electrophysiologic features of HNPP patients with 17p11.2 deletion. Acta Neurol Scand, 2003, 108:352-358.

第十一章

运动神经元病

运动神经元病是一组隐匿起病、病因不明,主要侵犯大脑皮质锥体细胞、脑干脑神经运动核及脊髓前角运动神经细胞为主的神经系统变性病,最终导致广泛的肌肉无力、萎缩和痉挛,而感觉和自主神经系统一般不受影响。本病在临床上主要分为四型(表11-1),其分类是根据对上、下运动神经元受损的不同部位,以及是否累及脑神经或是脊髓而定。目前这种分类完全是人为的,但已广泛被临床接受。不管最初的起病形式如何,这四型都被认为是相关的疾病实体,最终都会进展为肌萎缩侧索硬化,而它也是目前临床上研究最多的。由于其早期临床症状局限且不典型,与其他多种神经系统疾病相似而不易被确诊,导致疾病被延误,失去最佳治疗时机,所以,正确和及早的诊断对本病非常重要。目前尚无有效的生物学指标诊断早期肌萎缩侧索硬化。神经电生理检查的主要目的是发现下运动神经元损害的证据,鉴别出那些和运动神经元病很像但却是可治性的疾病,以避免贻误诊断,同时,它也是判断疗效和病情进展的有效方法。肌电图检查者必须清楚运动神经元病的诊断需要结合临床、神经电生理检查和影像学检查的结果,而不能单靠神经电生理检查。

表 11-1　运动神经元病分类

原发性	感染或感染后	遗传性
肌萎缩侧索硬化	脊髓灰质炎	家族性肌萎缩侧索硬化
进行性延髓麻痹	脊髓灰质炎后综合征	脊髓性肌萎缩
原发性侧索硬化		
进行性脊肌萎缩		

一、临床分型及诊断

1. 肌萎缩侧索硬化(amyotrophic lateral sclerosis,ALS)

(1) 临床表现:肌萎缩侧索硬化是运动神经元病中最常见的一种,其中5%~10% 为家族性,90%~95% 为散发性,临床见到的多为散发性。其发病率为 1~2 人 /10 万,发病年龄多在 40 岁以上,年轻患者较少。病程一般 3~5 年,个别患者可存活 8~10 年以上。病变部位主要在脑和脊髓的运动神经元,导致广泛的肌肉无力和萎缩,早期表现主要为下运动神经元损害包括肌肉无力、肌束震颤和肌肉萎缩。受影响的肢体多不对称,多数患者局限在单侧手或上肢的无力和肌肉萎缩,以拇短展肌和第一骨间肌最常见,少数患者以足下垂或下肢首先受损害。临床上有时很像尺神经麻痹或腓总神经麻痹。随着病情进展,渐渐波及其他肢体,最终影响到躯干、头、颈、延髓肌和呼吸肌。患者可以出现舌肌纤颤,舌肌萎缩,以及全身明显的肌束震颤,行走困难,语言不清,饮水呛咳,吞咽困难。晚期时胸锁乳突肌和颈部肌肉无力和萎缩,导致抬头转颈困难,但患者智能多不受影响,一般不出现括约肌功能障碍和感觉障碍。腱反射改变取决于上下运动神经元损害的程度,典型的改变是萎缩的肌肉出现腱反射亢进。几乎所有的患者到后期都会出现程度不同的呼吸肌受累,呼吸障碍,而且不易控制。散发型 ALS 目前仍缺乏特异性强的生物学诊断标志物,其主要诊断仍有赖于临床特征和电生理特点。对于典型的肌萎缩侧索硬化患者,临床诊断不难,但早期症状不典型的患者尤其是仅有单肢萎缩和无力时诊断并不容易,尤其需要和脊髓病性颈、腰椎病等疾病鉴别。

　　除了典型的肌萎缩侧索硬化外,临床上还有一种少见的、临床表现为对称性双上肢近端为主的显著肌肉萎缩和无力,而双下肢、球部受累轻微,又称为连枷臂综合征(flail arm syndrome,FAS)。另有一种临床特征突出的表现为对称性下肢远端肌无力和肌萎缩,下肢腱反射消失,又称为连枷腿综合征(flail leg syndrome,FLS),早期容易被误诊为周围神经病。多数学者认为此两型是肌萎缩侧索硬化的变异型,其进展较慢,预后相对较好。FAS 和 FLS 的下运动神经元体征均很突出,而上运动神经元体征往往也会存在,但分布一般不与下运动神经元体征在同一区域,即 FAS 的上运动神经元体征在下肢明显,而 FLS 在上肢明显,与经典 ALS 不同。FAS 和 FLS 在首发临床症状出现后,临床症状向第 2 个脊髓节段扩展的时间明显滞后,通常要超过 12 个月,虽然 FAS 和 FLS 具有临床不可逆进展的趋势,但发展速度比经典 ALS 慢得多。本病的神经电生理改变主要为:FAS 型为近端神经传导动作电位波幅明显减低,远端基本正常,感觉神经传导正常。FLS 型为远端神经传导动作电位波幅明显减低,近端基本正常,感觉神经传导正常。针电极肌电图可以发现广泛的正在发生的和慢性神经再生现象。

　　(2)诊断:根据中年以后隐匿起病,慢性进展病程,以肌无力、萎缩和肌束震颤、伴腱反射亢进、病理征等上、下神经元同时受累的临床表现,无感觉障碍,有典型的神经电生理异常,再结合神经影像检查及其他实验室检查排除其他疾病,即可临床诊断。

1994 年世界神经病学联盟提出了 E1 Escorial 诊断标准,1998 年又对这一标准进行了补充和修订,2001 中华医学会神经病学分组结合我国具体情况制定了 ALS 的诊断标准及诊断级别:

1) 临床、神经电生理或神经病理学有下运动神经元损害的证据。

2) 临床检查具有上运动神经元损害的证据。

3) 病史中症状和体征逐渐进展,从一个区域累及到其他区域。

同时排除以下两点:

1) 神经电生理和病理检查发现能够解释上或下运动神经元损害的疾病。

2) 神经影像学上发现。

(3) 诊断分级:根据上述三个特征,可做以下三个程度的诊断分级。

1) 肯定的 ALS:全身四个区域(延髓、颈、胸和腰骶神经支配区)的肌群中,3 个区域有上、下运动神经元并损的症状和体征。

2) 拟诊 ALS:2 个区域有上、下运动神经元并损的症状和体征。

3) 可能 ALS:1 个区域有上、下运动神经元并损的症状和体征,或在 2~3 个区域有上运动神经元损害的体征。

(4) 鉴别诊断:由于目前对运动神经元病尚无有效的治疗办法,因此,鉴别诊断就非常重要,主要是要鉴别出那些临床上和本病很像但却有有效治疗办法的疾病,以免耽误对患者的治疗。需要鉴别的疾病有以下几种:

1) 脊髓病性颈腰椎病:脊髓病性颈腰椎病是一种慢性的老年人退行性改变,有时在临床上和神经电生理上很像 ALS。颈段的神经根和颈髓受压可以导致上肢的下运动神经元性损害和下肢的上运动神经元性损害,如果病变在 C_4、C_5 以上,上肢也可以出现上运动神经元性损害;如果同时又合并有腰段神经根和腰髓病变,则又可导致下肢下运动神经元损害。所有这些表现总合起来很像肌萎缩侧索硬化,然而,在病史方面仍然有一些鉴别要点,如颈椎病引起者通常是阶梯样进展,有时,可以有一段时间的缓解。另外,它通常有颈部的酸痛,颈部活动受限制和上肢感觉异常,而腰椎病通常多有腰背痛,尤其以走路后明显,休息后好转。在肌电图检查方面,要注意检查延髓和胸段脊神经支配的肌肉,因为这些肌肉在颈腰椎病变时是不会出现异常的,此外,影像学检查也是必不可少的。

2) 脊髓灰质炎后综合征(postpolio syndrome):脊髓灰质炎在我国曾经是急性下运动神经元损害的最常见原因,但经过十几年的预防工作,本病已经得到了基本的控制。虽然脊髓灰质炎现在已经很少见了,但由于脊髓灰质炎后很久又出现的肢体无力在肌电图室仍然可以见到,又叫脊髓灰质炎后综合征,至少有 1/5 的脊髓灰质炎患者在若干年后发生脊髓灰质炎后综合征。本病多发生在急性感染后 25~30 年,患者多表现为先前受累肌肉的疼痛、无力,然后在先前曾经正常的肌肉上现在也出现无力和疼痛。本病的病因尚不完全清楚，有人认为有潜伏的病毒感染，也有人发现脊髓灰质炎和运动神经元病有关，近来有些学者认为可能是在慢性失神经支配的肌肉上出现的一种老化过程，因为正常人在 55 岁以后也可以出现一些运动神经元的丢失。在肌电图室遇到这种患者时要注意排除一些新发生的疾病，如神经根病、嵌压性神经病等。其肌电图的改变主要是慢性神经源性损害，很少见到失神经电位。

3）多灶性运动神经病：几乎所有的周围神经病都会具有感觉和运动症状，多不会和运动神经元病混淆。可是，当损害主要以运动神经为主时，就需要和运动神经元病鉴别。而本病只影响运动纤维，不影响感觉纤维，临床表现早期为非对称性的肢体远端肌肉无力和萎缩，其患病年龄比肌萎缩侧索硬化年轻，肌肉无力和萎缩不成比例，也就是说无力很明显，而萎缩相对比较轻微，反映出本病是以髓鞘脱失为主，而非轴索的损害。另外，本病不会影响上运动神经元，所以，不会出现上运动神经元损害的表现。而本病主要是靠神经电生理检查来鉴别，其神经电生理特点在多发性周围神经病一章中已经叙述过。

4）单肢肌萎缩（monomelic amyotrophy）：又叫平山病。它是在 1959 年首次被 Hirayama 描述，之后有很多个有关本病的同义词出现，包括良性局限性肌萎缩，青少年上肢远端肌萎缩症等。其病因尚不清楚，可能与上臂和颈部由于外伤造成的缺血而导致的前角细胞死亡有关，也有报道和常染色体遗传有关。本病好发于青春期男性，隐匿起病，多在病后 3~5 年病情逐渐稳定，预后相对良好，但部分患者病情进展，最终导致手部残疾。有些患者病前有上肢或颈部外伤史，但无脊髓灰质炎病史。本病多以单侧上肢远端肌肉无力和萎缩为首发表现，也有大约 10% 的患者无力和萎缩累及单侧或双侧上肢近端。表现为隐匿起病的局限肌肉无力和萎缩，上肢多见，无力和萎缩主要局限在手和前臂的内侧肌群，出现前臂特有的体征即斜坡样改变，并伴有前臂伸展时手指震颤。无力可表现为冷麻痹，即天冷时无力明显加重。查体反射可正常或减低，有些患者反射可增强，但没有病理反射，脑神经支配肌肉不受影响。发病开始的 2~3 年病情进展的相对比较快，但之后进展很慢，甚至处于稳定阶段。尽管患者存在局限的肌肉萎缩，但手和上肢的功能一般没有大的影响。常规位 MRI 检查可以正常，也可以发现和临床表现相对应的下颈髓节段出现萎缩，而过屈位 MRI 可以发现下颈髓硬膜外条带状迂曲血管，导致脊髓受压，神经电生理检查对于鉴别和本病很像的病如多灶性运动神经病、颈神经根病、脊髓空洞症、脊髓灰质炎后肌肉萎缩均很重要。本病神经传导检查通常正常或受累及肌肉动作电位波幅减低，针电极肌电图检查在患肢受累及的肌肉可见程度不同的失神经电位，及出现慢性神经源性损害的改变，而在未受累及或累及较轻的肢体上仅见很轻微的慢性神经源性损害改变。本病在刚开始时很难和运动神经元病区别,很多患者是在回顾性随访时根据其良性病程才被确诊。和其他运动神经元病一样,本病目前尚无有效的治疗方法,当颈髓过屈位 MRI 发现异常时,可采取戴颈托的办法,部分患者可取得较好的效果,预后较好。

5) Kennedy 病:本病是在 1968 年首先被 Kennedy 发现并且命名,发病于40~50 岁,其临床表现很像肌萎缩侧索硬化。早期症状多样,但主要包括缓慢进展的肢体肌肉无力和萎缩,肌肉痉挛和肌束震颤,肌肉无力和萎缩在下肢以近端为重,上肢则以手部肌肉为重,可有延髓肌肉和面肌无力,舌肌纤颤和萎缩比较突出。此外,尚可有手抖,男性乳房发育等内分泌方面的异常,有些患者可有糖尿病,男性不育,阳痿,晚期出现吞咽困难和构音障碍。神经系统检查可发现面肌无力和口周肌肉肌束震颤,四肢腱反射减弱或消失,无任何感觉障碍。神经电生理检查对本病诊断非常重要,运动传导检查多正常,但萎缩很明显的肌肉上可以出现动作电位波幅减低。感觉神经传导的异常是本病具有特征性的改变,尽管患者在临床上没有任何感觉障碍,但可出现广泛的低波幅的感觉神经电位或感觉神经电位消失。肌电图改变同慢性脊髓前角细胞病变改变一样,失神经电位比较少见,但特征性改变是束颤电位,尤其多见于口周旁的肌肉,受累及的肌肉可出现慢性神经源性损害的表现包括长时程、高波幅的多相运动单位电位。血清 CK 可明显升高,有的可达900~8000IU/L,而肌萎缩侧索硬化则没有 CK 的升高,本病最后确诊仍需要基因检查。

2. 进行性延髓麻痹(progressive bulbar palsy) 主要累及的是脑干运动神经元,影响延髓部肌肉。其主要临床表现为延髓麻痹,表现为缓慢进展的构音不清,吞咽和咀嚼困难,饮水呛咳。查体可见舌肌纤颤,舌肌萎缩,大多数患者最终会影响到肢体,出现典型的肌萎缩侧索硬化的表现,但也有很少一部分患者病变可相对局限于延髓。本型进展相对较快。

3. 原发性侧索硬化(primary lateral sclerosis) 很少见,缓慢起病,病程较长,选择性的仅损害上运动神经元即双侧皮质脊髓束,而并不损害下运动神经元。临床上表现为四肢肌张力增高,腱反射亢进,病理反射阳性和假性延髓麻痹,而肌肉萎缩和肌无力不明显。本病的预后比 ALS 要好,有些患者可以存活数十年,但在临床上需要和高位颈髓病变、Chiari 畸形、脊髓肿瘤相鉴别。

4. 进行性脊肌萎缩(progressive spinal muscular atrophy) 约占运动神经元病的 15%,主要为单纯的下运动神经元即脊髓前角细胞损害为主,但在病理上也可见有较少的皮质脊髓束受累,病变首先侵犯颈膨大。首发症状为一侧手部小肌肉的萎缩和无力,渐渐发展至肢体的近端,有些患者在临床上很像腓骨肌萎缩症,但后者是下肢首先受累,较少累及延髓。本病病史比较长,而且进展比肌萎缩侧索硬化慢,但一般是持续进展,没有缓解,在临床上也需要和多灶性运动神经病来鉴别。

二、神经电生理检查

1. 神经传导检查　　主要目的是除外其他类似于运动神经元病的周围神经病。通常检查一侧肢体的运动神经传导,有异常时,须和对侧比较(表11-2)。神经传导结果可分为以下几种:

表 11-2　运动神经元病常规神经电生理检查

神经传导
- 正中神经、尺神经、腓总神经和胫神经常规运动检查,通常先检查症状较重侧的肢体。
- 正中神经示指,尺神经小指和腓肠神经常规感觉检查,通常先检查症状较重侧的肢体。
- 运动神经的 F 波。

注意
- 对双侧有症状者,或一侧神经传导检查可疑异常者,一定要和对侧比较。
- 运动传导检查时要特别注意有无传导阻滞。

肌电图检查　　应检查延髓、颈、胸和腰骶神经支配区的肌肉
- 肢体肌肉:至少检查 3 个肢体的包括近端、远端和不同的周围神经和神经根支配的肌肉。
- 胸椎旁肌:至少检查 3 个节段的肌肉。
- 延髓神经支配的肌肉:舌肌和胸锁乳突肌

1) 感觉运动神经传导全部正常。

2) 受累肌肉轻度萎缩时,肌肉动作电位波幅减低,但其余感觉运动传导各项均正常。

3) 受累肌肉萎缩明显时,肌肉动作电位波幅明显降低或消失,运动传导末端潜伏时轻度延长,传导速度轻度减慢,感觉神经传导速度正常。

不论是临床上累及到或没有累及到的肢体,早期其运动神经传导均正常,但对于肌肉萎缩的病例,由于轴索损害明显,可以出现动作电位波幅减低,而这种波幅减低往往是早期神经传导异常的唯一表现,末端潜伏时和传导速度正常。不过,如果快传导纤维的轴索损害明显时,可出现末端潜伏时轻度延长和传导速度轻度减慢(不低于正常值的 70%),但决不会达到脱髓鞘病变那样严重。运动传导检查的一个很重要的目的是寻找传导阻滞,有传导阻滞出现时,说明病变可能是运动神经病而非运动神经元病,无力的主要原因是传导阻滞,而非运动神经元丢失或轴索损害。传导阻滞出现也提示本病可能是一种

免疫介导的可治疗性疾病,但也应该注意运动神经元病合并有其他嵌压性神经病而出现的传导阻滞。感觉传导通常多检查一侧肢体,运动神经元病的患者感觉神经传导通常正常,但如果患者合并有多发性周围神经病或嵌压性神经病时可以出现感觉传导异常。

2. 肌电图检查　对于临床上可疑运动神经元病的患者,肌电图检查应该是全面和广泛的,即使患者的症状只局限于某个单侧肢体,也要检查四肢,并且要检查每个肢体的远近端肌肉,同时也要检查椎旁肌和延髓肌。肌电图的异常至少要出现在 3 个肢体上,其异常表现具有多样性的特点,也就是说可以同时出现广泛的正在进行的失神经现象和慢性神经再生现象,而这种异常可出现在延髓、颈、胸、腰段所支配的区域,即使是那些在早期可能仅表现为单肢受损害的患者。而对于每一块所检查的肌肉,可以看到正在进行的轴索变性即失神经电位和轴索的再生即巨大的再生电位。正在发生的失神经现象主要表现为肌肉放松时出现的纤颤电位、正锐波和束颤电位,其中束颤电位是一种不规则的而且比较慢(<1Hz)的电位,它可以是两个或更多的运动单位在一起同时发放电位。在 ALS 时可以出现广泛而严重的束颤电位,而在 Kennedy's 病时束颤电位尤其明显。检查束颤电位时最好是把针插入肌肉里,让患者放松来观察,束颤电位是 ALS 患者的典型肌电图特点,这种束颤电位通常是长时程的多相电位,尤其是当它出现在既有失神经支配现象又有慢性神经再生现象的肌肉上时就更有意义。但要注意正常人有时也可以出现束颤电位,不过,它的形态和异常的束颤电位不一样,并且不伴有其他神经源性损害。此外,还可见到一种复合放电叫复杂重复放电,在运动神经元病中,出现这种放电代表着疾病的一种慢性过程,它也可以出现在其他一些慢性下运动神经元损害疾病。另外,由于本病的慢性病程,在其神经再生过程中,可以出现神经纤维芽生,以致运动单位病理性扩大,表现为运动单位电位为高波幅和长时程的巨大电位,而这种慢性的神经再生电位往往和失神经电位同时在同一块肌肉上出现。而那种急性或亚急性损害的肌电图类型如失神经电位,正常形态运动单位电位,和这种正常形态运动单位电位募集相减少在运动神经元病几乎看不到。在让患者做大力收缩时,要特别注意运动单位电位的募集形式,募集相明显减少,表明运动单位丢失很明显,以至于在大力收缩时,不能出现干扰型电活动,不过募集相形式的判断受肌电图检查者主观因素的影响很大,也和检查者的经验有很大的关系。

对于临床上可疑运动神经元病的患者,首先检查肢体肌肉,但仅有肢体上广泛的肌电图异常并不能鉴别肌萎缩侧索硬化和其他病如颈、腰段多发性神经根病。由于颈腰段退行性病变,通常不影响胸段椎旁肌,所以胸段椎旁肌异常不能用共同存在的颈腰段退行性病变来解释,因此必须要检查胸段神经根和延髓神经支配的肌肉,胸椎旁肌广泛异常常提示是肌萎缩侧索硬化而非颈腰段退行性病变。曾经有一项大规模的研究显示,最终诊断为肌萎缩侧索硬化的患者中,有78%的患者出现三或四个不同节段椎旁肌异常,而另一组同颈腰段退行性病变的对比研究,在21个患者中,仅有1个人有胸段椎旁肌异常,而这一个患者还患有严重的腰椎管狭窄并波及胸段。胸段椎旁肌的检查通常比较安全和容易进行,尤其是T_9、T_{10}椎旁肌,唯一的困难就是患者不容易放松,尤其是对病情很重的患者,当呼吸时可以造成椎旁肌收缩,导致不易观察失神经电位。通常采取让患者侧卧或让患者俯卧,胸部下面垫一个枕头,这样可以让检查时椎旁肌放松。进针的部位通常在相应的棘突旁开1cm,垂直进针,深度因人而异。椎旁肌肌电图检查通常只检查肌肉放松时失神经电位,而由于患者对轻收缩力度不好掌握,故一般不做轻收缩。

此外,另一个对运动神经元病有鉴别意义的肌肉是延髓神经支配的肌肉,肯定的延髓神经支配的肌肉异常可以明确的排除颈腰段退行性病变。通常最常检查的肌肉是舌肌,但须注意以下几点:一是舌肌很难放松,通常让患者把舌头伸出后,从侧面把针扎入,然后让患者把舌头再放入嘴里面,这样舌肌比较容易放松,也有些检查者直接从下颌下面把针插入舌根;二是舌肌肌纤维很小,其运动单位电位的大小和发放类型和肢体上肌肉不一样,它的运动单位电位时程较短,导致有时会误认为是纤颤电位或肌病电位;三是舌肌运动单位电位发放频率比肢体肌肉要高,这导致即使是正常的肌肉也会被误认为神经源性损害,上述这些都需要检查者要熟悉正常舌肌的运动单位电位的形态和发放频率。

近年来国内学者康德暄等人曾研究胸锁乳突肌肌电图对于肌萎缩侧索硬化和脊髓病性颈椎病鉴别诊断的价值。由于胸锁乳突肌接受副神经支配,而副神经运动核里有来自C_2、C_3的纤维,颈膨大是肌萎缩侧索硬化和脊髓病性颈椎病的首先好发部位,但由于前者是运动系统的变性病,它可以向上进展并影响到高位颈髓和延髓,而脊髓病性颈椎病则多好发于C_5、C_6,而C_2、C_3很少见,所以认为检查此肌肉是一种较有价值的检查方法。国内外也有多个学者研究了有关腹直肌肌电图对肌萎缩侧索硬化的诊断价值,认为其阳性率高于椎旁肌肌电图,主要是和两者的神经支配不一样有关。腹直肌是由胸段脊神经的前支支配,此支粗大,而椎旁肌是由胸段脊神经的后支支配,此支细小,因此,前支的异常提示脊神经受损的几率较大,也即腹直肌发现神经源性损害的可能更大。另外,由于椎旁肌不易采集运动单位电位,故只能观察是否存在失神经电位,而无法观察慢性神经源性损害。

综上,针电极肌电图检查对于运动神经元病来说主要是发现下运动神经元损害的证据,并且要证实这种损害是广泛的、多部位的、且具有正在进行的失神经支配现象和慢性神经再生现象。对于临床上很典型的病例来说，肌电图应该很容易发现异常，但对于临床上早期病程较短，临床表现不典型，或仅仅局限于一只手或一个肢体时，由于神经传导多数是正常的，因此，针电极肌电图检查就非常重要，不仅要做神经传导，而且要做延髓、颈、胸、腰骶多节段神经支配的肌肉的针电极肌电图。

【病例分析 1】

1. 病史摘要　女性，53岁，渐进性右手无力两年。两年前患者开始感到做一些精细动作如系纽扣时右手不灵活，渐渐的吃饭时出现右手拿筷子很容易掉落，并且注意到右手肌肉没有左侧丰满，但其余肢体无异常发现，自从病后未出现任何颈部疼痛，无手脚和肢体麻木和痉挛，无吞咽和眼球活动障碍，说话始终正常，大小便功能正常，智能正常。既往有糖尿病史4年。

查体：言语流利，脑神经正常，无舌肌萎缩和纤颤，颈部活动自如，屈曲有力，未发现肌束震颤，四肢肌张力正常，右手第1骨间肌萎缩，右手远端肌力包括握拳力4级，伸指和屈指力4级，屈腕和伸腕力4级，屈肘和伸肘力5级-，右上肢外展力正常，双下肢腱反射正常，双上肢腱反射活跃，右侧Babinski征可疑，感觉检查完全正常，步态和共济运动正常。

神经传导和肌电图检查结果见表11-3和表11-4。

表 11-3　神经传导检查结果

神经传导	潜伏时（ms）		波幅（mV、μV）		传导速度（m/s）	
	右	左	右	左	右	左
运动传导						
正中神经（腕 - 拇短展肌）	3.7	3.8	3.0	7.9		
（肘 - 腕）	5.9	5.8	3.4	7.8	49.0	51.0
尺神经（腕 - 小指展肌）	3.3	3.3	3.0	7.0		
（肘 - 腕）	6.0	6.4	2.8	6.8	49.0	49.0
腓总神经（踝 - 趾短伸肌）	4.4		3.5			
（踝 - 腓骨小头下）	10.4		3.2		47.0	
（腓骨小头下 - 上）	12.2		3.0		46.0	
胫神经（踝 - 踇展肌）	4.7		10.6			
（踝 - 腘窝）	11.2		9.8		46.0	
感觉传导						
正中神经（腕 - 示指）	2.7	2.8	23.6	28.9	49.0	50.0
尺神经（腕 - 小指）	2.4		24.5		50.0	
腓肠神经	3.3	3.4	17.6	18.9	48.0	49.0

表 11-4 肌电图检查结果

肌肉	自发电位		运动单位电位			
	纤颤电位	正锐波	多相电位	波幅	时程	募集相
右小指展肌	++	++	增多	增高	长	单 - 混
右拇短展肌	++	++	增多	增高	长	单纯相
右拇长屈肌	++	++	增多	增高	长	单纯相
右示指伸肌	++	++	增多	增高	长	单纯相
右旋前圆肌	+	+	增多	正常	长	单纯相
右第 1 骨间肌	+++	+	增多	增高	长	单纯相
右三角肌	+	+	稍多	正常	长	单 - 混
右肱二头肌	+	+	稍多	正常	长	单 - 混
右肱三头肌	+	+	稍多	正常	长	单 - 混
左小指展肌	+	−	稍多	正常	长	单 - 混
左拇长屈肌	+	−	稍多	正常	长	单 - 混
左肱二头肌	+	−	稍多	正常	正常	单 - 混
左三角肌	+	−	稍多	正常	正常	单 - 混
右中颈椎旁肌	+	−				
右下颈椎旁肌	+	−				
右胫前肌	+	−	稍多	正常	正常	单 - 混
右腓肠肌内侧头	+	−	稍多	正常	正常	单 - 混
右股直肌外侧头	+	−	稍多	正常	正常	单 - 混
右臀中肌	−		正常	正常	正常	单 - 混
右中腰椎旁肌	+	−				
右下腰椎旁肌	+	−				
左胫前肌	+/−	−	正常	正常	长	单 - 混
左腓肠肌内侧头	+	−	正常	正常	长	单 - 混
左股直肌外侧头	+	−	正常	正常	长	单 - 混
左臀中肌	−	−	正常	正常	正常	单 - 混
左中腰椎旁肌	+	−				
左下腰椎旁肌	+	−				
舌肌	+/−	−	稍多	正常	正常	单 - 混
右胸椎旁肌	+	−				

2. 问题

(1) 神经电生理诊断是什么?

(2) 肌电图能否鉴别严重的多发性神经根病和早期的运动神经元病?

(3) 为什么肌电图检查选择了如此多的肌肉?

3. 分析 神经传导检查结果,上肢感觉神经检查包括潜伏时、波幅、传导速度全部正常。运动神经传导检查除外右侧正中神经和尺正经动作电位波幅降低外,其余均正常,未见传导减慢和传导阻滞,F波也全部正常。结合上述神经传导改变考虑可能有右侧 $C_8 \sim T_1$ 神经根病变。下肢腓总神经和胫神经运动、腓肠神经感觉电位均正常。肌电图检查比临床和神经传导检查显示了更广泛的损害,纤颤电位、神经源性募集相和再生的高波幅长时程运动单位电位广泛存在,从舌肌、颈、胸、腰椎旁肌,到肢体肌肉均有,不过,右侧更明显和严重,其余肢体相对比较轻。束颤电位尽管不是很多,但的确存在,而且在非症状侧肢体也有。总之,肌电图异常是多神经根节段、多肢体上多条神经分布区的广泛异常。这种广泛异常和正常感觉神经传导不能用糖尿病周围神经病来解释。结合患者有上运动神经元损害的证据,考虑诊断为运动神经元病(肌萎缩侧索硬化)。不过,由于右侧 $C_8 \sim T_1$ 神经根支配的肌节区内肌肉均有异常,尚不能除外伴随的 $C_8 \sim T_1$ 神经根病变,所以,最好做颈段 MRI,以除外下颈段神经根病变。

肌电图在鉴别严重的多发性神经根病和早期的运动神经元病时有一定的困难。从神经电生理角度来看,要鉴别一个神经根和一个运动神经元损害的确是比较难,因为,两者运动神经传导都正常,而感觉神经电位异常只出现在感觉神经节远端损害,而近端损害时不受影响,而不论是神经根病变,还是运动神经元病变,都属于感觉神经元近端损害,所以,两者感觉神经电位都正常。相对比较有意义的是 F 波的检查,从理论上讲,神经根病变可以出现 F 波潜伏时延长,但在实际应用中并不准确。虽然神经电生理检查对这两种情况鉴别比较困难,但病史和临床检查却起了很大的作用,严重的多发性神经根病通常都有明显的感觉症状,主要是疼痛和麻木,而运动神经元病感觉症状很少,因此,虽然有同样的肌电图改变,但根据不同的病史,就可以做出诊断。

对可疑运动神经元病的患者,肌电图检查一定要广泛,主要是要寻找同时存在的失神经改变和神经再生改变,只有检查不同肢体,不同神经根和不同神经才不会把运动神经元病当成是神经根病变或单神经病变,尽管大多数患者来检查时症状可能仅局限于某一个或两个肢体,但肌电图检查却能在无症状侧的肢体上发现失神经支配和神经再生改变。有两个部位的肌肉在肌电图检查时一定不要忘记,一是胸椎旁肌,因为胸椎旁肌通常不会被脊椎的退行性改变所影响,而且这里的异常决不可以用和运动神经元病很像的同时并存的颈腰椎退行性改变而解释,如果在胸椎旁肌发现失神经电位,则基本可以确定是运动神经元病。二是延髓支配的肌肉,如舌肌,因为如果舌肌出现失神经电位,则说明受累及的部位还有延髓,而不能用单独颈椎退行性改变来解释。

肌电图诊断:神经电生理检查结果提示延髓、颈膨大、胸髓和腰膨大支配的肌肉出现广泛的正在进行的失神经和慢性神经再生现象,请结合临床。

【病例分析 2】

1. 病史摘要　男性,56 岁,渐进性右手无力 6 个月。6 个月前患者开始感到写字时手握不紧笔,渐发现右手变瘦,右上肢提东西费力,但不伴有右手麻木,自从病后偶尔出现颈部疼痛,无肢体麻木和痉挛,无吞咽及饮水困难,说话始终正常,大小便功能正常,智能正常,劳累后偶尔感右上肢肉跳。在外院做颈椎 MRI,为 C_5、C_6 椎间盘膨出,行颈椎牵引等治疗无效,且症状有所加重,又在外院做肌电图,仅做了右上肢神经传导,报告右上肢神经传导正常。

查体:言语流利,脑神经正常,无舌肌萎缩和纤颤,颈部活动自如,屈曲有力,未发现肌束震颤,四肢肌张力正常,右手拇短展肌轻度萎缩,右手远端肌力包括握拳力 4 级 -,拇指背屈力 4 级 -,屈腕和伸腕力 5 级,屈肘和伸肘力 5 级,双上肢腱反射正常,双下肢腱反射活跃,右侧 Babinski 征可疑,感觉检查完全正常,步态和共济运动正常。

神经传导和肌电图检查结果见表 11-5 和表 11-6。

表 11-5　神经传导检查结果

神经传导	潜伏时(ms)		波幅(mV、μV)		传导速度(m/s)	
	右	左	右	左	右	左
运动传导						
正中神经(腕 - 拇短展肌)	4.0	3.8	5.2	10.6		
(肘 - 腕)	6.9	6.8	5.1	10.5	52.0	51.0
尺神经(腕 - 小指展肌)	3.3	3.4	6.1	11.7		
(肘 - 腕)	6.0	6.2	6.0	11.2	51.0	53.0
腓总神经(踝 - 趾短伸肌)	4.4		3.5			
(踝 - 腓骨小头下)	10.4		3.2		47.0	
(腓骨小头下 - 上)	12.2		3.0		46.0	
胫神经(踝 - 踇展肌)	4.7		10.6			
(踝 - 腘窝)	11.2		9.8		46.0	
感觉传导						
正中神经(腕 - 示指)	2.7	2.8	23.6	28.9	49.0	50.0
尺神经(腕 - 小指)	2.4		24.5		50.0	
腓肠神经	3.3	3.4	17.6	18.9	48.0	49.0

表 11-6 肌电图检查结果

肌肉	自发电位		运动单位电位			
	纤颤电位	正锐波	多相电位	波幅	时程	募集相
右小指展肌	-	-	增多	增高	长	正常
右拇短展肌	++	++	增多	增高	长	单-混
右示指伸肌	++	++	增多	增高	长	单-混
右旋前圆肌	+	+	增多	正常	长	单-混
右第1骨间肌	++	++	增多	增高	长	单-混
右三角肌	-	-	正常	正常	正常	正常
右肱二头肌	-	-	正常	正常	正常	正常
右肱三头肌	-	-	正常	正常	正常	正常
左小指展肌	+	-	稍多	正常	正常	正常
左肱二头肌	-	-	正常	正常	正常	正常
左三角肌	-	-	正常	正常	正常	正常
右胫前肌	-	-	正常	正常	正常	正常
右腓肠肌	-	-	正常	正常	正常	正常
左腓肠肌	-	-	正常	正常	正常	正常
舌肌	-	-	正常	正常	正常	正常
右胸9椎旁肌	+	-				

2. 问题

（1）此患者的神经传导是否异常？

（2）肌电图检查对早期可疑肌萎缩侧索硬化的注意事项？

3. 分析 本患者的神经传导检查大致看均在正常范围内,但仔细观察发现右侧正中和尺神经传导动作电位波幅和左侧相比均减低大约40%~50%,结合患者的临床症状和体征,在未做针电极肌电图前,应该认为这种现象是异常的。而此患者在外院肌电图仅仅检查了右上肢的神经传导,没有和对侧比较,因此,认为是正常的,但当和对侧比较后,右侧动作电位波幅较左侧明显减低,因此,认为右上肢正中和尺神经传导还是有异常的。而当出现这种神经传导异常时,一定不能只做神经传导,不做针电极肌电图。

肌萎缩侧索硬化主要累及的是上、下运动神经元,而下运动神经元损害的最直接证据就是针电极肌电图检查时在延髓、颈膨大、胸髓和腰膨大发现广泛的神经元性损害。而上述的这些典型的改变大多数是出现在病情的中晚期了,在早期并不典型,导致早期诊断困难,失去了早期治疗的时机。尤其当患者又合并有颈椎病时,更扰乱了诊断。因此,对于这种患者,针电极肌电图检查要广泛,要尽可能地寻找更多的亚临床的下运动神经元损害的证据,要仔细的检查延髓、颈膨大、胸髓和腰膨大支配的肌肉。此患者的肌电图异常是不能完全用颈椎病来解释的,因为,患者的颈椎间盘膨出从颈髓 MRI 上看,主要影响的是 C_5、C_6,而针电极肌电图异常主要出现在 $C_7 \sim T_1$ 支配的肌肉上,另外,T_9 椎旁肌上也出现了神经源性损害,因此,损害的范围超出了下颈髓。此患者在发病6 个月时在颈膨大和胸髓支配的肌肉上已经出现了神经源性损害,虽然还不够诊断标准,但已经提示我们此患者的神经电生理改变不能除外肌萎缩侧索硬化。

肌电图诊断:神经电生理检查结果提示颈膨大和胸髓支配的肌肉出现广泛的正在进行的失神经和慢性神经再生现象,而延髓和腰膨大支配的肌肉目前尚未发现上述电生理损害证据,请结合临床,建议 6 个月后复查。

【病例分析 3】

1. 病史摘要　男性,18 岁,身高 170cm,高中生,右上肢无力、萎缩 1 年加重伴左手无力 2 个月。患者 1 年前无明显诱因出现右手指无力,渐发现右手及前臂肌肉萎缩(图 11-1),半年后出现右上臂无力和萎缩,持物困难,2 个月前左手也感无力。上述症状在天气寒冷时明显加重,手伸直时伴手指震颤,双手无异常出汗及颜色改变。病后无肢体麻木,双下肢正常,无颈部外伤及疼痛史,就诊时上述症状仍在进展。

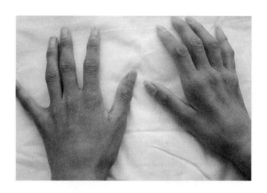

图 11-1　右手骨间肌明显萎缩

查体:言语流利,脑神经正常,无舌肌萎缩和纤颤,颈部活动自如,屈曲有力,未发现肌束震颤,右三角肌、肱二头肌、尺侧腕屈肌、小指展肌、拇短展肌、示指伸肌和骨间肌均明显萎缩,右侧尺侧腕屈肌萎缩明显,右前臂可见斜坡样改变(图 11-2),左侧尺侧腕屈肌也有轻度萎缩。右上肢外展、前臂屈曲肌力 3 级,小指外展和示指背屈力 2 级。双上肢腱反射消失,感觉正常,

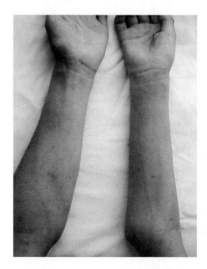

图 11-2　右前臂斜坡样改变

神经系统余查体阴性。

神经传导和肌电图检查结果见表 11-7 和表 11-8。

表 11-7 神经传导检查结果

神经传导	潜伏时(ms)		波幅(mV、μV)		传导速度(m/s)	
	右	左	右	左	右	左
运动传导						
正中神经(腕 - 拇短展肌)	消失	2.6		6.9		
（肘 - 腕）		6.8		6.4		55.0
（腕 - 腋）		9.6		6.5		60.0
尺神经(腕 - 小指展肌)	2.7	2.8	0.6	1.6		
（肘 - 腕）	6.7	6.6	0.6	1.4	51.0	51.0
（肘上 - 肘下）	8.7	8.5	0.5	1.4	50.0	51.0
（肘下 - 腋）	10.1	10.6	0.4	1.3	52.0	50.0
肌皮神经(Erb - 肱二头肌)	2.2	2.1	5.1	10.7		
腋神经(Erb - 三角肌)	2.2	2.0	7.8	7.6		
腓总神经(踝 - 趾短伸肌)	4.4		5.5			
（踝 - 腓骨小头下）	10.4		5.2		47.0	
（腓骨小头下 - 上）	12.2		5.0		46.0	
胫神经(踝 - 姆展肌)	4.7		10.6			
（踝 - 腘窝）	11.2		9.8		46.0	
感觉传导						
正中神经(腕 - 示指)	2.8	2.8	43.6	48.9	49.0	50.0
尺神经(腕 - 小指)	2.4		44.5		50.0	
腓肠神经	3.3	3.4	17.6	18.9	48.0	49.0

表 11-8 肌电图检查结果

肌肉	自发电位		运动单位电位			
	纤颤电位	正锐波	多相电位	时程	波幅	募集相
右小指展肌	++	++		无力收缩		
右拇短展肌	++	+++		无力收缩		
右示指伸肌	++	+++		无力收缩		
右第 1 骨间肌	+++	+++		无力收缩		
右三角肌	+	++	正常	长	增高	单纯相
右肱二头肌	+	+++		无力收缩		
右尺侧腕屈肌	++	+++		无力收缩		
左小指展肌	+	+++	稍多	长	增高	单纯相

续表

肌肉	自发电位		运动单位电位			
	纤颤电位	正锐波	多相电位	时程	波幅	募集相
左第 1 骨间肌	+	+++	稍多	长	增高	单纯相
左肱二头肌	+	++	正常	正常	增高	单纯相
左三角肌	+	++	正常	正常	增高	单纯相
右胫前肌	−	−	正常	正常	正常	正常
右腓肠肌	−	−	正常	正常	正常	正常
舌肌	−	−	正常	正常	正常	正常
右胸 10 椎旁肌	−	−				

2. 问题

(1) 从临床症状和体征来看,此患者应该考虑到哪些疾病?

(2) 神经传导检查应该特别注意哪些?

(3) 此患者针电极肌电图的特点是什么? 应该诊断什么病?

3. 分析　本患者为青年男性,缓慢起病,首发症状为右手无力和萎缩,逐渐影响到右上肢的近端肌肉和左手,无颈部外伤和颈部疼痛史。无手及肢体麻木史,病后双下肢正常。查体双上肢为下运动神经元瘫痪,无力和萎缩明显不对称,右侧重,左侧轻,远近端均累及,感觉正常。根据上述情况考虑患者损害主要以颈膨大为主,由于患者从肢体远端开始起病,且不对称,感觉症状不明显,因此,不能除外多灶性运动神经病。但病史中突出的特点为手的无力于寒冷后加重,并且手伸直时出现手指震颤,因此,也不能除外平山病。此外,臂丛神经病变也需要考虑。

神经传导检查时,对于上肢运动神经传导要特别注意有没有神经传导阻滞的存在,因此,正中神经和尺神经检查要比常规检查多做几个点,尤其注意肘上下以及肘部到腋部之间有无神经传导阻滞。另外,感觉神经传导检查至关重要,因为,平山病和多灶性运动神经病都只影响运动系统,而臂丛神经损害感觉运动神经一般都受到影响,因此,感觉神经传导对于鉴别它们非常重要。本患者运动神经传导在肘、膝、及上肢近端均未发现神经传导阻滞,仅为尺神经波幅明显减低,而感觉神经传导均正常,因此可以除外多灶性运动神经病和臂丛神经病变。

此患者的针电极肌电图主要表现为大量的失神经电位,这些异常的出现不仅在远端肌肉,而近端肌肉也受到影响,但慢性期神经再生的现象相对较轻,这说明病情仍在进展。下肢肌肉和 T_{10} 椎旁肌均无异常,累及的肌肉主要分布的颈膨大支配区域,结合神经传导,未发现神经传导阻滞,感觉神经传导均正常,因此,神经电生理诊断颈膨大脊髓前角损害。患者行颈髓 MRI 平扫时未发现异常,而行过屈位 MRI 检查时,发现 $C_3 \sim T_1$ 椎体水平脊髓萎缩,硬膜间隙增宽,硬膜外可见条带状迂曲血管影(图 11-3),在 C_5 椎体横断面显示脊髓前后径变扁,右侧明显(图 11-4),结合患者的典型临床表现,最后诊断为平山病。

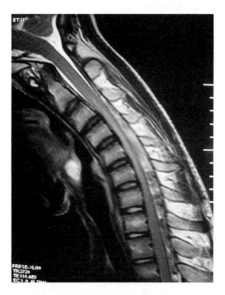

图 11-3 颈髓 MRI 过屈位矢状位图

平山病有以下几个临床特点:第一,有特定的发病年龄,主要是影响青少年,国内报道大约在 17~25 岁,平均发病年龄在 18 岁左右。第二,病变分布的特殊性。以单侧前臂远端即手部和前臂肌肉无力及萎缩为主,少数患者可波及对侧,极少数患者可影响近端。第三,无力的特点为冷麻痹,即在寒冷时患者无力明显加重,温暖时无力明显减轻,以至于有些轻症患者在患肢保暖后几乎无明显无力。Kijima 在一项研究中发现和同样引起脊髓前角细胞损害的疾病肌萎缩侧索硬化相比,平山病的冷麻痹现象占到了 97%,而肌萎缩侧索硬化仅有 15%。第四,由于前臂肌肉

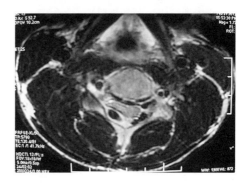

图 11-4 颈髓 MRI 过屈位横断面图

受累及的不对称性,即前臂尺侧腕屈肌明显萎缩,导致本病前臂出现特有的体征,即前臂斜坡样改变,而这种特有体征有助于和尺神经、臂丛神经损伤等疾病鉴别。其针电极肌电图的特点主要为以 $C_7 \sim T_1$ 支配肌肉损害明显,个别患者可波及 $C_5 \sim C_6$ 支配肌肉,在临床上没有症状的对侧肢体可出现亚临床肌电图改变。肌电图异常根据病程的不同可有差异,主要为失神经电位即纤颤电位和正锐波,代表疾病进展期,运动单位电位波幅增高和时程增宽代表疾病进入慢性期。本病具有特殊的颈髓影像学改变,但这种改变需要在颈部过屈位时才能显示出来。

【病例分析 4】

1. 病史摘要 男性,57 岁,进行性双上肢无力伴肌肉萎缩 3 年。3 年前无

明显原因感双上肢抬举无力,对称出现,不伴有颈部疼痛,无麻木,渐感无力加重,且发现双肩部及上肢肌肉萎缩,同时感肌肉跳动,双手握东西无力。近一年来感行走时间长后双下肢无力,偶有气短,但无饮水呛咳。既往体健。病后曾查肌酶,血糖及肿瘤系列均正常。颈椎 MRI 显示 C_5、C_6 椎间盘膨出。

查体:言语基本流利,无舌肌萎缩和纤颤,软腭抬举正常,双侧肩部轻度下垂,转颈力弱,双上肢肌张力低,双侧三角肌、冈上肌、冈下肌、肱二头肌均明显萎缩,双侧小指展肌、拇短展肌和第一骨间肌可见轻度萎缩,前臂可见肌束震颤,双上肢近端肌力 2 级、远端肌力 4 级,双下肢肌力 5 级 –,双上肢腱反射消失,双下肢腱反射活跃,病理征(–),但跖反射消失,感觉正常。

神经传导和肌电图检查结果见表 11-9 和表 11-10。

表 11-9　神经传导检查结果

神经传导	潜伏时(ms)		波幅(mV、μV)		传导速度(m/s)	
	右	左	右	左	右	左
运动传导						
正中神经(腕 - 拇短展肌)	3.5	3.6	5.0	5.1		
(肘 - 腕)	5.8	5.7	4.6	4.5	49.0	51.0
尺神经(腕 - 小指展肌)	3.3	3.3	3.0	3.2		
(肘 - 腕)	6.0	6.4	2.8	3.1	49.0	49.0
肌皮神经(Erb - 肱二头肌)	4.1	3.9	0.8	0.7		
腋神经(Erb - 三角肌)	2.3	2.5	0.5	0.3		
腓总神经(踝 - 趾短伸肌)	4.4	4.5	4.5	4.5		
(踝 - 腓骨小头下)	10.4	10.1	4.0	4.2	47.0	46.2
(腓骨小头下 - 上)	12.2	12.3	4.1	4.0	46.0	45.1
胫神经(踝 - 踇展肌)	4.7	4.5	10.6	11.8		
(踝 - 腘窝)	11.2	10.9	9.8	10.6	46.0	47.0
感觉传导						
正中神经(腕 - 示指)	2.4	2.5	29.6	28.9	49.0	50.0
尺神经(腕 - 小指)	2.4	2.1	24.5	26.7	50.0	48.0
腓肠神经	3.3	3.4	17.6	18.9	48.0	49.0

表 11-10　肌电图检查结果

肌肉	自发电位		运动单位电位			
	纤颤电位	正锐波	多相电位	波幅	时程	募集相
右小指展肌	++	++	增多	增高	长	单纯相
右拇短展肌	++	++	增多	增高	长	单纯相

续表

肌肉	自发电位		运动单位电位			
	纤颤电位	正锐波	多相电位	波幅	时程	募集相
右旋前圆肌	+	+	增多	正常	长	单纯相
右第1骨间肌	++	++	增多	增高	长	单纯相
右三角肌	+++	+++	稍多	增高	长	单纯相
右肱二头肌	+++	+++	稍多	增高	长	单纯相
左小指展肌	+	++	稍多	增高	长	单纯相
左肱二头肌	++	+++	稍多	增高	长	单纯相
左三角肌	+++	+++	稍多	增高	长	单纯相
右胫前肌	+	−	正常	正常	正常	正常
左胫前肌	+/−	−	正常	正常	正常	正常
舌肌	+/−	−	正常	正常	正常	正常
右胸9椎旁肌	−	++				

2. 问题

（1）从本患者的临床表现看应该考虑什么病？

（2）神经电生理诊断是什么？

3. 分析　此患者的临床特点为，老年男性，缓慢起病，逐渐加重，首发症状为双上肢对称近端无力，渐发现肌肉萎缩，无力和萎缩基本对称，逐渐影响远端肌肉，发病大约2年后才出现下肢无力，从上述情况来看，由于患者双上肢近端无力和萎缩明显，首先要排除肌源性损害和臂丛神经损害，其次，要注意是否有颈椎病，但根据患者肌酶的检查结果正常，以及病程中无明显颈部疼痛，无上肢肌肉疼痛，上肢麻木不明显，基本可以除外臂丛神经损害和颈椎病，而炎症性活动性肌病也不像，但一些代谢性的肌病或肌营养不良也不能除外，需要进一步做针电极肌电图检查。

神经传导检查：上、下肢感觉神经传导均正常，主要异常为运动神经传导，对称性出现，近端更明显，腋神经和肌皮神经动作电位波幅明显减低，而远端正中神经和尺神经动作电位波幅也减低，但比近端要轻。针电极肌电图提示双上肢近端、远端肌肉均出现大量的失神经电位和慢性神经源性损害，近端更明显，而双侧胫前肌和胸椎旁肌也出现了少量的失神经电位，至此，可以除外肌源性损害，而主要为颈膨大、腰膨大和胸髓支配肌肉的神经源性损害。因此，肌电图报告诊断为：神经电生理结果提示颈膨大、腰膨大和胸髓支配的肌肉可见广泛的正在进行的和慢性神经源性损害的证据，结合临床，不除外连枷臂综合征。

连枷臂综合征或连枷腿综合征目前被认为是肌萎缩侧索硬化的一种变异

型,其病程较经典的肌萎缩侧索硬化要长,进展相对缓慢,症状对称性出现,它应该具有肌萎缩侧索硬化的一般特点,只是它们的临床表现中下运动神经元损害的表现更明显,其诊断首先要符合肌萎缩侧索硬化的诊断标准和诊断级别,波及上肢者主要影响上肢近端,表现为严重的双上肢近端对称性肌肉无力和萎缩,而其他部位的损害很轻,需要和肌营养不良、进行性脊肌萎缩来鉴别,波及下肢者主要影响下肢远端,需要和周围神经病鉴别,不论首先影响上肢还是下肢,第二个影响的部位必须是在发病后 12 个月以后出现,整个病程呈进行性发展,患者生存期长,将其从肌萎缩侧索硬化分层诊断出来,有助于减轻患者的精神压力,采取更积极的治疗办法。

参 考 文 献

1. Keizo Hirayama. Cervical dural sac and spinal cord in juVenile muscular atrophy of distal upper extremity. Neurology,2000,54:1922-1926.

2. Rowland LP. Diagnosis of amyotrophic lateral sclerosis. J Neurol Sci,1998,160(Suppl)1:6-24.

3. Chaudhry V. Multifocal motor neuropathy. Semin Neurol,1998,18:73-81.

4. Wilbourn AJ. Clinical neurophysiology in the diagnosis of amyotrophic lateral sclerosis:J Neurol Sci,1998,160(suppl 1):S25-S29.

5. Brooks BR. Diagnostic dilemmas in amyotrophic lateral sclerosis. J Neurol Sci,1999,165:S1-S9.

6. Cornblath D,Kuncl R,Mellits E,et al. Nerve conduction studies in amyotrophic lateral sclerosis. Muscle Nerve,1992,15:1111-1115.

7. 康德暄,樊东升.胸锁乳突肌肌电图在鉴别肌萎缩侧索硬化与颈椎病性脊髓病的研究.中华神经精神病杂志.1994,20(1):5-7.

8. R G.Miller,JA Rosenbery. Practice parameter:The care of the patient with amyotrophic lateral sclerosis. Neurology,1999,52:1311-1323.

9. Andrew Eisen.Clinical Electrophysiology of the Upper and Lower Motor Neuron in Amyotrophic Lateral Sclerisis. Seminars in Neurology,2001,21:141-148.

10. Desai J,Swash M. Fasciculations:what do we know of their significance? J Neurol Sci,1997,152:S43-S48.

11. Cambier J,Serratrice J. Clues to the diagnosis of amyotrophic lateral sclerosis. Adv Neurol,1995,68:161-162.

12. Swash M. The diagnosis of amyotrophic lateral sclerosis:a discussion. Adv Neurol,1995,68:157-160.

13. Howard RS,Murray NM. Surface EMG in the recording of fasciculations. Muscle Nerve,1992,

15:1240-1245.

14. Weber M, Eisen A. Assessment of upper and lower motor neurons in Kennedy's disease. Muscle Nerve, 1999, 22:299-306.

15. Gamez J, Cervera C, Codina A. Flail arm syndrome of Vulpian-Bernhart's form of amyotrophic lateral sclerosis. J Neurol Neurosurg Psychiatry, 1999, 67:258.

16. Hu MT, Ellis CM. Flail arm syndrome: a distinctive variant of amyotrophic lateral sclerosis. Neurol Neurosurg Psychiatry, 1998, 65 (6):950-951.

17. Testa D, Lovati R, Ferrarini M, et al. Survival of 793 patients with amyotrophic lateral sclerosis diagnosed over a 28-year period. Amyotroph Lateral Scler Other Motor Neuron Disord, 2004, 5: 208-212.

18. 吕传真, 蒋雨平. 肌萎缩侧索硬化的诊断标准. 中华神经科杂志, 2001, 34 (3):190.

19. 徐迎胜, 郑菊阳, 张朔. 腹直肌肌电图在肌萎缩侧索硬化中的诊断价值. 中华神经科杂志, 2006, 39 (3):163-166.

第十二章

神经肌肉接头病变

第一节 概　　述

　　神经肌肉接头病变是由于各种原因引起的神经肌肉接头之间传递障碍的一大组疾病。其病因可以是免疫介导，也可以是毒素或代谢障碍引起，此外，先天性因素也可导致神经肌肉接头病变。在临床上它们表现为对称性、近端肌肉为主的肌肉无力，可以侵犯咽喉肌、眼外肌和呼吸肌，通常需要和肌病来鉴别。根据其在突触处的损害部位分为以突触后膜损害为主的病变，即重症肌无力，和以突触前膜损害为主的病变，即肌无力综合征和肉毒毒素中毒。对本类疾病的诊断，除了依靠病史外，神经电生理检查也非常重要。这组疾病在临床上有时容易和肌病混淆，然而，如果掌握了神经和肌肉接头之间的生理知识，再结合神经传导，重复电刺激和肌电图检查，就可以对本组疾病有一个全面了解并作出正确的诊断。

【神经和肌肉接头的解剖生理】

　　在重复电刺激一节中已经详细叙述过，这里再简单回顾一下。神经和肌肉接头是由周围神经的运动神经神经末梢、接头间隙和肌肉终板组成，它实际上是一种突触结构，是将神经冲动从神经末梢传递到肌纤维的最基本结构。它可分为三部分，即突触前区、突触间隙和突触后区。突触前区是由表面覆盖施万细胞的无髓鞘纤维构成，其内含有线粒体和突触小泡，每个突触小泡包含了将近10 000乙酰胆碱（acetylcholine，Ach）分子。突触后区主要包括有突触后膜，在突触后膜上包含了无数个皱褶。与神经或肌肉本身的电传导完全不同，冲动在神经和肌肉之间的传导是由电活动到化学活动再到电活动。神经和肌肉之间最基本的传导介质是乙酰胆碱，运动神经末梢也即突触前膜内有很多小泡，每个泡内都含有上万的乙酰胆碱分子。在安静时，这些小泡逐渐接近并随突触前膜而释放出乙酰胆碱，释放出的乙酰胆碱与突触后膜上的乙酰胆碱受体结合，使突触后膜产生轻度去极化，产生微终板电位。然而，这些微终板电位并不能引起肌肉产生动作电位，而当有冲动发放时，轴索末端突触前膜去极化,电压依赖性钙通道被激活,导致钙内流,使得微小泡大量释放乙酰胆碱,释放后的乙酰胆碱在突触间隙扩散,并和突触后膜上的乙酰胆碱受体结合,导致突触后膜上离子通道开放,由于此时乙酰胆碱活动极大增加和同步化,产生很多微终板电位叠加而成终板电位。当终板电位超过肌细胞兴奋阈值时,就会产生一个单个肌纤维动作电位,很多肌纤维动作电位叠加起来就产生肌肉动作电位,动作电位传播后就会通过兴奋与偶联机制而产生肌肉收缩。

【神经和肌肉接头的病理生理】

在正常情况下,当冲动发放时,终板电位很容易达到正常的兴奋阈值,产生单个肌纤维的动作电位,因此,不论是高频或低频重复电刺激,其终板电位均在阈值之上,其产生的肌肉动作电位波幅不会有明显变化。而在重症肌无力时,由于突触后膜上乙酰胆碱受体数量减少,尽管突触前膜上乙酰胆碱释放的数量正常,所诱发的终板电位仍然很小,当连续给予刺激时,突触前膜内的乙酰胆碱逐渐被耗竭,所释放的乙酰胆碱逐渐减少,从而产生较小的终板电位,不足以使肌纤维产生动作电位。另外,产生肌纤维动作电位的肌纤维数量也减少,不足以引起肌肉动作电位,在临床上就表现为活动后肌肉易疲劳性,在低频重复电刺激时,就会出现动作电位波幅逐渐减小。而在肌无力综合征和肉毒杆菌中毒时,由于其病变部位是在突触前膜,导致乙酰胆碱释放障碍,使得一次的神经冲动所释放的乙酰胆碱量子数较正常减少,导致终板电位很小,明显低于其兴奋阈值,不足以产生动作电位,这就导致在休息时肌肉动作电位波幅很低,此时,当给予高频重复电刺激或让患者做疲劳实验时,乙酰胆碱释放量相对增加,使得阈值下终板电位大大提高到阈值上,就会产生单个肌纤维动作电位,导致肌肉动作电位波幅明显提高。由于其病变部位不一样,其临床表现也不一样(表 12-1),以下分别介绍。

表 12-1　常见神经肌肉接头疾病临床特点

病名	起病	眼外肌	延髓肌	反射	自主神经功能障碍	感觉	肠道症状
重症肌无力	亚急性	有	有	正常	无	正常	无
肌无力综合征	亚急性	有或无	有或无	减低	有或无	可异常	无
肉毒中毒	急性	有	有	正常	明显	正常	有
先天性重症肌无力	生来就有	有	有或无	正常	无	正常	无

第二节　重症肌无力

重症肌无力(myasthenia gravis)是一种自身免疫性疾病,主要累及神经肌肉接头处突触后膜上的乙酰胆碱受体,大约 10%~15% 的重症肌无力患者合并有胸腺瘤,70% 的患者合并有胸腺增生,患者还可以伴发其他自身免疫性疾病,如甲状腺炎、甲状腺功能亢进、甲状腺功能减低、系统性红斑狼疮和类风湿性关节炎等。本病的发病原因尚不完全清楚,可能和病毒或其他非特异性因子感染胸腺后,导致胸腺中的"肌样细胞"上的乙酰胆碱受体构型发生了某些变化,刺激机体的免疫系统而产生了乙酰胆碱受体抗体,这种特异性的乙酰胆碱受体抗体和突触后膜上的乙酰胆碱受体结合,使得突触后膜上乙酰胆碱受体明显减少,导致突触后膜传递障碍,而产生肌无力。

【临床表现】

主要累及骨骼肌,表现为骨骼肌异常的容易疲劳和无力,于活动后加重,休息后减轻,呈现出晨轻暮重的特点。最常累及的肌肉是眼外肌,而几乎不影响眼内肌,即瞳孔正常,其中约半数患者表现为无痛性眼睑下垂,也可以表现为眼外肌麻痹,出现复视或眼球活动障碍,多从单眼开始,以后累及双眼或双眼交替出现。除了眼外肌外,第二个常累及的肌肉为咽喉部肌肉,包括软腭、咽部和舌部肌肉。患者表现为吞咽困难、呛咳和言语不清。尚可累及面部表情肌,表现为表情缺乏,闭目无力。本病很少以四肢无力首发,但当病情发展影响到肢体肌肉时,多是对称性的近端肢体无力,表现为上楼梯和站立困难,上肢举起和梳头困难。而在临床上,由于患者首次就医时,受累的肌肉多比较局限,此时,任何一项实验室检查都不能预测患者是否以及何时会发生全身型重症肌无力。而那些在发病 1~2 年后受累及的肌肉仍然局限在眼肌的患者,则发展为全身型重症肌无力的机会就相对较少。本病在临床上通常采用的诊断方法有:疲劳试验、新斯的明试验、神经电生理检查。

【神经电生理检查】

包括一般的神经传导检查、重复电刺激检查、肌电图、单纤维肌电图。

1. 神经传导检查　对任何可疑有重症肌无力的患者都不能省略运动和感觉神经传导检查(表 12-2),至少要检查一个单肢的一条运动和感觉神经,以排除周围神经病变。此外,要特别注意运动神经动作电位波幅,在重症肌无力时,动作电位波幅正常,而肌无力综合征时,其动作电位波幅通常很低,于活动后波幅明显增高。

2. 重复电刺激　此检查对全身型重症肌无力的患者来说,其异常率为 50%~70%,但对眼肌型者多为正常。在正常人,低频刺激时(3Hz),通常不会造成动作电位波幅下降(图 12-1),而重症肌无力患者,当连续刺激 10 次后,动作电位波幅下降可以大于 10%(图 12-2),多在第 5 个波时最明显,形成一个 V 字形,此现象尤其对近端肌肉更明显。我们实验室常规的检查方法为:肢体远端肌肉通常选尺神经支配的小指展肌(也可以选拇短展肌,但由于有些患者合并

表 12-2　重症肌无力常规神经电生理检查

- 常规运动和感觉神经传导检查　至少在一侧肢体检查两条神经,注意动作电位波幅,假如其波幅很低,则需要让所记录的肌肉活动 10 秒钟,看动作电位波幅有无增高,以排除突触前膜病变
- 重复电刺激和疲劳试验　至少在两块近端肌肉和一个块远端肌肉上做低频重复电刺激,如果患者有肌肉无力,则最好在无力的肌肉上做,如果波幅下降大于 10%,要进一步确定其是否具有重复性。如果波幅没有下降,则需要做疲劳试验,然后再做重复电刺激,记录波幅下降情况
- 肌电图　常规做近、远端肌肉,最好检查无力的肌肉,严重的重症肌无力可表现为不稳定的运动单位电位或肌病电位
- 单纤维肌电图　如果上述检查都正常或可疑异常,而临床上又强烈提示是重症肌无力时,需要做此检查,主要是看颤抖值有无增加,通常检查无力最明显的肌肉

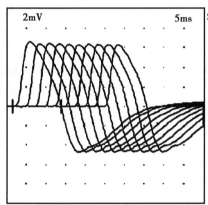

图 12-1　三角肌重复电刺激正常波形图

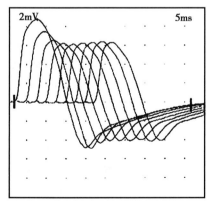

图 12-2　异常重复电刺激波形图

一重症肌无力患者复视伴全身肌肉无力一个月,具有活动后加重的特点,三角肌重复电刺激,于第 5 个波时,波幅下降达 25%

腕管综合征,动作电位波幅可能很低),近端肌肉多选腋神经支配的三角肌和副神经支配的斜方肌,面部肌肉选面神经支配的眼轮匝肌,刺激点分别位于腕部、Erb 点、胸锁乳突肌后缘和乳突处,刺激频率为 3Hz,连续刺激 6 次或 10 次(取决于患者的耐受程度),记录动作电位波幅,测量第 1 和第 5 个波峰峰值,计算其变化的百分数。研究发现,正常人递减不超过 8%,如果在 10%~15% 之间,则认为可疑,如果超过 15%,则认为异常。当低频重复电刺激未见明显动作电位波幅下降时,可让患者做疲劳试验,如做三角肌时,可让患者反复外展和抬起上臂,同时检查者给予阻力,大约持续 1 分钟,然后停止,再每隔 1 分钟重复电刺激一次,连续三次,注意观察动作电位波幅在疲劳后不同时间给予刺激时有何改变。由于疲劳后的衰竭,低频刺激后动作电位波幅减低更为明显,或由原来的正常到递减超过 10%~15%,大约在运动试验后两分钟最明显。重复电刺激出现递减现象有时会在临床上肌力完全正常的患者中见到,而在临床上经过治疗已经缓解时,此检查也相应地有所好转,对于单纯眼肌型的患者可以加做眼轮匝肌疲劳试验。

3. 肌电图检查 对于每个可疑有重症肌无力的患者,应该常规做肌电图,尤其要选择做临床上无力的肌肉。因为有些严重的失神经支配疾病如运动神经元病、多发性周围神经病和肌源性病都可以表现为重复电刺激时动作电位波幅递减现象,但上述这些病变都可以出现相应的肌电图异常,而重症肌无力的肌电图多为正常,仅可见不稳定的运动单位电位,表现为它的形状、大小在不断变化。然而,在神经源性损害后,出现神经重新支配的早期,由于新形成的神经和肌肉接头还不成熟,也可出现运动单位电位的形态多变。此外,重症肌无力时,个别患者可以出现肌病样的改变,但通常不会出现自发电位。

4. 单纤维肌电图(single fibre EMG) 如果重复电刺激不能发现异常时,或需要进一步研究神经 - 肌肉接头之间传递的异常情况时,可做单纤维肌电图。单纤维肌电图使用的是特制的针电极,在针管旁边开一个小口安置活动电极,这种电极保证只有大约 25~30μm 直径范围内的电活动被收集,这就可以将针电极放在两条由同一运动神经元支配的肌纤维之间,而同时收集到两者的动作电位。

临床上常用的有两种检测方法:

(1)被动刺激法:用刺激电极刺激所支配肌肉的神经,用单纤维电极收集该运动单位所支配的两条肌纤维的电位。刺激频率一般为 15Hz,测定每个单纤维肌电位的潜伏期和不同肌纤维之间的波间期,连续收集 50~100 个电位,计算出平均连续差(mean consecutive difference,MCD)。

(2)随意收缩法:多在桡神经支配的指总伸肌上测定,受测者用示指上抬来配合。由于两个电位中有一个是人为的使之固定不动的,所以,另一个电位的位移代表两个电位的变化。如果我们连续收集 50~100 次电位,测定期平均连续差(MCD),将 20 双的结果平均起来就可以计算出该肌肉的颤抖值,重症肌无力患者的 MCD 明显增大。

不同肌肉可以有不同的颤抖值,被动刺激法获得的颤抖值比自主收缩的颤抖值小,这种方法的优点是患者无须配合,比较快,而且还可以在其他肌肉如三角肌、肱二头肌和眼轮匝肌上测定。重症肌无力患者测定被动刺激法单纤维肌电图,其异常率达 85%~95%。加快刺激频率时,颤抖也加宽,如果将此法和血中乙酰胆碱受体抗体结合起来考虑,则诊断重症肌无力的阳性率可高达到 95%。

第三节 肌无力综合征

肌无力综合征(lambert-eaton syndrome)是由 Lambert 和他的学生 Eaton 在 1957 年首先通过电生理测定提出来的,首例患者合并有小细胞肺癌。目前的研究认为本病是一种可能和自身免疫有关的突触前膜乙酰胆碱释放障碍综合征。对本病患者和对照组突触前膜定量冷蚀刻电镜观察,发现患者突触前膜乙酰胆碱释放部位单位面积上的两排颗粒组成的活动带即钙离子通道减少而且排列不正常,很可能本综合征是由于钙离子进入神经末梢(突触前膜)的量减少,而导致突触前膜乙酰胆碱释放减少。免疫学研究证明,该综合征是一种主要由 IgG 抗体介导的自身免疫性疾病,这些 IgG 抗体干扰了钙通道依赖性的突触前膜乙酰胆碱量子样释放,继之导致突触后膜终板电位明显减少,使得神经肌肉传递障碍。

【临床表现】

本病很少见,多侵犯 40 岁以上的成年人,男女均可以发生。主要临床表现为近端肌肉无力和易疲劳,尤其是下肢和骨盆带肌,而此种肌肉无力和重症肌无力具有明显的不同(表 12-3)。本病在早上起床时或休息后无力加重,而运动后有一过性减轻,患者往往表现为上楼梯困难或由椅子上站起来困难,偶尔会有眼外肌麻痹、眼睑下垂和延髓麻痹,但程度很轻,受累的肌肉一般比较对称,自主神经功能障碍的症状如口干、阳痿等较常见,说明乙酰胆碱减少也同样累及自主神经系统。大约有 60% 的肌无力综合征患者最终发现有小细胞肺癌,尤其是那些 40 岁以上,吸烟的男性,患小细胞肺癌的可能性更大。不过,很多患者的首发症状都是肌无力,而几年后才发现癌症,所以,在临床上对 40 岁以上男性患者发生该综合征时,应该高度警惕癌症尤其是肺癌的可能。而未发现癌症的年轻或中年女性,也应该检查有无其他自身免疫性疾病,如甲状腺疾病。本病查体可发现肢体近端肌肉无力和易疲劳,下肢更明显,在测定肌力的过程中,当患者反复活动后,肌力反而增强,腱反射多减弱或消失,感觉

表 12-3　重症肌无力和肌无力综合征鉴别

肌肉受累部位	重症肌无力	肌无力综合征
眼肌	多且较明显	很少见
延髓肌	多且较明显	很少见
感觉症状	无	可有感觉异常
自主神经功能障碍	无	明显
腾喜龙试验	多为阳性	可为阳性
血清抗体的发现部位	突触后膜乙酰胆碱受体上	突触前膜钙通道
基础动作电位	正常	很低
活动后动作电位	无改变	明显增加
低频刺激	递减	递增
高频刺激	无变化或递减	递增

障碍很少见。腾喜龙试验可以阳性,但没有重症肌无力那么明显。

【神经电生理检查】

神经电生理检查(表 12-4)的异常是肌无力综合征最重要的诊断依据。感觉神经电位正常,在运动神经传导检查时,其动作电位波幅很低,多在 1mV 以下,这是由于单次刺激后乙酰胆碱释放量不够,而很多肌纤维将不会产生动作电位,导致其波幅很低,而当活动后即疲劳试验后动作电位波幅明显增高。这是由于高频刺激后,钙离子大量内流,导致乙酰胆碱释放增加,产生大的终板电位,使许多肌纤维能够兴奋,使更多的运动单位电位叠加起来,于是,动作电位的波幅就明显增高,一般比起始波幅增高 50%~100%,甚至到 250% 以上。肌电图检查多数正常,有时可见不稳定的运动单位电位,个别患者可以出现类似肌病样的电位。所以,在临床上对于任何动作电位波幅很低,而传导速度和末端潜伏时正常,感觉神经电位正常的患者,一定要想到有肌无力综合征的存在,需要做高频重复电刺激试验。

表 12-4　常规肌无力综合征神经电生理检查

- 常规感觉,运动神经传导检查　至少在一侧上、下肢检查两条神经,注意动作电位波幅。通常本病动作电位波幅很低,但这种低波幅的动作电位于运动 10 秒后明显增加,传导速度和末端潜伏时正常
- 重复电刺激或疲劳试验　先做低频刺激,然后在远端神经所支配的肌肉上做高频刺激,任何动作电位波幅递增大于 140% 为异常,通常大多数患者动作电位波幅增加大于 200%
- 常规检查近端肌肉,尤其是临床上无力的肌肉,本病肌电图一般正常,但严重的重症肌无力患者,可以出现不稳定的运动单位电位和肌病电位

第四节　肉毒毒素中毒

肉毒毒素中毒是由于肉毒梭状芽胞杆菌产生的毒素所致,其毒素可分为由 A 到 G 七种不同的亚型,其中 A、B 和 E 是人类最常见的致病毒素。肉毒毒素引起人类中毒有两个基本途径:一是由于摄取已经形成的毒素;另一种是经口摄入或经过伤口感染了病源菌,进入体内的病源菌在人体内产生毒素而引起中毒。在罐头、肉类和蔬菜类中多为 A、B 型毒素,鱼肉中多为 E 型毒素,A 和 E 型毒素中毒后的死亡率大于 B 型毒素,肉毒毒素在单链多肽形态时对神经毒性作用极微,但经过胰蛋白酶或其他类似物的水解作用,即生成有全部活性,而且对神经肌肉接头有很大毒性作用的二硫键双链分子,双链分子进入神经末梢阻滞乙酰胆碱释放。离体研究发现,微终板电位发放频率很低,但波幅大小正常,由于每一次神经冲动释放的乙酰胆碱量很少,因此,终板电位就明显很小,导致神经和肌肉接头传导阻滞。目前,对这种剧毒毒素的研究发现,由于它可以导致神经肌肉接头传导阻滞,所以可以用来治疗眼睑痉挛、面肌痉挛、斜颈和其他的肌张力不全症。另外,毒素的阻滞可以刺激神经芽生,有利于神经最后支配到肌肉上,以恢复神经的功能。本病准确的发病机制尚不很清楚,但近来的研究显示毒素首先通过一个特殊的抗体而不是钙通道,之后不可逆地附着在轴索末端即突触前膜上,然后毒素干扰与乙酰胆碱释放有关的钙依赖性细胞内瀑布,最终导致神经和肌肉之间传导障碍。

【临床表现】

肉毒毒素中毒多发生在食用了罐头肉、鱼或发酵的肉制品,发病者常集中在一个食堂或一个家庭中,多人食用同一食物可同时发病。发病多在进食食物后 1~7 天,大量摄入食物后可以迅速引起心跳和呼吸衰竭,肉毒毒素中毒虽然少见,但足以致命。其临床表现的严重性和食入毒素类型、量以及和摄入方式有关,A 型毒素中毒主要表现为神经和肌肉接头传递障碍,B 和 E 型毒素中毒主要表现为自主神经功能障碍。根据毒素进入体内的方式不同,肉毒毒素中毒的临床表现又被分为下面两种:

1. 经食物感染的肉毒毒素中毒　这是最严重的一型,感染源通常是被污染的食物如腐败的罐头和肉制品等,毒素被摄取后,经过肠道回吸收到血中。这种感染往往是群体爆发,急性或亚急性起病,食入食物后约 12~36 小时发病,4~5 天达高峰。症状多首先表现为复视、眼睑下垂、构音困难、呛咳等眼外肌和延髓肌麻痹,继之出现对称性四肢无力以及躯干肌和呼吸肌无力,肢体无力近端重于远端,上肢重于下肢,另外,自主神经功能损害的表现很明显,表现为口干、瞳孔散大、对光反应消失、大量出汗、流涎、大小便潴留等自主神经胆碱能传递障碍的表现,肠道症状如恶心、呕吐、腹泻等很明显。查体可以发现肌张力减低,腱反射消失。

2. 婴儿型肉毒毒素中毒　主要发生在婴儿,发病年龄在1岁以内,多发生在2~4个月的婴儿,通常是通过污染的蜂蜜而得病。首发症状是便秘,可以持续几天或几周,随之即出现全身无力,吸吮困难,哭声低微和眼外肌麻痹等,最后四肢和躯干肌肉完全瘫痪,瞳孔散大,对光反应消失,流涎,大小便潴留。

【神经电生理检查】

符合神经肌肉接头处突触前膜病变的神经电生理改变,感觉传导正常,运动传导动作电位波幅明显降低,但末端潜伏时和神经传导速度正常,而这种低波幅的动作电位于运动10秒后明显增加,这点很像肌无力综合征的改变。重复电刺激时,低频刺激时可见动作电位波幅递减,高频刺激时可见动作电位波幅递增,但对于肉毒毒素中毒很严重的患者,由于乙酰胆碱释放严重减少,即使短暂的运动和高频刺激动作电位的波幅均不能增加,此时,不能借此来排除肉毒毒素中毒。本病肌电图检查符合神经肌肉接头病变,即运动单位电位的形态正常,有时可见肌病电位,但它还可以出现纤颤电位和正锐波等失神经电位。

有关肉毒毒素中毒的诊断,如果为爆发群聚发生,有特殊的不洁饮食史,诊断较为容易,但如果为散发,则诊断较为困难。在临床上遇到下列情况时,应该想到肉毒毒素中毒。

1. 迅速发生的下行性肌肉无力,从眼外肌发展到延髓肌,最后到肢体肌肉。

2. 急性起病的双侧眼外肌麻痹伴随瞳孔散大。

3. 广泛性的肌肉无力伴随自主神经功能障碍的表现如便秘、口干、大小便潴留。

【病例分析1】

1. 病史摘要　女性,34岁,复视,眼睑下垂1个月。1个月前患者无明原因出现视物成双,以看远物为重,一开始为间断性,1周后变成持续性,并且感右眼睑抬起困难,1周前患者感四肢乏力,很容易疲劳,尤其于活动后更明显,同时感吃饭时咀嚼无力,但吞咽和言语正常。患者既往体健,无特殊病史。

查体:神清,言语流利,双侧眼睑下垂,右侧明显,并且于双眼持续向上凝视1分钟后更加明显。眼外肌检查显示双眼外展力稍差,瞳孔和眼底检查均正常,嚼肌力稍差,软腭活动正常,四肢近端肌力稍差,但肌张力和腱反射正常,感觉完全正常。

神经传导和肌电图检查结果见表12-5~表12-7。

表 12-5　神经传导检查结果

神经传导	潜伏时（ms）		波幅（mV、μV）		传导速度（m/s）	
	右	左	右	左	右	左
运动传导						
正中神经（腕 - 拇短展肌）	3.5		10.3			
（肘 - 腕）	5.6		9.8		57.0	
腓总神经（踝 - 踇展肌）	4.2		5.6			
（腓骨小头下 - 踝）	10.8		5.4		45.0	
感觉传导						
正中神经（腕 - 示指）	2.3		34.0		58.0	
尺神经（腕 - 小指）	1.8		26.8		62.3	
腓肠神经	1.7		23.3		50.0	

表 12-6　肌电图检查结果

肌肉	自发电位		运动单位电位			
	纤颤电位	正锐波	多相电位	波幅	时程	募集相
右第 1 骨间肌	-	-	无	正常	正常	正常
右肱二头肌	-	-	无	正常	正常	正常
右三角肌	-	-	无	正常	正常	正常
右髂肌	-	-	无	正常	正常	正常
右胫前肌	-	-	无	正常	正常	正常

表 12-7　重复电刺激检查结果

刺激神经	记录部位	刺激频率	波幅下降
尺神经	小指展肌	3Hz	4%
腋神经	三角肌	3Hz	10%
副神经	斜方肌	3Hz	8%
腋神经（疲劳试验后）	三角肌	3Hz	32%（2 分钟）

2. 问题

（1）眼睑下垂的诊断和鉴别诊断有哪些？

（2）简述眼肌型重症肌无力。

（3）结合病史和神经电生理检查，此患者可以诊断重症肌无力吗？

（4）为什么尺神经重复电刺激试验正常？

3. 分析　眼睑下垂是神经系统病变中比较常见的一个症状，可以单独出现,也可以伴随有其他眼肌的麻痹,可以是单侧,也可以是双侧。轻度眼睑下垂即眼裂变小可以见于 Horner 综合征,但它同时还应该有瞳孔变小,眼球轻度内陷和同侧面部出汗减少,通常是由于颈交感神经系统受损害引起。眼睑下垂不伴有上述其他症状时,可见于动眼神经损害,通常眼内、外肌都可被影响到,但受影响的程度不同,多持续性存在,可见于任何原因引起的周围动眼神经病变或是中枢性脑干内病变,如糖尿病、动脉瘤、痛性眼肌麻痹和眶上裂综合征。神经肌肉接头病变如重症肌无力也可以出现眼睑下垂,不过,这种眼睑下垂通常不影响眼内肌,也就是说瞳孔功能正常,其眼睑下垂呈现为波动性,即早上起来基本正常,到晚上就可以看到明显的眼睛睁不开。另外,一些肌病包括萎缩性肌强直和有些特殊形式的肌营养不良也可以引起眼睑下垂。

眼肌型重症肌无力在临床上最早和最主要的表现就是眼睑下垂和复视,可单眼或双眼,也可以左、右眼交替出现。其典型的特点是非对称性、症状波动性的单纯眼外肌麻痹,伴或不伴有眼睑下垂。复视是眼肌型重症肌无力的第二大常见表现,多数患者可以合并有眼睑下垂,但也有很多患者却只有复视,复视是由于眼外肌麻痹导致,它可以由于一个单独的眼肌麻痹导致,也可以是整个眼外肌的麻痹,最常累及的肌肉是内直肌、下直肌和上斜肌,导致其在临床上很像滑车神经或部分动眼神经损害。在早期,由于其临床表现不典型,导致很多眼肌型重症肌无力的患者在早期一直被误诊,而对于这些患者在临床诊断时,要特别注意病史中有没有病情波动,查体时,要注意眼外肌受损的情况。通常,当眼外肌麻痹不能用一个单独的神经损害来解释时,最好给患者做眼肌疲劳试验。

从此患者的临床表现上看其眼睑下垂和复视均具有波动性的特点,即疲劳后症状更加明显和近期出现的肢体近端无力,都比较符合重症肌无力。神经传导和肌电图检查均正常也排除了周围神经损害和单纯的肌源性损害。重复电刺激试验虽然常规时,没有见波幅的明显下降,但当 1 分钟的疲劳试验后,于 2 分钟时出现明显的动作电位波幅下降,提示此患者可能为重症肌无力。

对于重症肌无力的患者,越近端的肌肉其神经电生理的异常就越高,这主要是由于重症肌无力主要影响近端肌肉,所以,在做重复电刺激时,通常做一块远端肌肉和两块近端肌肉,远端肌肉在技术上比较好做,而近端肌肉在技术上比较困难,容易出现假阴或假阳性,对于近端肌肉来说,如果常规的重复电刺激试验正常时,应该进一步做疲劳试验,而疲劳试验阳性时,再结合临床则说明患者可能有重症肌无力,接下来可进一步做腾喜龙试验或单纤维肌电图。

肌电图诊断:神经电生理改变提示重症肌无力,建议进一步做新斯的明试验,胸部 CT 检查。

【病例分析2】

1. 病史摘要　女性,69岁,全身无力3个月。缓慢起病,由于肢体无力,导致上楼梯、梳头和行走都困难,而且每天早上睡觉起来后最重,稍微活动后即感全身比较轻松,没有肢体疼痛,有时感手麻,无复视和吞咽困难,大小便功能正常。近一月来感到口、眼干燥。既往有高血压和心脏病多年,糖尿病5年,有长期吸烟史。

查体:精神差,消瘦,步态缓慢,脑神经正常,未见明显肌肉萎缩,全身广泛的轻微无力,以近端明显,但其无力在反复活动后似乎减轻。感觉正常,腱反射均消失,病理征阴性,共济试验正常。

神经传导和肌电图检查结果见表12-8~表12-10。

表 12-8　神经传导检查结果

神经传导	潜伏时（ms）		波幅（mV、μV）		传导速度（m/s）	
	右	左	右	左	右	左
运动传导						
正中神经（腕 - 拇短展肌）	3.2		2.4			
（肘 - 腕）	5.4		1.9		57.0	
活动 10 秒以后	3.2		7.5			
腓总神经（踝 - 踇展肌）	4.2		1.2			
（腓骨小头下 - 踝）	10.8		1.0		45.0	
活动 10 秒以后	4.3		3.2			
感觉传导						
正中神经（腕 - 示指）	2.3		34.0		58.0	
尺神经（腕 - 小指）	2.3		26.8		62.3	
腓肠神经	3.6		14.6		50.0	

表 12-9　肌电图检查结果

肌肉	自发电位		运动单位电位			
	纤颤电位	正锐波	多相电位	波幅	时程	募集相
右第 1 骨间肌	−	−	无	正常	正常	正常
右肱二头肌	−	−	无	正常	正常	正常
右肱三头肌	−	−	无	正常	正常	正常
右三角肌	−	−	无	正常	正常	正常
右髂肌	−	−	无	正常	正常	正常
右胫前肌	−	−	无	正常	正常	正常
股直肌外侧头	−	−	无	正常	正常	正常
腓肠肌内侧头	−	−	无	正常	正常	正常

表 12-10　重复电刺激检查结果

刺激神经	记录部位	刺激频率	波幅变化
尺神经	小指展肌	3Hz	下降10%
活动10秒后	小指展肌	30Hz	上升81%

2. 问题

(1) 根据此患者的情况,临床上首先应该考虑什么?

(2) 简述肌无力综合征。

(3) 此患者动作电位波幅低应该考虑哪些情况?

(4) 肌无力综合征的神经电生理表现是什么?

3. 分析　此患者无力的典型特点是活动后好转,表现为晨起时比较重,但稍微活动后即感全身无力减轻,加上患者有长期的吸烟史,首先考虑肌无力综合征。但也不能排除肌病,而由于患者有 5 年的糖尿病史,所以,也不能除外糖尿病性多发性神经病或多发性神经根病。

肌无力综合征是一种较少见的以突触前膜乙酰胆碱释放障碍为主的神经肌肉接头病变,主要的临床表现为对称性近端肢体无力,以下肢为主,很少累及眼外肌和延髓肌,自主神经功能损害的表现比较多见,如口干燥。40% 的患者在肌无力出现前或后可以发现癌症,以小细胞肺癌最常见。诊断主要靠神经电生理检查,表现为在常规的运动神经传导检查时,出现动作电位波幅明显减低,而活动后,其波幅又明显升高,重复电刺激于活动后肌肉动作电位波幅明显升高达 100% 以上。

此患者运动神经传导在正中神经和腓总神经上刺激所诱发出的动作电位波幅均低,这时应该考虑到多发性周围神经病,因为此患者有多年的糖尿病史,所以,首先要考虑到糖尿病周围神经病,其次,要考虑到 CIDP。但感觉神经电位全部正常,运动神经传导末端潜伏时和传导速度均正常,肌电图也未发现有神经源性损害,所以,排除了周围神经病。另外还应该考虑到肌无力综合征,再结合患者肌肉无力表现为活动后反而减轻,所以,当发现运动传导动作电位波幅很低时,马上即做了大力运动试验,即用力让拇指、小指外展及足背屈 10 秒后,再观察动作电位波幅,此时,波幅明显升高并且均超过 80%。

肌无力综合征的神经电生理改变,首先应该是常规运动神经传导检查动作电位波幅明显减低,而当活动 10 秒后,其波幅又明显升高,低频重复电刺激未见明显波幅改变,但高频重复电刺激后动作电位波幅将明显升高。此患者由于全身情况差,而且对近端高频刺激不能耐受,所以,没有做高频重复电刺激,而用大力收缩试验代替。

肌电图诊断:神经电生理改变提示肌无力综合征。

随访:肌电图检查之后,患者即做了新斯的明试验,结果阴性,又做了胸部CT 显示肺门部阴影,后经过支气管镜检,证实为小细胞肺癌。

参 考 文 献

1. Keesey JC. AAE M Minimonograph #33:electrodiagnostic approach:defects of neuromuscular transmission. Muscle Nerve,1989,12:613-626.

2. Maher J,Grand'Maison F,Nicolle MW,et al. Diagnostic difficulties in myasthenia gravis. Muscle Nerve,1998,21:577-583..

3. Jaretzki A 3rd,Barohn RJ,Ernstoff RM,et al. Myasthenia gravis:recommendations for clinical research standards. Task Force of the Medical Scientific Advisory Board of the Myasthenia Gravis Foundation of American. Neurology,2000,55:16-23.

4. Evoli A,Tonali P,Bartoccioni E,et al. Ocular myasthenia:diagnostic and therapeutic problems Acta Neurol Scand,1988,77:31-35.

5. Oh SJ,Kim DE,Kuruoglu R,et al. Diagnostic sensitivity of the laboratory tests in myasthenia gravis. Muscle Nerve,1992,5:720-724.

6. Ukachoke C,Ashby P,Basinski A,et al. Usefulness of single fiber EMG for distinguishing neuromuscular from other causes of ocular muscle weakness. Can J Neurol Sci,1994,21:125-128.

7. Litchy WJ,Albers JW. Repetitive Stimulation:An AAEM Workshop,1984,5:1-18.

8. Liveson J,DM Ma. Laboratory Reference for Clinical Neurophysiology. 1992,F A,Davis.

9. Tim RW,Massey JM,Sanders DB. Lambert Eaton Myasthenic Syndrome:electrodiagnostic findings in response to treatment. Neurology,2000,54:2176-2178.

10. Kupersmith MJ,Latkany R,Homel P. Development of generalized disease at 2 years in patients with ocular myasthenia gravis. Arch Neurol,2003,60:243-248.

11. Moorthy G,Behrens MM,Drachman DB,et al. Ocular pseudomyasthenia or ocular myasthenia "plus":A warning to clinicians. Neurology,1989,39:1150-1154.

12. Ubogu EE,Kaminski HJ. Preferential involvement of extraocular muscle by myasthenia gravis. Neuroophthalmol,2001,25:219-228.

13. O'Neill JH,Murray NMF,Newsom Davis J. The Lambert-Eaton myasthenic syndrome. A review of 50 cases. Brain,1988,111:577-596.

14. Kaminski H,Ruff R. Ocular muscle involvement by myasthenia gravis. Ann Neurol,1997,41:419-420.

15. Trontelj JV,Sanders DB,Stalberg EV. Electrophysiological methods for assessing neuromusculartransmission//Brown WF,Bolton CF,Aminoff MJ,editors. Neuromuscular

Function and Disease.Philadelphia:W.B. Saunders,2002,414-432.

16. AAEM Quality Assurance Committee,American Association of Electrodiagnostic Medicine. Practice parameter for repetitive nerve stimulation and single fiber EMG:evaluation of adults with suspected myasthenia gravis or Lambert-Eaton myasthenic syndrome:summary statement. Muscle Nerve,2001,24:1236-1238.

17. Bradley WG,Daroff RB,Fenichel GM,et al.Neurology in Clinical Practice. Boston: Butterworth. 1991. 1819-1842.

18. Sanders DB,Howard JF. AAEM minimonograph #25:Single~fiber electromyography in myasthenia gravis. Muscle & Nerve,1986,9:809-819.

第十三章

肌 病

第一节 概 述

肌病（myopathy）是由于各种原因而导致的骨骼肌细胞本身发生病变的一组疾病。临床表现为慢性起病，进行性加重，对称性肢体近端或骨盆带肌和肩胛带肌无力和萎缩，腱反射和感觉功能完全正常，没有肌束震颤。神经传导包括运动和感觉传导检查完全正常，肌电图显示肌源性损害改变。对肌病的诊断主要是根据病史、临床表现、神经电生理检查、肌肉活检、血清肌酶和遗传学检查来诊断，而在临床上当遇到可疑肌病时，最简单、快速也是目前诊断肌病的首选检查方法就是肌电图，它除了可提供有关肌源性损害的肌电图证据外，尚可了解肌肉受累的分布情况以及对治疗的疗效判定，如判断炎性肌病的治疗效果，对是否复发等情况进行观察。其在技术操作上具有快速、可检查多块肌肉等优点，并且可为肌肉活检提供合适的肌肉。然而，尽管肌电图对肌源性损害起着非常重要的作用，但在临床实践中，对肌源性损害的肌电图改变的认识上仍有一定的难度，尤其是对一些临床上症状很轻的患者，或在临床上不能确定而需要和其他病变鉴别的患者。此时，就需要结合患者的临床表现，实验室检查以及定期的肌电图复查，同时，还需要检查者要具有很丰富的肌电图检查经验，这样才能对一个肌源性损害的患者做全面的分析和诊断。

有关肌病的分类有很多种，大致可以分为以下几类：

1. 炎性肌病（inflammatory myopathies） 是最常见的一种肌病，可能和免疫反应有关，主要包括皮肌炎、多发性肌炎、包涵体肌炎，此外，还包括一些病毒或细菌感染造成的肌炎。

2. 肌营养不良（muscular dystrophies） 是一种遗传性肌病，包括一系列临床类型。自幼发病，病程缓慢进展，但逐渐加重，受累的肌肉各型有所不同，其遗传方式也有所不同。各型有其特殊临床表现和特殊的肌肉活检特点。最常见的有 Duchenne 型肌营养不良，Becker 型肌营养不良。此外，还有面肩肱型肌营养不良（facioscapulohumeral, FSH），远端型肌营养不良，眼咽型肌营养不良。

3. 强直性肌病　是一类与遗传相关的既有肌肉无力又有肌肉强直、萎缩为特点的一组肌病,血清肌酶正常或轻度增高,主要包括强直性及营养不良和先天性肌强直。

4. 内分泌性肌病(endocrine myopathies)　包括各种内分泌性和获得性代谢性肌病。这类肌病多有典型的肌病表现,但血清CK多正常或轻度升高,最常见的就是甲状腺性肌病,此外还有肾上腺皮质性肌病等。

5. 代谢性肌病(metabolic myopathies)　是由于遗传因素导致肌细胞内产生能量的重要肌酶缺乏而造成,包括糖原累积病、脂质代谢肌病和线粒体肌病。

6. 先天性肌病(congential myopathies)　一般都在婴幼儿起病,主要表现为近端肌肉无力和肌张力低下,病史中有喂养困难、全身无力和运动功能发育迟缓。在2~4岁时才能行走,在儿童期和少年期肌无力相对稳定,但其后又进行性加重,本病诊断必须依靠肌肉活检。

【临床表现】

由于肌病是原发于骨骼肌细胞本身的疾病,所以,它在临床上主要以运动症状为主,而不伴有感觉障碍和自主神经功能障碍。大多数肌病其肌肉无力为对称性的以近端肌肉,特别是骨盆带和肩胛带肌肉受累为主,患者最常见的主诉就是蹲下或坐下后站起来困难,上楼梯困难,梳头时上肢抬举困难。尽管大多数肌源性损害都是以对称性近端损害为主,但也有一些是以非对称性的以远端损害为主,如包涵体肌炎。而萎缩性肌强直和一些遗传性肌病则是以对称性远端肌肉损害为主。肌病时,腱反射通常保留,有些患者可以减弱,但减弱的程度是和患者肌肉无力和萎缩的程度成比例的。在临床诊断时要特别注意患者的肌肉无力是否和疲劳有关,而这种活动后产生的无力很可能是重症肌无力或肌无力综合征,而非肌病。

【神经电生理检查】

1. 神经传导检查　通常多检查一侧肢体的上下肢,分别检查一条运动和一条感觉神经(表13-1)。常规感觉神经传导检查一般正常,但如果患者合并

表13-1　肌病时常规神经传导检查

常规检查

　　至少检查一个上肢和一个下肢的一条运动和一条感觉神经传导以及它们的F波

注意

- 如果动作电位波幅很低,尤其是多条运动神经传导均出现动作电位波幅很低,并且没有伴随肌肉萎缩时,则一定不要忘记让所记录的肌肉做10秒的大力运动,之后再检查,如果运动后动作电位的波幅明显升高超过200%,则需要考虑肌无力综合征

- 如果患者病史可疑有重症肌无力,则不要忘记做重复电刺激试验

有周围神经病变时,则可以出现感觉神经传导异常。由于多数肌病主要影响的是近端肌肉,而常规运动神经传导检查记录的是远端肌肉,所以,对于典型的肌病来说,常规运动神经传导检查也是正常,而那些同时影响到近端和远端肌肉的肌病或有一种主要影响远端肌肉的较少见类型肌病,则可以出现运动传导动作电位波幅减低,但末端潜伏时和神经传导速度正常。肌病患者神经传导速度检查的主要目的是要排除那些临床表现和肌病很像并且以运动神经损害为主的周围神经病和脱髓鞘性多发性神经病,后者可以出现神经传导阻滞,末端潜伏时延长,波形离散和神经传导速度减慢。此外,神经和肌肉接头病变也是以近端肌肉无力为主,例如以突触后膜病变为主的重症肌无力,其动作电位波幅正常,但低频重复电刺激会出现波幅递减。而以突触前膜病变为主的病变如肌无力综合征,其神经传导的特征性表现为在休息时,动作电位波幅明显降低,而末端潜伏时和神经传导速度正常,但短暂活动后可以出现动作电位波幅明显增高。

2. 肌电图检查　到目前为止,肌电图检查一直被认为是诊断肌病的最方便而又有价值的检查手段,常规所需要检查的肌肉见表13-2。它不但可以鉴别是神经源性损害还是肌源性损害,而且还可以了解肌肉受累的分布情况以及对治疗疗效和预后的判断。肌病时,肌电图上可以出现典型肌源性损害的改变,不过,在肌病晚期,由于出现了神经退行性改变和神经再生,使得肌电图检查也可以出现神经源性损害。通常对于可疑肌病患者,肌电图检查需要根据患者症状的分布情况来采取个体化原则,需要常规检查双上肢和双下肢近端和远端肌肉,但由于大多数肌病影响的是近端肌肉,而且越近端肌肉其异常率就越高,所以近端肌肉包括椎旁肌检查必不可少。在检查时,临床医生和肌电图检查者需要了解下面两种情况:一是有关血清CK的问题,最好不要在肌电图刚检查完后检查血清CK,因为,肌电图检查完后血清CK可以轻度升高,

表 13-2　肌病时常规肌电图检查

常规检查

- 至少检查上肢的两块近端肌肉和两块远端肌肉:第1骨间肌,桡侧腕屈肌,肱二头肌,三角肌
- 至少检查下肢的两块近端肌肉和两块远端肌肉:胫前肌,腓肠肌内侧头,股直肌外侧头,髂肌
- 至少一块椎旁肌

注意

- 检查肌无力最明显的肌肉,检查肌肉的多少取决于肌无力的分布
- 最好检查那些具有对称性的肌肉,另一侧可作为肌肉活检的部位,如肱二头肌,三角肌

6 小时达高峰,48 小时后复原,因此,最好在检查肌电图之前先检查血清 CK。但 CK 正常并不能除外肌病,因为多数的先天性肌病以及内分泌性肌病,CK 往往正常。炎性肌病以及一些肌营养不良如 Duchenne、Becker 型以及肢带型肌营养不良血清 CK 均升高。也应该注意并非只有肌源性损害时 CK 才升高,有些病如脊肌萎缩症和肌萎缩侧索硬化都可以出现 CK 升高。剧烈运动后的正常人也可以出现一过性血清 CK 升高,甚至高达 1000U/L,但几周后就恢复正常。二是有关肌肉活检的问题,肌病患者通常都要做肌肉活检,而肌肉活检一般应该在电生理和血清学检查以后进行,应该选择有中等程度受累的肌肉,最好不要选择在近期内做过肌电图的肌肉上进行,因为肌电图检查时针的创伤会使局部出现炎性反应以及肌细胞坏死,有时持续时间可以长达几个月之久。

肌电图检查分三步观察,即插入时、放松时和肌肉收缩时,可分别出现下列表现:

(1) 肌病时的自发电位:当肌肉放松时可见到下面三种自发电位:即纤颤电位和正锐波、肌强直电位和复杂重复放电。但这些自发电位并非只有在肌病时才有,在神经源性损害中也可以见到,其中纤颤电位最常见到。

1) 纤颤电位:早期的肌电图检查者认为纤颤电位仅出现在神经源性损害,而肌源性损害时不会出现纤颤电位,直到 1950 年以后,Lambert 等发现在肌源性损害中,尤其是多发性肌炎、包涵体肌病、ICU 肌病和一些进展比较快的肌营养不良,均可见纤颤电位,而纤颤电位在肌源性损害中出现的原因尚不清楚,目前多认为是肌纤维的节段性坏死,导致终板破坏而产生。虽然纤颤电位可以出现在肌源性损害和神经源性损害,但两者在形态和大小上不容易区分开,唯一的区别是它们的发放频率,肌源性损害纤颤电位发放频率很低,但也决不能仅凭此来鉴别。纤颤电位的大小是由两个因素决定:其一是发放纤颤电位的肌纤维直径。其二是发放纤颤电位的肌纤维和记录针电极之间的距离。当肌病较严重时,肌纤维直径明显减小,此时产生的纤颤电位就很小,这种很小的纤颤电位经常出现在成人所患的慢性肌病和 Duchenne 型肌营养不良。此时,在做肌电图检查时,由于这种纤颤电位很小,有时很难观察到,必须注意以下两点:一是灵敏度最好放到每格 50μV。二是所检查肌肉必须完全放松,否则,纤颤电位就会被背景噪声或未放松的肌肉所产生的运动单位电位所掩盖。另外,纤颤电位的分布也和肌病类型和严重性有关,它多见于椎旁肌、肢带肌和近端肌肉。纤颤电位出现的数量和肌病的活动程度也有关,通常在肌病活动期,纤颤电位很多,相反,如果纤颤电位已经明显减少,则说明肌病已经进入非活动期,此点尤其是对一些经过药物治疗后的肌病尤为重要,已经在相关章节中详细叙述。

2）肌强直电位：是由单个肌纤维反复放电所产生，可能和肌细胞膜兴奋性异常有关，通常多在肌纤维受到机械性刺激包括记录针电极移动后出现。其形状可以是一连串正锐波发放或一连串纤颤电位发放，其波幅时大时小，它的发放频率多固定并且形状比较刻板，在肌电图检查时可以听到典型的"飞机俯冲样"声响，忽高忽低。多伴有临床上的肌强直，可出现于强直性肌营养不良、先天性肌强直、低钾性周期性瘫痪。

3）复杂性重复放电（肌强直样放电）：是由于一组相邻的肌纤维反复放电所导致，其中有一个肌纤维为起搏点，依次激活相邻的一组肌纤维。复杂性重复放电并非对肌病特异，在肌源性和神经源性损害中都可以出现，但它的出现却提示病程已经进入慢性过程。

（2）肌源性损害时的运动单位电位：肌源性和神经源性损害的一个很重要的鉴别点是观察运动单位电位的变化。大多数肌病都可以导致很多单个肌纤维的功能损害，使得运动单位的面积明显减小，在这种情况下，实际的运动单位（如脊髓前角细胞和轴索）并没有改变，但由于运动单位内具有功能的肌纤维实际数量减少，导致肌病时运动单位电位时程明显缩短，波幅也降低即出现典型的肌病电位。对这种典型肌病电位的识别比较容易，但对于一些不典型电位，则有一定的困难，它需要对一块肌肉的不同点，许多肢体的不同肌肉进行仔细分析。目前，比较新的机器都有自动分析、计算、触发、延迟等功能，可以更好的分析单个运动单位电位。通常对不典型患者，最好是选 20 个电位并和年龄相匹配的正常人相比较来进行分析。在分析运动单位电位时，时程是一个非常重要的参数，它反映了一个运动单位里所有肌纤维的数量，包括离记录针极较远的肌纤维，在一个运动单位内，距记录针电极较远的肌纤维与运动单位电位的起始和终止有关。在测量其时程时，通常不要选多相电位来测量，在正常情况下运动单位电位的变化范围很大，其时程根据不同的年龄和不同的肌肉也不同，要正确地判断正常或异常的运动单位电位，需要具有丰富的经验，并且检查者必须检查多个运动单位电位以求其平均值。应该注意的是短时程运动单位电位并不只在肌病中出现，任何原因导致的肌纤维功能丧失而又没有影响到运动神经元和它的轴索时，都可以出现短时程运动单位电位，这种情况也可以见于严重的失神经支配后，当仅有一小部分神经纤维重新支配肌肉时，即可出现新生（nascent）运动单位电位，它表现的也是短时程低波幅电位。另外，慢性肌源性损害其运动单位电位时程会变长且有时会伴有卫星电位，这是因为肌纤维的破坏和再生导致运动单位电位成分中每个单独的电位时相不一致。所以，对慢性或晚期肌源性损害很难单凭运动单位电位时程和神经源性损害区别，这就需要肌电图检查者在做诊断时应该全面结合患者的病史、病程、查体、神经传导检查和肌电图最终作出诊断。和时程相比，运动单位电位的波幅在诊断肌源性损害时的价值相对较低,因为,它受到针电极影响的因素较多,通常运动单位电位波幅多与距针电极较近的一些肌纤维有关,在肌病时,它的波幅通常比较低,但也可以正常或增加,这取决于针电极距再生肌纤维的位置,如果在肌病再生中,其运动单位电位中的肌纤维密度增加,就会出现高波幅的运动单位电位。

　　肌病时在肌肉做轻微收缩时通常可以出现运动单位电位位相的增多即表现为短时程、低波幅的多相电位(图 13-1)。而当肌肉做大力收缩时,会出现一个比较重要和可靠的现象即早期募集现象,不过,这种现象多出现在肌病已经比较重的患者。此时,由于每个运动单位里有功能的肌纤维数量明显减少,使运动单位变小,产生的力量也减小,结果导致在大力收缩时,要产生同样大的力量,就需要比正常多的运动单位发放,此时产生的用较小的力量就可以激发更多的运动单位电位发放的现象即为早期募集现象(early recruitment),它是肌源性损害所特有的。通常判断早期募集现象需要有一定的经验,只有肌电图检查者自己可以比较准确的判断,因为在检查时只有检查者才能知道患者用力的程度是否和运动单位发放的数量一致。募集相的判断带有很大的主观性,它和肌电图检查者的经验非常有关。肌源性损害的患者可以出现下列形式的募集相:

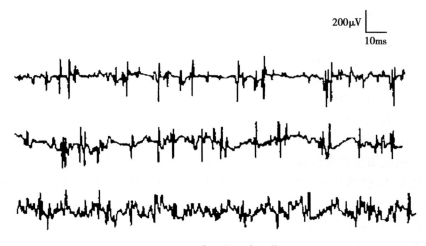

200μV
10ms

图 13-1　典型的肌病电位

一患者四肢近端无力 3 个月,三角肌肌电图在轻收缩时显示广泛的低波幅、短时程的多相电位

1) 正常募集相:见于多数损害较轻的患者。

2) 早期募集相:由于严重的病变导致肌纤维的大量丢失,使得在大力收缩时,更多的运动单位发放,在屏幕上可见患者轻微用力时,即会出现大量的运动单位募集,和用力的程度不成正比。

3)募集相减少并伴有运动单位电位的快速发放:这种情况很像神经源性损害,在肌源性损害中很少见到,仅见于非常严重的损害导致运动单位的功能几乎完全丧失。

在临床上大多数表现为广泛性肢体无力的患者都需要做肌电图,以确定是否有肌源性损害。对于这种情况,通常需要检查一侧肢体,如果一侧肢体发现有异常,则需要检查对侧肢体,通常常规检查神经传导速度,至少查一条感觉和一条运动神经,必要时检查对侧肢体。首先排除是否有周围神经损害,尤其是对那些肌电图检查并非很典型的患者。肌电图是判断是否有肌源性损害的一项重要检查,但它并没有一个绝对的正常标准,其肌电图的异常可以很明显,也可以是各种各样形式的组合,要结合插入电位、放松时的自发电位以及运动单位电位的形状和募集相综合判断。通常可根据病情来决定所要检查的肌肉,但一些特殊的肌肉包括肢带肌、骨盆带肌和椎旁肌一定要检查。

【肌源性损害异常肌电图类型】

1. 正常肌电图 包括代谢性肌病、内分泌性肌病,如激素性和甲状腺性肌病。

2. 纤颤电位和异常运动单位电位共存 出现于炎症性和快速进展性的肌营养不良,急性 ICU 肌病。

3. 仅有运动单位电位的改变 缓慢进展的肌营养不良,遗传性肌病,中毒性,内分泌性,酒精性,激素性和甲状腺性肌病。

4. 仅有纤颤电位 早期或比较轻的炎症性肌病。

5. 运动单位电位改变和肌强直电位:强直性肌萎缩,低钾性周期性瘫痪。

6. 仅有肌强直电位 先天性肌强直。

肌电图对肌源性损害的检查具有可以检查多块肌肉以确定损害是局限性还是广泛性的特点,为肌肉活检提供部位。还可以识别有某些特殊特点的肌病,如强直性肌病。定期观察一些肌病的治疗疗效,判断预后。但仍具有局限性,如对诊断肌源性损害的敏感性并非很高,当肌源性损害已经比较严重,导致大量肌纤维坏死时,才可以出现典型的肌源性损害肌电图,但有些损害很轻,以及内分泌和代谢性肌病肌电图可以正常,所以,肌电图检查正常不能除外肌源性损害。并非每一种肌病都有特异性的肌电图改变,也就是说,对很多肌病来说,肌电图改变很相像,使得肌电图检查不能对某一特殊的肌病作出准确的诊断,所以,尚需要结合肌酶、肌活检和其他检查来判断。

第二节　常见炎性肌病

一、多发性肌炎和皮肌炎

【临床表现】

多发性肌炎和皮肌炎（polymyositis and dermatomyositis，PM and DM）是肌电图室中最常见的一种特发性炎症性肌病。其确切病因尚不清楚，可能是和自身免疫反应有关，大约有 20% 的患者患有自身免疫性或结缔组织病，如系统性红斑狼疮、风湿性关节炎。女性患者多于男性，皮肌炎的发病年龄相对较小，有的甚至是在儿童期，而多发性肌炎的发病年龄多在 20 岁以后，多亚急性起病，但也可缓慢起病。多发性肌炎的患者可仅有肌肉无力，而皮肌炎的患者可伴有皮肤的红疹，多在上眼睑处出现淡红色的网状皮疹，在面颊、肩和上胸等暴露部位也可出现红斑。肌肉无力主要表现在近端肢体，通常是对称性的，表现为从椅子上起来、洗澡、梳头、上楼梯均困难，但个别患者也会出现远端肌肉无力，有些患者可以出现言语不清。虽然患者的肌力很差，但深反射一般均存在，感觉正常，而肌肉萎缩相对较轻或根本没有。颈项肌肉特别是屈颈肌肉常常被累及，而面肌和眼外肌通常不受影响，这点使其和重症肌无力很容易鉴别。有很多患者出现肌肉肿胀，肌肉疼痛，关节僵硬等。大约 40% 的患者可以出现心脏问题，包括心律失常、心肌病。由于肌纤维的广泛坏死，导致肌酶谱升高，其中血清 CK 是最敏感和最特异的。超过 90% 的患者血清 CK 可达到正常值 50 倍以上，不过其水平的升高并不完全与肌肉的无力程度成正比，有些肌肉明显无力的患者，其血清 CK 可以正常，特别是儿童期的皮肌炎，而有些患者肌肉无力很轻，但其血清 CK 却可以很高。对于皮肌炎的诊断，由于伴随有皮肤改变，所以，诊断多比较容易。而很多多发性肌炎的患者，由于没有皮肤的改变，加之症状不典型，在临床上诊断多被延误。

【神经传导检查】

运动和感觉神经传导检查完全正常。

肌电图检查：可出现自发电位如纤颤电位、正锐波、复杂重复放电，在急性或亚急性期可以出现短时程，低波幅运动单位电位，多相电位增多，并伴早期募集现象。自发电位见于椎旁肌，肩带肌和骨盆带肌，这些自发电位伴随着治疗会逐渐减少。在慢性（多大于 1 年）多发性肌炎和皮肌炎患者中，50% 的患者可出现大而宽的运动单位电位，不过，这些运动单位电位多同时和小而短的运动单位电位同时存在，而很少单独存在，而当出现这种大的运动单位电位时容易误认为是神经源性损害，此时，应该注意募集相的观察，募集相相对正常并伴有大的运动单位电位时多见于慢性肌病。

通常,对多发性肌炎的患者做肌电图有两个主要目的。首先是协助诊断,其次是判断激素治疗的疗效。当诊断已经确定,而患者已经开始用激素治疗后,当治疗无反应或加重时,说明激素治疗效果不佳。出现上述情况可能的原因是:一是诊断正确,但疗效差,需要增加激素剂量;二是诊断正确,并对激素治疗有反应,但却发生了激素性肌病,此时,应该逐渐减少激素剂量;三是由于诊断错误而导致治疗失败。要确定是哪一种原因,通常需要做肌电图检查,如果经过治疗后,纤颤电位还有很多,而且很广泛,说明病变仍在活动期,需要继续治疗,相反,假如纤颤电位已经很少或已经基本没有了,则说明肌病并没有在活动期,目前的肌肉无力可能是继发了激素性肌病。如果病情进展,出现了新的肌肉无力,如屈指肌无力,则提示可能是包涵体肌炎而非多发性肌炎。总之,对于多发性肌炎的患者,一旦治疗开始显效,纤颤电位首先开始减少,继之才出现运动单位电位的改变,所以,纤颤电位减少是对治疗有反应的一个较早期的指标。而当出现激素性肌病时,并不会出现纤颤电位增多,而当多发性肌炎复发时,首先出现的应该是纤颤电位增多,这点在鉴别是否是多发性肌炎加重或复发以及和激素性肌病的鉴别很重要。

近年来,国内外均有报道发现多发性肌炎患者合并有周围神经损害,Laraki(1994)对一组多发性肌炎的患者的临床、实验室、肌电图及神经肌肉病理结果发现确实存在有周围神经损害,认为他是一种独立的疾病,命名为神经肌炎。

神经肌炎在临床中并非少见,只是很多患者神经损害的临床表现较轻或被其更严重的肌肉损害所掩盖。神经肌炎患者的临床表现轻于电生理改变,这更加减弱了该病被人们所认识的程度。可能的发病机制和多发性肌炎相同,即体液免疫和细胞免疫共同参与的免疫性疾病,肌肉和神经共同受累。在多发性肌炎的过程中,肌内小神经受到了侵犯致神经源性损害。血管炎所引起的供血障碍和神经的直接损害有关。其临床表现除肌肉损害的表现外,尚有神经受累的表现,对称或不对称分布,可累及末梢神经、单神经和神经根;感觉神经损害常重于运动神经;下肢常重于上肢;神经电生理检查既有周围神经脱髓鞘改变,也有轴索损害。针电极肌电图为肌源性损害基础上叠加神经源性损害。

二、包涵体肌炎

【临床表现】

包涵体肌炎(inclusion body myositis,IBM)是一种特发性、炎症性肌肉病变,其病因尚不清楚,可能和多发性肌炎和皮肌炎一样,是原发性的炎性肌病,也可能是继发于其他病变而导致的肌肉炎性改变,它是 50 岁以后患者出现肌病的最常见原因,大约有 15% 的患者患有其他自身免疫性疾病,在临床和肌肉活检上容易和多发性肌炎相混淆,过去很多按照多发性肌炎治疗无效的患者实际上可能是包涵体肌炎,其鉴别见表 13-3。

表 13-3　多发性肌炎、皮肌炎、包涵体肌炎鉴别表

病名	性别	发病年龄	肌无力分布	血清 CK	对免疫治疗反应
皮肌炎	女 > 男	儿童和成人	近端 > 远端	明显升高	好
多发性肌炎	女 > 男	成人	近端 > 远端	明显升高	好
包涵体肌炎	男 > 女	50 岁以后	近端 = 远端,特别是指、腕的屈肌和伸膝肌	正常或轻度升高	无或反应很轻

本病男性多于女性,首次发病年龄多在 50~60 岁以后。在临床上表现为缓慢进展的肢体无力,除了近端肌肉无力以外,远端肌肉无力也很常见,有些患者甚至远端肌肉无力比近端肌肉无力还明显,肌无力分布多对称,但非对称性的分布也时常可以见到。本病更易侵犯某些特殊的肌肉,包括髂肌、股四头肌、胫前肌、肱二头肌、肱三头肌和屈指、屈腕肌,明显的肌肉萎缩特别是股四头肌萎缩很常见,特征性的表现是伸膝、屈腕、屈指无力,面肌和眼外肌通常不受影响。患者很少出现构音障碍,但可以出现吞咽困难,而呼吸困难很少见。早期可以出现深反射减弱或消失,尤其是股四头肌反射。由于本病的临床表现不典型,导致很多患者的诊断多年来一直不能确定,而长期被误诊为多发性肌炎,当对治疗无反应,并且伴有严重的肢体无力和肌肉萎缩时,又常被误诊为运动神经元病。

【神经传导检查】

运动和感觉神经传导检查完全正常。

肌电图检查和多发性肌炎很难区分,可以出现明显的纤颤电位、正锐波,运动单位电位的改变可以正常、短或长时程。很多人认为这种神经源性和肌源性损害结合的改变提示诊断可能是包涵体肌炎,尤其是这些改变在肢体上更明显时,则提示包涵体肌炎的可能性更大。血清 CK 可以正常或轻度升高,本病对免疫抑制剂治疗无效,多数患者在患病后 10~15 年发展至生活不能自理,而需要使用轮椅。

三、类固醇性肌病

类固醇性肌病(steroid myopathy),又叫激素性肌病,是指皮质类固醇类激素所致的骨骼肌无力和萎缩,属治疗性副作用。在诱发肌病的药物所中,它是最常见的药物之一,主要以地塞米松和曲安奈德最常见,其确切病因尚不清楚,可能和皮质类固醇类激素影响了肌细胞代谢和功能活动有关,其发生和发展受激素类型、剂量和时间长短而影响。随着激素剂量加大和时间延长,患本病的危险性就更大。目前,由于对此病的认识不足,且接受皮质类固醇类激素治疗的患者部分有引起肌无力的基础疾病,如多发性肌炎、重症肌无力等,因而,影响对本病的确认。

【临床表现】

根据发病情况可分为慢性和急性类固醇性肌病。

1. 慢性类固醇性肌病 多发生于长期使用皮质类固醇激素治疗的患者,其发病机制尚不完全清楚,可能和长期使用激素后导致肌细胞内线粒体结构和功能破坏,使能量代谢障碍有关。其典型临床表现为对称性的肢体近端肌肉尤其是股四头肌和骨盆带肌肉明显无力,偶尔影响肩胛带肌,肢体远端和呼吸肌也可以受累,感觉系统不受累。CK可正常或轻度升高,神经传导检查正常。肌电图检查多正常或轻度异常,有时,在近端肌肉上会出现短时程、低波幅运动单位电位,重要的一点是通常没有自发电位出现,这点在和多发性肌炎鉴别时很重要。多发性肌炎的患者在临床上常用激素来治疗,如果治疗有效,激素开始逐渐减量。如果治疗中患者又出现肌肉无力,则在临床上很难鉴别是多发性肌炎复发还是激素性肌病,而此时如果在肌电图上出现大量而广泛的自发电位,则提示是多发性肌炎复发而非类固醇肌病。本病终止激素治疗后可使症状缓解,一般在数周或月恢复。

2. 急性类固醇性肌病 又叫急性四肢瘫痪性肌病(acute quadriplegic myopathy)、危重病性肌病(critical illness myopathy)或重症监护室肌病(critical care myopathy,ICU肌病)。是发生于重症监护室的一种获得性疾病,其发病机制尚不完全清楚。近年来,有关本病的报道越来越多,有报道认为本病和在重症监护病房里患者长时间接受大剂量静脉注射皮质类固醇激素和神经肌肉接头阻滞剂有关,最终导致患者出现广泛性的较严重的肢体无力。本病的病理生理尚不清楚,但多数学者认为是大剂量激素的毒素作用加上神经肌肉接头阻滞剂的作用而导致。多数患者同时用了两种药,但有少部分患者,可以仅用了激素。有关引起本病的激素和神经肌肉接头阻滞剂剂量和类型尚不完全清楚,一般认为静脉注射甲泼尼龙总量超过1000mg,以及长效神经肌肉接头阻滞剂大于48小时可患此病。据统计,大约有1/3的哮喘持续状态患者在接受了吸入和静脉激素治疗后而患此病,大约有7%接受肝移植后患者患此病。也有报道认为本病可能和脓毒血症、多脏器衰竭、代谢的紊乱、大剂量的抗生素使用等有关。尽管本病起病较急,但由于患者多合并有脑病或使用大剂量镇静剂,导致其准确的发病时间不好确定。主要的特点是广泛的肌肉无力,这种无力可以包括肢体、颈部、面肌和膈肌,但眼外肌很少受累,下肢重于上肢。由于影响到了呼吸肌,多数患者都需要有呼吸机辅助呼吸。感觉系统正常,四肢腱反射均减弱,很多患者有肌肉萎缩及明显的肢体水种,这种肌病往往和ICU多发性神经病重叠。实验室检查显示 CK 明显增高,特别是病程早期者,CK 水平在病程后期可以下降。神经电生理检查对诊断本病非常重要,神经传导的典型特点是:运动神经传导的动作电位波幅可以很低或消失或是正常值下限,而末端潜伏时和神经传导速度正常,感觉神经电位相对正常(但有时由于患者肢体肿胀,也可以很低),膈肌动作电位波幅很低,但在疾病恢复时,动作电位波幅可以逐渐恢复,其恢复的原因不太清楚,可能和水肿消退有关。重复电刺激检查正常,肌电图检查在有些患者的肢体肌肉上可见少量纤颤电位和正锐波,但不如 ICU 多发性神经病那样明显,由于多数 ICU 患者不能配合做肌肉收缩,所以,要观察运动单位电位形态很困难。有些患者可见低幅运动单位电位,但时程正常,随着病情的好转,运动单位电位的波幅可增加。肌肉活检有助于本病的诊断,主要表现为脂肪变性、肌纤维萎缩,无炎性细胞浸润。

需要强调的是,除了在重症监护室可以出现 ICU 肌病外,尚可以出现 ICU 周围神经病(critical illness polyneuropathy),两者临床表现很像,但 ICU 周围神经病是一种感觉运动性以轴索损害为主的周围神经病,血清 CK 正常,神经传导表现主要为感觉和运动神经电位波幅均明显减低或消失,针电极肌电图可见多量的失神经电位。但少数患者周围神经损害仅限于运动神经,感觉神经电位正常,此时,如果针电极肌电图检查不满意时,很难和 ICU 肌病鉴别,应该行肌肉活检确定诊断。

【诊断】

本病的诊断有一定的困难,除了受 ICU 患者意识状态的影响外,尚缺乏特异的实验室检查。一旦重症监护室患者,发现肢体对疼痛刺激时活动度减少,尤其是使用皮质激素治疗的患者,应该注意其可能出现的对骨骼肌的影响。急性起病者较易引起注意,而慢性起病者不易察觉。诊断时要注意下面几点:即近端对称性的肌肉无力,但远端和呼吸肌也可以受到影响,动态观察血清肌酶变化,肌电图和肌活检显示肌源性损害,同时也有注意 ICU 肌病和 ICU 周围神经病可能同时存在,有时鉴别非常困难,肌肉和神经活检有助于诊断。

第三节　肌营养不良

肌营养不良(muscular dystrophy)是一组与遗传有关的肌肉疾病,自幼发病,并且病情逐渐加重。由于其遗传方式不同,受累肌肉无力和萎缩的程度和分布也不同,以下主要介绍几种常见的类型:

一、Duchenne 型肌营养不良

Duchenne 型肌营养不良是肌营养不良中最常见的一种,属性连锁隐性遗传,主要累及男性。受累的男孩多在 3~5 岁起病,首先表现为在行走或跑步时容易跌倒,上楼梯困难,逐渐出现足尖走路和鸭步,躺下后站起困难,需要自己用手依次撑住踝、膝、大腿后,才能直起腰(Gower 征),双小腿可有假性肌肉肥大,有些病儿可有不同程度的智能障碍。随着年龄增长,渐出现明显的骨盆带、肩胛带和肢体近端肌群萎缩和无力,并且出现脊柱畸形,一般到十几岁时患者就不能行走。约有 5%~10% 的女性携带者可有不同程度的肌肉无力,不过,这种无力通常不对称,可能小孩时就有,但直到成人时才明显,假性肌肉肥大比较常见,进展比较缓慢,有些甚至稳定。实验室检查方面血清 CK 水平可明显升高,达正常人的几十到几百倍。神经传导检查正常,肌电图可出现典型的肌源性损害。

二、Becker 型肌营养不良

和 Duchenne 型肌营养不良相比,Becker 型肌营养不良的临床表现明显轻。一般发病比较晚,12 岁左右发病,但有些患者可能到很大年龄才有症状,进展比较缓慢,可存活到 40~50 岁,小腿假性肥大很明显,但骨关节的畸形不如 Duchenne 型肌营养不良明显。本型和 Duchenne 型肌营养不良的鉴别主要是靠基因检查来确定。

三、面肩肱型肌营养不良

面肩肱型肌营养不良(facioscapulohumeral dystrophy,FSH)为常染色体显性遗传,男女均可受累,其严重程度不等。发病年龄可早可晚,多数在 20~40 岁之间,发病较早者病情较重,也有的患者终生没有症状。典型的表现为面肌、肩胛带以及上臂近端肌肉受累,可以不对程,前锯肌、菱形肌、斜方肌无力产生翼状肩胛和肩下垂,肱二头肌和肱三头肌也可受累,但三角肌通常不受累。由于面肌受累,导致患者睁眼睡觉,不能吹口哨,面部表情少。晚期可影响到下肢,当胫前肌和腓骨肌受累时,可以出现足下垂,严重者可出现行走困难。患者通常智力正常,不影响延髓肌、眼外肌、舌肌和呼吸肌,多不影响寿命。实验室检查方面血清 CK 水平可正常或轻度升高。神经传导检查正常,肌电图可出现典型的肌源性损害的表现。

四、肢带型肌营养不良

肢带型肌营养不良(limb girdle muscular dystrophy,LGMD)是一组具有高

度遗传异质性的常染色体遗传性疾病,多数属于常染色隐性体遗传,但也有不少散发病例。男女均可受累,发病年龄为 20~30 岁,首先累及肩胛带或骨盆带肌肉,可从上肢扩展到下肢,也可从下肢扩展到上肢,不累及面肌。有腓肠肌或其他肌肉的假性肥大,病情进展缓慢,平均在出现症状后 20~30 年患者丧失运动能力,血清 CK 明显增高,肌电图提示肌源性损害。由于本病是以近端肌肉损害为主,因此,在临床上需要和近端性脊髓性肌萎缩、内分泌性及代谢性肌病鉴别。

第四节　肌强直性肌病

肌强直性肌病是一类在临床上既表现为肌肉无力和萎缩又有肌强直的肌肉肌病。其特征为骨骼肌在随意收缩后不易立即放松;电刺激或机械性刺激时肌肉兴奋性增高,而重复骨骼肌收缩后骨骼肌松弛,症状消失;寒冷环境中肌强直加重;肌电图检查呈现连续肌强直放电现象,代表疾病为强直性肌营养不良。

强直性肌营养不良

强直性肌营养不良(myotonic muscular dystrophy,DM)又叫萎缩性肌强直。是常染色体显性遗传的进行性多系统损害疾病。临床上以肌肉无力,肌肉强直、肌肉萎缩为特点。除骨骼肌受损外,还伴有白内障,心律失常,糖尿病,秃发,多汗和性功能障碍等表现。少数患者还可以出现周围神经损害。

【临床表现】

多在 20~30 岁后起病,隐匿起病,缓慢进展,肌强直通常在肌肉萎缩之前数年或同时发生,病情严重程度差异很大,部分患者可无自觉异常,仅在查体时发现。可有家族史。首发表现多为肌肉用力后不能立即正常松开,此现象在寒冷时明显加重,主要影响的是手,表现为手握拳后不能立即松开,需要重复数次后才能松开,此外,脑神经支配的肌肉包括眼外肌、面肌和咀嚼肌受累是本病的一个特征。早期肌无力和肌萎缩不明显,随病情进展,可以出现肌萎缩,先累及手及前臂肌肉,继之影响头面部肌肉,尤其以颞肌和咬肌萎缩最明显,患者可出现特殊的面容,表现为面容瘦长,颧骨隆起,呈"斧状脸",少数患者可有构音障碍和足下垂,肢体远端出现周围神经损害。除了上述神经系统表现外,还可有白内障,内分泌紊乱,心律失常,性功能障碍等。查体突出的表现为"肌丘"征,即用叩诊锤叩击肌肉,可见局部肌肉隆起,即肌丘形成,持续数秒后恢复原状。血清 CK 正常或轻度增高,心电图提示心律不齐或房室传导阻滞。肌肉活检有特征性的改变。

【神经电生理检查】

较轻的患者神经传导检查多数正常,但病情较重及肌肉萎缩明显的患者可以出现神经传导的异常,主要表现为远端感觉运动性轴索损害,即感觉运动神经电位波幅均明显减低,而神经传导速度和远端潜伏时可轻度减慢和延长。本病针电极肌电图改变非常重要,主要为肌强直电位,表现为放松时受累肌肉出现连续高频强直电位并逐渐衰减,同时伴随有类似轰炸机俯冲样声音。轻收缩时受累肌肉可以出现肌源性损害表现。

【病例分析 1】

1. 病史摘要　女性,32 岁,四肢无力 2 个月。2 个月前感到双腿无力,在上楼梯和坐在沙发上站起来时尤其明显。1 个月前又出现双上肢无力,梳头很困难,但无力没有明显的波动。1 周前患者出现双腿肌肉疼痛,但无吞咽困难和说话不清,无复视,无任何感觉异常,大小便始终正常。既往无大量饮酒史,无药物中毒史。

查体:言语流利,无皮疹,全身消瘦,但未见明显肌肉萎缩。双腿肌肉压痛明显,脑神经正常,屈颈肌力弱,但伸颈肌力正常,四肢肌力见表 13-4,肌张力和腱反射正常,感觉正常,病理征阴性。

表 13-4　四肢肌力检查结果表

肌肉	右	左	肌肉	右	左
肩外展(三角肌)	4	4	屈髋(髂肌)	3–	3–
伸肘(肱三头肌)	4	4	伸膝(股四头肌)	4–	4–
屈肘(肱二头肌)	4	4	屈膝(大腿后肌群)	4–	4–
屈指力(拇长屈肌)	4+	4+	踝背屈(胫前肌)	4+	4+

实验室检查:血清 CK:14 857U/L(正常 <140U/L),其余包括 T_3、T_4、LDH、AST、ALT、ESR 均正常。

神经传导和肌电图检查结果见表 13-5 和表 13-6。

表 13-5　神经传导检查结果

神经传导	潜伏时(ms)		波幅(mV,μV)		传导速度(m/s)	
	右	左	右	左	右	左
运动传导						
正中神经(腕 - 拇短展肌)	3.3		6.7			
(肘 - 腕)	5.3		6.5		50.0	
腓总神经(踝 - 踇展肌)	4.4		3.4			
(腓骨小头下 - 踝)	10.9		3.2		45.0	

续表

神经传导	潜伏时(ms)		波幅(mV,μV)		传导速度(m/s)	
	右	左	右	左	右	左
感觉传导						
正中神经(腕 - 示指)	2.5		34.0		54.0	
尺神经(腕 - 小指)	2.3		26.8		51.0	
腓肠神经	3.7		23.3		46.0	

表 13-6　肌电图检查结果

肌肉	自发电位		运动单位电位			
	纤颤电位	正锐波	多相电位	波幅	时程	募集相
右胫前肌	++	–	增多	减小	缩短	早期募集
右腓肠肌内侧头	+	–	增多	减小	缩短	早期募集
右股外侧肌	+++	–	增多	减小	缩短	早期募集
右髂肌	+++	–	增多	减小	缩短	早期募集
右三角肌	++	–	增多	减小	缩短	早期募集
右肱二头肌	+	–	增多	减小	缩短	早期募集
中腰椎旁肌	++	–				
下腰椎旁肌	++	–				

2. 问题

(1) 根据病史,最可能的诊断是什么?

(2) 需要和哪些病来鉴别?

(3) 神经电生理检查符合肌源性损害吗?

3. 分析　此患者临床上主要表现为上楼梯、梳头等动作困难,说明有肢体近端肌肉无力,查体除了肢体近端肌肉无力外,一个突出的表现是颈部屈曲无力,颈部伸肌功能正常,而颈部屈肌力异常表明其病损范围已经超过了颈段脊髓,因为,在有些上颈段神经根如 C_5、C_6 病变时,患者可以表现为上肢近端肌肉无力,但它通常不会影响到颈部肌肉,而当患者主要以近端肢体肌肉无力时,又同时伴有屈颈肌肉无力时,则要高度怀疑是否有肌病存在。

由于患者有四肢近端肌肉无力,所以,鉴别诊断包括有肌病、多发性神经根病,神经肌肉接头病变,和一些少见的以近端运动异常为主的脱髓鞘神经病。结合病史,患者没有任何感觉方面和腱反射异常,可以初步排除多发性神经根病和近端运动异常为主的脱髓鞘神经病。另外,患者的无力没有明显波动,也不很像神经肌肉接头病变。

感觉神经传导和运动神经传导包括动作电位波幅全部正常,肌电图检查大量的纤颤电位广泛地出现在所有检查的肢体肌肉上,包括椎旁肌,以近端肢体为重,肌肉轻收缩时的异常主要表现为短时程、低波幅的运动单位电位和多相电位增多。大力收缩时几乎所有的肌肉都表现为运动单位的早期募集现象。这些改变完全符合肌源性损害,而广泛的纤颤电位的出现提示肌病的炎性过程正处在活动期,再结合此患者病史中出现的腿部肌肉疼痛,则提示为多发性肌炎。

肌电图诊断:神经电生理检查符合肌源性损害的肌电图改变,结合临床考虑多发性肌炎可能。

【病例分析 2】

1. 病史摘要 男性,55 岁,渐进性双下肢无力,行走困难 2 年。2 年前患者首先感到上楼梯时双腿抬起困难,渐出现行走不稳,时常摔跤。近 1 年来发现双大腿明显变细,尤其是左侧。病史中无肌肉疼痛,无肢体麻木,无言语不清及吞咽困难,无复视,无大小便障碍,双上肢正常。

查体:神清,语利,脑神经正常,双胫前肌和左股四头肌肉明显萎缩,颈部屈肌和伸肌力正常。肢体肌力检查见表 13-7。左踝反射消失,但左膝反射,右膝反射和右踝反射正常,双上肢反射对称正常,病理征阴性,深浅感觉均正常,共济运动正常。

表 13-7 四肢肌力检查结果表

肌肉	右	左	肌肉	右	左
肩外展(三角肌)	4	4	伸腕力(指总伸肌)	4	4
伸肘(肱三头肌)	5	5	屈髋力(髂肌)	4	3
屈肘(肱二头肌)	5	5	伸膝力(股四头肌)	4	2
屈指力(拇长屈肌)	3	3	足背屈力(胫前肌)	3	2

神经传导和肌电图检查结果见表 13-8 和表 13-9。

表 13-8 神经传导检查结果

神经传导	潜伏时(ms)		波幅(mV,μV)		传导速度(m/s)	
	右	左	右	左	右	左
运动传导						
正中神经(腕 - 拇短展肌)	4.0		9.9			
(肘 - 腕)	7.9		9.6		51.0	
腓总神经(踝 - 蹋展肌)	5.1		1.1			
(腓骨小头下 - 踝)	14.1		0.9		38.0	
(腓骨小头下 - 上)	16.6		0.9		40.0	

续表

神经传导	潜伏时(ms)		波幅(mV,μV)		传导速度(m/s)	
	右	左	右	左	右	左
胫神经(踝-踇长伸肌)	5.3		6.5			
(踝-腘窝)	14.1		4.3		41.0	
感觉传导						
正中神经(腕-示指)	3.5		25.0		54.0	
尺神经(腕-小指)	2.3		26.8		51.0	
腓肠神经	3.7		16.0		46.0	

表 13-9 肌电图检查结果

肌肉	自发电位			运动单位电位			
	纤颤电位	正锐波	复杂重复放电	多相电位	波幅	时程	募集相
左胫前肌	+	-	+	增多	正常	缩短	早期募集
左腓肠肌内侧头	++	-	+	增多	正常	缩短	早期募集
左股外侧肌	++	-	+	增多	正常	长	募集减少
左髂肌	++	-	+	增多	正常	缩短	早期募集
左 L₅ 椎旁肌	+	-					
左三角肌	+	-	+	增多	正常	缩短	早期募集
左肱二头肌	+	-	+	增多	正常	缩短	早期募集
左旋前圆肌	+	-	+	增多	正常	缩短	早期募集
左第 1 骨间肌	++	-	+	增多	正常	缩短	早期募集
左拇长屈肌	++	-	+	增多	正常	缩短	早期募集

2. 问题　神经电生理诊断是什么？

3. 分析　此患者的病史和查体为缓慢进展的非对称性以下肢为主的无力,无感觉异常,查体发现非对称性的无力和肌肉萎缩,同时损害了远端和近端肌肉,主要为左伸膝力,双侧屈指力和双足背屈力弱,左踝反射消失。神经电生理检查,左下肢腓总神经动作电位波幅减低,而末端潜伏时和传导速度正常,所有感觉神经电位均正常,肌电图在大多数被检查肌肉上出现广泛的纤颤电位、复杂重复放电和肌病电位,而仅有股外侧肌出现了既有长时程又有短时程和募集相轻微减少的多相运动单位电位。上述结果提示可能为一种特殊型的不对称的近、远端肌肉都受影响的肌病。由于此患者缓慢进展的病程,对肌肉的损害不像一般的肌病主要侵犯近端肌肉,而是远近端肌肉都有侵犯,而且主要侵犯了左股四头肌、髂肌、胫前肌、三角肌、拇长屈肌,提示可能为包涵体肌炎。

肌电图诊断:神经电生理检查符合慢性非对称性肌源性损害(包涵体肌炎

不能除外)。

此患者1周后作了右三角肌活检,其病理结果支持包涵体肌炎。

【病例分析3】

1. 病史摘要 男性,46岁。半年前被诊断为全身型重症肌无力,当时住院用大剂量激素治疗,1个月后病情好转,即出院,回家后一直口服泼尼松每天30mg。近1个多月来患者又感全身无力,尤以肩膀无力明显,大腿肌肉无力,以至行走困难,感觉全身肌肉松懈,但无肌肉疼痛和肢体麻木。既往身体健康,无内分泌性疾病。

查体:神清,语利,脑神经正常。四肢近端肌力4级,远端肌力正常,肌肉松弛,但无肌肉压痛,四肢腱反射均减弱,病理征阴性。深浅感觉均正常,共济运动正常。

神经传导检查结果见表13-10和表13-11。

表 13-10 神经传导检查结果

神经传导	潜伏时(ms)		波幅(mV,μV)		传导速度(m/s)	
	右	左	右	左	右	左
运动传导						
正中神经(腕-拇短展肌)	3.5		11.0			
(肘-腕)	7.1		10.2		56.0	
腓总神经(踝-踇展肌)	4.5		4.5			
(腓骨小头下-踝)	13.2		4.6		45.0	
(腓骨小头下-上)	15.3		4.2		43.0	
感觉传导						
正中神经(腕-示指)	3.4		26.0		58.0	
尺神经(腕-小指)	2.5		23.8		59.0	
腓肠神经	3.5		19.0		46.0	

表 13-11 肌电图检查结果

肌肉	自发电位			运动单位电位			
	纤颤电位	正锐波	复杂重复放电	多相电位	波幅	时程	募集相
右胫前肌	-	-	-	正常	正常	正常	早期募集
右腓肠肌内侧头	-	-	-	正常	正常	正常	早期募集
右股外侧肌	-	-	-	增多	正常	正常	早期募集
右髂肌	-	-	-	增多	正常	缩短	早期募集
右三角肌	-	-	-	增多	正常	缩短	早期募集

2. 问题

(1) 从本病的临床表现来看,应该首先考虑哪些病?

(2) 结合神经电生理改变,应诊断为什么?

3. 分析　本患者的病史主要是四肢对称性肌肉无力,以肢体近端为重,病史中无肌肉疼痛和肢体麻木,查体发现四肢近端肌力差,感觉正常,无肌肉压痛,不像周围神经损害,而应该首先考虑肌源性损害如多发性肌炎或重症肌无力加重等。但血清 CK 正常,无全身肌肉疼痛,再结合病史患者曾经由于重症肌无力而用大剂量激素治疗,病情明显好转,而四肢近端肌无力的再次出现是在回家后长期服用泼尼松后出现的,所以,不能排除激素引起的激素性肌病。

从神经电生理检查结果来看,感觉和运动传导全部正常,排除了周围神经损害。而肌电图在近端肌肉髂肌和三角肌上出现短时程多相电位、早期募集现象,这提示为肌源性损害,但值得注意的是在所有的肌肉上均未见到有失神经电位,这提示这种肌源性损害不是多发性肌炎,而是由于长期服用激素引起的激素性肌病即类固醇性肌病。此病多发生于长期使用皮质类固醇激素治疗的患者,诊断主要靠肌电图,如果在肌电图上出现肌病电位,而不伴有大量而广泛的自发电位,则提示是激素性肌病,而非多发性肌炎。本病终止激素治疗后可使症状缓解,一般在数周或数月恢复。

神经电生理诊断:肌电图改变提示肌源性损害,可能和长期使用激素有关。

参 考 文 献

1. Amato AA,Barohn RJ. Idopathic inflammatory myopathies.Neurol Clin,1997,15:615-648.

2. Douglass JA,Tuxen DV,Horne M,et al.Myopathy in severe asthma. Am Rev Respir Dis,1992,146:511-519.

3. Kissel JT,Mendell JR. Muscular dystrophy:historical overview and classification in the genetic era. Sem Neurol,1999,19:5-7.

4. World Federation of Neurology. Classification of the neuromuscular disorders. Appendix to the minutes of the meeting of the Research Group on Neuromuscular Diseases. J Neurol Sci,1988,86:333-360.

5. Thornton C. The myotonic dystrophies. Sem Neurol,1999,19:25-33.

6. Joy JL,Oh SJ,Baysal AI. Electrophysiological spectrum of inclusion body myositis.Muscle Nerve,1990,13:949-951.

7. Oldfors A,Lindberg C. Inclusion body myositis. Curr Opin Neurol ,1999,12:527-533.

8. Dabby R,Lange DJ,Trojaborg W,et al. Inclusion body myositis mimicking motor neuron

disease. Arch Neurol, 2001, 58:1253-1256.

9. Peng A, Koffman BM, Malley JD, et al. Disease progression in sporadic inclusion body myositis: observations in 78 patients. Neurology, 2000, 55:296-298.

10. Deconinck N, Van Parijs, Van den Bergh P. Critical illness myopathy unrelated to corticosteroids or neuromuscular blocking agents. Neuromusc Disord, 1998, 8:186-192.

11. Lacomis D, Giuliani MJ, van Cott A, et al. Acute myopathy of intensive care:clinical, electrophysiologic, and pathologic aspects. Ann Neurol, 1996, 40:645-647.

12. Gutmann L, Gutmann L. Critical illness neuropathy and myopathy.Arch Neurol, 1999, 56: 527-528.

13. Coakley JH, Nagendran K, Yarwood GD, et al. Patterns of neurophysiological abnormality in prolonged critical illness. Intensive Care Med, 1998, 24:801-807.

14. Lacomis D, Petrella T, Giuliani MJ. Causes of neuromuscular weakness in the intensive care unit:a study of ninety-two patients. Muscle Nerve, 1998, 21:610-617.

15. Liguori R, Fuglsand-Frederiksen A, Nix W, Fawcett PR, Andersen K:Electromyography in myopathy.Neurophy Clin, 1997, 27:200-203.

16. Dimitru D, Newell-Eggert M. Inclusion body myositis:an electrophysiologic study. Am J Phys Med Rehabil, 1990, 69:2-5.

17. L. H. Visser. Critical illness polyneuropathy and myopathy:clinical features, risk factors and prognosis. European Journal of Neurology, 2006, 13:1203-1212.

18. David Lacomis, Douglas W, Shawni Bird. Critical illness myopathy. Muscle Nerve, 2000, 23: 1785-1788.

19. K ahlbeck, K fredriksson, O rooyackers. Signs of critical illness polyneuropathy and myopathy can be seen early in the ICU course. Acta Anaesthesiol Scand, 2009, 53:717-723.

第十四章

肌膜兴奋性异常疾病

第一节 概　述

近年来随着对离子通道结构和功能的认识和进步,以及分子生物学、遗传学、生理学研究的进展,对这组疾病的发病机制、诊断、分类及治疗方法有了新的认识,发现这类非肌营养不良性肌强直和周期性瘫痪可能是由于肌细胞膜上特殊的离子通道突变或蛋白激活酶缺陷而导致膜传导系统功能紊乱所致,又将它们都归为离子通道病(channelopathies)。

这是一组主要表现为间歇性或持续性出现的肌肉僵硬即肌强直、无力和萎缩为主的肌病。肌强直在临床上表现为肌肉收缩后松弛缓慢,是由肌纤维本身自发放电而引起,比较常见的有萎缩性肌病和周期性瘫痪综合征。肌电图检查对本病具有关键性的作用,这是由于肌纤维的异常放电而导致本病出现一种特殊的肌强直电位,这种电位只有在肌电图检查时才能发现。当针尖插入或在肌肉内移动时,激发肌纤维节律性电位发放,可以产生这种肌强直电位。其发放可有两种不同形式:一种是正锐波样放电;另一种是纤颤电位样放电。它们的发放频率多固定并且波幅忽大忽小,在 $10\mu V\sim1mV$ 之间变化,发放频率为每秒 20~150Hz,因此,在检查时,可以听到典型的飞机俯冲样声音,或是像摩托车发动的声音。它可以出现在萎缩性肌强直、先天性肌强直和周期性瘫痪,在有些代谢性、炎性、中毒性和遗传性肌病时也可以出现,有些失神经支配的肌病也可以出现较短暂的肌强直放电。

目前,由于遗传和分子生物学的发展,根据离子通道的类型和蛋白激活酶的缺陷,以及临床和神经电生理的特点已经可以将本组疾病进行分类(表 14-1)。

对于临床上出现肌强直的患者,最直接的检查就是肌电图,此外,近年来很多肌电图室也相继开展了一些其他的电生理检查来区别萎缩性和非萎缩性肌强直性肌病,伴有肌强直电位的肌病和周期性瘫痪综合征。除了常规的神经传导检查以外,肌肉遇冷试验和运动试验是最常用的两种。

1. 肌肉遇冷试验　对于有些肌强直性肌病,肌肉遇冷试验可以明显增加

表 14-1　肌强直和周期性瘫痪的分类

Ⅰ. 遗传性肌强直/周期性瘫痪
　　1. 萎缩性强直性肌病
　　　　(1) 萎缩性肌强直
　　　　(2) 近端强直性肌病
　　2. 非萎缩性强直性肌病
　　　　(1) 与氯通道障碍有关
　　　　　　常染色体显性先天性肌强直(ThomSen)
　　　　　　常染色体隐性先天性肌强直(Becker)
　　　　(2) 与钠通道障碍有关
　　　　　　先天性副肌强直
　　　　　　高钾性周期性瘫痪
　　　　　　钠通道先天性肌强直
　　　　(3) 高钾性周期性瘫痪伴心律失常
　　3. 低钾性周期性瘫痪
Ⅱ. 获得性周期性瘫痪
　　1. 继发性高钾性周期性瘫痪(可以伴随有肌强直),可继发于下列情况:
　　　　(1) 肾衰竭
　　　　(2) 肾上腺皮质功能减退
　　　　(3) 醛固酮减少
　　　　(4) 代谢性酸中毒
　　2. 继发性低钾性周期性瘫痪(不伴随有肌强直),可继发于下列情况:
　　　　(1) 甲状腺功能亢进
　　　　(2) 原发性醛固酮增多症
　　　　(3) 钾摄取过少
　　　　(4) 慢性棉籽油中毒
　　　　(5) 出汗导致大量钾丢失
　　　　(6) 长期使用激素
Ⅲ. 肌肉疾病伴随肌强直电位
　　1. 炎性肌病　多发性肌炎
　　2. 先天性　肌管性肌病
　　3. 恶性高热

肌强直电位发放。通常将被检查肢体包在一个大的装满冰块的袋子里,持续 10~20 分钟,当皮肤温度降到 20℃时,此时,肌电图观察肌强直放电的情况。

　　2. 运动试验　主要用于检查肌强直和周期性瘫痪。在运动之前常规运动传导检查做远端神经如尺神经肌肉动作电位,找出比较稳定的基线水平,然后开始运动 3~5 分钟,每运动 15 秒后,休息几秒钟,当运动 5 分钟后,让患者完全放松,立即记录动作电位,然后每1分钟记录一次,一直记录60分钟。对于周期性瘫痪的患者,不论遗传还是获得性,运动停止后动作电位波幅立即有所轻微升高,之后就逐渐下降,在20~40分钟时最明显,下降超过40%即为异常,于1小时后恢复。

在做上述检查时,技术因素非常重要,否则,会出现假阳性。需要注意以下情况:

(1) 遇冷试验多选用肢体远端肌肉,由于操作上比较方便,通常选手上的小肌肉,如小指展肌或拇短展肌。

(2) 肌肉遇冷试验检查前,要向患者解释清楚,以取得患者的配合,如果在遇冷时,患者出现肌强直或肌肉无力时,应该立即将患者的手从冰中拿出。

(3) 在运动试验时,由于要观察的主要是肌肉动作电位的波幅改变,所以,在检查时,要用胶布将记录和参考电极充分固定在所检查肌肉上,使得在以后60分钟的刺激过程中,不会由于记录电极位置改变而导致肌肉动作电位波幅改变。同时,刺激电极位置也不要移动,最好由专人一直操作,直到60分钟结束。选择超强激强度,一旦拿到了稳定的基线波形后,刺激强度不要再改变。

分析结果时要注意:

(1) 常规神经传导检查是否正常。

(2) 针电极检查如果发现肌强直电位,则要注意它的分布,即是局限的,还是广泛的;是以近端肌肉为主,还是以远端肌肉为主。是否伴随有其他自发电位出现,运动单位电位是否正常,募集相是否正常,有无肌源性或神经源性损害存在。

(3) 肌肉遇冷时,有无肌强直电位增加。

(4) 运动试验后,有无肌肉动作电位波幅改变。

第二节　常见肌强直肌病和周期性瘫痪

一、强直性肌营养不良

强直性肌营养不良(myotonic dystrophy,DM)是最常见的肌强直性肌病,属常染色体显性遗传。又叫萎缩性肌强直。典型的表现为隐匿发展的肌肉强直,进行性肌肉无力和萎缩。本病可影响多系统,如人格智能障碍、视力障碍、心脏病、生殖系统损害等。本病确切发病机制尚不很清楚,目前的研究表明其导致发病的基因是在第19号染色体长臂上,对本病的生理研究发现,其肌肉松弛减慢是病理性的持续性肌纤维异常放电的结果。而由于这种肌强直放电在脊髓、神经干被阻滞和神经肌肉接头被箭毒阻滞时仍然存在,提示这种肌强直放电是由肌细胞膜异常所导致的,可能与肌膜内离子通道系统受累及有关。

【临床表现】

本病青年或中年发病者多见,主要表现为肌强直、肌无力和肌肉萎缩。肌强直多出现在远端肌肉上,患者最早的表现往往是手握拳后不能正常地迅速松弛,而当反复握拳和松弛后,肌肉强直明显好转,甚至消失。后期患者可以出现肌肉无力和萎缩,不过这种肌肉无力和萎缩和肌强直不一定平行,有时,肌肉无力和萎缩很明显时,肌强直可不明显。肌无力和肌萎缩主要出现在肢体远端肌肉上,但最终可累及全身肌肉,包括屈颈肌。肌无力和肌萎缩也可以出现在面肌、颞肌、咀嚼肌、眼轮匝肌和颈部肌群,患者出现典型的"斧状脸"即面部瘦长,上宽下窄,无表情,患者躺下后抬头困难,有时伴有吞咽困难。查体发现当刺激肌肉时,如叩击肢体肌肉尤其是远端肌肉时,可以出现局部肌肉的隆起,即肌丘,但无感觉异常,随着病情进展可出现腱反射减弱或消失。本病可累及多个系统,最终影响眼睛,内分泌系统,骨骼系统,部分患者可出现智能障碍,心脏功能及性功能异常也可见到。血清 CK 可以正常或轻度升高。

【神经电生理检查】

神经传导通常检查一侧肢体的运动和感觉神经,以排除周围神经病变。本病运动和感觉神经传导、F 波均正常,但晚期伴有明显肌肉萎缩时,可出现远端动作电位波幅减低。肌电图最好要检查一侧肢体,同时,要检查面肌和椎旁肌。肌电图检查可出现持续的肌强直电位,约有半数患者的高危亲属中也可出现这一典型的电位发放,肌强直电位表现为持续性很密集的肌纤维电位发放,伴有频率和波幅的明显变化,产生典型的飞机俯冲样声音,这种肌强直放电主要出现在手部小肌肉、前臂伸肌、面肌和眼轮匝肌,在胫前肌和趾伸肌比较少见,近端肌和椎旁肌最少见。在肢体的远端肌肉尤其是萎缩比较明显的肌肉上,可出现肌源性损害的表现。肌肉遇冷后肌电图上无任何改变。但运动试验后,动作电位波幅会出现明显改变。当患者出现上述电生理改变时,再结合临床表现则可诊断为萎缩性肌强直。

二、先天性肌强直

从临床和遗传学角度可将先天性肌强直(myotonia congenita)分为两型,这两型都是由于 7q 染色体上氯离子通道的异常导致。一型是常染色体显性遗传,是在 1876 年被 Julius Thomsen 命名,男女两性均等受累,一般于婴儿期或儿童期发病,但一生中症状均很轻,进展不明显。另一型是常染色体隐性遗传,是由 Becker 首次命名,多见于男性,儿童期发病,肌强直比较严重,临床上不但没有肌肉萎缩,反而肌肉很发达。肌强直主要影响下肢,导致起步走路时困难,当行走开始时,由于肌强直,使得动作缓慢。但如果连续运动,肌强直就明显减轻,由于多没有其他器官受累,患者可以保持正常寿命。

神经电生理检查:常规检查一侧肢体的运动和感觉神经传导、F波。肌电图可见广泛的肌强直放电,包括椎旁肌,近、远端肌肉,在常染色体显性遗传型,运动单位电位的形状和募集相正常,肌肉遇冷试验后,肌强直电位增多。在常染色体隐性遗传型,运动单位电位的形状和募集相表现为轻度的肌源性损害。

三、先天性副肌强直

先天性副肌强直(paramyotonia congenita)和高钾性周期性瘫痪一样为常染色体显性遗传,于1886年由Eulenburg首次报道,婴儿期发病。肌强直首先影响到面、咽、颈和手部肌肉,并且运动后肌强直不但不减轻,反而加重,这点和萎缩性肌强直刚好相反,遇冷时肌强直明显加重,而温暖时,肌强直明显减轻。此种患者外表上看起来很强壮,寒冷可造成有些患者突发肢体无力,尤其是那些在冷天里锻炼的人。

神经传导检查正常,肌电图检查在远、近端肌肉均出现肌强直电位,但在远端比较重,运动单位电位和募集相正常。肌肉遇冷时的肌电图改变是本病的特点,肌肉稍微遇冷后会短暂的出现大量的纤颤电位,当温度下降到28℃时,大量的纤颤电位消失,但肌肉进一步冷却到20℃以下时,所有的肌强直电位全部消失,而运动试验后可出现动作电位波幅的明显减低。

四、高钾性周期性瘫痪

高钾性周期性瘫痪(hyperkalemic periodic paralysis)在儿童期发病,主要表现为由于禁食、锻炼后休息和遇到寒冷时出现的突发肢体无力。发作时间可以很短,只有几分钟到几小时,发作时腱反射减低,血清钾升高,但有些患者正常,症状多于进食后减轻。发作间歇期时可有临床或电生理检查出现的肌强直。神经传导检查在发作间歇期时正常,在发作期时,动作电位波幅降低,其降低的程度和肌肉无力的程度成正比。肌电图检查,在发作间歇期时,近端和远端肌肉都可见肌强直电位,运动单位电位和募集相正常。在发作期时,无力肌肉上出现运动单位电位数量减少,募集相减少,当无力很严重时,肌强直电位明显减少或消失。遇冷试验后肌电图无明显变化。运动试验后,可立即出现动作电位波幅增高,之后逐渐出现动作电位波幅减小,在运动后20~40分钟时最明显,波幅下降可超过50%。

五、低钾性周期性瘫痪

低钾性周期性瘫痪(hyporkalemic periodic paralysis)在青壮年发病,表现为发作性的肢体对称性无力,常在休息后发作,如晚上睡眠后或清晨醒来时,可由于进食大量的碳水化合物、寒冷或运动后休息而诱发。发作时,四肢无力的程度变化很大,轻的仅有下肢行走不便,而重的可有四肢严重瘫痪,较少影响呼吸肌,症状持续时间从几小时到几天不等,但一般不超过 3 天。发作间歇期不等,严重时可每天发作,但在 30 岁后发作频率下降,而 50 岁后几乎罕见发作。发作时腱反射减弱或消失,感觉正常。血清钾通常很低,有些患者可以正常。不论从临床上还是肌电图上都没有肌强直的出现,但除外有些患者可出现眼睑肌强直,发作间歇期可相隔 1 年,间歇期时患者完全正常,男性发作比女性频繁。神经传导检查在发作间歇期正常,在发作期,动作电位波幅降低,其降低的程度和肌肉无力程度成正比。肌电图检查,无肌强直电位发放,在发作间歇期,运动单位电位和募集相正常。在发作期,无力肌肉上出现运动单位电位数量减少,募集相减少。遇冷试验结果尚不清楚,运动试验后,可立即出现动作电位波幅增高,之后逐渐出现动作电位波幅减小,在运动后 20~40 分钟时最明显,波幅下降可超过 50%。

肌强直和周期性瘫痪临床表现鉴别见表 14-2 和 14-3。

表 14-2　主要肌强直和周期性瘫痪临床表现鉴别表

临床特点	萎缩性肌强直	常染色体显性先天性肌强直	常染色体隐性先天性肌强直	先天性副肌强直	高钾性周期性瘫痪	低钾性周期性瘫痪
发病年龄	成人	婴儿	儿童	婴儿	婴儿到成人	青少年
遗传形式	常染色体显性遗传	常染色体显性遗传	常染色体隐性遗传	常染色体显性遗传	常染色体显性遗传	常染色体显性遗传
基因缺陷	蛋白激活酶 19q	氯离子通道 7q	氯离子通道 7q	钠离子通道 17q	钠离子通道 17q	钙离子通道 1q
肌强直	有	有	有	有	有	无
肌强直分布	远端重于近端	广泛性	广泛性	面、手和腿	如果有,则为广泛性	无
周期性无力	无	无	有些患者可有	有	有	有
无力持续时间	无	无	不一	几分钟到几天	几分钟到几天	几小时到几天
进行性无力	有	无	很少	无	不一	有
累及躯干以外肌肉	有	无	无	无	无	无
诱发因素	无	冷	冷	冷、运动、禁食	冷、运动后休息、禁食	冷、运动后休息、高糖饮食
减轻因素	无	运动	运动	温暖	运动、进食	补钾、运动

表 14-3　主要肌强直和周期性瘫痪神经电生理鉴别表

检查	萎缩性肌强直	常染色体显性先天性肌强直	常染色体隐性先天性肌强直	先天性副肌强直	高钾性周期性瘫痪	低钾性周期性瘫痪
神经传导	正常或远端动作电位波幅减低	正常	正常	正常	发作间歇期正常,但发作期远端动作电位波幅减低	发作间歇期正常,但发作期远端动作电位波幅减低
肌强直电位	明显,远端多于近端	非常明显,远,近端一样	非常明显,远,近端一样	非常明显,远,近端一样	明显,主要在远端	无
运动单位电位	肌源性,主要在远端	正常	正常	正常	晚期肌源性	晚期肌源性
遇冷试验后肌电图改变	无	肌强直电位增多	无	温度下降时可出现纤颤电位,肌强直电位增多	无	无
运动试验	运动后动作电位波幅轻微降低,但3分钟内即恢复正常	不明	运动后动作电位波幅轻微降低,但3分钟内即恢复正常	运动后动作电位波幅明显降低,3分钟时最明显,1小时恢复	运动后早期动作电位波幅增加,以后逐渐下降,在20~40分钟时,下降最明显,波幅下降超过50%,1小时恢复正常	运动后早期动作电位波幅增加,以后逐渐下降,在20~40分钟时,下降最明显,波幅下降超过50%,1小时恢复

【病例分析】

1. 病史摘要　男性,52 岁。进行性四肢无力 25 年,言语不清,行走困难 5 年。25 年前,患者感四肢无力,双下肢僵硬感,肌肉发紧,渐出现行走时迈步困难,双腿沉重,起步前双腿要反复活动后才可正常行走,逐渐发现四肢肌肉萎缩,无力加重,尤其双下肢,双足抬起困难,下蹲后不能站起,双上肢抬举困难,并且出现说话言语不清。病后有时出现肢体麻木,以双足为主,但无肌肉疼痛,二便正常。曾先后发现脱发,白内障,近几年出现性功能障碍。在外院查血清

CK 正常,肌电图提示周围神经损害,按周围神经病治疗无效,且逐渐加重。家族无类似疾病。

查体:神清,双颞肌和咬肌萎缩明显,面容瘦长,颧骨隆起,构音障碍。四肢远端肌肉萎缩明显,三角肌、肱二头肌和股四头肌明显肌肉萎缩,双手握力 2 指松,双足背屈和下蹬力量均差,为 1 级,四肢近端肌力 3+,无肌肉压痛,四肢腱反射均减弱,病理征阴性。深浅感觉均正常。叩击肱桡肌时,可见肌丘征。

神经传导检查结果见表 14-4 和表 14-5。

表 14-4　神经传导检查结果

神经传导	潜伏时(ms)		波幅(mV,μV)		传导速度(m/s)	
	右	左	右	左	右	左
运动传导						
正中神经(腕 - 拇短展肌)	消失	消失				
(肘 - 腕)						
腓总神经(踝 - 踇展肌)	消失	消失				
(腓骨小头下 - 踝)						
(腓骨小头下 - 上)						
胫神经(踝 - 踇展肌)	消失	消失				
(踝 - 腘窝)						
感觉传导						
正中神经(腕 - 示指)	3.0		6.0		40.0	
尺神经(腕 - 小指)	3.1		3.8		40.0	
腓肠神经	消失					

表 14-5　肌电图检查结果

肌肉	自发电位			运动单位电位		
	纤颤电位	正锐波	肌强直电位	波幅	时程	募集相
左拇短展肌	–	–	+	增高	长	单纯相
右拇短展肌	–	–	+	增高	长	单纯相
右肱二头肌	–	–	++	减低	缩短	早期募集
右三角肌	–	–	+	减低	缩短	早期募集
右腓肠肌内侧头	–	–	+	增高	长	单纯相
右髂肌	–	–	+	增高	长	单纯相

2. 问题

(1) 从本病的临床表现来看,其损害是以神经为主还是肌肉为主?

(2) 结合临床及神经电生理改变,应诊断为什么?

3. 分析　本患者起病时的临床表现为肌肉收缩后放松困难,这提示此患者可能为肌强直,渐出现双上肢抬起困难,下蹲后不能站起,提示肌肉无力以近端为主,肌源性损害的可能性大,但患者又存在明显的足下垂,查体除近端肌肉萎缩外,四肢远端的肌肉也有萎缩,尤其是双足的肌肉,加之有时双足麻木,也不除外有周围神经损害。故此患者从临床表现上看,似乎肌肉和周围神经均有损害。

从神经传导的结果看,四肢所有运动神经混合肌肉动作电位均消失,双上肢感觉神经电位波幅减低,并且传导速度轻度减慢,双下肢感觉神经传导未引出,提示此患者确实存在周围神经损害,感觉运动均受累,针电极肌电图所检肌肉均未见失神经电位,但可见明显的肌强直电位,近端肌肉出现了肌源性损害,而远端肌肉提示神经源性损害,结合患者的临床表现,应该诊断为强直性肌营养不良。本病主要损害的是肌肉,但有很少部分患者尤其是病程长者,可以合并周围神经损害,有些患者甚至可以出现足下垂,出现肢体的麻木,但针电极肌电图可见明显的肌强直电位,以及特殊的面容及其他临床表现,提示本病为强直性肌营养不良。

参 考 文 献

1. Douglass JA, Tuxen DV. Myopathy in Severe asthma. Am Rev Respir Dis, 1992, 146:511-519.

2. Tulio E. Bertorini. Clinical Evaluation and Diagnostic tests for Neuromuscular Disorders. Oxford: Butterworth-Heinemann. 2002.

3. Michael Rose, Robert C. Channelopathies of the neurous system. Oxford: Butterworth-Heinemann, 2001.

4. SN Arya. Periodic Paralysis. Indian Academy of Clinical Medicine, 2002, 4:456-458.

5. 沈定国. 肌肉肌病. 北京: 人民军医出版社, 2007.